監修 山村 隆
国立精神・神経医療研究センター
神経研究所免疫研究部
特任部長

編集 岡本 智子
国立精神・神経医療研究センター病院脳神経内科
副部長

編集 佐藤和貴郎
国立精神・神経医療研究センター
トランスレーショナル・メディカルセンター
開発戦略室長

多発性硬化症・視神経脊髄炎

MS multiple sclerosis
NMO neuromyelitis optica

診療のすべて

診断と治療社

序　文

　2012 年 5 月に刊行した『多発性硬化症（MS）診療のすべて』では，当時利用できた疾患修飾薬（DMD），多発性硬化症（MS）と視神経脊髄炎（NMO）の病態の違いなどを紹介し，MS 診療が新たな時代に入ったことを強調した．その後，十数年間を経て，MS・NMO の病態研究や薬剤開発は加速度的な進歩を遂げたことから，今回，書名を『多発性硬化症・視神経脊髄炎診療のすべて』へと変更し，全面的な改訂を行った．旧版の特長である「病態を踏まえた医療」，「あきらめない医療」の実践を骨格として，現在の診療実態に合わないものは除き，必要な項目や内容を追加した．国内外の文献評価に基づいて執筆された診療ガイドラインとは異なり，本書の基礎は国立精神・神経医療研究センター（NCNP）病院多発性硬化症センターにおける長年の診療経験にあり，各項目の重み付けや治療薬に対する評価はガイドラインとは異なる面がある．なお，研究に関連した項目の執筆は研究に従事している専門家にお願いしているが，臨床的に大切な項目は臨床経験の豊富な専門医が担当している．なお，本書では「NMO」と「NMOSD」など一部の語句や表現について，編集者は一定以上の統一を図らない方針とした．

　MS の治療戦略は，早期からいわゆる "high efficacy drugs" を用いる選択肢も含め，さらに多様になってきている．NMO では再発予防効果に優れた分子標的薬の開発が相次ぎ，多くの患者が再発を経験することなく生活できるようになってきている．MS の分子標的治療によって，世界中を飛び回っているビジネスマンや，30 年以上治療を継続しながら 80 歳を過ぎても趣味を楽しんでいる女性の患者を診るにつけ，われわれの若い頃には予想もできなかったことが起こっていることを実感している．診療の初期に，もし別の治療を採用していたら，これらの患者の予後はどうなっていたであろうか？　二次性進行型 MS（SPMS）になって苦労を重ねているケースのなかには，初期に何らかの理由で消極的な治療になってしまったか，病態に合わない薬剤を使い続けたことが尾を引いていると思われるケースがある．薬剤の選択肢も増えている現在，治療効果を予測できる薬剤を発症初期から積極的に使うことは決定的に重要であり，今回の改訂では早期治療の意義を強調している．

　将来的には，MS・NMO の診断も臨床症候のみに依拠する時代はおそらく終わりを告げ，脳画像，血液・リンパ球といったバイオマーカーや，さらには常在細菌叢の解析から得られるデータなどを参考にした精密な分類とそれに基づく「精密医療（precision medicine）」が実施されるようになるのではないかと考えている（Yamamura T: Lancet Neurol 2023）．このような考えかたが浸透するにはまだ少し時間がかかると考えていたが，予想よりも早く precision medicine の時代が到来するかもしれない．

　本書は，診療実践のための非常に有用な専門書であると自負しているが，同時に脳神経内科医が MS・NMO の病態研究や治療の将来，precision medicine，バイオマーカー，グリア細胞の重要性などを学ぶ際の参考書としてもご活用いただきたいと考えている．

　最後に，きわめて多忙な診療や研究の時間を割いて原稿をお寄せくださった先生方に，この場を借りて感謝を申し上げる．

2024 年 11 月吉日

監修・編集者を代表して

山村　隆

国立精神・神経医療研究センター神経研究所免疫研究部 特任部長

執筆者一覧

監修

山村　隆　　　国立精神・神経医療研究センター神経研究所免疫研究部 特任部長

編集

岡本智子　　　国立精神・神経医療研究センター病院脳神経内科 副部長
佐藤和貴郎　　国立精神・神経医療研究センタートランスレーショナル・メディカルセンター開発戦略室長

執筆者（執筆順）

山村　隆　　　国立精神・神経医療研究センター神経研究所免疫研究部
蓑手美彩子　　国立精神・神経医療研究センター神経研究所免疫研究部
宮本勝一　　　和歌山県立医科大学脳神経内科
天野永一朗　　国立精神・神経医療研究センター神経研究所免疫研究部
田川朝子　　　平塚市民病院脳神経内科
大木伸司　　　国立精神・神経医療研究センター神経研究所免疫研究部
木村有喜男　　国立精神・神経医療研究センター病院放射線診療部
佐藤典子　　　国立精神・神経医療研究センター病院放射線診療部
千原典夫　　　神戸大学大学院医学研究科脳神経内科学
池之内　穣　　国立精神・神経医療研究センター病院放射線診療部／順天堂大学医学部放射線診断学講座
加賀谷理紗　　国立精神・神経医療研究センター病院放射線診療部
勝元敦子　　　国立精神・神経医療研究センター病院脳神経内科
岡本智子　　　国立精神・神経医療研究センター病院脳神経内科
荒木　学　　　河北総合病院脳神経内科
竹脇大貴　　　国立精神・神経医療研究センター神経研究所免疫研究部
三森雅広　　　東京慈恵会医科大学葛飾医療センター脳神経内科
林　幼偉　　　国立精神・神経医療研究センター病院脳神経内科
横山和正　　　東静脳神経センター／順天堂大学医学部脳神経内科
濱谷美緒　　　京都大学高等研究院ヒト生物学高等研究拠点
近藤誉之　　　関西医科大学総合医療センター脳神経内科

宮﨑 雄生	国立病院機構北海道医療センター脳神経内科／同 臨床研究部
野田 隆政	国立精神・神経医療研究センター病院精神診療部
中澤佳奈子	筑波大学人間系
清水　悠	前 国立精神・神経医療研究センター病院精神科
安藤久美子	東京科学大学保健管理センター
吉田寿美子	国立精神・神経医療研究センター訪問看護ステーション
稲川 雄太	国立精神・神経医療研究センター病院脳神経内科／東京医科大学高齢総合医学分野
佐藤和貴郎	国立精神・神経医療研究センタートランスレーショナル・メディカルセンター開発戦略室長
堀内　碧	国立精神・神経医療研究センター神経研究所免疫研究部
清水 優子	東京女子医科大学医療安全科／同 脳神経内科
佐久間　啓	東京都医学総合研究所脳・神経科学研究分野
原　貴敏	国立精神・神経医療研究センター病院身体リハビリテーション部
毛塚 剛司	東京医科大学臨床医学系眼科学分野／毛塚眼科医院
雑賀 玲子	国立精神・神経医療研究センター病院脳神経内科
横手 裕明	東京都立病院機構都立駒込病院脳神経内科／東京科学大学医学部
木村 公俊	京都大学大学院医学研究科臨床神経学
髙橋 和也	国立病院機構医王病院統括診療部
青松 貞光	国立精神・神経医療研究センター病院医療連携福祉相談部
齋藤 貴志	国立精神・神経医療研究センター病院脳神経小児科

CONTENTS

序文　　山村　隆　　iii
執筆者一覧　　　iv
「病態・疾患関連」略語一覧　　　ix
「検査・尺度・指標関連」略語一覧　　　xi
「薬剤・治療関連」略語一覧　　　xiv

第1章　多発性硬化症（MS）の診断

1　MS の診断―総論　　山村　隆 ··· 2
　Clinical Note 1　NEDA　　蓑手美彩子　　　4
2　MS の病型と診断の道筋　　宮本勝一 ·· 5
　Topic 1　一次性進行型 MS（PPMS）の病態と治療　　天野永一朗　　　12
　Clinical Note 2　CIS と RIS　　田川朝子　　　14
　Topic 2　レトロトランスポゾンと神経免疫疾患　　大木伸司　　　16
3　画像診断
　a　MS の画像診断　　木村有喜男／佐藤典子　　　18
　Clinical Note 3　tumefactive MS　　千原典夫　　　24
　b　NMOSD の画像診断　　池之内　穣／佐藤典子　　　26
　c　MOGAD の画像診断　　加賀谷理紗／佐藤典子　　　30
　Clinical Note 4　MRI で異常の出ない再発　　勝元敦子　　　33
4　機能評価　　勝元敦子 ·· 34

第2章　多発性硬化症（MS）の鑑別診断と関連疾患

1　鑑別診断のポイント　　岡本智子 ·· 42
2　抗体陰性 NMOSD　　荒木　学 ··· 52
3　抗 MOG 抗体関連疾患（MOGAD）　　勝元敦子 ···················· 56
4　NINJA　　竹脇大貴 ·· 60
　Topic 3　神経軸索スフェロイド形成を伴う遺伝性びまん性白質脳症（HDLS）　　三森雅広／岡本智子
　　　　　65
　Topic 4　ME/CFS と long COVID　　山村　隆　　　68

第3章 多発性硬化症（MS）の臨床

1 外来診療の考えかた　　　山村　隆 ················· 70

2 外来治療，入院治療の判断，退院のタイミング　　　山村　隆 ················· 74

3 NEDA 以外に考慮すべき因子　　　山村　隆 ················· 76

　　Topic 5　smoldering MS　　蓑手美彩子　　79

4 ステロイドパルス療法　　　林　幼偉 ················· 81

5 経口ステロイド　　　山村　隆／林　幼偉 ················· 85

　　Debate 1　ステロイド治療のベネフィットとリスクは正しく理解されているか？　　山村　隆　　88

6 疾患修飾薬（DMD）

　　a　インターフェロン（IFN）　　荒木　学　　89

　　b　グラチラマー酢酸塩（GA）　　宮本勝一　　93

　　c　フィンゴリモド（FTY）　　横山和正　　96

　　d　ナタリズマブ（NTZ）　　濱谷美緒／近藤誉之　　104

　　e　フマル酸ジメチル（DMF）　　横山和正　　109

　　f　オファツムマブ（OMB）　　岡本智子　　116

　　g　シポニモドフマル酸　　宮﨑雄生　　122

　　Topic 6　WHO に選定された MS の疾患修飾薬（DMD）は？　　竹脇大貴　　126

　　Clinical Note 5　MS 治療は疾患修飾薬（DMD）だけではない　　山村　隆　　128

7 免疫抑制薬　　　林　幼偉 ················· 129

　　Debate 2　疾患修飾薬（DMD）の投与量は最適化されているか？　　山村　隆　　141

8 実臨床における薬剤導入と切り替え　　　山村　隆 ················· 142

9 実臨床における combination therapy　　　林　幼偉 ················· 145

　　Debate 3　EHET（early high efficacy therapy）は推奨されるか？　　山村　隆　　150

10 精神症状への対応　　　野田隆政／中澤佳奈子／清水　悠／安藤久美子 ················· 151

　　Clinical Note 6　脳神経内科と精神科医療の接点　　吉田寿美子　　158

　　Mini Lecture 1　小児期逆境体験（ACE）と MS　　稲川雄太／岡本智子　　160

11 対症療法

　　a　疼痛，痙縮など　　岡本智子　　162

　　b　疲労，倦怠感，睡眠障害など　　佐藤和貴郎　　164

　　Mini Lecture 2　食生活と脳の健康―研究からわかったこと　　堀内　碧　　169

　　Mini Lecture 3　腸内細菌叢研究と MS　　竹脇大貴　　171

vii

12 妊娠・出産　　清水優子 ··· 174

13 小児　　佐久間 啓 ·· 186

14 MS のリハビリテーション　　原 貴敏 ·· 194

15 視神経炎の鑑別診断と治療　　毛塚剛司 ·· 202

　　Debate 4　オンライン診療は有用か？　　雑賀玲子　　209

　　Debate 5　高齢 MS 患者において疾患修飾薬（DMD）の減量・中止は可能か？　　佐藤和貴郎　　211

第4章　視神経脊髄炎（NMO）の臨床

1 NMO の病態　　宮本勝一 ·· 214

2 NMO の診断　　岡本智子 ·· 219

3 NMO の再発予防

　　a　ステロイドと免疫抑制薬　　横手裕明　　226

　　b　抗 C5 抗体製剤　　宮本勝一　　231

　　c　抗 IL-6 受容体抗体製剤　　千原典夫　　236

　　d　抗 CD19 抗体製剤，その他の薬剤　　木村公俊　　241

4 免疫グロブリン大量静注療法（IVIg）　　岡本智子 ···································· 248

　　Debate 6　MS・NMO とワクチン　　千原典夫　　252

　　Debate 7　NMO に慢性進行型は存在しないのか？　　天野永一朗　　255

第5章　多発性硬化症（MS）・視神経脊髄炎（NMO）の入院治療

1 MS・NMO の入院治療　　山村 隆 ··· 258

2 難治性 MS・NMO に対する血液浄化療法　　林 幼偉 ····························· 262

　　Topic 7　血液浄化療法のレスポンダーとノンレスポンダー　　木村公俊　　272

3 合併症に対する治療　　勝元敦子 ··· 274

　　Clinical Note 7　自己免疫疾患合併例の治療　　髙橋和也　　279

　　Mini Lecture 4　二次性進行型 MS（SPMS）の病態研究の進歩　　大木伸司　　280

附録　多発性硬化症（MS）・視神経脊髄炎（NMO）の公的支援と情報ソース

1 MS・NMO の公的支援と情報ソース　　青松貞光／齋藤貴志 ·················· 284

　　和文索引　　289

　　欧文・数字索引　　292

「病態・疾患関連」略語一覧

略語	欧文	和文
ADCC	antibody dependent cellular cytotoxicity	抗体依存性細胞傷害
ADEM	acute disseminated encephalomyelitis	急性散在性脳脊髄炎
APS	antiphospholipid syndrome	抗リン脂質抗体症候群
BCS	Baló concentric sclerosis	バロー同心円硬化症
CDC	complement-dependent cytotoxicity	補体依存性細胞傷害
CDI	confirmed disability improvement	身体的障害の改善
CDP	confirmed disability progression	身体的障害の進行
CFS	chronic fatigue syndrome	慢性疲労症候群
CIDP	chronic inflammatory demyelinating polyneuropathy	慢性炎症性脱髄性多発神経炎
CIS	clinically isolated syndrome	-
COVID-19	coronavirus disease 2019	新型コロナウイルス感染症
CPTSD	complex post-traumatic stress disorder	複雑性心的外傷後ストレス障害
DIC	disseminated intravascular coagulation	播種性血管内凝固症候群
DM	dermatomyositis	皮膚筋炎
EAE	experimental autoimmune encephalomyelitis	実験的自己免疫性脳脊髄炎
GPA	granulomatosis with polyangiitis	多発血管炎性肉芽腫症
GVHD	graft-versus-host disease	移植片対宿主病
HAM	HTLV-1-associated myelopathy	HTLV-1 関連脊髄症
HUS	hemolytic uremic syndrome	溶血性尿毒症症候群
IRIS	immune reconstitution inflammatory syndrome	免疫再構築症候群
ITP	idiopathic thrombocytopenic purpura	特発性血小板減少性紫斑病
JIA	juvenile idiopathic arthritis	若年性特発性関節炎
LETM	longitudinally extensive transverse myelitis	脊髄長大病変
MCTD	mixed connective tissue disease	混合性結合組織病
MDEM	multiphasic disseminated encephalomyelitis	多相性散在性脳脊髄炎
ME	myalgic encephalomyelitis	筋痛性脳脊髄炎
MOGAD	myelin oligodendrocyte glycoprotein（MOG）antibody-associated disease	抗ミエリンオリゴデンドロサイト蛋白質（MOG）抗体関連疾患
MP	methylprednisolone	メチルプレドニゾロン
MPA	microscopic polyangiitis	顕微鏡的多発血管炎
MS	multiple sclerosis	多発性硬化症

NINJA	normal-appearing imaging-associated, neuroimmunologically justified, autoimmune encephalomyelitis	-
NMO	neuromyelitis optica	視神経脊髄炎
NMOSD	neuromyelitis optica spectrum disorders	視神経脊髄炎スペクトラム障害
OSMS	opticospinal multiple sclerosis	視神経脊髄型多発性硬化症
PACNS	primary angiitis of the central nervous system	原発性中枢神経系血管炎
PAN	polyarteritis nodosa	結節性多発動脈炎
PBC	primary biliary cholangitis	原発性胆汁性胆管炎
PCNSL	primary central nervous system lymphoma	中枢神経系原発悪性リンパ腫
PCP	pneumocystis pneumonia	ニューモシスチス肺炎
PIRA	progression independent of relapse activity	(再発と無関係な進行)
PM	polymyositis	多発性筋炎
PML	progressive multifocal leukoencephalopathy	進行性多巣性白質脳症
PMR	polymyalgia rheumatica	リウマチ性多発筋痛症
PPMS	primary progressive multiple sclerosis	一次性進行型多発性硬化症
PRES	posterior reversible encephalopathy syndrome	可逆性後頭葉白質脳症症候群
RAPD	relative afferent pupillary defect	相対的瞳孔求心路障害
RAW	relapse-associated worsening	(再発に関連する増悪)
RIS	radiologically isolated syndrome	-
RLS	restless legs syndrome	むずむず脚症候群
RRMS	relapsing-remitting multiple sclerosis	再発寛解型多発性硬化症
SAS	sleep apnea syndrome	睡眠時無呼吸症候群
SLE	systemic lupus erythematosus	全身性エリテマトーデス
SPMS	secondary progressive multiple sclerosis	二次性進行型多発性硬化症
SSc	systemic sclerosis	全身性強皮症
STM	short transverse myelitis	脊髄連続病変
TDL	tumefactive demyelinating lesion	-
TTP	thrombotic thrombocytopenic purpura	血栓性血小板減少性紫斑病
VZV	varicella-zoster virus	水痘・帯状疱疹ウイルス

「検査・尺度・指標関連」略語一覧

略語	欧文	和文
ADC	apparent diffusion coefficient	見かけの拡散係数
ADL	activities of daily living	日常生活動作
AEP	auditory evoked potential	聴覚誘発電位
AUC	area under the curve	曲線下面積
BBT	box and block テスト	-
BDI-II	Beck depression inventory-second edition	ベック抑うつ質問票
BICAMS	brief international cognitive assessment for multiple sclerosis（MS）	-
BMI	body mass index	-
BRB-N	brief repeatable battery of neuropsychological tests in multiple sclerosis（MS）	-
BVMT-R	brief visuospatial memory test-revised	-
CAT	clinical assessment for attention deficit	標準注意検査法
CBA（法）	cell-based assay	-
CCI	Charlson comorbidity index	チャールソン併存疾患指数
CCT	central conduction time	中枢感覚伝導時間
CES-D	center for epidemiological studies depression rating scale	-
CFF	critical flicker frequency	限界フリッカー値
CMCT	central motor conduction time	中枢運動神経伝導時間
COWAT	controlled oral word association test	-
CVLT	California verbal learning test	-
DIR（法）	double inversion recovery	-
D-KEFS	Delis-Kaplan executive function system	-
DTI	diffusion tensor imaging	拡散テンソル画像
DWI	diffusion weighted image	拡散強調画像
EDSS	expanded disability status scale of Kurtzke	Kurtzke 総合障害度評価スケール
eGFR	estimated glemerular filtration rate	推算糸球体濾過量
ELISA（法）	enzyme-linked immunosorbent assay	-
ESR	erythrocyte sedimentation rate	赤血球沈降速度
FAMS	functional assessment of multiple sclerosis（MS）	-
FES	functional electrical stimulation	機能的電気刺激

FIM	functional independence measure	機能的自立度評価表
FLAIR（法）	fluid-attenuated inversion recovery	-
FRT	functional reach test	ファンクショナルリーチテスト
FS	functional sytem	機能別障害度
FSMC	fatigue scale for motor and cognitive functions	運動機能および認知機能の疲労スケール
FSS	fatigue severity scale	疲労重症度尺度
GNDS	Guy's neurological disability scale	-
HADS	hospital anxiety and depression scale	-
HAM-D	Hamilton rating scale for depression	ハミルトンうつ病評価尺度
HDS-R	Hasegawa dementia scale-revised	改訂長谷川式簡易知能評価スケール
HRQOL	health related quality of life	健康関連の生活の質
IADL	instrumental activities of daily living	手段的日常生活動作
ITT（解析）	intention-to-treat	-
JLO	judgement of line orientation	-
LCLA	low contrast letter acuity testing	-
MAS	modified Ashworth scale	改訂アシュワーススケール
MCV	mean corpuscular volume	平均赤血球容積
MEP	motor evoked potential	運動誘発電位
MFIS	modified fatigue impact scale	疲労影響尺度
MMSE	mini-mental state examination	ミニメンタルステート検査
MMT	manual muscle test	徒手筋力テスト
MRP	magnetic resonance（MR）perfusion imaging	MR 灌流画像
MRS	magnetic resonance（MR）spectroscopy	MR スペクトロスコピー
MSFC	multiple sclerosis（MS）functional composite	-
MSPT	multiple sclerosis（MS）performance test	-
MSQLI	multiple sclerosis（MS）quality of life inventory	-
MSQOL-54	multiple sclerosis（MS）quality of life-54 instrument	-
MSSS	multiple sclerosis（MS）severity score	-
MTC（法）	magnetization transfer contrast	-
MTR	magnetization transfer ratio	磁化移動率
NAWM	normal appearing white matter	-
NEDA	no evidence of disease activity	-
NfL	neurofilament light	ニューロフィラメント軽鎖
OCB	oligoclonal bands	オリゴクローナルバンド

OCT	optical coherence tomography	光干渉断層計
OCTA	optical coherence tomography（OCT）angiography	光干渉断層血管撮影
PASAT	paced auditory serial addition test	-
PCR	polymerase chain reaction	ポリメラーゼ連鎖反応
QOL	quality of life	生活の質
rCBV	relative cerebral blood volume	相対的脳血液量
RID	relative infant dose	相対的乳児投与量
ROC	receiver operating characteristic	（受信者操作特性）
ROM	range of motion	関節可動域
SDMT	symbol digit modalities test	符号数字モダリティ検査
SEP	somatosensory evoked potential	体性感覚誘発電位
SMD	standardized mean difference	標準化平均差
SRT	selective reminding test	-
STIR（法）	short tau inversion recovery	-
SWI	susceptibility-weighted imaging	磁化率強調画像
T25FW	timed 25-foot walk test	25 フィート歩行時間検査
VAS	visual analogue scale	視覚的アナログスケール
VAS-F	visual analogue scale for fatigue	疲労の視覚的アナログスケール
VEP	visual evoked potential	視覚誘発電位
2MWT	2-minute walk test	2 分間歩行テスト
6MWD	6-minute walk distance	6 分間歩行距離
6MWT	6-minute walk test	6 分間歩行テスト
9-HPT	9 hole peg test	9 ホールペグテスト
10/36SPART	10/36 spatial recall test	10/36 視空間認知検査
10MWT	10-meter walk test	10 m 歩行テスト

「検査・尺度・指標関連」略語一覧

「薬剤・治療関連」略語一覧

略語	欧文	和文
ABT	abatacept	アバタセプト
ACTH	adrenocorticotropic hormone	副腎皮質刺激ホルモン
ACV	acyclovir	アシクロビル
ANK	anakinra	アナキンラ
AZP	azathioprine	アザチオプリン
BAR	baricitinib	バリシチニブ
BUC	bucillamine	ブシラミン
CAP	cytapheresis	血球除去療法
CPA	cyclophosphamide	シクロホスファミド
CBT	congnition behavioral therapy	認知行動療法
CyA	cyclosporin A	シクロスポリンA
CypA	cyclophilin A	シクロフィリンA
DBS	deep brain stimulation	脳深部刺激療法
DFPP	double filtration plasmapheresis	二重膜濾過血漿交換療法
DMARDs	disease modifying anti rheumatic drugs	疾患修飾性抗リウマチ薬
DMD	disease modifying drug	疾患修飾薬
DMF	dimethyl fumarate	フマル酸ジメチル
DMT	disease modifying therapy	疾患修飾療法
EID	extended interval dosing	投与間隔の延長
EHET	early high efficacy therapy	-
ESWT	extracorporeal shock wave therapy	体外衝撃波療法
ETN	etanercept	エタネルセプト
FFP	fresh frozen plasma	新鮮凍結血漿
FTY	fingolimod	フィンゴリモド
GA	glatiramer acetate	グラチラマー酢酸塩
G-CSF	granulocyte-colony stimulating factor	顆粒球コロニー形成刺激因子
IAPP	immunoadsorption plasmapheresis	免疫吸着法
IFN	interferon	インターフェロン
IFX	infliximab	インフリキシマブ
IGU	iguratimod	イグラチモド
IVIg	intravenous immunoglobulin	免疫グロブリン大量静注療法

IVMP	intravenous methylprednisolone	メチルプレドニゾロン静注療法
JAK	Janus kinase	ヤヌスキナーゼ
MITX	mitoxantrone	ミトキサントロン
MMF	mycophenolate mofetil	ミコフェノール酸モフェチル
MTX	methotrexate	メトトレキサート
MZR	mizoribine	ミゾリビン
NSAIDs	non-steroidal antiinflammatory drugs	非ステロイド性抗炎症薬
NTZ	natalizumab	ナタリズマブ
OMB	ofatumumab	オファツムマブ
PE	plasma exchange	単純血漿交換療法
PPI	proton pump inhibitor	プロトンポンプ阻害薬
PSL	prednisolone	プレドニゾロン
RAGT	robot-assisted gait training	-
RPM	rapamycin	ラパマイシン
rTMS	repetitive transcranial magnetic stimulation	反復経頭蓋磁気刺激
RTX	rituximab	リツキシマブ
SAT	satralizumab	サトラリズマブ
SNRI	serotonin noradrenaline reuptake inhibitor	セロトニン・ノルアドレナリン再取り込み阻害薬
SCS	spinal cord stimulation	脊髄刺激療法
SSRI	selective serotonin reuptake inhibitor	選択的セロトニン再取り込み阻害薬
TAC	tacrolimus	タクロリムス
TCA	tricyclic antidepressant	三環系抗うつ薬
TCZ	tocilizumab	トシリズマブ
TENS	transcutaneous electrical nerve stimulation	経皮的電気刺激療法
TMS	transcranial magnetic stimulation	経頭蓋磁気刺激療法
tDCS	transcranial direct current stimulation	経頭蓋直流電気刺激
TOF	tofacitinib	トファシチニブ
VCV	valacyclovir	バラシクロビル
6-MP	6-mercaptopurine	6メルカプトプリン

第 **1** 章

多発性硬化症（MS）の診断

1 MSの診断―総論

国立精神・神経医療研究センター神経研究所免疫研究部　山村　隆

┤ココがポイント！├

▶ 現在のMS診療では，正確な診断と疾患修飾薬（DMD）の適切な導入がきわめて重要である．それによってNEDA（no evidence of disease activity）を維持できる例が増え，二次性進行型MS（SPMS）の発症を減らせるからである．

▶ MSに適応のあるDMDはNMOSDには処方できないため，NMOSDの除外診断は特に重要である．MS診療で抗AQP4抗体や抗MOG抗体を測定することはすでに常識となっている．

▶ MSの診断が遅れる理由として，患者が受診しない，別の病名がついてしまう，MRI画像で病変が明確でない，他の疾患に目が向きMSを見逃してしまう場合などがあげられる．

▶ MRIはMS診療に欠かせないが，一方でMRIに振り回されるような医療は避けなければならない．

▶ 現代のMS研究では，精密医療（precision medicine）の実現が重要になっている．画像診断，血液バイオマーカー，マイクロバイオームなどの解析結果に基づく新しいMS分類も実現する可能性がある．

現在でも多発性硬化症（multiple sclerosis: MS）の診断には時間がかかることが多い．しかし，「様々な条件が整っていれば，何年も前に診断できたのではないか？」と思われるケースも少なくない．最近，MSの脳脱髄病巣に対して脳腫瘍としての外科的対応がなされることは減っているように感じていたが，MSあるいは視神経脊髄炎（neuromyelitis optica: NMO）患者の脊髄病巣に対して外科的手術がなされる例は減っていない．

臨床所見とMRI所見だけで判断することには限界があるが，脳神経内科医のより積極的な関与が必要かもしれない．将来的には，様々なバイオマーカーの情報を機械学習させることによって，人工知能（artificial intelligence: AI）による診断が可能になる時代の到来も予感されるが，それまでに乗り越えなければならないハードルは多い．MSに対する診療方針は医療環境や経済状況に大きく影響されるので，グローバルに通用する正解のある問題は少ないが，海外の文献情報を集約するだけではなく，わが国の診療経験に基づいた議論がなされることが大切である．

1 MS診断の道筋

かつては，再発を何度も繰り返す患者で，臨床的に時間的および空間的な多発性が確認されるまでMSの診断を下せない時代であった．しかし，MRIを利用できる現代では，脳神経内科，脳神経外科，眼科，整形外科，あるいは脳ドックでMSの可能性が指摘される機会が増え，患者はまず地域の中核病院に紹介されることが多い．

MRIの読影結果（MS疑い）には重みがあり，それをよりどころにして，病歴聴取，神経学的精査，膠原病やベーチェット病（Behçet disease）の除外検査，抗アクアポリン（aquaporin: AQP）4抗体測定，髄液検査などを経て，MSあるいはNMOの診断が下される．抗AQP4抗体を測定できない時代には，多くのNMO患者がMSの診断でインターフェロン（interferon: IFN）βの投与を受けていた．現在では抗AQP4抗体陽性例にIFN βが投与されることはないが，ELISA法（enzyme-linked immunosorbent assay）で抗AQP4抗体が陰性の場合には，保険適用ではない

表1	MS の診断が遅れる主な理由

1. 比較的症状が軽いために患者本人が受診しなくなる
2. 最初に別の病名がついてしまう
3. MRI 所見で病変が明確ではないために早々と MS の診断が除外されてしまう
4. 合併している精神疾患に目が向き，MS の初期症状を見逃してしまう
5. 患者の経済的な理由や家族関係の問題など

が，CBA 法（cell-based assay）による最終的な判定を実施することが望まれる．

MRI 画像診断を起点として脳神経内科に紹介された場合の診断の経路は明快であるが，実際にはなかなか診断にたどり着けないこともある．その主な理由を**表1**に記載した．それぞれに具体的な対応策を示すことはなかなか難しいが，比較的症状が軽い場合（1.）はまず 3 〜 6 か月に一度の通院を勧めることがその 1 つになる．最近はネットなどで「MS の診療は高額な医療費がかかる」という情報を入手し，MS の全体像を知らないまま通院を控えるというケースも増えている．

外来診療の限られた時間のなかですべてを説明することは難しいが，強調して伝えるべきことは，「NEDA（no evidence of disease activity）が維持できないと，二次性進行型 MS（secondary progressive MS: SPMS）になる可能性が高まり，大きな犠牲を払うことになる」，「NEDA は薬で維持できる」という点である．

2 NEDA

NEDA（no evidence of disease activity）は現在の MS 治療の目標である．NEDA-3 の定義は「臨床的再発なし，MRI 画像上の再発なし，身体的障害の進行（confirmed disability progression: CDP）なし」という

ことになっている．さらに「MRI 画像上の脳萎縮の進行なし」も達成すれば NEDA-4 となるが，一般臨床では NEDA-3 の評価が大切である．治療に消極的な患者でも，NEDA-3 を維持できていない場合には，それを明確に説明することで理解を得られることが多い．

3 診断が難しい症例

専門医に相談が持ち込まれることが多い例として，tumefactive MS（腫瘍様にみえる MS），脳病巣のないケース ［NINJA（normal-appearing imaging-associated, neuroimmunologically justified, autoimmune encephalomyelitis）（後述）を含む］，小児例，進行期の MS（神経変性疾患との鑑別が問題になる）などがあげられる．いずれも MRI 画像のみでは診断を下せず，議論が分かれることも少なくない．

一方，病歴聴取，数か月の臨床的観察（急性期対応が必要ではない場合に限る），治療（ステロイド治療や血液浄化療法）に対する反応性などから診断が明確になることも多い．

他疾患と誤診されて手術が施行されたケースでは，あとから考えると「脳神経内科医の適切な助言があれば回避できたのでは？」と思われる例も存在する．

参考文献

1) Yamamura T: Time to reconsider the classification of multiple sclerosis. *Lancet Neurol* 2023; **22**: 6-8.
2) Minote M, Sato W, Kimura K, *et al*: High frequency of circulating no-classical monocytes is associated with stable remission in multiple sclerosis. *Immunol Med* 2024; **27**: 1-15.

1 MS の診断—総論 | 3

Clinical Note 1

NEDA

● 国立精神・神経医療研究センター神経研究所免疫研究部　蓑手美彩子

1 用語解説

再発寛解型多発性硬化症 (relapsing-remitting multiple sclerosis: RRMS) 患者に対する多様な疾患修飾薬 (disease modifying drug: DMD) が使用可能となり，"treat-to-targe" として，2013 年に "NEDA (no evidence of disease activity)" という概念が提唱された[1]．NEDA-3 は「①臨床上の再発なし，② MRI 画像上の再発なし，③ 身体的障害の進行 (confirmed disability progression: CDP) なし」の 3 つの構成要素からなる．

2 臨床的意義と今後の課題

多様な DMD の登場により，日常診療において薬剤の導入，変更 (de-escalation または escalation) といった薬剤選択の機会が増えた．多発性硬化症 (multiple sclerosis: MS) 患者における疾患活動性 (再発頻度や CDP の有無) は個人差が大きく，患者ごとの疾患活動性を経時的に把握し，個別化された薬剤選択が望まれる．NEDA は個々の患者の疾患活動性の他覚的評価法として日常診療で広く用いられている．

NEDA-3 の問題点として，将来の CDP を完全には予測できない点があげられる[2]．その背景として，NEDA-3 は MS の「限局した神経炎症」により重点が置かれ，「びまん性の神経炎症」や「神経変性」の側面の反映が不十分であると指摘されている．MS の進行と脳容量萎縮の関連を踏まえ，2016 年には NEDA-3 に「④ MRI 画像上の脳萎縮の進行なし」を加えた "NEDA-4" が提唱されたが[3]，CDP の予測能力に関して，NEDA-4 に対する NEDA-3 の劣勢は示されなかった[4]．

そのほか，血清・髄液ニューロフィラメント軽鎖 (neurofilament light: NfL) 値と疾患活動性との関連が指摘されている[5]．MS 診療を担う医療機関で広く簡便に評価可能な，炎症と変性の両側面を反映した疾患活動性 (安定) の指標が望まれる．

文献

1) Banwell B, Giovannoni G, Hawkes C, *et al*: Editors' welcome and a working definition for a multiple sclerosis cure. *Mult Scler Relat Disord* 2013; **2**: 65-67.
2) Rotstein DL, Healy BC, Malik MT, *et al*: Evaluation of no evidence of disease activity in a 7-year longitudinal multiple sclerosis cohort. *JAMA neurology* 2015; **72**: 152-158.
3) Kappos L, De Stefano N, Freedman MS, *et al*: Inclusion of brain volume loss in a revised measure of 'no evidence of disease activity' (NEDA-4) in relapsing-remitting multiple sclerosis. *Mult Scler* 2016; **22**: 1297-1305.
4) Rotstein D, Solomon JM, Sormani MP, *et al*: Association of NEDA-4 with no long-term disability progression in multiple sclerosis and comparison with NEDA-3: a systematic review and meta-analysis. *Neurol Neuroimmunol Neuroinflamm* 2022; **9**: e200032.
5) Magliozzi R, Cross AH: Can CSF biomarkers predict future MS disease activity and severity? *Mult Scler* 2020; **26**: 582-590.

2 MSの病型と診断の道筋

和歌山県立医科大学脳神経内科　宮本勝一

┤ココがポイント！├

▶ MSの病型は，①再発寛解型（RRMS），②二次性進行型（SPMS），③一次性進行型（PPMS）の3つに分けられる．

▶ MSは特異的診断マーカーがないため，診断では他疾患の除外が必要である．

▶ MSの診断にはMRI検査が最も有用であり，他疾患の鑑別のみならず，時間的多発性の証明にも役立つ．

▶ 血液検査にて，NMOSDやMOGADといった類縁疾患の自己抗体の有無を調べる．

▶ オリゴクローナルバンド（OCB）の存在はMSの診断をサポートする．

1 MSの病型

多発性硬化症（multiple sclerosis: MS）と診断されてからの病型は大きく3つに分けられる（図1）．①再発寛解型MS（relapsing-remitting MS: RRMS），②二次性進行型MS（secondary progressive MS: SPMS），一次性進行型MS（primary progressive MS: PPMS）である．しかし，MSと診断される前から病態は始まっており，神経変性もすでに始まっている[1]．MSと診断される前の病型（病態）として，RIS（radiologically isolated syndrome）とCIS（clinically isolated syndrome）がある．

a. RISとCIS

RISは，臨床症状はないが，MRI画像では病変を認める状態である．ほかの理由でMRI検査を受けたところ，偶然にも無症候性病巣が発見されることが多い．この段階では，その後MSに至るのか否かの判断はできないが，のちにMSと診断される症例では，この時期から神経変性が始まっている（図1）．

CISは，初めて症状が出た段階であり，MSとしては時間的多発性を満たさない．ただし，造影MRI検査で時間的多発性が証明できる場合や，オ

リゴクローナルバンド（oligoclonal bands: OCB）が検出される場合などはMSと診断できることがある．

b. 再発寛解型MS（RRMS）

ほとんどの症例はこの病型で始まる．再発と寛解が繰り返されることで，中枢神経内に炎症が繰り返し起こり，神経変性が徐々に蓄積される．臨床上の再発がなくても，MRI画像では病巣が増えていることが多く，臨床症状を呈するのは水面に浮かぶ氷山の一角をみているだけで，水面下には大きな氷塊（無症候性病巣）が隠れているのだと例えられる．脳萎縮の進行とともに，神経学的予備能も徐々に低下していくため，RRMSのなるべく早期に再発予防治療を始めることが重要である（図1）．

c. 二次性進行型MS（SPMS）

明確な定義はないが，再発寛解期が一定期間を経過すると，再発とは関係なく症状が緩徐に進行し，日常生活動作（activities of daily living: ADL）が徐々に低下していく．RRMSからSPMSに至るのは，わが国では10～20％程度と考えられており，北海道十勝地方における集計では15％と報告されている[2]．SPMSでは再発することは少ないが，再発例やMRI新規病巣を認める例もある．

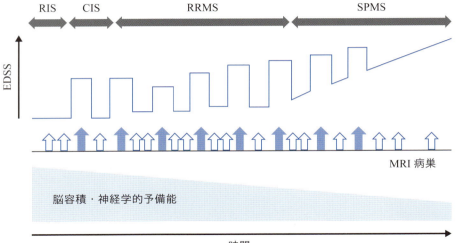

図1 MSの病型と時間経過
EDSS：Kurtzke総合障害度評価スケール，RIS：radiologically isolated syndrome，CIS：clinically isolated syndrome，RRMS：再発寛解型MS，SPMS：二次性進行型MS，PPMS：一次性進行型MS．
色矢印は臨床的再発，白矢印は無症候性再発を示す．
MSと診断される前から病態は始まっている．臨床上の再発がなくてもMRI画像では病巣が増えていることが多く，脳萎縮の進行とともに神経学的予備能も徐々に低下していく．

診察所見で進行を捉えることは容易ではなく，歩行や上肢の運動機能に加えて，認知機能や情報処理能力などの高次脳機能も含めて判断する．また，ニューロフィラメント軽鎖（neurofilament light: NfL）の測定やMRI画像による脳萎縮の評価なども試みられているが一定の基準はない．

診断基準は臨床試験によって異なり，ナタリズマブ（natalizumab: NTZ）の臨床試験（ASCEND試験）[3] では，Kurtzke総合障害度スケール（expanded disability status scale of Kurtzke: EDSS）4.0以上で少なくとも2年間，再発ではない障害進行を伴うRRMSと定義され，シポニモドフマル酸（siponimod fumaric acid）の臨床試験（EXPAND試験）[4] では，EDSS 3.0以上で2年前からの再発によらないEDSS悪化があることが基準とされた．

d．一次性進行型MS（PPMS）

発症時から症状が継続的に悪化する病型であり，わが国での頻度は数パーセントと考えられている．障害度は徐々に悪化し，治療に難渋することが多い．PPMSの診断は他の病型よりも難しく，1年間の病状進行が前提となり，空間的多発性の証明やOCB陽性などを確認して行う．

McDonald診断基準2017では，発症時から再発がないにも関わらず1年間以上の障害進行を認め，①脳室周囲，皮質もしくは皮質下，テント下のうち少なくとも1領域でT2高信号病変が認められる，②脊髄に2か所以上のT2高信号病変が認められる，③脳脊髄液OCB陽性のうち，2つ以上を満たすことが必要である[5]．

2　MS診断の道筋

2023年に診療ガイドラインが改訂され，MS診断のアルゴリズムが記されている（図2）[6]．MSは，確定診断できるバイオマーカーがないため，他疾患との鑑別診断が重要になる．2004年に視神経脊髄炎スペクトラム障害（neuromyelitis optica spectrum disorders: NMOSD）と抗アクアポリン（aquaporin: AQP）4抗体との関連が報告されるまでは，NMOSDの多くが視神経脊髄型MS（opticospinal MS: OSMS）と診

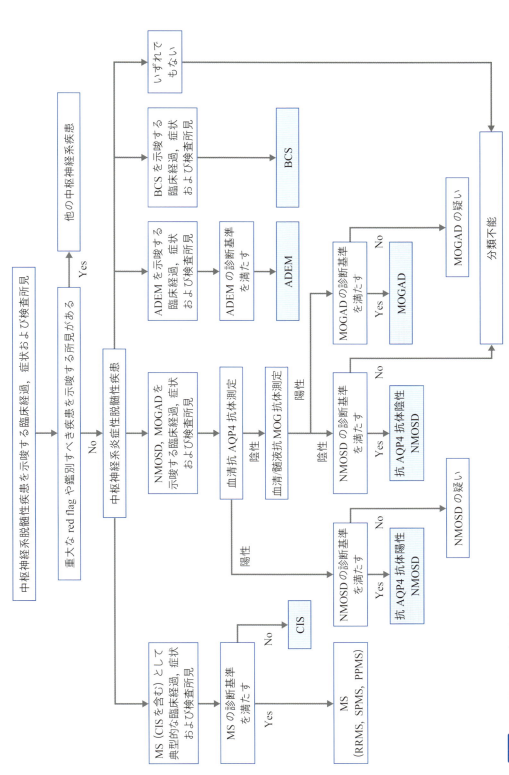

図2 MSの診断アルゴリズム

CIS：clinically isolated syndrome, RRMS：再発寛解型MS, SPMS：二次性進行型MS, PPMS：一次性進行型MS, NMOSD：視神経脊髄炎スペクトラム障害, AQP：アクアポリン, MOG：ミエリンオリゴデンドロサイト糖蛋白質, MOGAD：抗MOG抗体関連疾患, ADEM：急性散在性脳脊髄炎, BCS：バロー同心円硬化症.
(日本神経学会：多発性硬化症・視神経脊髄炎スペクトラム障害診療ガイドライン2023, 医学書院, 2023：194-195)

2 MSの病型と診断の道筋 | 7

断され，不適切な治療が行われていた．その後も，MS や抗 AQP4 抗体陰性 NMOSD と診断されていた症例のなかに，抗ミエリンオリゴデンドロサイト糖蛋白質（myelin oligodendrocyte glycoprotein: MOG）抗体陽性例が含まれていることが明らかになり，抗 MOG 抗体関連疾患（MOG antibody-associated disease: MOGAD）という疾患概念が確立された[7]．そして現在も，MS と診断せざるをえない症例のなかに非典型例が多く含まれている．そのため，MS と診断したあとも適宜見直しを行う必要がある．

a. 検査

1）血液検査

MS の血液検査所見は正常であるので，他疾患の鑑別のために行う．前述の NMOSD の抗 AQP4 抗体や MOGAD の抗 MOG 抗体の測定は重要である．また，各種膠原病の自己抗体やヒト T 細胞白血病ウイルス（human T-cell leukemia virus: HTLV）-1 や JC ウイルス（John Cunningham virus: JCV）などの感染症に対する抗体も必要に応じて測定する．

2）脳脊髄液検査

MS に特異的な検査項目はないが，OCB の存在は診断を後押しする．IgG インデックスやミエリン塩基性蛋白質（myelin basic protein: MBP）の上昇も MS で認めることが多い．一方，細胞数の著明な増加や好中球優位の増加を認めた場合は，MS の診断は慎重に行う必要がある．

3）MRI 検査

MS の診断にきわめて有用である．健康診断や頭部外傷などで脳 MRI 検査を施行したところ無症候性病変がみつかり，その後，MS と診断されることもある．

MS の MRI 画像の特徴は，病変が造影されること，脳梁病変を認めること，傍皮質病変を認めること，脊髄病変を認めることなどがあげられる[8]．一方，脳幹病変のみを認める場合や脊髄長大病変（longitudinally extendsive transverse myelitis: LETM）を認める場合は，MS の診断は慎重に行う必要がある．また，臨床上 CIS であっても，造影病変によって時間的多発性が証明できることがあるため，MS の診断時には造影 MRI 検査を行うことが推奨される．

4）誘発電位

視覚誘発電位（visual evoked potential: VEP），聴覚誘発電位（auditory evoked potential: AEP），体性感覚誘発電位（somatosensory evoked potential: SEP）などの刺激電位を記録することによって，潜在的な病変の検出や病巣部位の確認を行う．視神経病変の検出には，誘発電位以外にもフリッカー検査（flicker test）や光干渉断層計（optical coherence tomography: OCT）検査が有用である[9]．

b. 鑑別疾患

NMOSD や MOGAD 以外にも MS との鑑別に難渋する疾患は多い．

以下に主な鑑別疾患を述べるが，詳細については第 2 章「多発性硬化症（MS）の鑑別診断と関連疾患」の各項目を参照されたい．

1）血管障害

脳梗塞は，MS と同じく突然発症し，画像所見も類似することがある．若年者でも抗リン脂質抗体症候群（antiphospholipid syndrome: APS），経口避妊薬，喫煙，糖尿病，不整脈といった血管障害リスクをもつ患者では脳梗塞を発症する．脳梗塞の病巣分布は血管支配で説明することができ，造影されず，脳梁病変や傍皮質病変は認めないので，MRI 画像で鑑別できることが多い．脊髄梗塞については，脊髄の血管支配には個人差があるため病変が MS と類似することもあるが，造影されず，脳髄液検査は正常所見のことが多い．

2）腫瘍

腫瘍の経過は緩徐進行性で単相性である．造影 MRI 画像では，腫瘍は完全なリング状，MS は皮質側が開いた部分的なリング状（open-ring sign）を示すことが多い．

脳原発の悪性リンパ腫は多発性に出現することが多く，また副腎皮質ステロイドが奏効する点も MS と共通するため鑑別に苦慮する．腫瘍との鑑別は最終的に脳生検を施行せざるをえないことも多い．

3）感染症

自然経過で寛解と再燃を繰り返す感染症もあるた

め注意が必要である.

脳膿瘍は耳鼻科系疾患や心疾患の化膿性病巣から脳実質内へ炎症が及ぶことが多い. 進行性多巣性白質脳症（progressive multifocal leukoencephalopathy: PML）は担がんや AIDS などによる免疫機能低下で発症するが，NTZ やフィンゴリモド（fingolimod: FTY）などの MS 治療薬が原因となることもある. 脊髄病変については HTLV-1 関連脊髄症（HTLV-1-associated myelopathy: HAM）の鑑別が必要である.

4）膠原病

各疾患に特異的な自己抗体を確認し，皮膚症状，発熱，関節痛など，それぞれの診断基準の所見に照らし合わせて診断する. NMOSD では膠原病との合併が多いが，MS では稀である.

5）その他の炎症性疾患

神経ベーチェット病（neuro-Behçet's disease）は脳幹や大脳基底核領域が好発部位である. 神経スイート病（neuro-Sweet disease）は中枢神経の様々な部位に散在的に発症する. いずれもヒト白血球抗原（human leukocyte antigen: HLA）タイピングや皮膚生検により，血管炎，口内炎，粘膜潰瘍，虹彩毛様体炎の有無などを確認する. 神経サルコイドーシスでは脳底部が障害されることが多く，視床下部や下垂体が好発部位である. 脊髄病変は頸髄と胸髄に多い. 診断は眼病変の有無や血液中，脳脊髄液中のアンジオテンシン変換酵素（angiotensin converting enzyme: ACE）などを参考に行う.

表1 McDonald 診断基準 2017—再発寛解型 MS（RRMS）の診断基準

再発寛解型 MS（RRMS）における空間的，時間的多発の基準

臨床発作数	臨床的に客観性のある病変数	診断に必要な追加事項
2 回以上	2 個以上	なし
2 回以上	1 個（解剖学的に合致する領域に他の病巣をもつ過去の明らかな病歴がある）	なし
2 回以上	1 個	他の領域における臨床的な再発もしくは MRI による空間的多発の証明
1 回	2 個以上	臨床的な再発もしくは MRI による時間的多発の証明 あるいは 髄液オリゴクローナルバンド陽性
1 回	1 個	他の領域における臨床的な再発もしくは MRI による空間的多発の証明 および 臨床的な再発もしくは MRI による時間的多発，あるいは髄液オリゴクローナルバンド陽性

CIS における MRI による空間的，時間的多発の基準

空間的多発の証明

中枢神経における以下の 4 領域のうち，2 領域以上で T2 高信号病変を認める.
1. 脳室周囲　　2. 皮質 / 傍皮質　　3. テント下　　4. 脊髄

時間的多発の証明

以下のいずれかを満たす.
1. ガドリニウム造影病変と非造影病変が同時に存在する.
2. フォローアップ MRI での新しい T2 高信号病変またはガドリニウム造影病変がある.

CIS：clinically isolated syndrome.

（Thompson AJ, et al: Lancet Neurol 2018; **17**: 162-173）

表2 厚労省研究班による MS の診断基準（2021 年改訂版）

A. 再発寛解型 MS（RRMS）の診断

下記の a あるいは b を満たすこととする.

a. 中枢神経内の炎症性脱髄に起因すると考えられる臨床的発作が 2 回以上あり，かつ客観的臨床的証拠がある 2 個以上の病変を有する．ただし，客観的臨床的証拠とは，医師の神経学的診察による確認，過去の視力障害の訴えのある患者における視覚誘発電位（VEP）による確認あるいは過去の神経症状を訴える患者における対応部位での MRI による脱髄所見の確認である.

b. 中枢神経内の炎症性脱髄に起因すると考えられ，客観的臨床的証拠のある臨床的発作が少なくとも 1 回あり，さらに中枢神経病変の時間的空間的な多発が臨床症候あるいは以下に定義される MRI 所見により証明される.

　　・MRI による空間的多発の証明：4 つの MS に典型的な中枢神経領域（脳室周囲，皮質もしくは皮質直下，テント下，脊髄）のうち，少なくとも 2 つの領域に T2 高信号病変が 1 個以上ある（造影病変である必要はない．症候性の病変も含める）.

　　・MRI による時間的多発の証明：無症候性のガドリニウム造影病変と無症候性の非造影病変が同時に存在する（いつの時点でもよい）．あるいは基準となる時点の MRI に比べてその後（いつの時点でもよい）に新たに出現した症候性または無症候性の T2 高信号病変 および/あるいは ガドリニウム造影病変がある.

　発作（再発，増悪）とは，中枢神経の急性炎症性脱髄イベントに典型的な患者の症候（現在の症候あるいは 1 回は病歴上の症候でもよい）であり，24 時間以上持続し，発熱や感染症がない時期にもみられることが必要である．突発性症候は，24 時間以上にわたって繰り返すものでなければならない．独立した再発と認定するには，1 か月以上の間隔があることが必要である．ただし，診断には，他の疾患の除外が重要である．特に，小児の ADEM が疑われる場合には，上記 b は適用しない.

B. 一次性進行型 MS（PPMS）の診断

　1 年間の病状の進行（過去あるいは前向きの観察で判断する）および以下の 3 つの基準のうち，2 つ以上を満たす．a と b の MRI 所見は症候性病変である必要はない.

a. 脳に空間的多発の証拠がある（MS に特徴的な脳室周囲，皮質もしくは皮質直下あるいはテント下に 1 個以上の T2 病変がある）.

b. 脊髄に空間的多発の証拠がある（脊髄に 2 個以上の T2 高信号病変がある）.

c. 等電点電気泳動法によるオリゴクローナルバンド陽性

　　ただし，他の疾患の厳格な鑑別が必要である.

C. 二次性進行型 MS（SPMS）の診断

　再発寛解型としてある期間を経過したのちに，明らかな再発がないにも関わらず病状が徐々に進行する.

ADEM：急性散在性脳脊髄炎.

c. 診断基準

　診断基準は，前述したような他疾患の除外ができていることを前提に用いる．そのうえで，MS に典型的な所見があり，空間的多発性と時間的多発性を確認することで診断する.

1) 国際診断基準

　1983 年に発表された Poser の診断基準が世界的に汎用されたが，その後，2001 年に MS 国際委員会から発表された McDonald の診断基準が広く用いられるようになった．MRI 所見によって MS を早期診断できるようにまとめられており，数回の改訂を経て，現在はその最新版である 2017 年版が最もよく使われている（**表1**）[5].

2) わが国の診断基準

　基本的には McDonald 診断基準 2017 に準拠している．しかしながら，わが国の MS は欧米の MS とは特徴が異なるため，欧米の診断基準をそのまま当てはめるのではなく，厚労省研究班による診断基準では独自の基準が設けられている．わが国では脳脊髄液 OCB 陽性となる他の炎症性疾患が多いことを考慮し，OCB 陽性でも MRI による時間的多発性の確認が必要である（**表2**）.

3) 診断基準を用いる際の注意（red flag）

　MS としては非典型的な所見がリストアップされている[10]．視神経病変では，強く持続する眼痛，進行する視力障害，両側同時に発症，失明に至るほど重症などである．脊髄病変では，重症の横断性脊髄

炎，LETM，急な尿閉などである．MRI 画像では，病巣の輪郭不鮮明，不均一な造影増強効果，非典型的な部位などである．そのほか，早期では頻度の少ない症状（意識障害，精神症状，てんかん発作）を認める場合，他の自己免疫疾患を合併している場合など

どである．

ただし，複数の red flag が含まれていても直ちに MS を除外するべきではなく，他の所見も合わせて総合的に診断する．

文献

1) Varosanec M, Uher T, Horakova D, *et al*: Longitudinal Mixed–Effect Model Analysis of the Association between Global and Tissue–Specific Brain Atrophy and Lesion Accumulation in Patients with Clinically Isolated Syndrome. *AJNR Am J Neuroradiol* 2015; **36**: 1457-1464.

2) Houzen H, Kano T, Kondo K, *et al*: The prevalence and incidence of multiple sclerosis over the past 20 years in northern Japan. *Mult Scler Relat Disord* 2023; **73**: 104696.

3) Kapoor R, Ho PR, Campbell N, *et al*: Effect of natalizumab on disease progression in secondary progressive multiple sclerosis（ASCEND）: a phase 3, randomised, double-blind, placebo-controlled trial with an open-label extension. *Lancet Neurol* 2018; **17**: 405-415.

4) Kappos L, Bar-Or A, Cree BAC, *et al*: Siponimod versus placebo in secondary progressive multiple sclerosis（EXPAND）: a double-blind, randomised, phase 3 study. *Lancet* 2018; **391**: 1263-1273.

5) Thompson AJ, Banwell BL, Barkhof F, *et al*: Diagnosis of multiple sclerosis: 2017 revisions of the McDonald criteria. *Lancet Neurol* 2018; **17**: 162-173.

6) 日本神経学会：多発性硬化症・視神経脊髄炎スペクトラム障害診療ガイドライン 2023. 医学書院 , 2023: 194-195.

7) Takai Y, Misu T, Kaneko K, *et al*: Myelin oligodendrocyte glycoprotein antibody-associated disease: an immunopathological study. *Brain* 2020; **143**: 1431-1446.

8) Charil A, Yousry TA, Rovaris M, *et al*: MRI and the diagnosis of multipe sclerosis: Expanding the concept of "no better explanation". *Lancet Neurol* 2006; **5**: 841-852.

9) 中尾雄三：中心フリッカー値の結果とその評価 . 神経眼科 1998; **15**: 37-43.

10) Miller DH, Weinshenker BG, Filippi M, *et al*: Differential diagnosis of suspected multiple sclerosis: a consensus approach. *Mult Scler* 2008; **14**: 1157-1174.

Topic 1

一次性進行型 MS（PPMS）の病態と治療

● 国立精神・神経医療研究センター神経研究所免疫研究部　天野永一朗

一次性進行型多発性硬化症［primary progressive multiple sclerosis（MS）: PPMS］は，再発寛解型 MS（relapsing-remitting MS: RRMS）や二次性進行型 MS（secondary progressive MS: SPMS）と異なり，「発症から再発のエピソードを伴わずに神経障害が悪化し続ける」という臨床経過の特徴で定義される[1]．

McDonald 診断基準 2017 における PPMS の診断基準は，発症時から再発がないにも関わらず 1 年以上の神経症状の悪化を認め，かつ以下の①〜③のうち 2 つ以上を満たすことで診断される[1]．

①脳 MRI 画像で脳室周囲，皮質，皮質近傍，もしくはテント下の 1 か所以上で T2 高信号病変を認める

②脊髄 MRI で 2 か所以上の T2 高信号病変を認める

③髄液中のオリゴクローナルバンド（oligoclonal bands: OCB）が陽性である

MRI 所見では，SELs（slowly evolving lesions）や軟膜下の脱髄所見が RRMS と比較して目立つが，PPMS に特異的な所見は現時点では同定されていない[2]．また，PPMS に特異的なバイオマーカーも同定されておらず，SPMS と PPMS は臨床経過以外で区別することは難しいのが現状である[2]．

1 病態

PPMS の病態は，末梢および中枢神経内の炎症病態だけではなく，酸化ストレス，ミトコンドリアの機能不全，再髄鞘化の異常，ミクログリアの活性化といった複数の機序が複合的に関与して軸索変性および神経細胞死が進行していると考えられている[3]．また，高齢発症例および男性例のほうが神経障害の悪化の進行が速いという特徴があり，加齢や性差が神経障害の進行に影響を与えると考えられる[3]．

PPMS の剖検例の検討では，SPMS と共通した病理所見として，広範な髄膜へのリンパ球浸潤と直下の皮質の脱髄・神経障害が相関し，NAWM（normal appearing white matter）のミクログリアの活性化を認めることが知られており，中枢神経内に限局して慢性的に持続している "compartmentalized inflammation" が進行型 MS の機序として注目されている[3,4]．

2 治療

PPMS の治療に関して，身体的障害の進行（confirmed disability progression: CDP）抑制効果のエビデンスを有する疾患修飾薬（disease modifying drug: DMD）はオクレリズマブのみである[5]．オクレリズマブは ORATORIO 試験でプラセボ群に対して持続する 12 週および 24 週の CDP の有意な抑制効果を示したが，治療前に活動性の炎症を伴う（MRI 所見で造影病変を認める）症例においてより有効なのではないかと考えられている[5]．PPMS 患者に対する DMD の使用および DMD の有効性の評価において，造影病変の有無は重要な評

価項目と考えられる．PPMS の治療戦略として，活動性の炎症を抑制するだけではなく，神経保護や再髄鞘化の促進をコンセプトとした治療の臨床試験も行われてきたが，現時点では有効性のエビデンスが確立した治療法はない[5]．今後，さらなる PPMS の病態の解明と新たな疾患修飾療法（disease modifying therapy: DMT）の開発が期待される．

文献

1) Thompson AJ, Banwell BL, Barkhof F, *et al*: Diagnosis of multiple sclerosis: 2017 revisions of the McDonald criteria. *Lancet Neurol* 2018; **17**: 162-173.
2) Filippi M, Preziosa P, Barkhof F, *et al*: Diagnosis of progressive multiple sclerosis from the imaging perspective: a review. *JAMA Neurol* 2021; **78**: 351-364.
3) Kuhlmann T, Moccia M, Coetzee T, *et al*: Multiple sclerosis progression: time for a new mechanism-driven framework. *Lancet Neurol* 2023; **22**: 78-88.
4) Magliozzi R, Howell OW, Calabrese M, *et al*: Meningeal inflammation as a driver of cortical grey matter pathology and clinical progression in multiple sclerosis. *Nat Rev Neurol* 2023; **19**: 461-476.
5) Chataway J, Williams T, Li V, *et al*: Clinical trials for progressive multiple sclerosis: progress, new lessons learned, and remaining challenges. *Lancet Neurol* 2024; **23**: 277-301.

Clinical Note 2

CIS と RIS

●平塚市民病院脳神経内科　田川朝子

1 CIS（clinically isolated syndrome）

a. 概要

　CISとは，多発性硬化症（multiple sclerosis: MS）と診断されていない患者において，初回に発症する中枢神経系の炎症性脱髄病変による臨床的増悪を指す．具体的には，感染や発熱を伴わず，急性あるいは亜急性に単一か複数部位の，MSの再発に類似した中枢神経系の炎症性脱髄病変に基づく症状をきたし，少なくとも24時間以上持続し，客観的な所見を伴うものとされる[1]．

　McDonald診断基準2017では，CISの段階であっても，①MRIで脳室周囲，②皮質または皮質近傍，③テント下，④脊髄の4領域のうち，2領域以上で1つ以上のT2高信号を認めて空間的多発性を満たす場合は，髄液オリゴクローナルバンド（oligoclonal bands: OCB）陽性をもって時間的多発性を代用し，MSと診断することが可能となった．『多発性硬化症・視神経脊髄炎スペクトラム障害診療ガイドライン2023』でも，McDonald診断基準2017を満たすCISはMSと診断可能であることが明記され[2]，早期に疾患修飾薬（disease modifying drug: DMD）による治療開始を検討する必要が生じる場合もある．ただし，同診断基準は，抗ミエリンオリゴデンドロサイト糖蛋白質抗体関連疾患［myelin oligodendrocyte glycoprotein antibody-associated disease: MOGAD］や視神経脊髄炎スペクトラム障害（neuromyelitis optica spectrum disorders: NMOSD）をはじめ，中枢神経系に生じる他の疾患を確実に除外したうえで初めて適用されるものである．

b. 診断

　CISの典型的な病巣部位は，一側の視神経，局所的なテント上，脳幹あるいは小脳，部分的な脊髄とされている[1]．一方で両側性視神経炎，全外眼筋麻痺，横断性脊髄炎，頭痛や意識障害，髄膜刺激症状などの脳症はCISとしては非典型的である．

　CISが疑われる症例では，病歴聴取，抗アクアポリン（aquaporin: AQP）4抗体や抗MOG抗体も含めた血清学的検査，放射線学的検査などを十分行い，MSの知識をもつ専門医にもコンサルテーションをしたうえで診断することが望ましい．

c. CIS後の対策

　CISの時点でMcDonald診断基準2017を満たさない場合でも，50〜70％程度のCIS患者はMRIで無症候性の白質のT2高信号病変を有する[3]とされており，約60％が1年程度で基準を満たすようになる[4]．CIS後は少なくとも5年間はMRI検査を含む経過観察が必要である[4]．また，髄液OCB陽性例[1]，認知機能低下や脳萎縮がみられる場合には早期にMSへ進展するリスクが高いとされており[5]，治療介入の時期を検討

する必要もある．

RIS（radiologically isolated syndrome）

　RISとは，MSに典型的な臨床的増悪が一度もないが，MRIで偶発的に中枢神経系の脱髄性白質病変を呈する場合を指す[6]．RISの診断基準は2009年に初めて提唱された[6]．長らく，臨床増悪が一度もないRISをMSと診断することは見送られてきたが，その後のRIS症例のコーホート研究から，髄液OCB陽性，脊髄病変やテント下病変を有する場合，若年である場合などは2〜10年以内にMSへ進展するリスクが高いことが報告されるようになり[7,8]，2023年には新たに改訂診断基準が提唱され，ベースラインMRIで脊髄病変を呈する場合，髄液OCB陽性例，フォローのMRIで新規のT2高信号病変やガドリニウム造影病変が出現する場合をMSへ進展するリスクとしてあげている[9]．今後は，RISの段階からMSの治療を開始することの意義も議論されると考えられる．

文献

1) Thompson AJ, Banwell BL, Barkhof F, *et al*: Diagnosis of multiple sclerosis: 2017 Revisions of the "McDonald" criteria. *Lancet Neurol* 2018; **17**: 162-173.
2) 日本神経学会：多発性硬化症・視神経脊髄炎スペクトラム障害診療ガイドライン2023．医学書院，2023: 204.
3) Klineova S, Lublin FD: Clinically course of multiple sclerosis. *Cold Spring Harb Perspect Med* 2018; **8**: a028928.
4) Alroughani R, Al Haehl J, Lamdhade S, *et al*: Predictors of conversion to multiple sclerosis in patients with clinical isolated syndrome using 2010 revised McDonald criteria. *ISRN Neurol* 2012; **2012**: 792192.
5) Hynčicová E, Vyhnálek M, Kalina A, *et al*: Cognitive impairment and structural brain change in patients with clinically isolated syndrome at high risk for multiple sclerosis. *J Neurol* 2017; **264**: 482-493.
6) Okuda DT, Mowry EM, Beheshtian A, *et al*: Incidental MRI anomalies suggestive of multipole sclerosis: the radiologically isolated syndrome. *Neurology* 2009; **72**: 800-805.
7) Lebrun-Frénay C, Kantarci O, Siva A, *et al*: Radiologically isolated syndrome: 10-year risk estimate of clinical events. *Ann Neurol* 2020; **88**: 407-417.
8) Lebrun-Frénay C, Rollot F, Mondot L, *et al*: Risk factors and time to clinical symptoms of multiple sclerosis among patients with radiologically isolated syndrome. *JAMA Network Open* 2021; **4**: e2128271.
9) Lebrun-Frénay C, Okuda DT, Siva A, *et al*: The radiologically isolated syndrome: revised diagnostic criteria. *Brain* 2023; **146**: 3431-3443.

Topic 2

レトロトランスポゾンと神経免疫疾患

● 国立精神・神経医療研究センター神経研究所免疫研究部　大木伸司

　多発性硬化症（multiple sclerosis: MS）は自己免疫疾患であると考えられているが，発症機序の全容は未だに不明である．MS には多くの危険因子があり，中でもヘルペスウイルスの 1 つである EB ウイルス（Epstein-Barr virus: EBV）への感染が，MS 病態と密接に関わることが疫学的に示されている[1]．EBV による免疫修飾作用が背後にあると予想され，精力的な研究が続いている．

1　MS とレトロエレメントの関わり

　MS との関連が指摘されてきた別の因子として，ヒト内在性レトロウイルス（human endogenous retrovirus: HERV）がある[2]．われわれのゲノム内に挿入され，両端にレトロウイルス様の LTR（long terminal repeat）をもつ HERV は，非 LTR 型の長鎖散在反復配列（long interspersed nuclear element: LINE）や短鎖散在反復配列（short interspersed nuclear element: SINE）とともにレトロトランスポゾンに分類される．レトロトランスポゾンはヒトゲノムの実に 45 ％ を占め，そのうちの約 8 ％ が HERV 由来とされる．現在，レトロ転移活性をもつ HERV はないが，残存するプロモーター活性は部分的な遺伝子発現を引き起こす．MS 関連の HERV としては，HERV-W に含まれる MS 関連レトロウイルス（MS-associated retrovirus: MSRV）と ERVWE1（endogenous retrovirus group W member 1, envelope）が知られている[3]．これらの HERV-W/MSRV 由来のエンベロープ蛋白質（envelope protein: ENV）は MS 患者で高頻度に検出され，その発現量が MS の病勢とよく相関することや，活動性の病変部位に強発現することなどが示されている．脳脊髄液中に MSRV が検出されると予後不良とされ，治療によりその発現量は低下する．EBV は HERV-W/MSRV を活性化することが示されており，抗 EBNA1 抗体の抗体価とも連動する．したがって，EBV や HERV-W/MRSV の活性化は相互に連関しながら MS 病態に様々な影響を及ぼすことが予想されるが，その詳細は不明である．レトロトランスポゾンはゲノム不安定化の要因の 1 つでもあり，平静時の体細胞は様々なメカニズムでその活動を封じ込めているが，病態に伴う慢性炎症環境下にはエピジェネティック制御が緩んで再活性化することが知られている．そのような背景から，がん免疫の領域では，レトロトランスポゾン由来の蛋白質をネオ抗原として活用する新たながん治療戦略が注目を集めている．

2　神経細胞傷害性ヘルパー T 細胞と LINE-1

　さて筆者らは，キラー T 細胞に関連する転写因子 Eomes（Eomesodermin）を発現し，細胞傷害性のグランザイム B（granzyme B）を放出する Eomes 陽性ヘルパー T 細胞（helper T cell: Th）が，SPMS の神経変性病態に密接に関わることを明らかにした[4]．SPMS モデルマウスの中枢神経系に浸潤した Th 細胞は，病態下の神経

細胞が異所性に発現する様々な内在性抗原を認識して活性化し，グランザイム B を放出したが，筆者らはそのような内在性抗原プロトタイプの 1 つとして，レトロトランスポゾン LINE-1 由来の蛋白質を同定した．LINE-1 遺伝子は，ヒトゲノムに 50 万コピー前後存在し，その約 17 ％ を占めるとされる．もともと単一遺伝子由来であることからその配列は高度に保存されており，ORF (open reading frame) 1/2 の 2 種類の蛋白質をコードする部位をその遺伝子内に含んでいる．筆者らは SPMS モデルマウス由来の神経細胞における LINE-1 遺伝子と ORF1 蛋白質の発現増加を確認した．興味深いことに，アルツハイマー型認知症または筋萎縮性側索硬化症のモデルマウスの神経細胞でも LINE-1 が活性化していた．これらのモデルマウスの中枢神経系から分離した Th 細胞は，いずれも ORF1 蛋白質の存在下で活性化してグランザイム B 産生が増強し，初代培養神経細胞に対する細胞傷害性を示した．よって SPMS をはじめとする疾患の形成過程において，中枢神経系に集積した Eomes 陽性 Th 細胞が，ORF1 蛋白質をはじめとする神経細胞由来の抗原を認識し，グランザイム B 依存性の神経細胞傷害による障害部位の拡大と，病態の進行に寄与する可能性が示された[5]．

3 今後の展望

　HERV-W/MSRV や EBV 由来の蛋白質群は，molecular mimicry（分子模倣）による交差反応性を介して MS 病態に様々な影響を及ぼす可能性が注目されている．ORF1 蛋白質はあくまでもプロトタイプ抗原の 1 つであり，Eomes 陽性 Th 細胞の認識抗原はこれに限るものではないため，様々な持続感染ウイルスあるいは内在性ウイルス由来の蛋白質が，Eomes 陽性 Th 細胞の活性化に関わる可能性は十分にある．このような新しい研究分野にも広く目を向けることで，MS の複雑な病態機序の全容が明らかとなることが期待される．

文献

1) Soldan SS, Lieberman PM: Epstein-Barr virus and multiple sclerosis. *Nat Rev Microbiol* 2023: **21**: 51-64.
2) Gruchot J, Herrero F, Weber-Stadlbauer U, *et al*: Interplay between activation of endogenous retroviruses and inflammation as common pathogenic mechanism in neurological and psychiatric disorders. *Brain Behav Immun* 2023: **107**: 202-252.
3) Lezhnyova VR, Martynova EV, Khaiboullin TI, *et al*: The Relationship of the mechanisms of the pathogenesis of multiple sclerosis and the expression of endogenous retroviruses. *Biology* 2020: **9**: 1-16.
4) Raveney BJE, Sato W, Takewaki D, *et al*: Involvement of cytotoxic Eomes-expressing CD4+T cells in secondary progressive multiple sclerosis. *Proc Natl Acad Sci USA* 2021: **118**: 1-12.
5) Takahashi F, Zhang C-y, Hohjoh H, *et al*: Immune-mediated neurodegenerative trait provoked by multimodal derepression of longinterspersed nuclear element-1. *iScience* 2022: **25**: 104278.

3 画像診断

a MS の画像診断

国立精神・神経医療研究センター病院放射線診療部 木村有喜男
国立精神・神経医療研究センター病院放射線診療部 佐藤典子

┤ ココがポイント！├

▶ MRI による画像診断が不可欠であり，国際基準である McDonald 診断基準の最新版は 2017 年版である.

▶ McDonald 診断基準 2017 では皮質病変も MRI 所見に採用され，その検出には FLAIR 像に加えて DIR（double inversion recovery）法が有用である.

▶ 特徴的な MRI 所見として，卵円形病変（ovoid lesion/Dawson's fingers），線状病変（subcallosal striation/callosal-septal interface），傍皮質病変（juxtacortical lesion/U-fiber lesion），T1 低信号病変（T1 black hole），central vein sign，open-ring sign がある.

▶ 慢性炎症が継続的な脱髄と神経変性を引き起こす，くすぶり病変（smouldering lesion）が注目されており，磁化率強調画像（SWI）にて病変辺縁の低信号帯（iron rim lesion）として検出できる.

▶ 脊髄病変は，矢状断像では 1 椎体以下の長さの病変が多く，2 椎体を超えることは少ない．横断像では側索や後索に病変を認めることが多く，脊髄断面積の半分以下であることが多い.

▶ tumefactive MS（腫瘍様にみえる MS）では，mass effect（圧迫所見）や浮腫が弱い，単純 CT での高吸収がない，既存構造の保持，central vein sign の存在などの特徴が脳腫瘍との鑑別に役立つ.

多発性硬化症（multiple sclerosis: MS）の国際的な診断基準である 2001 年の McDonald 診断基準以降，MRI による画像診断が不可欠となった．診断基準は定期的に改訂され，最新版は 2017 年版である（表1）[1].

1 特徴的な MRI 所見

病変は大脳白質，脳梁，視神経，脳幹，小脳，脊髄に好発し，T2 強調画像 /FLAIR（fluid-attenuated inversion recovery）像で高信号，T1 強調画像で等〜低信号として描出される.

病変の形状は多彩であるが，側脳室周囲に好発する卵円形病変（ovoid lesion/Dawson's fingers）は特徴的で，髄質静脈の走行に沿って分布するために，病変の長軸が脳室に垂直な形状を示す（図 1）.

脳梁下面に出現する線状病変（subcallosal striation/

callosal-septal interface）も比較的特異的とされている．T2 強調画像よりも FLAIR 像のほうが脳室内髄液腔と判別しやすく，脳梁病変の評価には FLAIR 矢状断像が適している．皮質下 U 線維（U-fiber）に沿った病変は「傍皮質病変（juxtacortical lesion/U-fiber lesion）」と呼ばれ，これも比較的特異的な所見とされている（図 2）．これらの病変は U 線維に沿って走行する血管周囲の炎症が原因と考えられている.

さらに，McDonald 診断基準 2017 では皮質病変も MRI 所見に採用され，その検出には FLAIR 像に加えて DIR（double inversion recovery）法が有用である（図 3）.

病変が T1 強調画像にて明瞭な低信号を示す場合は「T1 低信号病変（T1 black hole）」と呼ばれ，高度の脱髄を反映している（図 4）．経過とともに脳萎縮の進行がみられることがあり，特に進行型の MS 症例で顕著な例が目立つ（図 4）．認知機能の低下を伴う例もみられる.

表1 McDonald 診断基準 2017—再発寛解型 MS（RRMS）の診断基準（再掲）

再発寛解型 MS（RRMS）における空間的，時間的多発の基準

臨床発作数	臨床的に客観性のある病変数	診断に必要な追加事項
2回以上	2個以上	なし
2回以上	1個（解剖学的に合致する領域に他の病巣をもつ過去の明らかな病歴がある）	なし
2回以上	1個	他の領域における臨床的な再発もしくは MRI による空間的多発の証明
1回	2個以上	臨床的な再発もしくは MRI による時間的多発の証明 あるいは 髄液オリゴクローナルバンド陽性
1回	1個	他の領域における臨床的な再発もしくは MRI による空間的多発の証明 および 臨床的な再発もしくは MRI による時間的多発，あるいは髄液オリゴクローナルバンド陽性

CIS における MRI による空間的，時間的多発の基準

空間的多発の証明

中枢神経における以下の4領域のうち，2領域以上で T2 高信号病変を認める．
1. 脳室周囲　　2. 皮質 / 傍皮質　　3. テント下　　4. 脊髄

時間的多発の証明

以下のいずれかを満たす．
1. ガドリニウム造影病変と非造影病変が同時に存在する．
2. フォローアップ MRI での新しい T2 高信号病変またはガドリニウム造影病変がある．

CIS：clinically isolated syndrome.
（Thompson AJ, et al: Lancet Neurol 2018; **17**: 162-173）

2　拡散強調画像（DWI）

病変が拡散強調画像（diffusion weighted image: DWI）にて高信号を示すことがある．しかし，その多くは見かけの拡散係数（apparent diffusion coefficient: ADC）の低下はなく，T2 強調画像の影響（T2 shine-through）と考えられている．

一部にみられる ADC 低下を示す病変は，急性期の細胞増多や細胞毒性浮腫を反映した所見と考えられている．

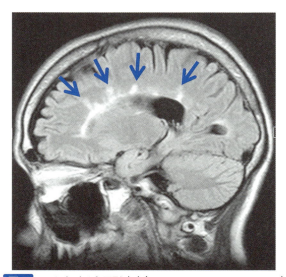

図1 MS における卵円形病変（ovoid lesion/Dawson's fingers）
FLAIR 矢状断像．30代女性．多発する線状～卵円形の病変が側脳室から垂直方向に分布している．

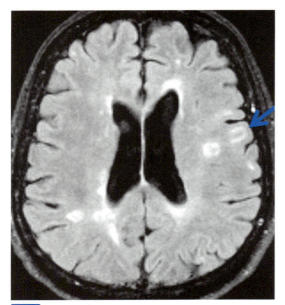
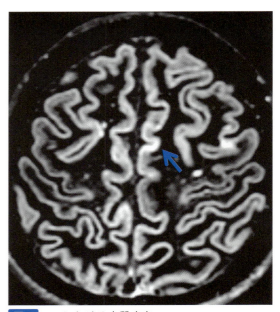

図2 MSにおける傍皮質病変(juxtacortical lesion/U-fiber lesion)

FLAIR矢状断像．40代女性．傍皮質下に皮質下U線維(U-fiber)に沿ったFLAIR高信号域を認める(矢印)．

図3 MSにおける皮質病変

DIR横断像．40代男性．皮質に沿った高信号域を認める(矢印)．

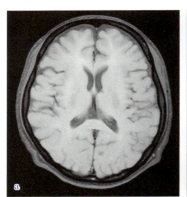
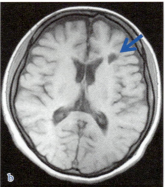
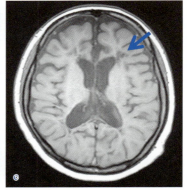

図4 MSにおけるT1低信号病変(T1 black hole)

a：10年前，b：6年前，c：現在．
T1強調横断像(10年前のみ脂肪抑制)．30代女性．びまん性脳萎縮の顕著な進行例．認知機能低下あり．前頭葉にT1低信号病変(T1 black hole)を認める(矢印)．

3 造影MRI

活動性病変の評価には，ガドリニウム造影剤を用いた造影MRI検査が有用である．造影増強効果は血液脳関門(blood-brain barrier: BBB)の破綻を反映している．形態は結節状やリング状が多く，リング状の造影増強効果の多くは，一部が欠損し完全なリングにならず(open-ring sign)，皮質側もしくは基底核側に造影増強効果の欠損を認めることが多い(図5)．

4 磁化率強調画像（SWI）

　MS における白質病変は静脈に沿って広がる傾向にあり，MRI で病変の中心に静脈がみられることがある．この現象を"central vein sign"と呼び，磁化率強調画像（susceptibility weighted imaging: SWI）での検出感度が高い（図6）．

　虚血性変化や視神経脊髄炎スペクトラム障害（neuromyelitis optica spectrum disorders: NMOSD）における白質病変では，静脈が中心に位置することは少ないため，この特徴は MS の鑑別診断に役立つ．

　また，慢性炎症が継続的な脱髄と神経変性を引き起こす，くすぶり病変（smouldering lesion）が注目を集めている[2]．SWI はこれらの病変の検出にも有用で，鉄を含んだミクログリアやマクロファージにより病変部辺縁に生じる低信号帯を iron rim lesion として捉えることができる（図7）．

5 STIR 画像，脂肪抑制 T1/2 強調冠状断像

　視神経の評価には，眼窩内の脂肪の信号を抑制した STIR（short tau inversion recovery）画像または脂肪

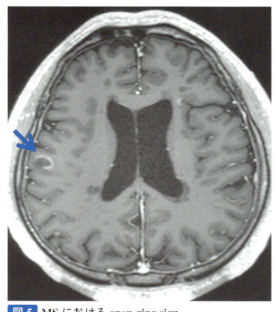

図5　MS における open-ring sign
造影後 T1 強調横断像．30 代男性．皮質側が途切れる open-ring 状の造影増強効果を認める（矢印）．

抑制 T2 強調冠状断像が有用である．視神経の急性期病変は高信号に描出される．造影増強効果の評価には，造影後の脂肪抑制 T1 強調冠状断像が有用である（図8）．

　脊髄病変（spinal cord lesion）は，矢状断像では 1 椎体以下の長さの病変が多く，2 椎体を超えることは

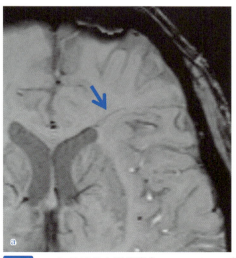
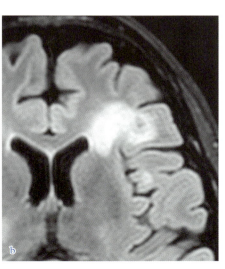

図6　MS における白質病変（central vein sign）
a：SWI 横断像，b：FLAIR 横断像．
50 代女性．病変部の中心に線状の低信号として静脈を確認できる（矢印）．

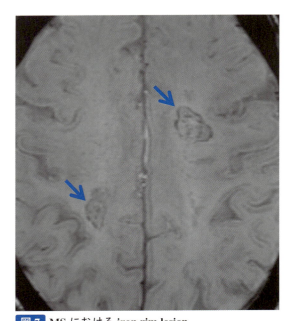

図7 MSにおける iron rim lesion
SWI 横断像．40代女性．病変部辺縁に低信号域 iron rim lesion を認める（矢印）．

少ない．また，横断像では側索や後索に病変を認めることが多く，脊髄断面積の半分以下であることが一般的である（図9）．

6 tumefactive MS（腫瘍様にみえるMS）

頻度は低いが，病変のサイズが大きく，脳腫瘍のようにみえることから，"tumefactive MS"と呼ばれる病態がある（図10）．通常の脳腫瘍に比べて，mass effect（圧迫所見）や周囲の浮腫が弱いことが多い．造影増強効果は部分的からリング状（特に open-ring が多い）まで様々であるが，造影される部分が単純CTで神経膠腫や悪性リンパ腫でみられるような高吸収を示さない点が鑑別に有用である[3]．

さらに，既存構造の保持や central vein sign の存在があればMSの可能性が高い．丹念なMRI読影は不必要な生検を避けるうえで重要である．

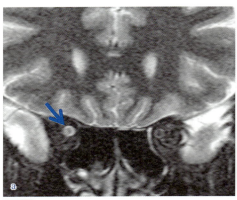 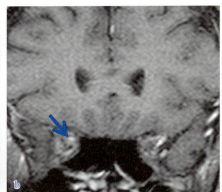

図8 MSにおける視神経病変
a：STIR 冠状断像，b：造影後脂肪抑制 T1 強調冠状断像．
20代女性．右視神経が STIR で高信号を呈し，造影増強効果を伴っている（矢印）．

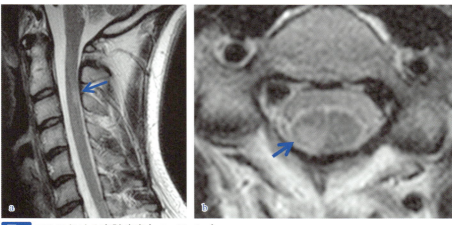

図9 MSにおける脊髄病変（spinal lesion）
a：T2強調矢状断像，b：T2強調横断像．
30代男性．第3頸椎レベルの髄内右背側に斑状の高信号病変を認める（矢印）．

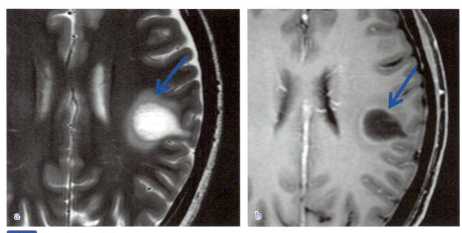

図10 tumefactive MS
a：T2強調横断像，b：造影後T1強調横断像．
30代女性．左前頭葉皮質下に腫瘤性病変を認めるが，大きさのわりにmass effect（圧迫所見）や浮腫は軽い．内部に白質線維と思われる索状構造が確認でき，既存構造の部分的な残存が示唆される（aの矢印）．皮質側が途切れるopen-ring状の造影増強効果を示す（bの矢印）．

文献

1) Thompson AJ, Banwell BL, Barkhof F, *et al*: Diagnosis of multiple sclerosis: 2017 revisions of the McDonald criteria. *Lancet Neurol* 2018; **17**: 162-173.
2) Pukoli D, Vécsei L: Smouldering lesion in MS: microglia, lymphocytes and pathobiochemical mechanisms. *Int J Mol Sci* 2023; **24**: 12631.
3) Kim DS, Na DG, Kim KH, *et al*: Distinguishing tumefactive demyelinating lesions from glioma or central nervous system lymphoma: added value of unenhanced CT compared with conventional contrast-enhanced MR imaging. *Radiology* 2009; **251**: 467-475.

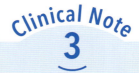

tumefactive MS

●神戸大学大学院医学研究科脳神経内科学　千原典夫

"TDL（tumefactive demyelinating lesion）"は大きさが2 cmを超える巨大な占拠性脱髄病変で，TDLを形成する多発性硬化症（multiple sclerosis: MS）の稀な病型としてtumefactive MS（腫瘍様にみえるMS）がある（第1章「3-a　MSの画像診断」の図1を参照）。多くは急性に発症し，しばしば他の中枢神経系病変との鑑別が難しく，診断と治療の難題となる．通常，病変はテント上にあり，片麻痺や半身の感覚障害，視空間認知障害，意識障害，けいれんなどを起こす．すでにMSと診断されている場合や典型的な脳室周囲の卵円形病変（ovoid lesion/Dawson's fingers）を伴う場合の診断は比較的容易であるが，初発例や孤立性病変のみを呈する例では脳腫瘍，脳膿瘍，血管炎などとの鑑別が問題となる．

1　全体像

欧米では，tumefactive MSはMS患者1,000例に対して1～2例の頻度であり[1]，男女差は明確でないとされる．わが国での疫学調査は十分でないが，経験的に欧米より頻度が高いと考えられている．平均発症年齢は30代であるが，65歳以上の高齢発症も少なくない．画像的な特徴は，病変の最大径が2 cm以上と大きく，浮腫やリング状の造影病変を伴うことである[2]．造影MRIでみられる皮質側が開いた部分的なリング状（open-ring sign）の造影病変は脱髄病変に特徴的で[3]，造影部は血管新生，T細胞やマクロファージ浸潤といった急性炎症を反映している[4]．また，病変中心部の拡張した静脈像を認めることがあり，病変形成に血流うっ滞が関連しているという説もある[5]．そのほか，mass effect（圧迫所見）が比較的軽いことやMR灌流画像（MR perfusion imaging: MRP）での相対的脳血液量（relative cerebral blood volume: rCBV）低下は脳腫瘍との鑑別に有効である．しかし，腫瘍の可能性が除外できずに脳生検が必要になることがある．近年では定位的生検術の普及に伴って，脳生検は以前より安全に行えるようになった．最近のメタ解析では死亡率は0.7～4％，合併症は3～13％と報告されている[6]．

病理所見では，著明な脱髄やマクロファージの浸潤に加えて，特徴的とされるクロイツフェルト細胞（Creutzfeldt-Peters cells）［多核ないし分裂時の異常クロマチン（chromatin）パターンを示す反応性巨大アストロサイト］が多く認められるが，この所見も神経膠腫を否定するものではない[7]．

2　検査，診断

画像技術の進歩によって脱髄病変を診断することは容易になってきたが，低悪性度神経膠腫（low grade glioma）やリンパ腫との鑑別は時に困難である．そのような場合は脳生検を躊躇するべきではない．ただし，リンパ腫では，生検前にステロイドやその他の免疫抑制薬による治療を受けていると腫瘍細胞が捉えられず，

急性脱髄の組織像を呈することがあるので注意が必要である[7].

 治療

急性期治療については，ステロイドパルス療法で症状と画像の改善がみられる．また，ステロイド抵抗性の場合に早期の血漿交換療法の導入が有効であったとの報告がある[8]．より強い mass effect（圧迫所見）を呈し，死亡率の高い Marburg 変異型（Marburg variant）という病態では，集中治療が必要になることもある．Lucchinetti らによると，TDL で発症した患者の多く（70％）は 2 回目の再発を経験し，臨床的に MS と診断されるに至るが，初発症状から 2 回目の再発まで平均 4.8 年と比較的時間がかかる．予後は比較的良好であり，罹患期間 10 年以上の患者の平均 Kurtzke 総合障害度スケール（expanded disability status scale of Kurtzke：EDSS）は通常の MS の 3.5 に対して tumefactive MS では 1.5 と報告されている[2]．フィンゴリモド（fingolimod：FTY）による MS 治療中や中止後に TDL を呈する症例が報告されており，MS の治療戦略を考えるうえで注意が必要である[9]．非典型的な MS としての tumefactive MS の病態解明が MS 全体の病態を解き明かすことにつながる可能性がある．

文献

1) Poser S, Luer W, Bruhn H, *et al*: Acute demyelinating disease. classification and non-invasive diagnosis. *Acta Neurol Scand* 1992; **86**: 579-585.
2) Lucchinetti CF, Gavrilova RH, Metz I, *et al*: Clinical and radiographic spectrum of pathologically confirmed tumefactive multiple sclerosis. *Brain* 2008; **131**: 1759-1775.
3) Masdeu JC, Quinto C, Olivera C, *et al*: Open-ring imaging sign: highly specific for atypical brain demyelination. *Neurology* 2000; **54**: 1427-1433.
4) Kobayashi M, Ono Y, Shibata N, *et al*: Correlation between magnetic resonance imaging findings and pathological observations in tumefactive multiple sclerosis. *Neuroradiol J* 2009; **22**: 155-163.
5) Cha S, Pierce S, Knopp EA, *et al*: Dynamic contrastenhanced T2-weighted MRimaging of tumefactive demyelinating lesions. *AJNR* 2001; **22**: 1109-1116.
6) Riche M, Amelot A, Peyre M, *et al*: Complications after frame-based stereotactic brain biopsy: a systematic review. *Neurosurg Rev* 2021; **44**: 301-307.
7) Moore GW, Stadelmann-Nessler C: *Demyelinating Diseases*. *Greenfield's Neuropathology*. 9th ed. CRC Press, 2015.
8) Keegan M, Pineda AA, McClelland RL, *et al*: Plasma exchange for severe attacks of CNS demyelination：predictors of response. *Neurology* 2002; **58**: 143-146.
9) Croteau D, Tobenkin A, Brinker A, *et al*: Tumefactive multiple sclerosis in association with fingolimod initiation and discontinuation. *Mult Scler* 2021; **27**: 903-912.

画像診断

b NMOSD の画像診断

国立精神・神経医療研究センター病院放射線診療部／順天堂大学医学部放射線診断学講座　池之内　穣
国立精神・神経医療研究センター病院放射線診療部　佐藤典子

┤ ココがポイント！ ├

▶ **NMOSD は抗 AQP4 抗体により障害されることで生じる.**

▶ **視神経病変は両側性で広範囲に広がり，後方（視交叉や視索）まで及ぶことが多い.**

▶ **脳病変は AQP4 が多く発現する脳室周囲（脳梁や視床，視床下部，延髄背側）に生じやすく，時に広範囲に病変が認められる.**

▶ **脊髄病変は 3 椎体以上に及ぶ脊髄長大病変（LETM）が特徴である．中心灰白質に T2 強調画像での強い高信号（bright supotty lesion）が他疾患との鑑別に役立つ.**

▶ **鑑別診断として，MS や MOGAD，急性散在性脳脊髄炎（ADEM）などがあげられる.**

1 画像所見

a. 視神経病変（図 1a）

　視神経炎は視神経脊髄炎スペクトラム障害（neuromyelitis optica spectrum disorders: NMOSD）の中核的な臨床症状である．視神経は両側性かつ広範囲に侵され，後方は視交叉や視索まで及ぶことが多い．両側性で視交叉まで侵される場合は他の脱髄性疾患よりも NMOSD が示唆される．MRI では，急性期から亜急性期にかけて，視神経の腫大と T2 強調画像で高信号，造影増強効果を示す．慢性期には萎縮をきたし，T2 強調画像では様々な高信号病変がみられる[1].

b. 脳病変（図 1b）

　NMOSD における脳病変の頻度は様々であるが，初診時では 43 〜 70 ％に認められる[2]．病変の分布はアクアポリン（aquaporin: AQP）4 発現が多い部位（脳脊髄液と接する領域）にみられやすく，脳梁や視床下部，視床などの第三脳室〜第四脳室周囲，延髄背側などに，T2 強調画像や FLAIR（fluid-attenuated inversion recovery）像で点状や斑状，あるいは広範な癒合性病変が出現する．脳幹背側の病変は NMOSD に非常に特異的であり，最後野領域や孤束核を含む第四脳室周囲の病変は 7 〜 46 ％に認められ，時に頸髄中心管周囲まで広がる[1]．急性期の広範な脳梁病変は "marble pattern" や "arch bridge pattern" とも称される．皮質脊髄路は AQP4 の発現が多い領域ではないにも関わらず，23 〜 44 ％に認められ，その原因はよくわかっていない．ガドリニウムでの造影増強効果は 9 〜 36 ％に認められる．一般的な造影パターンは「雲様（cloud-like）」で，斑状に内部不均一に増強され，境界は不明瞭である．また，脳室上衣に沿った造影増強効果 "pencil-thin enhancement" がみられることもあり，これらの造影増強効果が組み合わさると「火炎様（flame-like）」を呈する[1]．3 か月以上持続するガドリニウム造影病変は多発性硬化症（multiple sclerosis: MS）や NMOSD 以外の疾患を示唆する所見であり，注意を要する[3].

　非典型的な所見として，MS で高頻度に認められる卵円形病変（ovoid lesion/Dawson's fingers）や傍皮質病変（juxtacortical lesion/U-fiber lesion）があげられるが，わが国の NMOSD ではこれらの頻度が欧米よ

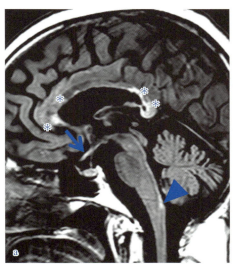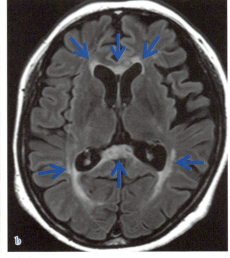

図1 NMOSDにおける視神経病変，脳室周囲病変
50代女性．
a：FLAIR矢状断像．視交叉（矢印）や延髄最後野（矢頭），脳梁に高信号病変（＊）がある．
b：FLAIR軸位断像．脳梁や側脳室周囲の高信号病変が広がっている（矢印）．

り高かったとの報告もある[4]．

c. 脊髄病変（図2）

脊髄病変は横断性であることが多く，少なくとも3椎体以上に及ぶ脊髄長大病変（longitudinally extensive transverse myelitis：LETM）が一般的である[1,3]．下位胸髄よりも頸髄～上位胸髄に多いとされるが，日本人では頸髄より胸髄で多くみられるとの報告がある[4]．病変は中心灰白質を主に侵され，AQP4が灰白質および中心管の上衣細胞周囲に豊富なことを反映する[1]．特徴的な信号変化として中心灰白質にT2強調画像での強い高信号（脳脊髄液と同等もしくはそれ以上に高信号）（bright spotty lesion）がみられることがあり，NMOSDとMSを含む他疾患との鑑別に役立つ．この機序として，脱髄による壊死性変化・微小囊胞性変化や，局所的浮腫や脳脊髄液のトラッピングなどの機序が推察されている[1]．急性期には脊髄の腫脹や様々な造影増強効果を呈する．リング状の造影増強効果は抗AQP4抗体陽性NMOSD患者の約1/3にみられ，複数の椎体レベルに及ぶことが多い[5]．

非典型的な所見としては，T2強調矢状断像での3椎体未満の脊髄連続病変（short transverse myelitis：STM），T2強調水平断像での脊髄辺縁優位の脊髄病変，T2強調画像でのびまん性で不明瞭な信号変化があげられる[3]．以前は，STMはNMOSDには当てはまらないとされていたが，STMはNMOSDにおける初期の脊髄炎の14.5%にみられ，必ずしも稀な所見とはいえない[1]．NMOSDにおけるSTMはLETMと同様に中心灰白質に好発し，横断面での半分以上を占め（横方向に広がる病変），MSの脊髄病変と比べると頭尾方向に長い点がMSとの鑑別点になると思われる[1]．

2 鑑別診断

a. MS

MSによる視神経炎は片側性のことが多く，NMOSDに比べて病変が視交叉へ広がることは少ない．通常，脊髄病変は短く（1～2椎体），脊髄の辺縁優位（白質に関与）のため，脊髄内の背側～側方病変として現れる．大脳におけるその他の鑑別点として，造影で結節状，リング状あるいは皮質側が開い

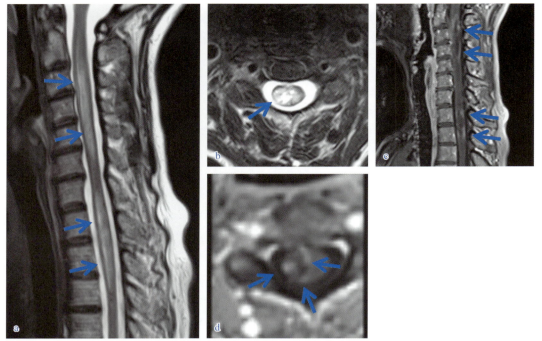

図2 NMOSD 急性期における脊髄病変

60代女性.

a：T2強調像矢状断像．頸椎C1〜C6，C7〜胸椎Th3まで，それぞれ長大な高信号が生じており，腫脹している．
b：T2強調像横断像（頸椎C4）．脊髄中心部を主体に強い高信号がある．脳脊髄液と同等以上に強い高信号を示す部分もある（bright spotty lesion）．
c, d：造影後T1強調像矢状断像（c），造影後T1強調像横断像（d）ではリング状の造影増強効果を示す．

た部分的なリング状（open-ring sign）を呈する場合にMSがより疑われる[1]．磁化率強調画像（susceptibility-weighted imaging: SWI）でのcentral vein signや慢性期の辺縁のリング状低信号もMSを支持する所見である[3]．

b. MOGAD

抗MOG抗体関連疾患（MOG antibody-associated disease: MOGAD）は若年者に生じやすく，単相性で予後はよいことが多い．症状は様々であるが，視神経炎が一般的である．視神経炎は両側性で長く，視神経の前方部分も侵され，視神経乳頭が腫脹する．視交叉病変は抗AQP4抗体陽性NMOSDに比べると頻度は下がる．脳病変では，深部灰白質病変や急性散在性脳脊髄炎（acute disseminated encephalomyelitis: ADEM）様の病変，橋や小脳脚，第四脳室周囲の病変が生じる．上衣周囲は侵されない．脊髄では，抗AQP4抗体陽性NMOSDに比べて下位に生じ，脊髄円錐や胸腰髄が好発部位である．必ずしも長大病変になるわけではない[1,3]．

c. 急性散在性脳脊髄炎（ADEM）

ADEMは小児〜若年成人に発症する単相性に生じる多巣性脱髄性疾患である．MRI所見は，テント上下の白質・灰白質，脊髄の両側性・非対称性病変を生じ，時に腫瘤を形成する[1]．

d. 神経ベーチェット病

中脳病変が基底核に及んでいる場合に神経ベーチェット病（neuro-Behçet disease）が考慮される[1]．

e. 原発性中枢神経系血管炎（PACNS）

　原発性中枢神経系血管炎（primary angiitis of the central nervous system: PACNS）の MRI 所見は多彩であり，特徴的な所見はない．皮質下白質〜深部白質などテント上下に淡い病変から癒合性の病変が生じ，初期には NMOSD との鑑別に難渋することがある．脳出血や脳梗塞，くも膜下出血を生じうるため，脱髄との鑑別点となる[1]．

f. 神経サルコイドーシス

　初発症状として LETM を呈することがある．背側の軟膜下優位の造影増強効果やステロイド治療後にも長く続く造影増強効果を呈しうる．神経根の造影増強効果も脊髄サルコイドーシスにみられることがある[2]．

　ちなみに，LETM は NMOSD の診断基準に含まれているが，特異的ではないことに留意するべきである．小児の ADEM では LETM の頻度が高く（66 〜 88 %），MS でも 17 % に認められる[1]．その他の LETM を呈する疾患として，感染症，全身性自己免疫疾患，肉芽腫性疾患，自己免疫性グリア線維性酸性蛋白質（glial fibrillary acidic protein: GFAP）アストロサイトパチー，虚血，代謝障害（ビタミン B_{12}，ビタミン E，銅や葉酸の欠乏），腫瘍［星細胞腫（astrocytoma）や上衣腫（ependymoma）］および傍腫瘍性脊髄症，脊髄硬膜動静脈瘻などがある[2]．

｜ 文献 ｜

1）Dutra BG, da Rocha AJ, Nunes RH, *et al*: Neuromyelitis optica spectrum disorders: spectrum of MR imaging findings and their differential diagnosis. *Radiographics* 2018; **38**: 169-193.

2）Solomon JM, Paul F, Chien C, *et al*: A window into the future? MRI for evaluation of neuromyelitis optica spectrum disorder throughout the disease course. *Ther Adv Neurol Disord* 2021; **14**: 17562864211014389.

3）日本神経学会：多発性硬化症・視神経脊髄炎スペクトラム障害診療ガイドライン 2023. 医学書院 , 2023. https://www.neurology-jp.org/files/images/20230317_01_01.pdf（最終閲覧日2024 年4 月26 日）

4）Tatekawa H, Sakamoto S, Hori M, *et al*: Imaging differences between neuromyelitis optica spectrum disorders and multiple sclerosis: a multi-institutional study in Japan. *Am J Neuroradiol* 2018; **39**: 1239-1247.

5）Zalewski NL, Morris PP, Weinshenker BG, *et al*: Ring-enhancing spinal cord lesions in neuromyelitis optica spectrum disorders. *J Neurol Neurosurg Psychiatry* 2017; **88**: 218-225.

3 画像診断

C MOGAD の画像診断

国立精神・神経医療研究センター病院放射線診療部 　加賀谷理紗
国立精神・神経医療研究センター病院放射線診療部 　佐藤典子

┤ココがポイント！├

▶ 2023 年に提唱された診断基準では，抗 MOG 抗体陽性と画像所見を含む臨床症状と他疾患の除外により診断される．

▶ 典型的な所見は，両側視神経前方優位の視神経炎，脊髄の上下に長く広がり，横断像で中心灰白質に限局した H 字型の T2 高信号病変を呈する脊髄炎，脳に多発する白質病変，そして大脳皮質脳炎である．

▶ 症状があっても初回画像で異常がない場合（10 ％）や，経過中に脳や脊髄病変が完全に消失する頻度が高い（70 ～ 80 ％）ことに留意する．

▶ 小児では急性散在性脳脊髄炎（ADEM），成人では視神経炎がよくみられる．

ミエリンオリゴデンドロサイト糖蛋白質（myelin oligodendrocyte glycoprotein: MOG）は，オリゴデンドロサイトの表面と髄鞘に発現する膜蛋白質で，髄鞘の最外層で，自己抗体（抗 MOG 抗体）が作用する抗原標的となっている[1]．

抗 MOG 抗体関連疾患（MOG antibody-associated disease: MOGAD）は，抗 MOG 抗体による中枢神経の炎症性脱髄性疾患である．2023 年に国際パネルにて提唱された診断基準では，抗 MOG 抗体陽性と画像所見を含む臨床症状と他疾患の除外により診断される．臨床像として，視神経炎，脊髄炎，抗アクアポリン（aquaporin: AQP）4 抗体陰性視神経脊髄炎スペクトラム障害（neuromyelitis optica spectrum disorders: NMOSD），急性散在性脳脊髄炎（acute disseminated encephalomyelitis: ADEM），多相性散在性脳脊髄炎（multiphasic disseminated encephalomyelitis: MDEM），脳幹および大脳皮質脳炎を呈する[1]．小児では ADEM，成人では視神経炎がよくみられる[1, 2]．

1 画像所見

MOGAD の病変部位は視神経，脳，脊髄である．以下，各部位における特徴的な画像所見について，多発性硬化症（multiple sclerosis: MS）や NMOSD との違いを踏まえて解説する．

a. 視神経病変

MOGAD の初発症状は視神経炎が最多（60 ％）で，両側性が多い（40 ％）[1]．急性期には視神経が腫大し造影増強効果を認めるが，非特異的である．MS と異なり，視神経の半分以上に及び，眼窩部（92 ％），頭蓋内（72 ％）など視神経の前方部分に多く，NMOSD で好発する視交叉や視索では少ない[1]．周囲組織の造影増強効果が特徴的（30 ～ 50 ％）で，初発時に多い（図 1）[1]．

b. 脳病変

脳実質ではテント上（35.4 ％），脳幹部（29.2 ％），テント下（14.6 ％），小脳（12.5 ％）に病変がみられる[3]．皮質，皮質下や皮質近傍の白質，深部白質に

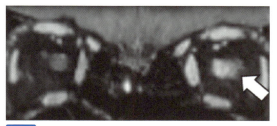

図1 抗MOG抗体陽性視神経炎

造影脂肪抑制T1強調冠状断像．20代男性．ADEMと脊髄炎の既往がある．昨日から左眼が見えない．左視神経は前方優位に軽度腫大し，視神経と周囲の組織が造影される．
(柳下 章：神経内科の画像診断．第2版．秀潤社，2019：498-515)

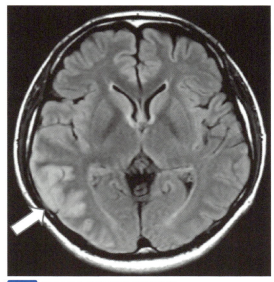

図2 抗MOG抗体陽性皮質脳炎

FLAIR横断像．30代男性．発熱，視力，聴力障害がある．右側頭葉の皮質に腫大，信号上昇があり，髄膜に沿った造影増強効果も認めた（非提示）．
(柳下 章：神経内科の画像診断．第2版．秀潤社，2019：498-515)

びまん性の淡い高信号を認め，一部に造影増強効果を伴う[3]．MSよりも病変の数が少なく，側脳室に垂直な卵円形病変（ovoid lesion/Dawson's fingers）はみられない．稀な表現型として，けいれんを伴う皮質脳炎があるが，MOGADに特徴的でもある[1]．男性に多く，発症前後で視神経炎が起きやすい[1]．片側または両側の大脳皮質に沿ったFLAIR（fluid-attenuated inversion recovery）/T2強調画像で高信号があり，白質は保たれる（図2）[1]．拡散制限はなく，髄膜に造影増強効果がみられる[1]．病変は前頭葉，頭頂葉，側頭葉に多い[1]．

MOGADでは症状があっても初回画像で異常がない場合（10％）や，経過中に脳や脊髄病変が完全に消失する頻度が高い（70〜80％）ことに留意する[4]．

c. 脊髄病変

脊髄炎はMOGADの初発症状として2番目に多い（20〜30％）[1,4]．ADEMでは脊髄病変が多いが，症状を呈することは少ない[2]．矢状断像ではNMOSDと同様に3椎体以上に及ぶ脊髄長大病変（longitudinally extensive transverse myelitis：LETM）がみられ（約80％），平均で4椎体にわたる[2]．3椎体未満の脊髄連続病変（short transverse myelitis：STM）もあり（7〜44％），40歳前後の患者に多い[3,4]．多発する非連続性病変もみられ（60％），その頻度はNMOSDより多いが，MSとの差はない[4]．病変の発生部位は胸髄と頸髄が最も多い（70〜80％）[1]．腰髄，円錐は頸胸髄より頻度が少ない（10〜20％）が，円錐病変ではNMOSDよりもまずMOGADや

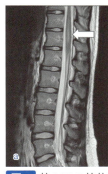 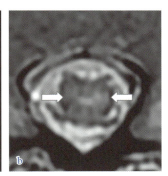

図3 抗MOG抗体陽性脊髄炎

a：T2強調矢状断像，b：T2強調横断像．
10代女性．感冒後の両側視神経炎の既往がある．左下肢のしびれ，深部感覚障害が出現した．円錐腫大を認め，脊髄中心部に明瞭な高信号と周囲の淡い高信号がある．
(Jarius S, et al : J Neuroinflammation 2016 ; **13** : 280)

MSを考える[4]．急性期に脊髄は腫脹し，上下に連続する明瞭な灰白質の高信号，周囲の淡い高信号を呈する[1,4]．横断像では中心灰白質に限局したH字型のT2高信号病変（H sign）が特徴的である（50％）[4]．灰白質と白質に及ぶ断面の半分以上を占める病変や，脊髄辺縁部の病変もある（図3）[3]．造影増強効果は不均一で淡いことが多い[4]．神経根や馬尾，髄膜の造影増強効果も報告されている[4]．

文献

1) 柳下　章：神経内科の画像診断. 第2版. 秀潤社, 2019: 498-515.

2) Dong X, Jiang Y, Yuan P, *et al*: Clinical, radiological, therapeutic and prognostic differences between MOG-seropositive and MOG-seronegative pediatric acute disseminated encephalomyelitis patients : a retrospective cohort study. *Front Neurosci* 2023: **17**; 1128422.

3) Jarius S, Ruprecht K, Kleiter I, *et al*: MOG-IgG in NMO and related disorders: a multicenter study of 50 patients. Part 2: Epidemiology, clinical presentation, radiological and laboratory features, treatment responses, and long-term outcome. *J Neuroinflammation* 2016; **13**: 280.

4) Perez-Giraldo G, Caldito NG, Grebenciucova E: Transverse myelitis in myelin oligodendrocyte glycoprotein antibody-associated disease. *Front Neurol* 2023; **14**: 1210972.

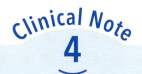

MRIで異常の出ない再発

●国立精神・神経医療研究センター病院脳神経内科　勝元敦子

　再発を疑った際にはMRIに加えて，髄液検査や場合によっては体性感覚誘発電位(somatosensory evoked potential: SEP)や視覚誘発電位(visual evoked potential: VEP)などを施行し，再発の有無を総合的に評価することが望ましい．しかしながら，時間の限られた外来診療ですべての検査を施行するのは困難であり，MRI画像のみから判断せざるをえないことも少なくない．MRIは疾患活動性評価において高い信頼性を有する検査であるが，臨床的には神経学的異常所見を呈していても，通常のMRIでは新規病変を認めないことがある．

　考えられる原因として，MRI撮像法があげられる．"clinico-radiological paradox"と呼ばれるように既存のMRI手法で捉えられる異常は限定的であり，T2/FLAIR高信号病変と臨床所見の重症度は必ずしも合致しない．再発急性期においても43％は臨床症状と画像病変が一致しないと報告されている[1,2]．多発性硬化症(multiple sclerosis: MS)患者で一見正常にみえる"NAWM(normal appearing white matter)"は実際には"normal"ではなく，活性化ミクログリアの増生や軸索障害が存在し炎症がくすぶっており，NAWMの異常が通常のMRIに映らないほど軽微な，あるいは超急性期の再発として患者に自覚される可能性がある[3]．このような場合，MTC(magnetization transfer contrast)法やプロトンMRスペクトロスコピー(proton magnetic resonance spectroscopy: MRS)法，拡散テンソル画像(diffusion tensor imaging: DTI)法などの手法が有用であり，MRIで認められる病変が形成される前に異常が検出されることが報告されている．また，ウートフ徴候(Uhthoff sign)には注意が必要である．体温上昇や疲労で神経症状が悪化する現象で，感覚障害や筋力低下だけでなく一過性の視力低下も起こりうる．体温低下とともに症状の改善がみられれば再発と区別できる．

　24時間以上持続する亜急性の経過や神経所見から再発が疑われた際には，MRI結果から「画像上変化がみられないので再発ではない」と安易に判断せず，迅速に治療を開始できる態勢を整えておくことが重要と考える．

文献

1) Dünschede J, Ruschil C, Bender B, *et al*: Clinical-radiological mismatch in multiple sclerosis patients during acute relapse: discrepancy between clinical symptoms and active, topographically fitting MRI lesions. *J Clin Med* 2023; **12**: 739.
2) Chard D, Trip SA: Resolving the clinico-radiological paradox in multiple sclerosis. *F1000Res* 2017; **6**: 1828.
3) Elliott C, Momayyezsiahkal P, Arnold DL, *et al*: Abnormalities in normal-appearing white matter from which multiple sclerosis lesions arise. *Brain Commun* 2021; **3**: 176.

4 機能評価

国立精神・神経医療研究センター病院脳神経内科　勝元敦子

> **｜ココがポイント！｜**
> - MSの疾患活動性や障害進行を捉えるために，複数の機能評価を組み合わせたNEDA (no evidence of disease activity) やKurtzke総合障害度スケール (EDSS) -plusなどの複合的評価法が使用されるようになった．
> - デジタル技術の進歩により，上下肢機能や歩行，認知機能などから障害進行や二次性進行型MS (SPMS) への移行を評価可能なツールが開発されつつある．

多発性硬化症 (multiple sclerosis: MS) は多様な臨床病態を呈するため，疾患活動性や進行を捉えるうえで適切な臨床評価が重要である (図1)[1]．評価指標の1つにNEDA (no evidence of disease activity) -3 [臨床的再発なし，MRI画像上の再発なし，身体的障害の進行 (confirmed disability progression: CDP) なし] や，これに「MRI画像上の脳萎縮の進行なし」を加えたNEDA-4がよく用いられる．PIRA (progression independent of relapse activity) (再発と無関係な進行) を有する患者では障害進行リスクが高まることから，適切な定量的指標を用いて早期にPIRAを捉え，治療選択を行うことが重要である．

1 身体機能障害の評価

a. Kurtzke総合障害度評価スケール (EDSS)

MSの身体障害評価尺度として，Kurtzke総合障害度評価スケール (expanded disability status scale of Kurtzke: EDSS) が頻用される (図2)．スコアは0 (正

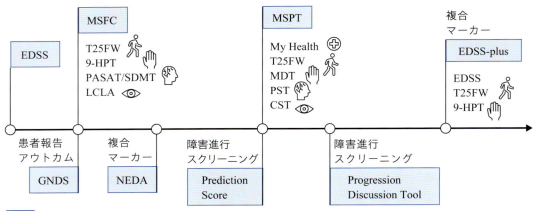

図1 MSの機能評価法
EDSS：Kurtzke総合障害度評価スケール，MSFC：multiple sclerosis (MS) functional composite，T25FW：25フィート歩行時間検査，9-HPT：9ホールペグテスト，PASAT：paced auditory serial addition test，SDMT：符号数字モダリティ検査，LCLA：low contrast letter acuity testing，MDT：manual dexterity test，PST：processing speed test，CST：contrast sensitivity test，MSPT：multiple sclerosis (MS) performance test，GNDS：Guy's neurological disability scale，NEDA：no evidence of disease activity．
(Inojosa H, et al: Autoimmun Rev 2020; **19**: 102512 より改変)

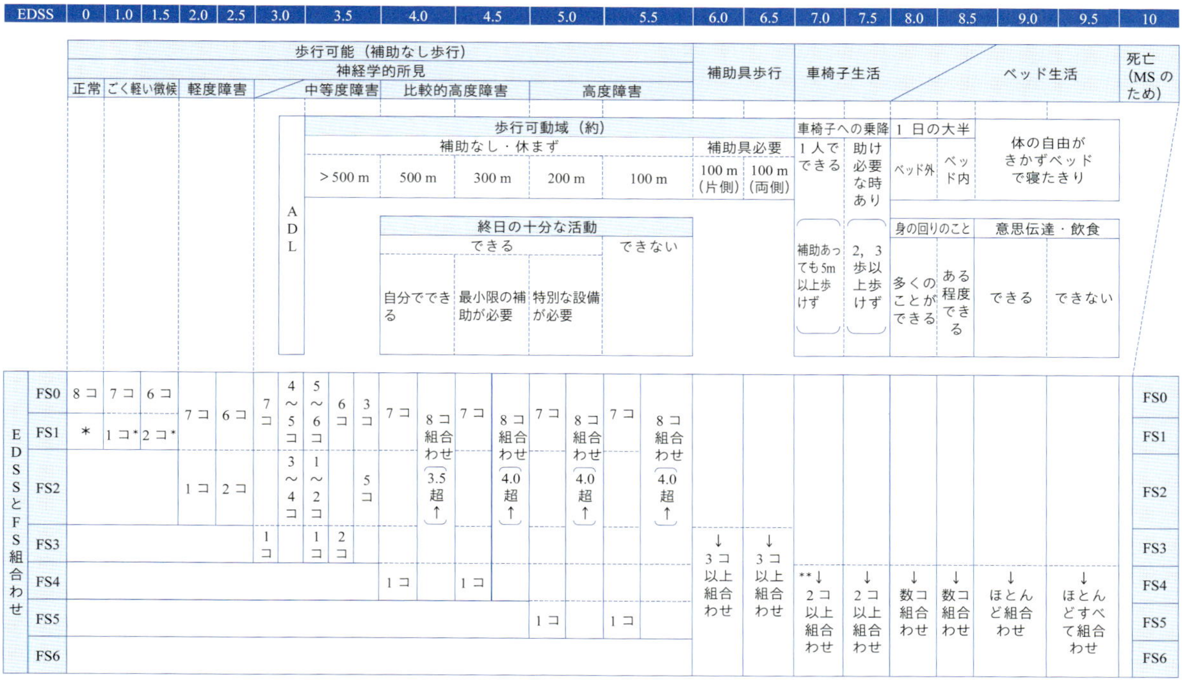

図2 Kurtzke総合障害度評価スケール（EDSS）の評価基準

EDSSスケール区分

EDSS	0	1.0	1.5	2.0	2.5	3.0	3.5	4.0	4.5	5.0	5.5	6.0	6.5	7.0	7.5	8.0	8.5	9.0	9.5	10

- 歩行可能（補助なし歩行）：EDSS 0〜5.5
- 補助具歩行：EDSS 6.0〜6.5
- 車椅子生活：EDSS 7.0〜7.5
- ベッド生活：EDSS 8.0〜9.5
- 死亡（MSのため）：EDSS 10

神経学的所見
- 正常：0
- ごく軽い徴候：1.0
- 軽度障害：1.5
- 中等度障害：3.0〜3.5
- 比較的高度障害：4.0〜4.5
- 高度障害：5.0〜5.5

歩行可動域（約）
- 補助なし・休まず：＞500 m／500 m／300 m／200 m／100 m
- 補助具必要：100 m（片側）／100 m（両側）

終日の十分な活動
- できる：自分でできる／最小限の補助が必要／特別な設備が必要
- できない

補助具歩行・車椅子生活
- 車椅子への乗降：1人でできる（補助あっても5 m以上上げず）／助け必要な時あり（2, 3歩以上歩けず）
- 1日の大半：ベッド外／ベッド内
- 身の回りのこと：多くのことができる／ある程度できる
- 意思伝達・飲食：できる／できない
- 体の自由がきかずベッドで寝たきり

EDSSとFS組合わせ

EDSS	FS組合わせ
0	FS0 8コ
1.0	FS0 7コ ＋ FS1 1コ＊
1.5	FS0 6コ ＋ FS1 2コ＊
2.0	FS2 1コ
2.5	FS2 2コ
3.0	FS0 7コ＋FS3 1コ ／ FS0 4〜5コ＋FS2 3〜4コ
3.5	FS0 6コ＋FS3 2コ ／ FS0 5〜6コ＋FS3 1コ＋FS2 1〜2コ ／ FS0 3コ＋FS2 5コ ／ 8コ組合わせ（3.5超↑）
4.0	FS0 7コ＋FS4 1コ ／ 8コ組合わせ（4.0超↑）
4.5	FS0 7コ＋FS4 1コ ／ 8コ組合わせ（4.0超↑）
5.0	FS0 7コ＋FS5 1コ ／ 8コ組合わせ（4.0超↑）
5.5	FS0 7コ＋FS5 1コ ／ 8コ組合わせ（4.0超↑）
6.0	FS3 3コ以上組合わせ↓
6.5	FS3 3コ以上組合わせ↓
7.0	FS4 2コ以上組合わせ↓（＊＊）
7.5	FS4 2コ以上組合わせ↓
8.0	FS4 数コ組合わせ↓
8.5	FS4 数コ組合わせ↓
9.0	FS4 ほとんど組合わせ↓
9.5	FS4 ほとんどすべて組合わせ↓

＊：他に精神機能は1（FS）でもよい，　＊＊：非常に稀であるが椎体路機能5（FS）のみ．

＜EDSS評価上の留意点＞
- EDSSは，MSにより障害された患者個々の最大機能を，神経学的検査成績をもとに評価する．
- EDSS評価に先立って，機能別障害度（FS）を下段の表により評価する．
- EDSSの各グレードに該当するFSグレードの一般的な組合わせは中段の表に示す．歩行障害がない（あっても＞500 m歩行可能）段階のEDSS（≦3.5）はFSグレードの組み合わせによって規定される．
- FSおよびEDSSの各グレードにぴったりのカテゴリーがない場合は，一番近い適切なグレードを採用する．

機能別障害度（FS）の評価基準

FS	錐体路機能	小脳機能	脳幹機能	感覚機能		膀胱直腸機能	視覚機能	精神機能	その他
0	正常	正常	正常	正常		正常	正常	正常	なし
1	異常所見あるが障害なし	異常所見あるが障害なし	異常所見のみ	1〜2肢	振動覚または描字覚の低下	軽度の遅延・切迫・尿閉	暗点があり，矯正視力0.7以上	情動の変化のみ	あり
2	ごく軽い障害	軽度の失調	中等度の眼振／中等度の他の脳幹機能障害	1〜2肢	軽度の触・痛・位置覚の低下／中等度の振動覚の低下	中等度の遅延・切迫・尿閉／稀な尿失禁	悪いほうの眼に暗点あり，矯正視力0.7〜0.3	軽度の知能低下	
				3〜4肢	振動覚のみ低下				
3	軽度〜中等度の対麻痺・片麻痺／高度の単麻痺	中等度の躯幹または四肢の失調	高度の眼振／高度の外眼筋麻痺／中等度の他の脳幹機能障害	1〜2肢	中等度の触・痛・位置覚の低下／完全な振動覚の低下	頻繁な失禁	悪いほうの眼に大きな暗点／中等度の視野障害 矯正視力0.3〜0.2	中等度の知能低下	
				3〜4肢	軽度の触・痛覚の低下／中等度の固有覚の低下				
4	高度の対麻痺・片麻痺／中等度の四肢麻痺／完全な単麻痺	高度の四肢全部の失調	高度の構音障害／高度の他の脳幹機能障害	1〜2肢	高度の蝕・痛覚の低下／固有覚の消失（単独or合併）	ほとんど導尿を要するが，直腸機能は保たれている	悪いほうの眼に高度視野障害 矯正視力0.2〜0.1／悪いほうの眼は[グレード3]で良眼の視力0.3以下	高度の知能低下（中等度の慢性脳徴候）	
				2肢以上	中等度の触・痛覚の低下				
				3肢以上	高度の固有覚の消失				
5	完全な対麻痺・片麻痺／高度の四肢麻痺	失調のため協調運動全く不能	嚥下または構音全く不能	1〜2肢	全感覚の消失	膀胱機能消失	悪いほうの眼の矯正視力0.1以下／悪いほうの眼は[グレード4]で良眼の視力0.3以下	高度の痴呆／高度の慢性脳徴候	
				頸以下	中等度の触・痛覚の低下／ほとんどの固有覚の消失				
6	完全な四肢麻痺			頸以下	全感覚消失	膀胱・直腸機能消失	悪いほうの眼は[グレード5]で良眼の視力0.3以下		
?	不明	不明	不明	不明		不明	不明	不明	不明
×		小脳機能：脱力（錐体路機能[グレード3]以上）により判定困難な場合，グレードとともにチェックする．					視覚機能：耳側蒼白がある場合，グレードとともにチェックする．		

FS：機能別障害．

（難病医療費助成対象疾患臨床調査個人票より）

表1 Kurtzke 総合障害度評価スケール（EDSS）による評価のポイント

- EDSS 評価に先立って，FS を図2の下段の表により評価する．
- MS によって生じた障害のみを評価する．たとえば，幼少期からの弱視による低視力や骨折による歩行障害などは FS 評価に含まない．
- 歩行は休憩せずに歩ける最大距離で評価する．歩行障害がないか，あっても 500 m 以上の歩行が可能な段階（EDSS ≦ 3.5）では，FS の組み合わせにより評価する．
- 小脳機能について，脱力（錐体路機能グレード 3 以上）により判定困難な場合には，FS 値とともに「×」と表記する．
- 異常感覚や疲労は FS に含めない．

FS：機能別障害度．

常）〜10（MS による死亡）の 20 段階があり，錐体路機能，小脳機能，脳幹機能，感覚機能，膀胱直腸機能，視覚機能，精神機能，その他の 8 項目からなる機能別障害度（functional sytem: FS）と歩行機能の組み合わせにより計算する．EDSS 0 〜 4.0 は神経学的検査の結果を反映し，障害度（disability）よりも機能障害（impairment）を反映する．EDSS 4.5 〜 7.5 は歩行尺度となり，EDSS 7.5 以上は歩行状態に関係なく日常生活活動度によって規定される．高次脳機能はあまり反映されない．EDSS による評価のポイントを**表1**にまとめた．

MS の慢性進行を捉えるための概念として PIRA が提唱されている[2]．再発寛解型 MS（relapsing-remitting MS: RRMS）に対する臨床試験では，EDSS に上下肢機能評価である 25 フィート歩行時間検査（timed 25-foot walk test: T25FW）と 9 ホールペグテスト（9 hole peg test: 9-HPT）を追加し（後述），いずれかが悪化したものと定義された．EDSS はベースラインが 5.5 以下の場合は 1.0 以上の増加，ベースラインが 5.5 より大きい場合は 0.5 以上の増加，T25FW と 9-HPT はそれぞれ 20 ％ 以上の増加がある場合に悪化とされた．PIRA を有する患者，特に発症から 5 年以内の早期の PIRA 発現は，PIRA のない群に比べて EDSS 6.0 に到達するリスクが高く，予後不良であることが示唆されている[3]．

b．MSSS（MS severity score）

罹患年数と EDSS から病勢を 0.001 〜 9.99 まで階層化する指標で，MS の横断研究でよく用いられる．経過 30 年以上のスコアは設定されていない．進行型 MS［二次性進行型 MS（secondary progressive MS: SPMS），一次性進行型 MS（primary progressive MS: PPMS）］と RRMS における障害進行度の差は MSSS 値に大きく影響するため[4]，様々なコホートが混在する研究では注意が必要である．また一個人でも経過中に MSSS 値が変化し，初期の MSSS 値は予後予測因子とならない可能性が指摘されている[5]．

c．MSFC（MS functional composite）

3 つの重要な領域である認知機能［PASAT（paced auditory serial addition test）-3］，上肢機能（9-HPT），下肢機能（T25FW）を組み合わせて総合的に評価する．9-HPT では 9 本のペグをボード上の穴に 1 本ずつ挿し，再びボードに戻すまでの時間を計測し，手指巧緻性を評価する．T25FW は 25 フィート（7.62m）の距離を通常と同様に休まず安全に早足で歩いた時間を計測する．いずれも 2 回実施しその平均値で評価する．PASAT は聴覚性情報処理能力を評価する．3 秒ごとに提示される一桁の数字について，前後の数字を順次暗算で足していく．近年，認知機能テストである符号数字モダリティ検査（symbol digit modalities test: SDMT）や視覚機能評価として LCLA（low contrast letter acuity testing）を追加する多次元複合評価が提唱されている[6]．SDMT は符号に関連付けた番号を口頭または筆記で回答するもので，処理速度と作業記憶を評価できる．90 秒で検査可能で，患者負担も少ない．MSFC をもとに，iPad® を用いて神経学的病歴や検査の様々なデータを収集する MSPT（MS performance test）も開発されている[7]．

2　電気生理学的検査

MS では McDonald らによる診断基準が国際的に最も広く利用されている[8]．近年，疾患修飾薬（disease modifying drug: DMD）による早期治療介入の観点から，MRI 検査による画像診断の重要性が増してお

り，McDonald 診断基準のなかでも MRI 評価基準の改訂が相次いでなされている．しかしながら，無症候性の潜在病変や神経学的所見から病巣部位が想定される場合であっても，MRI 検査で病巣の検出が困難なことがしばしば起こる．そのような場合，MRI 検査と並ぶ補助診断法として，電気生理学的検査が用いられる．以下，視覚誘発電位（visual evoked potential: VEP）と体性感覚誘発電位（somato-sensory evoked potential: SEP），運動誘発電位（motor evoked potential: MEP）について解説する．

a. 視覚誘発電位（VEP）

VEP は大脳視覚領を起源とする大脳視覚誘発電位を指し，刺激法としてはフラッシュ刺激とパターンリバーサル刺激がある．視神経全般の機能検査にはパターンリバーサル全視野刺激を用い，視交叉部（両耳側半盲）や視交叉後（同名半盲）の評価にはパターンリバーサル半側視野刺激を用いる．協力が得られにくい患者や高度視力障害を有する患者にはフラッシュ刺激を用いて評価する．波形は刺激から 75 ミリ秒（ms）付近に小さな陰性電位（N75），100ms 付近に大きな陽性電位（P100）が出現し，N75 と P100 の各潜時と振幅差を測定する．全視野刺激時に単眼で P100 の異常があれば視神経病変の存在が示唆され，さらに半側視野刺激を行うことで視交叉部以後の病変の有無を評価することができる．

b. 体性感覚誘発電位（SEP）

SEP は上肢または下肢の感覚神経に刺激を与えることで誘発される電位である．MS の検査では，刺激から 30 ～ 50ms の間に発生する短潜時 SEP（short latency SEP: SSEP）によって評価を行う．上肢は正中神経手関節部を刺激し，第 7 頸椎突起上の脊髄 SEP（N13）と大脳皮質感覚野の皮質 SEP（N20）を測定し，その潜時の差［中枢感覚伝導時間（central so-matosensory conduction time: CSCT）］によって評価する．下肢は後脛骨神経足関節部を刺激し，大脳皮質感覚野の皮質 SEP（P36 ～ P40）を測定する．P36 ～ P40 の遅延や波形消失などを指標にすることにより機能障害を定量，定性評価できる．

c. 運動誘発電位（MEP）

MEP は大脳の運動野をコイル変動磁場にて刺激して目的の筋肉の表面筋電図を記録する検査で，錐体路機能の評価に有用である．運動野刺激の MEP 反応潜時から脊髄神経根（頸部）刺激時の MEP 反応を差し引いた中枢運動神経伝導時間（central motor conduction time: CMCT）を評価尺度として用いる．他の誘発電位検査に比べて MS 診断の感度が高いとする報告や，進行型 MS での異常検出率が高いとする報告がある．

3 視覚機能検査

MS の主症状の 1 つに視神経炎による視力・視野障害があり，その機能評価が重要である．通常，これらの機能評価は眼科専門医に依頼することになるが，視神経炎の客観的機能検査としては前述の VEP のほかに，中心限界フリッカー値（critical flick-er frequency: CFF）と光干渉断層計（optical coherence tomography: OCT）がある．

a. 中心限界フリッカー値（中心 CFF）

中心 CFF は on と off の不連続光のちらつきを認識できる最大の周波数を表す．正常値は 35 ヘルツ（Hz）以上であり，視神経炎の急性期に低下する．中心 CFF 低下は視神経炎に特有の所見であり，視神経炎発症時には視力低下などの臨床症状に先立って低下する．また，視力回復時には遅れて改善する（視力－中心 CFF 解離）．眼のかすみなどの非特異的自覚症状であっても，視神経炎発症の早期発見の手がかりとなりうるほか，治療効果の判定においても重要である．ベッドサイドで施行可能な測定装置が販売されている．

b. 光干渉断層計（OCT）

視覚の情報は，網膜深層にある視細胞から双極細胞を介して網膜神経節細胞に伝えられる．その軸索は視神経乳頭を越えると髄鞘を形成し，眼窩奥へ走行，視交叉を越えて後頭葉の視覚野へ伝わる．網膜

4 機能評価 | 37

表2 MS における認知機能評価バッテリー

	MACFIMS	BRB-N	BICAMS	CAT
視覚情報処理速度と作業記憶	SDMT	SDMT	SDMT	SDMT
言語性記憶	CVLT2	SRT	CVLT2	SRT
視覚/空間エピソード記憶	BVMT-R	10/36 SPART	BVMTR	
聴覚情報処理速度と作業記憶	PASAT	PASAT		PASAT
言語流暢性	COWAT	COWAT		
視空間情報処理	JLO			
遂行機能	DKEFS Sorting			

MACFIMS：minimal assessment of cognitive function in MS, BRB-N：brief repeatable battery of neuropsychological tests, BICAMS：brief international cognitive assessment for MS, CAT：標準注意検査法, SDMT：符号数字モダリティ検査, CVLT：California verbal learning test, SRT：selective reminding test, BVMT-R：brief visuospatial memory test-revised, 10/36SPART：10/36 視空間認知検査, PASAT：paced auditory serial addition test, COWAT：controlled oral word association test, JLO：judgement of line orientation, D-KEFS：Delis-Kaplan executive function system.

（新野正明：*Brain and Nerve* 2016; **68**: 375-381 より改変）

神経節細胞の軸索部位の網膜神経線維層（retinal nerve fiber layer: RNFL）の厚みは視神経炎の既往がない SPMS 患者でも減少が報告されているほか，MS 患者の視神経乳頭部や黄斑周囲の RNFL の減少や，MS より視神経脊髄炎（neuromyelitis optica: NMO）患者で RNFL の菲薄化が顕著であることが報告されており，視覚機能評価法として重要である．

4 高次脳機能評価

MS 患者の 43 ～ 70 ％には何らかの認知機能障害が認められ，発症早期から認められることも稀ではない[9,10]．一般的な認知機能検査である改訂長谷川式簡易知能評価スケール（Hasegawa dementia scale-revised: HDS-R）やミニメンタルステート検査（mini-mental state examination: MMSE）で MS 患者の異常を検出できることは少なく，注意機能障害や情報処理速度低下，作業記憶・聴覚性や視覚性のエピソード記憶障害が認められる．特に注意機能障害と情報処理速度低下が顕著であり，視空間作業記憶は進行型 MS で障害されていることが多いことから，これらの異常を検出可能なバッテリーを用いる必要がある（**表2**）[11]．

a. MACFIMS（minimal assessment of cognitive function in MS）

MACFIMS は 7 つの心理学的検査を組み合わせた 90 分間のバッテリーである．処理速度や作業記憶の評価に SDMT，PASAT が用いられる．エピソード記憶は CVLT（California verbal learning test）-II と BVMT-R（brief visuospatial memory test-revised），また語想起や言語表出の評価に COWAT（controlled oral word association test），視空間認知や遂行機能にはそれぞれ JLO（judgement of line orientation），D-KEFS（Delis-Kaplan executive function system）が含まれる．施行時間が長時間のため，易疲労性が検査結果に影響する可能性がある．

b. BRB-N（brief repeatable battery of neuropsychological tests）

BRB-N は 45 分間で実施可能であり，PASAT，SDMT，COWAT のほか，エピソード記憶の評価に SRT（selective reminding test）と 10/36 視空間認知検査（10/36 spatial recall test: 10/36 SPART）を用いている．MACFIMS と異なり，視空間認知と遂行機能を評価する課題が含まれない．

c. BICAMS（brief international cognitive assessment for MS）

BICAMS は専用の資材を使用せず，上記検査より簡便に短時間で施行可能な検査として推奨されている．MS で特に障害されやすい情報処理速度（SDMT）と言語性・視空間エピソード記憶（CVLT-II, BVMT-R）が評価可能である．

d. その他のバッテリー

標準注意検査法（clinical assessment for attention deficit: CAT）は MS に特化した検査法ではないが，唯一日本語版が販売されており，SDMT，PASAT，SRT が含まれることから，注意・集中・情報処理といった項目を臨床で評価するには有用である．また，SDMT は類似の検査としてアプリ「CogEval®」が開発されており，タブレット端末などを用いて簡便に施行できるようになっている．

5 患者の主観に基づく評価

患者報告アウトカム（patient-reported outcome: PRO）は患者自身の主観に基づくアウトカムであり，臨床医や他の解釈を介さずに患者から直接得られる回答である．従来の医学的評価を補完する指標として，治療に対する被験者の主観的評価が測定される場合があり，科学的に測定することが求められる．患者満足度，症状や機能の程度，健康関連の生活の質（health related quality of life: HRQOL），治療の遵守度などがあり，主観的指標という特性を考慮した，信頼性と妥当性を担保できる適切な方法によって測定することが重要である．

GNDS（Guy's neurological disability scale）は，進行期や重度障害のある患者にも適用可能な多次元スケールとして開発された質問紙法で，12 のドメイン（認知，気分，視覚，会話，嚥下，上肢機能，下肢機能，膀胱機能，腸管機能，性機能，疲労，その他）で構成される[12]．各ドメインは患者自身によって認識される障害度に基づいて 0（正常）〜 5（機能喪失〜最大限の支援が必要）の 6 段階で評価される．

6 デジタルソリューション

日常診療での経過観察から，複数にわたる継続的なリアルワールドデータ解析に至るまで，データ収集を支える手段として，海外ではデジタルツールが提供され始めている．認知機能検査，手指の巧緻運動や上肢機能，歩行機能，姿勢の評価が可能なスマートフォンアプリや，MS 障害進行や SPMS への移行を捉えるデジタルスクリーニングツール（MS prediction Score，MS progression discussion Tool，SPMS nomogram 等）が開発されており，今後身近な臨床評価手段となることが期待される[13, 14]．

7 複合的評価法

幅広い領域の臨床症状を網羅でき，障害進行を捉えやすいことから，評価法をいくつか組み合わせる複合的評価法が使用されるようになっている．EDSS 評価に MRI 画像と再発状況を統合させた NEDA が注目されており，「臨床的再発なし，MRI 画像上の再発なし，CDP なし」の状態を "NEDA-3" という．さらに「MRI 画像上の脳萎縮の進行なし」を加えた "NEDA-4"，「ニューロフィラメント軽鎖（neurofilament light: NfL）などの脳脊髄液や血清マーカーでの異常なし」を加えた "NEDA-5" も炎症や神経変性を示す指標として提唱されている．

EDSS-plus は，通常の EDSS に T25FW と 9-HPT を加えた複合マーカーであり，二次性進行型 MS（secondary progressive MS: SPMS）において単独指標よりも障害進行を捉えやすいとされている．EDSS 1.0 以上（EDSS 5.5 以上の場合は 0.5 以上）の増加，または T25FW や 9-HPT での 20 ％以上の増加から CDP の評価が可能であり，治療効果の指標として臨床試験などで使用されている．再発から 90 日以内の CDP は，「再発に関連する増悪（relapse-associated worsening: RAW）」と「再発と無関係な進行（progression independent of relapse activity: PIRA）」に分けられる．そのほか，EDSS に基づく 6 か月持続する障害増悪（6-month CDP: 6mCDP）や SDMT に基づく確定障害悪化（6-month confirmed disability worsening: 6mCDW）が，SPMS の長期予後の評価法として検討されている．

8 おわりに

　MS では，教科書的な MRI 所見や髄液所見での異常，あるいは典型的な再発・寛解を示さない患者が少なくない．また，非特異的な自覚症状や精神症状が主な臨床的問題となる例や有意な MRI 所見が認められない例も決して稀ではない．そのような場合，様々な検査によって潜在病巣を検索し，適切な機能評価法により病状を客観的に把握することが正しい診断と治療に結び付く．EDSS による神経症状評価に加えて，高次脳機能評価，患者自己評価を含めた包括的な病状評価を行うことが早期の診断，早期治療につながると考えられる．

文献

1) Inojosa H, Schriefer D, ZiemssenT: Clinical outcome measures in multiple sclerosis: A review. *Autoimmun Rev* 2020; **19**: 102512.

2) Kappos L, Wolinsky JS, Giovannoni G, *et al*: Contribution of relapse-independent progression vs relapse-associated worsening to overall confirmed disability accumulation in typical relapsing multiple sclerosis in a pooled analysis of 2 randomized clinical trials. *JAMA Neurol* 2020; **77**: 1132-1140.

3) Tur C, Carbonell-Mirabent P, Cobo-Calvo Á, *et al*: Association of early progression independent of relapse activity with long-term disability after a first demyelinating event in multiple sclerosis. *JAMA Neurol* 2023; **80**: 151-160.

4) Zhou Y, Claflin SB, Stankovich J, *et al*: Redefining the multiple sclerosis severity score（MSSS）: The effect of sex and onset phenotype. *Mult Scler* 2020; **26**: 1765-1774.

5) Gross RH, Sillau SH, Miller AE, *et al*: The multiple sclerosis severity score: fluctuations and prognostic ability in a longitudinal cohort of patients with MS. *Mult Scler J Exp Transl Clin* 2019; **5**: 2055217319837254.

6) Goldman MD, LaRocca NG, Rudick RA, *et al*: Evaluation of multiple sclerosis disability outcome measures using pooled clinical trial data. *Neurology* 2019; **93**: e1921-1931.

7) Rudick RA, Miller D, Bethoux F, *et al*: The multiple sclerosis performance test（MSPT）: an iPad-based disability assessment tool. *J Vis Exp* 2014; **88**: e51318.

8) McDonald WI, Compston A, Edan G, *et al*: Recommended diagnostic criteria for multiple sclerosis: guidelines from the International Panel on the diagnosis of multiple sclerosis. *Ann Neurol* 2001; **50**: 121-127.

9) Chiaravalloti ND, DeLuca J: Cognitive impairment in multiple sclerosis. *Lancet Neurol* 2008; **7**: 1139-1151.

10) Sumowski JF, Benedict R, Enzinger C, *et al*: Cognition in multiple sclerosis: State of the field and priorities for the future. *Neurology* 2018; **90**: 278-288.

11) 新野正明：治せる認知症．多発性硬化症と認知症．*Brain and Nerve* 2016; **68**: 375-381.

12) Sharrack B, Hughes RA: The guy's neurological disability scale（GNDS）: a new disability measure for multiple sclerosis. *Mult Scler* 1999; **5**: 223-233.

13) Montalban X, Graves J, Midaglia L, *et al*: A smartphone sensor-based digital outcome assessment of multiple sclerosis. *Mult Scler* 2022; **28**: 654-664.

14) Ziemssen T, Piani-Meier D, Bennett B, *et al*: A physician-completed digital tool for evaluating disease progression（multiple sclerosis progression discussion tool）: Validation study. *J Med Internet Res* 2020; **22**: e16932.

第 2 章

多発性硬化症（MS）の鑑別診断と関連疾患

1 鑑別診断のポイント

国立精神・神経医療研究センター病院脳神経内科　　岡本智子

┤ココがポイント！├

▶ MS の診断では他の疾患を十分に鑑別する必要がある．

▶ MS に典型的な症状や所見を理解し鑑別に役立てる．

▶ 発症様式，臨床症状，身体的・神経学的所見，血液，髄液，画像所見などから鑑別すべき疾患をあげて精査する．

▶ 治療反応性が乏しい場合は鑑別疾患を念頭に置いて診断を再考する．

多発性硬化症（multiple sclerosis: MS）の診断では，MS に特徴的な所見を十分に理解したうえで，速やかに他疾患を鑑別することが重要である（第1章「2　MS の病型と診断の道筋」，「3-a　MS の画像診断」も参照）．2008 年に MS の鑑別診断において注意すべき red flag が提唱[1]されて以来，鑑別が必要な疾患の幅や情報は拡大している[2]．

本項では，これらの red flag を参考として，MS の鑑別において重要な疾患と要点について述べる（表1[3]〜表3）．

1　中枢神経系脱髄性疾患

ここでは，MS との鑑別が必要な中枢神経系脱髄性疾患について述べる．図1には MS および類縁疾患の概念図を示した（第1章「2　MS の病型と診断の道筋」の図2ならびに関連項目も参照）．

a. 視神経脊髄炎スペクトラム障害（NMOSD）

視神経脊髄炎スペクトラム障害（neuromyelitis optica spectrum disorders: NMOSD）では，重篤な視神経炎，両側同時の視神経炎，3 椎体以上に及ぶ脊髄長大病変（longitudinally extendsive transverse myelitis: LETM），第三脳室，第四脳室，中脳水道周囲，延

髄最後野などに，T2 強調画像や FLAIR（fluid-attenuated inversion recovery）像で点状や斑状，あるいは広範な癒合性病変が出現する．これらの特徴的な所見に加えて，抗アクアポリン（aquaporin: AQP）4 抗体が陽性であれば，鑑別は比較的容易である．しかし，抗 AQP4 抗体陰性の場合は，NMOSD の診断基準に照らし合わせて，MS と十分に鑑別する必要がある（第2章「2　抗体陰性 NMOSD」の表1を参照）．

b. 抗 MOG 抗体関連疾患（MOGAD）

抗 MOG 抗体関連疾患（MOG antibody-associated disease: MOGAD）では，髄鞘構成蛋白の1つであるミエリンオリゴデンドロサイト糖蛋白質（myelin oligodendrocyte glycoprotein: MOG）に対する自己抗体を有し，視神経炎，脊髄炎，急性散在性脳脊髄炎（acute disseminated encephalomyelitis: ADEM），脳幹または小脳炎，大脳皮質脳炎などが単巣性ないし多巣性に多彩な症状を呈する．

2023 年に MOGAD の診断基準が提唱され，疾患概念が確立しつつある．診断では，CBA 法（cell-based assay）で血清抗 MOG 抗体が陽性であることが重要となるが，髄液のみで抗 MOG 抗体が陽性となる症例もあるので，MOGAD を疑う臨床症候があれば，血清，髄液とも測定する．さらに画像的な MOGAD の特徴を考慮して鑑別を進める（第1章「3　抗

表1 鑑別疾患とポイント

臨床所見	鑑別診断	ポイント
急性視神経炎	NMOSD	重度の視力障害を伴うことが多い．両側性に急速に視神経炎が起こることがある．抗 AQP4 抗体陽性．
	MOGAD	抗 MOG 抗体陽性
	レーベル遺伝性視神経症	ミトコンドリア遺伝子変異
	中毒性/栄養欠乏性視神経症	病歴，飲酒歴，喫煙歴．血中ビタミン B$_1$，ビタミン B$_{12}$，葉酸，メチルマロン酸，ホモシステイン．
	虚血性視神経炎	高齢者，動脈硬化リスク因子，動脈炎リスク因子，自己免疫疾患合併．ANA，ESR 高値．
横断性脊髄炎・脊髄障害	NMOSD	3 椎体以上に及ぶ脊髄長大病変(LETM)，脊髄中心部の病巣，浮腫，造影病巣．抗 AQP4 抗体陽性．
	MOGAD	抗 MOG 抗体陽性
	全身性自己免疫疾患に伴う脊髄炎	シェーグレン症候群，全身性エリテマトーデスなど．特徴的な全身性の兆候(乾燥症状，皮疹，腎機能障害，特異抗体等)．
	感染症	COVID-19 感染後
	前脊髄動脈閉塞症	突然の前脊髄動脈症候群の発症．高齢，血管リスク因子．
	動静脈瘻/奇形	段階的な発症．上位および下位運動ニューロンの障害．MRI や脊髄血管造影で拡張，蛇行した硬膜静脈を認める．
	放射線脊髄症	病歴，MRI での脊椎の変化
	ビタミン B$_{12}$/葉酸欠乏症	栄養不足などの病歴．ビタミン B$_{12}$/葉酸値低下，ホモシステイン，メチルマロン酸値上昇．視神経障害や末梢神経障害の合併．MRI で脊髄後索の長い病変
	銅欠乏症	胃切除術の既往．亜鉛過剰摂取．血清銅，セルロプラスミン値低下．MRI で脊髄後索の長い病変
脳幹障害	虚血性	脳梗塞，TIA など，急激な発症
	占拠性病巣	腫瘍，膿瘍など，緩徐に発症
	ビッカースタッフ脳幹脳炎	脳症，意識障害など
	CLIPPERS	橋，小脳の機能障害，小結節性病巣
多症状性	片頭痛	重度の頭痛を伴う
	虚血性発作(脳梗塞，TIA 等)	MRI や髄液検査で鑑別
	CADASIL	家族歴と病歴(典型的には片頭痛，脳卒中様症状，顕著な認知障害)．遺伝子検査(*NOTCH3* 変異)．
	サルコイドーシス	全身性の所見．胸部 CT で肺門リンパ節腫脹．生検可能なサルコイド病巣の検索．髄液検査で OCB は通常陰性．
	全身性自己免疫疾患	全身性の臨床症状．紅斑や腎機能障害．血清学的検査異常，ANA，ESR，抗 SS-A/Ro 抗体・抗 SS-B/La 抗体，抗 Scl-70 抗体
	原発性中枢神経系血管炎	脳の併発．MRI で小血管性虚血性病巣．MR アンギオグラフィーが有用．
	スザック症候群	脳症，難聴，視力障害．蛍光眼底造影検査で網膜動脈分枝閉塞症の所見．自己免疫性の血管内皮細胞障害．
	神経ベーチェット病	全身性の症状．静脈塞栓や髄膜炎などの所見．HLA-B51．
	ADEM	急性発症の多発性の臨床所見，ウイルス感染後，ワクチン接種後など．MRI で散在性の脱髄病巣だが T1 black hole は通常みられない．
進行性疾患	変形性脊椎症，腫瘍，脊髄空洞症などによる脊髄の圧迫	MRI で鑑別
	進行性代謝性脊髄症	病歴，銅，ビタミン B$_{12}$
	遺伝性痙性対麻痺小脳性運動失調症	家族歴，病歴，関連する遺伝子検査
	白質ジストロフィー	極長鎖脂肪酸，白血球酵素異常
	感染性疾患	HTLV-1，HIV 感染症

NMOSD：視神経脊髄炎スペクトラム障害，AQP：アクアポリン，MOG：ミエリンオリゴデンドロサイト糖蛋白質，MOGAD：抗 MOG 抗体関連疾患，ANA：抗核抗体，ESR：赤血球沈降速度，COVID-19：新型コロナ感染症，CLIPPERS：chronic lymphocytic inflammation with pontine perivascular enhancement responsive to steroids，TIA：一過性脳虚血発作，CADASIL：皮質下梗塞と白質脳症を伴う常染色体顕性(優性)脳動脈症，OCB：オリゴクローナルバンド，HLA：ヒト白血球抗原，ADEM：急性散在性脳脊髄炎，HTLV：ヒト T 細胞白血病ウイルス，HIV：ヒト免疫不全ウイルス．

(Dobson R, *et al*: *Eur J Neurol* 2019; **26**: 27-40)

第2章　多発性硬化症(MS)の鑑別診断と関連疾患

1　鑑別診断のポイント

表2 MS に典型的・非典型的な所見

	MS に典型的	MS に非典型的
視神経炎		
臨床所見	● 疼痛を伴う視力低下 ● 眼球運動により疼痛が増強 ● 数時間から数日かけて亜急性の発症 ● 片側性 ● 軽〜中等度の視力低下，中心暗点 ● 視神経乳頭は正常か軽度の腫脹 ● 副腎皮質ホルモンに反応し回復が良好	● 超急性発症または緩徐進行性の視力障害 ● 両側同時の視神経炎 ● 重度の視力低下 ● 重度の視神経乳頭腫脹，出血，浸出液，黄斑異常 ● 症状の進行が 14 日以上持続する ● 副腎皮質ホルモンに対する反応が悪い
画像所見	● 短い T2 高信号病変 ● ガドリニウム増強効果がある場合とない場合がある	● 長い視神経病変，両側性，視交叉を含む病巣 ● 視神経鞘の増強（視神経周囲炎）
VEP 所見	P100 潜時延長，振幅低下は軽〜中等度	P100 潜時延長は軽度，振幅低下は高度
脳幹・小脳障害		
臨床所見	● 若年成人 ● 核間性眼筋麻痺 ● 外転神経麻痺 ● 注視眼振 ● 衝動性眼球運動異常 ● 顔面の片側性感覚障害，三叉神経痛 ● 歩行または四肢の運動失調	● 50 歳以降に発症 ● 超急性発症または 4 週間を超えて悪化が続く ● 易疲労を伴う神経脱落症状や顕著な症状の変動 ● 眼瞼下垂，両側性顔面筋力低下，多発性脳神経障害 ● 完全な注視麻痺 ● 難治性吃逆，嘔吐，重度の頭位めまい ● 腱反射の消失
画像所見	● 脳幹の円形または卵形の T2 高信号病変，軟膜下表面または第四脳室近位部に及ぶ病変 ● 小脳脚，小脳半球の円形または卵形の T2 高信号病変 ● 三叉神経の障害 ● 結節性または open-ring 増強効果	● 淡い，境界不明瞭な病変，直径 2 cm 以上の病変 ● 対称性橋中心病変，皮質脊髄路の長い病変 ● 広範囲，びまん性，不明瞭な脳幹浸潤性病変 ● T2 高信号を伴わない小脳萎縮 ● 斑状，粟粒状，曲線状，放射状の造影増強効果 ● 3 か月以上増強効果が持続 ● 広範囲に及ぶ軟膜増強効果 ● 微小出血または大出血 ● フォローアップで T2 高信号病変のすべてまたは大部分が消失
脊髄炎		
臨床所見	● 非対称性の髄節に一致する臨床的特徴 ● 四肢，体幹の感覚障害，筋力低下，深部腱反射亢進，痙縮，病的反射陽性 ● 膀胱直腸障害，性機能障害 ● レルミット徴候 ● 症状発現から最も悪化するまでの時間は約 4, 5 時間〜 2, 3 週間	● 重篤な対称性の運動感覚障害 ● 分単位または 1 時間以内の発症または非常に重篤な場合は血管性，外傷性，機能障害性を鑑別する ● 3 週間以上進行する場合は，進行性脊髄症（血管性，非炎症性等）を鑑別する
画像所見	● 単発または多発性の短い脊髄 T2 高信号病変，非対称性の後索，側索病巣 ● 部分的な増強効果（3 か月以内に消失）	● T2 高信号病変が存在しない ● 病変の長さが縦方向に長い（3 椎体以上） ● 選択的，広範な前角，側索の病巣 ● 中心病巣，選択的灰白質障害 ● 円錐，馬尾，神経根の障害 ● 軟膜，線状の背側軟膜下層，パンケーキ状の増強効果（3 か月以上持続） ● 髄外病巣からの圧排あるいは flow ovoid
1 年以上の進行性の経過		
脊髄症	● 非対称性筋力低下 ● 運動・感覚障害の合併 ● 排尿障害などの自律神経障害	● 対称性筋力低下 ● 単一機能または局所障害
失調	● 非対称性，小脳性，感覚性運動失調 ● 運動，感覚障害の合併 ● 眼球運動障害，構音障害の合併	● 対称性，進行性に失調のみが進行する ● パーキンソニズムや末梢神経障害の合併 ● 下眼瞼向き眼振
認知機能障害	● 処理速度の低下，注意力低下 ● ワーキングメモリーやエピソード記憶の低下	運動，感覚機能障害の欠如，重篤な脳症や精神症状の合併，ミオクローヌス
髄液検査所見		
	● OCB 陽性 ● IgG インデックス上昇（> 0.7） ● 白血球 0 〜 50/μL ● 蛋白 正常または 100 mg/dL 未満	● OCB 陰性 ● 白血球 > 50/μL（好中球，好酸球優位） ● 蛋白 100 mg/dL 以上

VEP：視覚誘発電位，OCB：オリゴクローナルバンド.
（Solomon AJ, *et al*: *Lancet Neurol* 2023; **22**: 750-768 より改変）

表3 MS 疑い例で別の診断を示唆する臨床所見

臨床所見	鑑別すべき疾患
超急性発症	血管炎，CADASIL，CARASIL，ミトコンドリア病（例：MELAS），もやもや病，脳虚血または脳出血，てんかん
数分〜数時間の持続	てんかん，脳虚血，失神，前庭障害，片頭痛，機能性神経障害
急性発症で急激に悪化	PACNS，血管内リンパ腫，大脳神経膠腫症，遺伝性および後天性脳血球貪食性リンパ組織球症，急性出血性白質脳炎，血栓性血小板減少性紫斑病
持続する単一の局所症状	腫瘍，もやもや病，血管奇形，脊髄圧迫病変
再発性，典型的な障害[†]	MOGAD，てんかん，片頭痛，機能性神経障害
脳症	MOGAD，血管炎または血管障害（例：スザック症候群），自己免疫性または傍腫瘍性瘍脳炎，感染性脳炎，リンパ腫，大脳神経膠腫症，ビタミン B_{12} 欠乏症，ミトコンドリア病，脳静脈洞血栓症，PRES，ウェルニッケ脳症
潜行性認知機能低下[†]	自己免疫性，傍腫瘍性脳炎，感染症（例：HIV 感染症，PML），ビタミン B_{12} 欠乏症，白質ジストロフィー，CADASIL，神経変性疾患（例：アルツハイマー病）
精神症状[†]	SLE，自己免疫性脳炎，血管炎，血管障害（例：スザック症候群），GFAP アストロサイトパチー，ウィルソン病，GM_2 ガングリオシドーシス，異染性白質ジストロフィー
けいれん	MOGAD，自己免疫性脳炎，血管炎，IgG4 関連疾患，感染症（例：ウィップル病），原発性中枢神経系腫瘍，てんかん
FBDS（faciobrachial dystonic seizures）	抗 LGI1 抗体脳炎
頭痛[†]または髄膜炎	SLE，神経サルコイドーシス，抗 GFAP 抗体を伴う脳脊髄炎，肥厚性頭蓋硬膜炎，血管炎，慢性髄膜炎，リンパ腫または神経膠腫，片頭痛，CADASIL，脳静脈洞血栓症
原発性または孤立性脳幹症候群	抗 AQP4 抗体陽性 NMOSD，MOGAD，ベーチェット病，抗 IgLON5 関連疾患，CLIPPERS，抗 GFAP 抗体を伴う脳脊髄炎，脳底髄膜炎（リステリア症等），橋神経膠腫，多巣性神経膠芽腫，組織球性腫瘍，成人発症アレキサンダー病，海綿状血管腫，椎骨脳底動脈虚血
多発性脳神経障害	神経サルコイドーシス，IgG4 関連疾患，多発血管炎性肉芽腫症，慢性髄膜炎，感染症（ライム病，マイコプラズマ感染症，結核，リステリア病，HIV，VZV，神経梅毒等），髄膜がん腫症，神経膠腫またはその他の腫瘍，肥厚性頭蓋硬膜炎，脳幹虚血
難聴[†]	血管炎または血管障害（例：スザック症候群），抗ケルチ様蛋白質 11 抗体脳炎，神経サルコイドーシス，感染症（例：ブルセラ症，結核，VZV），小脳橋角部腫瘍（例：聴神経腫瘍），ミトコンドリア病，脳表ヘモジデリン沈着症
発作性構音障害および運動失調[†]	抗 CASPER2 抗体関連自己免疫脳炎，遺伝性発作運動失調症
錐体外路障害	ウィップル病，多系統萎縮症，ウィルソン病，脳鉄蓄積の神経障害
他の神経学的欠損を伴わない進行性運動失調症[†]	腫瘍随伴性または自己免疫性運動失調症（例：抗 GAD65 抗体症候群），セリアック病，感染症（例：神経梅毒，PML） エルドハイム・チェスター病，脊髄小脳変性症，ビタミン E 欠乏症，*POLG* 変異，多系統萎縮症
他の神経学的欠損を伴わない進行性脊髄症[†]	神経サルコイドーシス，全身性リウマチ性疾患（シェーグレン症候群等），腫瘍随伴症候群（CRMP5 および CV2 またはアンフィフィシンに対する抗体等），スティッフパーソン症候群，感染症（HTLV，HIV，ブルセラ症，神経梅毒，トキソカラ症，住血吸虫症等），腫瘍（神経膠腫等），代謝性疾患（ビタミン B_{12} または銅欠乏症等），LBSL，副腎脊髄ニューロパシー，遺伝性痙性対麻痺，筋萎縮性側索硬化症，原発性側索硬化症，脊髄黄色腫症，脊髄硬膜動静脈瘻，脊髄空洞症，脊髄圧迫，放射線療法後
横断性脊髄症	抗 AQP4 抗体陽性 NMOSD，MOGAD，神経サルコイドーシス，感染性脊髄炎，脊髄硬膜動静脈瘻，外傷，放射線療法
他の中枢神経系領域を侵さない再発性脊髄炎[†]	抗 AQP4 抗体陽性 NMOSD
錐体路運動障害の単独	筋萎縮性側索硬化症，原発性側索硬化症，遺伝性痙性対麻痺
選択的後索障害[†]	神経梅毒，ビタミン B_{12} 欠乏症，銅欠乏症，後脊髄動脈虚血，後脊髄圧迫（例：脊椎症，腫瘍）
神経根障害	神経サルコイドーシス，感染症（例：ブルセラ症，ライム病，HIV，サイトメガロウイルス，ウエストナイルウイルス，単純ヘルペスウイルス 2 型（エルスバーグ症候群），腫瘍（例：髄膜がん腫症，リンパ腫），脊椎または椎間板疾患
筋萎縮	筋萎縮性側索硬化症，原発性側索硬化症，脊髄空洞症，多発性神経根障害
末梢神経障害	全身性リウマチ性疾患（例：シェーグレン症候群，SLE），慢性炎症性脱髄性多発神経炎，感染症（例：ライム病），ビタミン B_{12} 欠乏症，銅欠乏症，副腎脊髄ニューロパチー，異染性白質ジストロフィー，X 染色体連鎖シャルコー・マリー・トゥース病，ファブリー病
中枢神経障害を伴う末梢神経障害	抗ニューロファシン 155 抗体関連脱髄

（次ページに続く）

1 鑑別診断のポイント **45**

（前ページの続き）

神経学的検査で明らかな筋力低下やその他の一貫性のない，または矛盾した所見が認められる	機能性神経障害
顕著な家族歴	ミトコンドリア病，脊髄小脳変性症，軸索スフェロイドおよび色素性グリアを伴う成人発症白質脳症，X連鎖性副腎白質ジストロフィー，成人発症常染色体顕性（優性）白質ジストロフィー，CADASIL，遺伝性痙性対麻痺
眼所見	
超急性発症	虚血（例：動脈炎性または非動脈炎性虚血性視神経症，網膜中心動脈閉塞症または網膜動脈分枝閉塞症）
進行性の視力低下（> 14日）	神経サルコイドーシス，抗CRMP5抗体陽性視神経炎，腫瘍，常染色体顕性（優性）視神経萎縮症，レーベル遺伝性視神経症，代謝性（ビタミンB12欠乏症，銅欠乏症等），ミトコンドリア病，緑内障，圧迫性視神経症
両側同時または連続的な急性または亜急性視神経炎または視神経症	抗AQP4抗体陽性NMOSD，MOGAD，感染症，感染性視神経炎，レーベル遺伝性視神経症，中毒性または栄養性視神経症
視交叉障害を伴う視神経炎	抗AQP4抗体陽性NMOSD，MOGAD，神経サルコイドーシス
再発性視神経炎†	抗AQP4抗体陽性NMOSD，MOGAD，再発性炎症性視神経炎，慢性再発性炎症性視神経症
重度の視神経炎または視神経症	抗AQP4抗体陽性NMOSD，MOGAD，神経サルコイドーシス，感染症，レーベル遺伝性視神経症，中毒性または栄養性視神経症
高度視野欠損	抗AQP4抗体陽性NMOSD，動脈炎性または非動脈炎性虚血性視神経症，網膜中心動脈閉塞症または網膜動脈分枝閉塞症，網膜静脈閉塞症
重度の視神経乳頭浮腫（出血の有無は問わない）	MOGAD，視神経網膜炎，感染性視神経炎，虚血性視神経症
網膜症（チェリーレッド斑）	血管炎または血管障害（例：スザック症候群），ミトコンドリア病，神経セロイドリポフスチン症
前部または汎ぶどう膜炎†	MOGAD，神経サルコイドーシス，全身性リウマチ疾患（例：SLE，シェーグレン症候群，HLA-B27），ベーチェット病，感染症（例：結核，ウイルス性，寄生虫性），リンパ腫，フォークト・小柳・原田病
視神経炎を伴うが，脳と脊髄のMRIは正常†	抗AQP4抗体陽性NMOSD，MOGAD，神経サルコイドーシス，全身性リウマチ性疾患，感染症（ライム病，ネコひっかき病，梅毒等）
ドライアイとドライマウスを伴う視神経症	シェーグレン症候群
完全注視麻痺	虚血，原発性眼疾患，ミトコンドリア病
疼痛を伴わない視力障害†	虚血性視神経症
筋・骨格所見	
ミオパシー	抗AQP4抗体陽性NMOSD，シェーグレン症候群，神経サルコイドーシス，感染症（HTLV等），MELAS，MERRF
骨病変	組織球症（例：エルドハイム・チェスター病）
関節炎，多発性関節痛，筋肉痛，滑膜炎	全身性リウマチ性疾患（例：SLE），サルコイドーシス，ベーチェット病，ライム病，線維筋痛症
過度な前弯，軸性硬直，四肢硬直，優位な筋けいれん	スティッフパーソン症候群
皮膚所見	
粘膜潰瘍	ベーチェット病，シェーグレン症候群，SLE
腱黄色腫	脳腱黄色腫症
結節性紅斑	神経サルコイドーシス，ベーチェット病，感染症
網状皮斑	SLE，APS，スネドン症候群
発疹	SLE，ライム病，VZV感染症，T細胞リンパ腫，ファブリー病
その他	
心筋症	ミトコンドリア病
肺浸潤または間質性肺疾患	神経サルコイドーシス，血管炎，リンパ腫，組織球症
胃腸症状	SLE，APS，セリアック病，抗DPPX抗体関連脳炎，IgG4関連疾患，腫瘍随伴性胃腸運動障害（例：ANNA-1または抗Hu抗体），ホイップル病，MNGIE，ビタミンB12，銅またはビタミンE欠乏症を引き起こす吸収不良状態（例：胃バイパス，炎症性腸疾患），ポルフィリン症

（次ページに続く）

（前ページの続き）

治りにくい悪心・嘔吐，しゃっくり（最後野症候群等）	抗 AQP4 抗体陽性 NMOSD
視床下部障害（例：尿崩症）	神経サルコイドーシス，抗 AQP4 抗体陽性 NMOSD，抗 Ma2 抗体関連脳炎，腫瘍，組織球症（例：エルドハイム・チェスター病）
副腎機能不全	X 連鎖性副腎白質ジストロフィー
貧血	全身性リウマチ性疾患，ビタミン B_{12} 欠乏症，銅欠乏症，ウィルソン病
腎機能障害	SLE，血管炎，感染症（結核等），ファブリー病
ナルコレプシー	抗 AQP4 抗体陽性 NMOSD，Ma2 抗体陽性傍腫瘍症候群
全身症状（例：発熱，体重減少，寝汗）	神経サルコイドーシス，全身性リウマチ性疾患（例：SLE），血管炎，感染症，ウィップル病，悪性腫瘍（例：リンパ腫）
11 歳未満で発症[†]，症状の進行なし	MOGAD，ミトコンドリア病，CTLA4 ハプロ不全，小児交互性片麻痺
11 歳未満で発症し，症状が進行する	白質ジストロフィー，遺伝性血球貪食性リンパ組織球症
50 歳以降に発症[†]	リンパ腫，脳血管疾患，脳アミロイドアンギオパチー
医原性	TNFα阻害薬曝露，免疫チェックポイント阻害薬曝露

[†]：MS でもありうる所見．
CADASIL：皮質下梗塞と白質脳症を伴う常染色体顕性（優性）脳動脈症，CARASIL：禿頭と変形性脊椎症を伴う常染色体潜性（劣性）白質脳症，MELAS：mitochondrial myopathy, encephalopathy, lactic acidosis, and stroke-like episodes，PACNS：中枢神経系原発性血管炎，MOGAD：抗ミエリンオリゴデンドロサイト糖蛋白質（MOG）抗体関連疾患，PRES：可逆性後頭葉白質脳症症候群，HIV：ヒト免疫不全ウイルス，PML：進行性多巣性白質脳症，SLE：全身性エリテマトーデス，GFAP：グリア線維性酸性蛋白質，NMOSD：視神経脊髄炎スペクトラム障害，LGI1：leucine-rich glioma-inactivated 1，IgLON5：immunoglobulin-like cell adhesion molecule 5，CLIPPERS：chronic lymphocytic inflammation with pontine perivascular enhancement responsive to steroids，HIV：ヒト免疫不全ウイルス，VZV：水痘・帯状疱疹ウイルス，CASPER2：contactin associated protein 2，CRMP5：collapsin response-mediator protein 5），LBSL：leukoencephalopathy with brain stem and spinal cord involvement and lactate elevation，HLA：ヒト白血球抗原，HTLV：ヒト T 細胞白血病ウイルス，MERRF：赤色ぼろ線維・ミオクローヌスてんかん症候群，APS：抗リン脂質抗体症候群，DPPX：dipeptidyl-peptidase-like protein 6，ANNA：anti-neuronal nuclear antibody，MNGIE：ミトコンドリア神経胃腸管性脳症，CTLA：細胞傷害性 T リンパ球抗原，TNF：腫瘍壊死因子．
（Solomon AJ, et al: Lancet Neurol 2023; 22: 750-768）

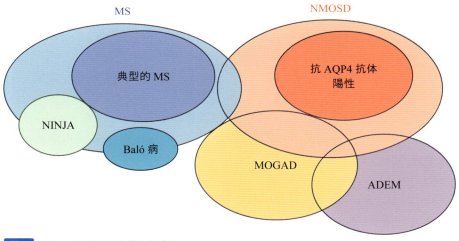

図1 MS および類縁疾患の概念図

NMOSD：視神経脊髄炎スペクトラム障害，NINJA：normal-appearing imaging-associated, neuroimmunologically justified, autoimmune encephalomyelitis，AQP：アクアポリン，MOGAD：ミエリンオリゴデンドロサイト糖蛋白質（MOG）抗体関連疾患，ADEM：急性散在性脳脊髄炎．

MOG 抗体関連疾患（MOGAD）」の表 1 を参照）．

c. 急性散在性脳脊髄炎（ADEM）[4, 5]

小児に多くみられる炎症性脱髄性疾患で，感染後，ワクチン接種後，特発性に分類される．通常は単相性であるが，稀に寛解から 3 か月以上経って再発する「多相性 ADEM」と呼ばれる症例があり，MS との鑑別が重要となる．ADEM では複数の病変が同時多発的に生じ，髄膜刺激症状，意識障害，けいれん，行動異常，片麻痺，失語などを生じる．

脳MRIでは，深部白質や皮質下白質だけでなく，しばしば皮質，視床，大脳基底核にも病変が出現する（図2）．びまん性の辺縁不明瞭な大きめの白質病変が多発することが多いが，mass effect（圧迫所見）やT1低信号病変（T1 black hole）を呈することは少ない．脊髄病変はしばしば横断性脊髄炎の像を呈する．急性期に全身性の炎症反応［C反応性蛋白（C-reactive protein: CRP）］の上昇，脳脊髄液で単核球優位の細胞数増多，蛋白上昇がみられ，脳脊髄圧の上昇やミエリン塩基性蛋白質（myelin basic protein: MBP）濃度の上昇を伴うことがある．オリゴクローナルバンド（oligoclonal bands: OCB）は通常は陰性である．

d. バロー同心円硬化症（BCS）[5,6]

バロー同心円硬化症（Baló concentric sclerosis: BCS）は稀な中枢神経系の炎症性脱髄性疾患であり，脱髄部と髄鞘残存部が同心円状または層状に分布する病理像が特徴である．単相性，再発寛解型，進行型の病型が報告されており，MSの一亜型，あるいは異同に関して議論されている．

症状は病巣部位により筋力低下，感覚障害，複視，運動失調，頭痛，片麻痺認知機能障害など多彩である．MRIでは，異なる信号強度を呈するリング状病巣が同心円または層状構造を形成する．

2 自己免疫性脳炎・脳症

近年，自己免疫性脳炎に関連する抗体の発見，解明が進歩し，MSと鑑別すべき疾患も増加している．NMDA（N-methyl-D-aspartate）受容体脳炎，自己免疫性辺縁系脳炎，抗LGI1（leucine-rich glioma-inactivated 1）抗体関連脳炎・抗CASPER2（contactin associated protein 2）抗体関連脳炎，ビッカースタッフ脳幹脳炎（Bickerstaff brainstem encephalitis），橋本脳症，自己免疫性グリア線維性酸性蛋白質（glial fibrillary acidic protein: GFAP）アストロサイトパチー，抗Ig-LON5（immunoglobulin-like cell adhesion molecule 5）抗体関連脳炎，傍腫瘍性神経症候群など多岐にわたる．

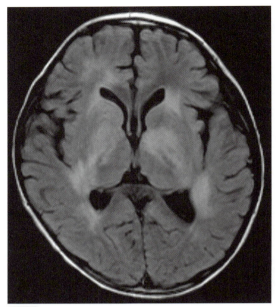

図2　急性散在性脳脊髄炎（ADEM）
5歳男児．FLAIR横断像．流行性耳下腺炎罹患2週間後より微熱．1か月後より四肢麻痺に進展した．両側深部灰白質や皮質下白質（非掲載）に両側びまん性の高信号病変を認める．

各疾患の特徴的な臨床症候，抗神経抗体の測定などが鑑別に重要である．

3 中枢神経系炎症性疾患

a. 神経ベーチェット病[7-9]

ベーチェット病（Behçet disease）は再発性アフタ性口内炎，結節性紅斑，毛包炎様皮疹などの皮膚症状，外陰部潰瘍，ぶどう膜炎を主徴とし，急性炎症性発作を繰り返しながら慢性に進行する炎症性疾患である．約10〜20％に神経ベーチェット病（neuro-Behçet disease）を発症し，主要症候は小脳，脳幹，大脳基底核の障害に基づくことが一般的ある．神経ベーチェット病は急性型と慢性進行型に大別され，男性に多く，ヒト白血球抗原（human leukocyte antigen: HLA）-B51陽性率は急性型で50％，慢性型で90％と高い．

急性型の場合，MRIで脳幹，大脳白質，基底核，視床などにT2高信号を呈し[10]，髄液では好中球優位の細胞数増多，髄液中のインターロイキン（inter-

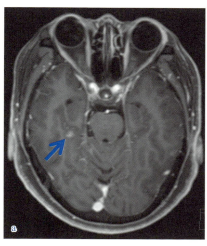
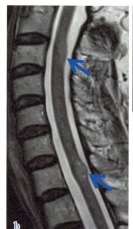
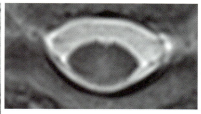

図3 サルコイドーシス
a：脳MRI［T1強調画像（造影）］．ステロイドパルス療法を行ってもガドリニウム造影効果が持続．
b：胸髄MRI（T2強調画像）．

leukin: IL）-6濃度が上昇する．MSでは髄液検査ではリンパ球優位の細胞増多を呈し，髄液中IL-6は上昇しないため鑑別に役立つ．慢性進行型の場合は髄液細胞数，蛋白はごくわずかの上昇に留まるが，髄液中IL-6は数か月以上高値を示す．MRIでは初期に異常なく進行すると脳幹や小脳の萎縮を認める場合がある．

b．神経スイート病[9]

スイート病（Sweet disease）は，有痛性隆起性紅斑，発熱，全身倦怠感などを呈する全身性炎症性疾患である．頭痛，意識障害，てんかん，片麻痺などの脳炎や髄膜炎症状を呈する神経スイート病（neuro-Sweet disease）では髄液細胞数増多，IL-6高値を示すことが多く，HLA-Cw1，HLA-B54がきわめて高率に認められる．

MRIでは，中枢神経系に散在性にT2強調画像，FLAIR（fluid-attenuated inversion recovery）像で高信号を呈する．

c．神経サルコイドーシス[11]

サルコイドーシスは原因不明の全身性炎症性疾患で，病変部位では類上皮細胞肉芽腫病変が形成される．「サルコイドーシス診療の手引き2023」を用いて確定診断するが，組織診断では，全身のいずれかの臓器で壊死を伴わない類上皮細胞肉芽腫が陽性であるか，臨床診断で臓器所見および①両側肺門縦隔リンパ節腫脹，②血清アンジオテンシン変換酵素（angiotensin converting enzyme: ACE）活性高値または血清リゾチーム値高値，③血清可溶性IL-2受容体高値，④クエン酸ガリウム（^{67}Ga）シンチグラムまたはフッ素18標識フルオロデオキシグルコースPET（^{18}F-FDG/PET）における著明な集積所見，⑤気管支肺胞洗浄検査でリンパ球比率上昇，CD4/CD8比が3.5を超える上昇などの検査所見が診断基準であげられている．また，神経単独のサルコイドーシスは非常に稀で，8〜9割の症例で肺，胸腔内リンパ節サルコイド病変が併存する．神経サルコイドーシスでは脳神経が55％，髄膜が12〜40％，脳実質が20〜45％，脊髄が18〜26.5％，末梢神経が10.3〜17％の頻度で障害され，脳MRIでは造影病巣が3か月以上持続することがあり（図3），また，軟膜，硬膜異常が検出される．髄液ACE高値，髄液中CD4/CD8比はMSよりも高いとされている．OCBは陽性のことがある．

4 膠原病

a．シェーグレン症候群

シェーグレン症候群（Sjögren syndrome）は腺組織の破壊により涙液や唾液の産生低下をきたし，眼や口腔内などの乾燥症状を呈する自己免疫疾患である[12]．

厚生省改訂診断基準（1999年）では，適切な検査により，①口唇腺または涙腺組織の生検組織でリンパ球浸潤の存在，②唾液分泌量の低下，③涙の分泌低下，④抗 SS-A 抗体か抗 SS-B 抗体が陽性のうち 2 つ以上が認められれば同症と診断される．腺外病変の神経障害として，末梢神経障害（約 10 ％），中枢神経障害（5 ～ 20 ％）を呈する．中枢神経障害として脳症，無菌性髄膜炎，脳血管炎，さらに脳白質・脊髄病変，視神経炎が存在する場合は，MS や NMOSD との鑑別あるいは合併の有無が重要になる[13]．

b. 全身性エリテマトーデス（SLE）

全身性エリテマトーデス（systemic lupus erythematosus: SLE）は免疫異常を背景に多彩な自己抗体が産生され，発熱，関節痛，頬部発疹，血尿，口腔潰瘍など，皮膚，腎臓，脳といった全身臓器を障害する自己免疫性疾患で，特徴的な臨床症候と血液検査での異常から診断される[14]．NPSLE（neuropsychiatric SLE）は，他の疾患が除外されたうえでの SLE 患者における精神神経症候であり，頭痛，精神症状，認知機能障害，てんかん，脳梗塞，血管炎，脊髄炎，脱髄病巣など多彩な病態を示し，MRI においても脳梗塞，血管炎病巣，散在性の白質病巣，脳萎縮などを呈するため，MS との鑑別が重要である[15]．

5 脳血管障害

ラクナ梗塞，無症候性脳梗塞，高血圧性脳症，可逆性後頭葉白質脳症症候群（posterior reversible encephalopathy syndrome: PRES），若年性脳梗塞を呈する疾患である皮質下梗塞と白質脳症を伴う常染色体顕性（優性）脳動脈症（cerebral autosomal dominant arteriopathy with subcortical infarcts and leukoencephalopathy: CADASIL）［NOTCH3 変異，常染色体顕性（優性）遺伝］，禿頭と変形性脊椎症を伴う常染色体潜性（劣性）白質脳症（cerebral autosomal recessive arteriopathy with subcortical infarcts and leukoencephalopathy: CARASIL）［HTRA1 変異，常染色体潜性（劣性）遺伝］，脊髄硬膜動静脈瘻（図4）などが MS との鑑別にあがる．

6 腫瘍性疾患

多発性に病巣を呈する悪性リンパ腫，血管内リンパ腫，転移性腫瘍，単発性の神経膠腫，神経膠芽腫などの神経系腫瘍性疾患が MS との鑑別にあがる．

7 感染症

発熱，炎症反応高値，髄液検査所見などから感染症が疑われる場合，画像的特徴に留意し鑑別する．進行性の経過におけるヒト免疫不全ウイルス（human immunodeficiency virus: HIV）感染症，ヒト T 細胞白血病ウイルス（human T-cell leukemia virus: HTLV）-1 感染症，梅毒，進行性多巣性白質脳症（progressive multifocal leukoencephalopathy: PML），また最近では新型コロナウイルス感染症（coronavirus disease 2019: COVID-19）罹患後の脳脊髄炎[16]が MS との鑑別にあがる．

8 脊椎疾患

脊椎性脊髄症は頻度が高く，臨床症状の増悪と軽快，あるいは進行など，MS に類似した病状を呈することがある．脊髄 MRI 検査で脊髄の圧排部位の異常信号の有無を検索する（図5）．MS との鑑別が困難な場合は，脳 MRI 検査またはその他の脊髄 MRI 検査で病巣の有無，髄液検査で OCB の有無などを精査する．

9 変性疾患

進行性の臨床経過の場合，一次性進行型 MS（primary progressive MS: PPMS）と痙性対麻痺，脊髄小脳変性症，神経軸索スフェロイド形成を伴う遺伝性びまん性白質脳症（hereditary diffuse leukoencephalopathy with axonal spheroids: HDLS）（「Topic 3　神経軸

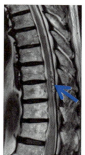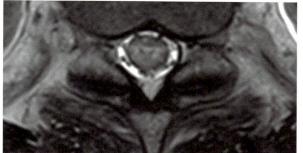

図4 脊髄硬膜動静脈瘻
T2強調画像で屈曲蛇行した異常なflow voidがみられる.

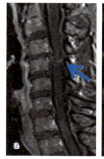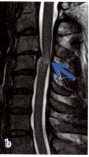

図5 頸椎症性脊髄症
頸髄MRI. a：T1強調画像（造影），b：T2強調画像.

索スフェロイド形成を伴う遺伝性びまん性白質脳症（HDLS）」参照）といった変性疾患がMSとの鑑別にあがる．

10 その他

MSと非常に類似した臨床経過，症状を呈し，診察上神経学的異常所見を認めるが，MRI画像で異常を示さない一群について，NINJA（normal-appearing imaging-associated, neuroimmunologically justified, autoimmune encephalomyelitis）という疾患概念を提唱している（第2章「4 NINJA」参照）．免疫学的異常を呈し，免疫療法による反応が期待できることを認識すべき一群である．

文献

1) Miller DH, Weinshenker BG, Filippi M, et al: Differential diagnosis of suspected multiple sclerosis: a consensus approach. *Mult Scler* 2008; **14**: 1157-1174.
2) Solomon AJ, Arrambide G, Brownlee WJ, et al: Differential diagnosis of suspected multiple sclerosis: an updated consensus approach. *Lancet Neurol* 2023; **22**: 750-768.
3) Dobson R, Giovannoni G: Multiple sclerosis - a review. *Eur J Neurol* 2019; **26**: 27-40.
4) 岡本智子，山村 隆：急性散在性脳脊髄炎．鈴木則宏（編），最新ガイドラインに基づく神経疾患 診療指針 2021-'22．総合医学社，2021．
5) 日本神経学会：多発性硬化症・視神経脊髄炎スペクトラム障害診療ガイドライン 2023．医学書院，2023: 13-15．
6) Di Dier K, Lemmerling M: Baló concentric sclerosis. *J Belg Soc Radiol* 2022; **106**: 97.
7) 厚生労働科学研究費補助金（難治性疾患政策研究事業）ベーチェット病に関する調査研究班：ベーチェット病診療ガイドライン 2020．診断と治療社，2020．
8) 中里祐毅，中里雅光：神経ベーチェット病．鈴木則宏（編），最新ガイドラインに基づく神経疾患 診療指針 2021-'22．総合医学社，2021: 268-271．
9) Hisanaga K: The etiology, diagnosis, and treatment of neurological complications in Behçet disease and its related disorder Sweet disease. *Rinsho Shinkeigaku* 2019; **59**: 1-12.
10) Borhani-Haghighi A, Sarhadi S, Farahangiz S: MRI findings of neuro-Behcet's disease. *Clin Rheumatol* 2011; **30**: 765-770.
11) Sève P, Pacheco Y, Durupt F, et al: Sarcoidosis: a clinical overview from symptoms to diagnosis. *Cells* 2021; **10**: 766.
12) 直人 東：成人シェーグレン症候群の特徴と治療．臨床リウマチ．2017; **29**: 219-227．
13) Mekinian A, Tennenbaum J, Lahuna C, et al: Primary Sjögren's syndrome: central and peripheral nervous system involvements. *Clin Exp Rheumatol* 2020; **38**(suppl 126): 103-109.
14) 河野通仁，渥美達也：全身性エリテマトーデス診療ガイドライン 2019．日内会誌 2023; **112**: 674-679．
15) Ota Y, Srinivasan A, Capizzano AA, et al: Central Nervous System Systemic Lupus Erythematosus: Pathophysiologic, Clinical, and Imaging Features. *Radiographics* 2022; **42**: 212-232.
16) Okumura M, Sekiguchi K, Okamoto T, et al: 'Grasshopper sign': the novel imaging of post-COVID-19 myelopathy with delayed longitudinal white matter abnormalities. *BMJ Neurol Open* 2024; **6**: e000730.

2 抗体陰性 NMOSD

河北総合病院脳神経内科　荒木　学

｜ココがポイント！｜

▶ 抗体陰性 NMOSD は NMOSD 患者全体の 10% 程度存在する.

▶ 抗 AQP4 抗体陰性 NMOSD のなかには，抗 MOG 抗体陽性や抗 AQP4 抗体偽陰性の患者が含まれている可能性があり，その免疫病態は多様である.

▶ 抗 AQP4 抗体陽性 NMOSD に比べて，性差が少ない，視神経炎と脊髄炎の同時発症が多い，単相性が多いという特徴がある.

▶ 治療反応性が悪く，重度の後遺症を残すことが多い.

▶ 抗 AQP4 抗体陽性 NMOSD に承認されているモノクローナル抗体製剤の有効性は示されていない.

視神経脊髄炎スペクトラム障害（neuromyelitis optica spectrum disorders: NMOSD）は主に視神経と脊髄に病変を有する神経性免疫疾患である. 2004 年に視神経脊髄炎（neuromyelitis optica: NMO）に特異的な自己抗体 NMO-IgG が発見され，2005 年にはその標的抗原が水チャネルの抗アクアポリン（aquaporin: AQP）4 抗体であることが判明した[1, 2]. これらの発見により病態解明が進み，病理組織学的には AQP4 が豊富に存在するアストロサイト障害から二次的に神経細胞の障害に進行すると理解されている.

これらの病態解明に伴い，NMOSD は MS とは異なる疾患として独立し，2006 年には診断基準が提唱され[3]，その後の 2015 年に改訂された[4]. この診断基準では抗 AQP4 抗体陰性の NMOSD の診断が可能であり，主要臨床症候の組み合わせと MRI 画像の特徴から診断する. 抗 AQP4 抗体陽性の NMOSD に比べて特異的な診断マーカーが存在しないため，様々な免疫病態の患者が含まれる可能性が指摘されている. 具体的には，抗 AQP4 抗体の測定感度による偽陰性の問題，2023 年に診断基準が提唱された抗ミエリンオリゴデンドロサイト糖蛋白質（myelin oligodendrocyte glycoprotein: MOG）抗体関連疾患（MOG antibody-associated disease: MOGAD）の可能性，未知の自己抗体の存在などの問題があげられる.

本項では，抗 AQP4 抗体および抗 MOG 抗体の両抗体が陰性の NMOSD を「抗体陰性 NMOSD（seronegative NMOSD）」と定義し，その臨床像や検査所見の特徴，抗 AQP4 抗体陽性 NMOSD との差異，治療について述べる.

1 NMOSD の定義，抗 AQP4 抗体の測定系

a. 抗体陰性 NMOSD の定義

2015 年の診断基準では，抗体陰性 NMOSD の診断には，6 つの主要臨床症候のうち少なくとも 2 つを認め，そのうち 1 つは視神経炎，急性脊髄炎，最後野症候群のいずれかである必要がある（**表 1**）[4]. また，MRI の追加要件を満たすことと，実施可能な最良の測定法で抗 AQP4 抗体の陰性を確認することが求められている.

NMOSD 患者全体の 10% 弱，抗 AQP4 抗体陰性 NMOSD 患者の 30 〜 40% 程度に抗 MOG 抗体陽性が含まれるため[5]，2023 年に提唱された診断基準[6]を用いて MOGAD の除外診断を行うことが重要である.

表1	NMOSD の国際診断基準（2015 年）

●抗 AQP4 抗体陽性 NMOSD
 1. 少なくとも 1 つの主要臨床症候がある.
 2. 実施可能な最良の検査を用いた抗 AQP4 抗体の検査結果が陽性（CBA 法が強く推奨される）.
 3. 他疾患の除外.
●抗 AQP4 抗体陰性 NMOSD あるいは抗 AQP4 抗体測定結果不明の NMOSD
 1. 1 回以上の臨床的増悪で少なくとも 2 つの主要臨床症候があり，以下の条件をすべて満たす.
  a. 少なくとも 1 つの主要臨床症候は，視神経炎，3 椎体以上の長大な横断性急性脊髄炎，あるいは最後野症候群である.
  b. 空間的多発（2 つ以上の異なる主要臨床症候）
  c. 該当する病巣の MRI 所見が下記の条件も満たす.
 2. 抗 AQP4 抗体陰性（実施可能な最良の検査を用いる）あるいは抗 AQP4 抗体検査が未実施.
 3. 他疾患の除外.
●主要臨床症候
 1. 視神経炎
 2. 急性脊髄炎
 3. 他の原因では説明できない吃逆あるいは悪心・嘔吐を起こす最後野症候群の発作
 4. 急性脳幹症候群
 5. NMOSD に典型的な間脳の MRI 病変を伴う症候性ナルコレプシーあるいは急性間脳症候群
 6. NMOSD に典型的な脳の MRI 病変を伴う症候性大脳症候群
●抗 AQP4 抗体陰性 NMOSD および抗 AQP4 抗体検査結果不明の NMOSD の MRI 追加要件
 1. 急性視神経炎では，脳 MRI が，（a）正常あるいは非特異的白質病変のみ，または（b）視神経 MRI で T2 高信号病変あるいは T1 強調ガドリニウム造影病変が，視神経長の 1/2 以上であるか，または視交叉に病変が存在することが必要である.
 2. 急性脊髄炎は，これに関連する 3 椎体以上連続の髄内 MRI 病変（長大な横断性脊髄炎の病変），または急性脊髄炎に合致する既往歴を有する患者において，3 椎体以上連続する局所性の脊髄萎縮がみられることが必要である.
 3. 最後野症候群は，これに関連する背側延髄 / 最後野病変がみられることが必要である.
 4. 急性脳幹症候群は，これに関連する脳幹の上衣周囲に病変がみられることが必要である.

CBA 法：cell-based assay.
（Wingerchuk DM, *et al*: *Neurology* 2015; **85**: 177-189）

b. 抗 AQP4 抗体の測定法

　抗 AQP4 抗体の測定法は複数存在し，保険適用があるのは ELISA 法（enzyme-linked immunosorbent assay）のみである．しかし，感度が 70 ％ を超える CBA 法（cell-based assay）に対して，ELISA 法の感度は 10 ％ ほど低く，偽陰性に注意が必要である[7]．

　また，多発性硬化症（multiple sclerosis: MS）や他疾患を鑑別するためのスクリーニング検査として，幅広い症状を呈する患者（NMOSD らしくない患者）を対象に抗 AQP4 抗体測定を実施することは，偽陽性を増やすことにつながる．したがって，NMOSD の診断を目的とした抗 AQP4 抗体測定では CBA 法が強く推奨されている[8]．その結果は再発予防治療の選択にも影響することから，ELISA 法で抗 AQP4 抗体陰性を示した NMOSD 患者では，可能なかぎり CBA 法による追加検査を行うことが推奨される．

c. 抗体陰性 NMOSD の免疫病態

　抗体陰性 NMOSD に焦点を当てた免疫病態の研究は少ない．モデル動物を用いた研究では，抗体陰性 NMOSD 患者から精製した免疫グロブリン（immunoglobulin: Ig）G は補体を活性化しなかったため，抗 AQP4 抗体陽性 NMOSD と免疫病態が異なる可能性が示唆されている[9]．アストロサイト障害については，そのバイオマーカーであるグリア線維性酸性蛋白質（glial fibrillary acidic protein: GFAP）が抗体陽性 NMOSD と同様に高いとする報告と有意に低いとする報告がある[10, 11]．また，抗体陰性 NMOSD 患者の髄液中のニューロフィラメント軽鎖（neurofilament light: NfL）は抗 AQP4 抗体陽性 NMOSD 患者や MOGAD 患者より高く，神経軸索障害が顕著であるとした報告もある[12]．

2 抗体陽性 NMOSD との差異

a. 臨床所見

好発年齢や視神経炎,脊髄炎を主とすることなど,抗体陽性 NMOSD とおおむね変わらない臨床像を呈するが,抗体陽性 NMOSD よりは性差が少ない(やや女性優位),単相性が多い,視神経炎と脊髄炎の同時発症が多いなどの特徴もある.一方,視神経炎と脊髄炎の同時発症がみられる MOGAD に比べると,治療反応性に乏しく,重度の後遺症を残すことが多いとされる[12].

b. 検査所見(髄液,MRI)

髄液所見では細胞数増多を示し,オリゴクローナルバンド(oligoclonal bands: OCB)陽性率は抗体陽性 NMOSD ほど大きく変化しない.一方,アストロサイト障害のマーカーである GFAP と,抗体陽性 NMOSD や MOGAD で高値になるインターロイキン(interleukin: IL)-6 は,相対的に低値を示すと報告されている[12].MRI では,脊髄の長軸方向に進展した脊髄長大病変(longitudinally extensive transverse myelitis: LETM)と脊髄中心部の病変が,抗体陽性 NMOSD とともに特徴的な所見である.

抗 AQP4 抗体や抗 MOG 抗体が陰性の場合は鑑別診断が重要であり,脊髄血管障害(脊髄梗塞,脊髄動静脈奇形),サルコイドーシス,中枢神経系原発悪性リンパ腫(primary central nervous system lymphoma: PCNSL)などが鑑別にあがる.また,大脳病変や脳幹病変を含めると,神経ベーチェット病(neuro-Behçet's disease)や GFAP アストロサイトパチーとの鑑別診断も必要になる.

3 治療

a. 急性期治療

MS や抗体陽性 NMOSD と同様にステロイドパルス療法,血液浄化療法,免疫グロブリン大量静注療法(intravenous immunoglobulin: IVIg)が用いられる.

一般的にステロイド反応性がよい MOGAD に比べて重症例が多いため,抗 AQP4 抗体陽性 NMOSD と同様に迅速かつ強力に治療することが重要である.

b. 再発予防治療

現在のところ,抗体陰性 NMOSD に対する再発予防薬は承認されていない.NMOSD に対するサトラリズマブ(satralizumab: SAT),イネビリズマブの第 III 相臨床試験では少数例の抗 AQP4 抗体陰性患者が含まれていたが,抗体陽性患者群とは異なり,明らかな有効性は示されなかった[13, 14].

したがって,抗体陰性 NMOSD の再発予防では,経口ステロイドや免疫抑制薬が経験的に使用されることが多い.

1)経口ステロイド,免疫抑制薬

グルココルチコイド(プレドニン®,プレドニゾロン®),アザチオプリン(azathioprine: AZP)(イムラン®,アザニン®),タクロリムス(tacrolimus: TAC)(プログラフ®),シクロスポリン A(cyclosporin A: CyA)(ネオーラル®),ミコフェノール酸モフェチル(mycophenolate mofetil: MMF)(セルセプト®)が第一選択薬に位置付けられるが,リツキシマブ(rituximab: RTX)(リツキサン®),メトトレキサート(methotrexate: MTX)(リウマトレックス®),ミトキサントロン(mitoxantrone: MITX)(ノバントロン®)なども用いられる[12].

いずれも保険適用外の未承認薬であるが,一部の薬剤は NMOSD や MS に対し適応外使用が認められている.

2)MS の疾患修飾薬(DMD)

MS の疾患修飾薬(disease modifying drug: DMD)であるインターフェロン(interferon: IFN)β(アボネックス®,ベタフェロン®),グラチラマー酢酸塩(glatiramer acetate: GA)(コパキソン®),ナタリズマブ(natalizumab: NTZ)(タイサブリ®),フィンゴリモド(fingolimod: FTY)(イムセラ®,ジレニア®)などは無効であり,再発頻度を増加させることがある.

また,測定法の問題による抗 AQP4 抗体偽陰性の可能性,または他の未知の自己抗体が病態に関与している可能性があるため,抗 AQP4 抗体陽性

NMOSD と同様に，ここにあげた MS の DMD の選択は避ける．

3）その他の再発予防治療

抗体陰性 NMOSD の一部の患者では，画像などの所見が MS と矛盾しない特徴を有する場合があり，NMOSD と MS の重複症候群と捉えることもできる．そのようなケースでは，両疾患で有効性が示されている B 細胞除去（枯渇）療法が有効な可能性がある．NMOSD の再発予防には抗 CD19 抗体製剤のイネビリズマブ（ユプリズナ®），抗 CD20 抗体製剤の RTX（リツキサン®）が承認されているが，添付文書上はいずれも抗 AQP4 抗体陽性患者への投与とされており，抗体陰性患者への有効性は示されていない．一方，MS の再発予防と身体的障害の進行（confirmed disability progression: CDP）抑制に抗 CD20 抗体製剤のオファツムマブ（ofatumumab: OMB）（ケシンプタ®）が承認されており，MS の臨床的特徴を

有する抗体陰性 NMOSD では有力な治療選択肢となる．

4 抗 AQP4 抗体の陰性化

抗 AQP4 抗体陽性 NMOSD と診断した患者が，診断後の経過中に抗体陰性化することをしばしば経験する．抗体陽性患者 933 人の推移を調べた海外のデータでは，11 ％ の患者が抗体陰性化していた[15]．陰性化した患者は 20 歳以下の若年者に多く，抗体価が比較的低かった．これらの陰性化した患者であっても半数が再度陽転化しており，陰性化の状態で再発した患者もいた．この研究から，抗 AQP4 抗体が陰性化しても再発の可能性があること，抗体価が低い患者は陽性と陰性を繰り返すことに留意して治療にあたる必要があることが示唆された．

文献

1）Lennon VA, Wingerchuk DM, Kryzer TJ, *et al*: A serum autoantibody marker of neuromyelitis optica: distinction from multiple sclerosis. *Lancet* 2004; **364**: 2106-2112.

2）Lennon VA, Kryzer TJ, Pittock SJ, *et al*: IgG marker of optic-spinal multiple sclerosis binds to the aquaporin-4 water channel. *J Exp Med* 2005; **202**: 473-477.

3）Hor JY, Asgari N, Nakashima I, *et al*: Epidemiology of neuromyelitis optica spectrum disorder and its prevalence and incidence worldwide. *Front Neurol* 2020; **11**: 501.

4）Wingerchuk DM, Banwell B, Bennett JL, *et al*: International consensus diagnostic criteria for neuromyelitis optica spectrum disorders. *Neurology* 2015; **85**: 177-189.

5）Li X, Zhang C, Jia D, *et al*: The occurrence of myelin oligodendrocyte glycoprotein antibodies in aquaporin-4-antibody seronegative neuromyelitis optica spectrum disorder: A systematic review and meta-analysis. *Mult Scler Relat Disord* 2021; **53**: 103030.

6）Banwell B, Bennett JL, Marignier R, *et al*: Diagnosis of myelin oligodendrocyte glycoprotein antibody-associated disease: International MOGAD Panel proposed criteria. *Lancet Neurol* 2023; **22**: 268-282.

7）Jeyalatha MV, Therese KL, Anand AR: An update on the laboratory diagnosis of neuromyelitis optica spectrum disorders. *J Clin Neurol* 2022; **18**: 152-162.

8）日本神経学会：多発性硬化症・視神経脊髄炎スペクトラム障害診療ガイドライン 2023. 医学書院, 2023.

9）Yick LW, Ma OK, Ng RC, *et al*: Aquaporin-4 autoantibodies from neuromyelitis optica spectrum disorder patients induce complement-independent immunopathologies in mice. *Front Immunol* 2018; **9**: 1438.

10）Kleerekooper I, Herbert MK, Kuiperij HB, *et al*: CSF levels of glutamine synthetase and GFAP to explore astrocytic damage in seronegative NMOSD. *J Neurol Neurosurg Psychiatry* 2020; **91**: 605-611.

11）Hyun JW, Kim Y, Kim KH, *et al*: CSF GFAP levels in double seronegative neuromyelitis optica spectrum disorder: no evidence of astrocyte damage. *J Neuroinflammation* 2022; **19**: 86.

12）Wu Y, Geraldes R, Jurynczyk M, *et al*: Double-negative neuromyelitis optica spectrum disorder. *Mult Scler* 2023; **29**: 1353-1362.

13）Yamamura T, Kleiter I, Fujihara K, *et al*: Trial of satralizumab in neuromyelitis optica spectrum disorder. *N Engl J Med* 2019; **381**: 2114-2124.

14）Cree BAC, Bennett JL, Kim HJ, *et al*: Inebilizumab for the treatment of neuromyelitis optica spectrum disorder（N-MOmentum）: a double-blind, randomised placebo-controlled phase 2/3 trial. *Lancet* 2019; **394**: 1353-1363.

15）Majed M, Valencia Sanchez C, Bennett JL, *et al*: Alterations in aquaporin-4-IgG serostatus in 986 patients: A laboratory-based longitudinal analysis. *Ann Neurol* 2023; **94**: 727-735.

3 抗 MOG 抗体関連疾患（MOGAD）

国立精神・神経医療研究センター病院脳神経内科　　勝元敦子

┤ココがポイント！├

▶ 2023 年，国際パネルより MOGAD の診断基準が提唱された．

▶ 視神経炎や脊髄炎，稀に皮質性脳炎を呈し，ステロイド治療によく反応する．

▶ 抗 MOG 抗体の測定は CBA 法（cell-based assay）で行い，病型によって髄液での測定も検討する．

▶ 約 3 割は再発し，経口ステロイドや免疫抑制薬が使用される．

抗アクアポリン（aquaporin: AQP）4 抗体陰性の視神経脊髄炎スペクトラム障害（neuromyelitis optica spectrum disorders: NMOSD）や急性散在性脳脊髄炎（acute disseminated encephalomyelitis: ADEM）と診断されていた症例の一部で抗ミエリンオリゴデンドロサイト糖蛋白質（myelin oligodendrocyte glycoprotein: MOG）抗体が発見され，多発性硬化症（multiple sclerosis: MS）や NMOSD とは異なる新たな疾患概念として，抗 MOG 抗体関連疾患（MOG antibody-associated disease: MOGAD）が提唱された．2023 年にはわが国初の全国疫学調査の結果が報告され，国際パネルからは MOGAD の診断基準が提唱された．

1 病態

MOG はオリゴデンドロサイトやミエリン表面に発現する蛋白である．MS の動物モデルである実験的自己免疫性脳脊髄炎（experimental autoimmune encephalomyelitis: EAE）では長らく，native MOG ペプチドを標的とする抗体が生物学的に重要と推定されてきた．しかし，MS との関連性が重視されていたことや，患者の抗 MOG 抗体がマウスの MOG を認識せず，MOG ペプチドの立体構造を適切に認識する自己抗体の検出が困難であったことなどから，ヒトにおける抗 MOG 抗体の病的意義が示されていな

かった．近年になって CBA 法（cell-based assay）による検出系が確立したことで，一様な患者群の抽出が可能となり，疾患の特徴が明らかになってきた．

病理組織学的には，臨床表現型に関わらず，血管周囲に多発する炎症性脱髄が特徴であり，ADEM の脱髄と特徴が類似している[1,2]．脱髄病巣は白質のみならず，脳軟膜下から皮質や皮髄境界にも認められる[1,2]．MS ではより大きい血管に局所的に脱髄が生じるのに対し，MOGAD では小血管周囲に融合する脱髄パターンを示す．二次性進行型 MS（secondary progressive MS: SPMS）で認められる slowly expanding lesion や，NMOSD に特徴的な AQP4 やアストロサイト（astrocyte）の脱落は認められない．MOG が選択的に脱落する一方で，ミエリン塩基性蛋白質（myelin basic protein: MBP）やミエリン随伴性糖蛋白質（myelin-associated glycoprotein: MAG）は保たれていることから，抗 MOG 抗体の自己免疫応答が示唆される[2]．血管周囲にはマクロファージおよび CD4 陽性 T 細胞を主体とした炎症細胞浸潤がみられ，CD8 優位の T 細胞浸潤を特徴とする MS 病変と対照的である．*in vitro* においては抗 MOG 抗体による細胞障害や髄鞘脱落が補体介在性に生じることが報告されているが，ヒト組織では補体沈着の頻度が少ないとする報告[2]と，全例に活性補体沈着を認めたとする報告[1]に分かれており，補体の関与については結論が出ていない．

抗MOG抗体価の髄液/血清比や，抗体の髄腔内産生を示す抗体価指数（antibody index）が高いことから，抗MOG抗体が血液中で産生されるほか，髄腔内でも産生されると考えられている[3]．また，脳内のみで抗体産生を認める一群は皮質脳炎の発症と関与していることが報告されており，抗MOG抗体が病態に深く関与していることが示唆される．

2 臨床所見，画像所見

わが国の全国疫学調査を含めたアジアおよび欧米との集団ベース研究では，有病率は1.3～2.5/10万人，年間発症率は3.4～4.8/100万人で，緯度や人種，ヒト白血球抗原（human leukocyte antigen: HLA）との関連はなかった[4]．女性優位性はなく，すべての年齢で発症する（平均30歳，約30％は小児）．自己免疫疾患の合併はNMOSDより頻度は低いが，NMDA（N-methyl-D-aspartate）受容体抗体が時に陽性となる．また，20～40％の症例で感染症が先行する．

病型としては，多巣性の脳脊髄炎，視神経炎，横断性脳脊髄炎，頻度は低いが皮質性脳炎，脳幹・小脳病変などを呈し，全年代を通じて視神経炎が多い．小児ではADEMが多く，成人では脳炎，脳幹脳炎，脊髄炎が多い特徴がある．

a. 視神経炎

視神経炎は成人の初発時に最も多くみられ，約40～60％で発症する[3]．一方，11歳未満の小児ではADEMに視神経炎が随伴することが多い[5]．両側性で視神経の前部に多く，視神経長の50％以上を占める長大病変を呈する．視神経の強い腫脹，屈曲・蛇行が特徴的とされる．視神経周囲の造影増強効果，視神経乳頭浮腫を認めることが多い．

b. 脊髄炎

視神経炎に次いで多い表現型である．「円錐部が障害されやすい（40～75％）」とされているが，「円錐部には少なく（4％），頸胸髄に多い（71％）」とする報告もあり，頻度には幅がある[5]．長軸方向に3椎体以上に及ぶ脊髄長大病変（longitudinally extensive transverse myelitis: LETM）の頻度が高いが，3椎体未満の脊髄連続病変（short transverse myelitis: STM）も認められる．横断像では中心灰白質にH字型のT2高信号病変（H sign）を認めることが特徴である．脊髄辺縁部や横断性の障害もありうる．造影MRI検査では，"cloud-like enhancement"と称される境界不明瞭な斑状の造影増強効果や境界明瞭な結節状，髄膜の造影増強効果が認められうる．

c. 脳炎

多彩な所見が報告されており，特異的な画像所見はない．テント上またテント下白質病変，深部灰白質に不明瞭なT2高信号病変を認める．白質病変ではADEM様のパターンや腫瘤状病変が報告されている．皮質性脳炎では，けいれんを伴う片側の大脳皮質腫脹および皮質や脳溝内のFLAIR（fluid-attenuated inversion recovery）法における高信号所見を特徴とする症例〔FLAIMS（FLAIR hyperintense lesions in anti-MOG-associated encephalitis with seizures）〕[6]と，両側前頭葉内側皮質に生じ対麻痺を呈する症例[7]が報告されている．脳幹脳炎においては，中小脳脚に病変が出現しやすい[8]．発症時に特徴的な画像を認めない場合もあるので注意する．

3 診断基準

国際パネルから2023年にMOGADの診断基準が提唱された[8]．

主症状として，①視神経炎，②脊髄炎，③ADEM，④単巣性または多巣性障害，⑤脳幹または小脳障害，⑥大脳皮質性脳炎（しばしばけいれん発作を合併する）を呈し，CBA法で血清中の抗MOG抗体が陽性であること，MSを含む他疾患が除外されることをすべて満たす場合にMOGADと診断する．

抗MOG抗体の存在に関しては，低抗体価や陽性でも力価不明の場合，髄液のみで抗体陽性の場合は，抗AQP4抗体陰性かつ1つ以上の臨床的またはMRI画像での支持的特徴を有することが診断の条

表1 MOGAD における MRI 画像での支持的特徴

病変部位	MRI 所見
視神経炎	両側同時発症，長大な視神経炎，視神経周囲鞘の造影増強効果，乳頭浮腫
脊髄炎	脊髄長大病変(LETM)，脊髄中心性(H 字型)，脊髄円錐
脳・脳幹症候群	多発性の境界不明瞭な T2 高信号病変，深部灰白質病変，皮質性病変

件となる．MRI 画像での支持的特徴を**表1**に示す．

鑑別疾患は，MS，NMOSD，脳梗塞・脊髄梗塞など多岐にわたる．発症様式，症状，髄液検査，MRI 所見などにより鑑別を行う．髄液検査では細胞増多(患者の約 7 割にみられる．一部は好中球優位)を示し，オリゴクローナルバンド(oligoclonal bands: OCB)が陽性となることは少ない(5 〜 13 %)．

4 抗 MOG 抗体測定対象と結果の解釈

わが国では特異度の高い Live CBA 法がコスミック社より提供されており，抗体陽性例は高力価陽性に相当する．臨床的・画像的に MS の診断基準を満たす場合でも 0.3 〜 2.5 % で陽性となるため，スクリーニング目的での抗 MOG 抗体測定の実施は推奨されていない．特に低力価の場合は偽陽性のリスクがあり，MOGAD として臨床的・画像的に非典型な例や MS 様の脳病変を呈する例における抗 MOG 抗体測定に関しては注意が必要である[9]．また，経過とともに抗体価が陰転化することがあり，慢性期に検査すると偽陰性になる可能性があるので，臨床所見に照らして判断する．

11 歳未満の小児では視神経炎や ADEM の約 50 % に抗 MOG 抗体を認める．このような検査前確率の高い群では抗体測定が推奨される．成人の視神経炎では抗体陽性率は 5 % 前後であるが，著明な視神経乳頭浮腫を伴う例では陽性率が高くなる(39 %)ため，抗体測定が推奨される．また，視神経の長大病変や両側同時発症の視神経炎，MRI で視神経周囲の造影増強効果を認める例では積極的に測定する．

血清および髄液の抗 MOG 抗体は多くの例で両者とも陽性だが，抗 MOG 抗体陽性であった 133 例の検討では，13 % は血清のみ，17 % は髄液のみで陽性であったことが報告されている[10]．視神経炎では髄液のみの陽性例はなく，血清での検査が勧められる．髄液抗 MOG 抗体は ADEM や皮質性脳炎と関連し，特に皮質性脳炎では髄液のみ陽性となる割合が高いことから，血清に加えて髄液での検査も検討される．

5 治療

a. 急性期治療

ステロイドパルス療法を行い，治療不応例には免疫グロブリン大量静注療法(intravenous immunoglobulin: IVIg)や血液浄化療法などを考慮する．ステロイド治療に対する反応性はよく，多くは後遺症なく回復する．

b. 再発予防治療

成人例の検討では 27 〜 36 % が再発し，特に初回発作から数か月以内に最も頻度が高い[11]．海外との比較では，日本人症例は単相性で年間再発率(annualized relapse rate: ARR)が低く，Kurtzke 総合障害度評価スケール(expanded disability status scale of Kurtzke: EDSS)の障害度が軽度である一方で，欧米では 80 % に再発を認め，再発を繰り返した例では重度の神経障害や視覚障害を呈することが報告されている[12]．画像上の再発は 3.6 〜 4.0 % と少ないが，その後の再発と強く関連していた．抗体陰転化の場合は再発しないことが多く，陽性が持続すると再発しやすいとの報告がある一方で，逆の報告もある[11]．

再発予防治療に関しては，経口ステロイドやアザチオプリン（azathioprine: AZP）などの免疫抑制薬による効果が報告されている[13]．経口ステロイドでは10 mg/日未満や3か月未満での急速なステロイド減量・中止，ステロイド中止後2か月間での再発頻度が高いことが報告されており，注意が必要である[14]．IVIgは有効であり，ステロイドやB細胞除去（枯渇）療法［リツキシマブ（rituximab: RTX）］などと比較してARRの抑制効果が高い[15]．MOGADでは，MSでみられる身体的障害の進行（confirmed disability progression: CDP）や再発のない神経障害の悪化は生じないようであるが，長期的な観察研究の蓄積が望まれる．

6　おわりに

　MOGADに関する研究が急速に進展している．さらなる研究によって，詳細な病態解明や有効な治療法の開発につながることが期待される．

文献

1) Höftberger R, Guo Y, Flanagan EP, *et al*: The pathology of central nervous system inflammatory demyelinating disease accompanying myelin oligodendrocyte glycoprotein autoantibody. *Acta Neuropathol* 2020; **139**: 875-892.

2) Takai Y, Misu T, Kaneko K, *et al*: Myelin oligodendrocyte glycoprotein antibody-associated disease: an immunopathological study. *Brain* 2020; **143**: 1431-1446.

3) Akaishi T, Misu T, Fujihara K, *et al*: Difference in the source of anti-AQP4-IgG and anti-MOG-IgG antibodies in CSF in patients with neuromyelitis optica spectrum disorder. *Neurology* 2021; **97**: e1-e12.

4) Nakamura M, Ogawa R, Fujimori J, *et al*: Epidemiological and clinical characteristics of myelin oligodendrocyte glycoprotein antibody-associated disease in a nationwide survey. *Mult Scler* 2023; **29**: 530-539.

5) Banwell B, Bennett JL, Marignier R, *et al*: Diagnosis of myelin oligodendrocyte glycoprotein antibody-associated disease: International MOGAD Panel proposed criteria. *Lancet Neurol* 2023; **22**: 268-282.

6) Budhram A, Mirian A, Le C, *et al*: Unilateral cortical FLAIR-hyperintense lesions in anti-MOG-associated encephalitis with seizures（FLAMES）: characterization of a distinct clinico-radiographic syndrome. *J Neurol* 2019; **266**: 2481-2487.

7) Fujimori J, Takai Y, Nakashima I, *et al*: Bilateral frontal cortex encephalitis and paraparesis in a patient with anti-MOG antibodies. *J Neurol Neurosurg Psychiatry* 2017; **88**: 534-536.

8) 田添　潤：中枢神経系の炎症性脱髄疾患の画像所見．神経治療 2020; **37**: 268-271.

9) Sechi E, Buciuc M, Pittock SJ, *et al*: Positive predictive value of myelin oligodendrocyte glycoprotein autoantibody testing. *JAMA Neurol* 2021; **78**: 741-746.

10) Matsumoto Y, Kaneko K, Takahashi T, *et al*: Diagnostic implications of MOG-IgG detection in sera and cerebrospinal fluids. *Brain* 2023; **146**: 3938-3948.

11) Cobo-Calvo A, Ruiz A, Maillart E, *et al*: Clinical spectrum and prognostic value of CNS MOG autoimmunity in adults: the MOGADOR study. *Neurology* 2018; **90**: e1858-e1869.

12) Jarius S, Ruprecht K, Kleiter I, *et al*: MOG-IgG in NMO and related disorders: a multicenter study of 50 patients. Part 1: Frequency, syndrome specificity, influence of disease activity, long-term course, association with AQP4-IgG, and origin. *J Neuroinflammation* 2016; **13**: 279.

13) Liu J, Mori M, Zimmermann H, *et al*: Anti-MOG antibody-associated disorders: differences in clinical profiles and prognosis in Japan and Germany. *J Neurol Neurosurg Psychiatry* 2020 ［Online ahead of print］．

14) Ramanathan S, Mohammad S, Tantsis E, *et al*: Clinical course, therapeutic responses and outcomes in relapsing MOG antibody-associated demyelination. *J Neurol Neurosurg Psychiatry* 2018; **89**: 127-137.

15) Chen JJ, Saif Huda S, Hacohen Y, *et al*: Association of maintenance intravenous immunoglobulin with prevention of relapse in adult myelin oligodendrocyte glycoprotein antibody-associated disease. *JAMA Neurol* 2022; **79**: 518-525.

4 NINJA

国立精神・神経医療研究センター神経研究所免疫研究部 　　竹脇大貴

┤ココがポイント！├

▶ MS に類似する臨床経過がありながらも，脳脊髄 MRI で異常を認めないために診断が保留となる症例が一定数存在する．

▶ これらの症例には客観的な神経学的異常所見が存在し，免疫治療によりそれらの所見が改善する点が特徴である．

▶ 「MRI 所見正常」という情報に縛られて必要な治療が行われていない症例が少なからず存在し，注意喚起の意味も込めて，この一群を "NINJA（Normal-appearing Imaging-associated, Neuroimmunologically Justified, Autoimmune encephalomyelitis）" と命名した．

▶ NINJA という疾患概念に含まれる患者の中にも，多様な背景病態が存在すると考えられる．

多発性硬化症（multiple sclerosis: MS）は中枢神経系の様々な部位において炎症に伴う脱髄や神経障害が生じる自己免疫疾患であり，再発と寛解を繰り返しながら徐々に障害が蓄積していく．

MRI 検査は MS の診断や重症度評価において非常に有用であるが，一部の MS 患者では症状が重症なわりに MRI 所見上の異常が軽度なことがあり，症状・診察所見と MRI 所見の間に時として大きな乖離がみられる．MS の診断において世界中で一般的に用いられている McDonald 診断基準では，時間的，空間的に多発する客観的臨床的証拠（中枢神経系の障害を示唆する神経学的異常所見）を認め，かつ他疾患に該当しなければ MS の範疇[*1]に含まれる．しかし，脳脊髄 MRI が正常な場合，多くの医師は「脱髄は存在しない」と判断するため，診断保留となるばかりか，時に身体表現性障害や詐病と診断される．

筆者らは，MS に類似する臨床経過がありながらも脳脊髄 MRI で異常を認めないこれらの症例の特徴を明らかにし，適切な治療に結び付けることを目的に研究を開始した．

1 NINJA に関する研究内容の紹介

MS や視神経脊髄炎スペクトラム障害（neuromyelitis optica spectrum disorders: NMOSD）の診断または疑いで 2016 年に国立精神・神経医療研究センター病院を受診した 550 例のうち，MS における McDonald 診断基準 2010 を客観的臨床的証拠で満たし，通常撮像法の脳脊髄 3 テスラ MRI で異常を認めない 11 例を対象とした．

最初にこれらの症例の臨床的特徴を調べたところ，重症度を示す指標である Kurtzke 総合障害度評価スケール（expanded disability status scale of Kurtzke: EDSS）の中央値は 6.0 と高値で，機能的に高度の障害を認めた．典型的な MS で陽性率が高い髄液オリゴクローナルバンド（oligoclonal bands: OCB）は測定した 9 例すべてで陰性であった．多くの症例でステロイドパルス療法や血液浄化療法が有効であり，治

[*1]：ここでいう「MS の範疇」とは，疾患修飾薬（disease modifying drug: DMD）で治療すべき対象という意味ではなく，中枢神経系の炎症性脱髄性疾患のなかで，既存の他疾患の枠組みに当てはまらないものという意味である．

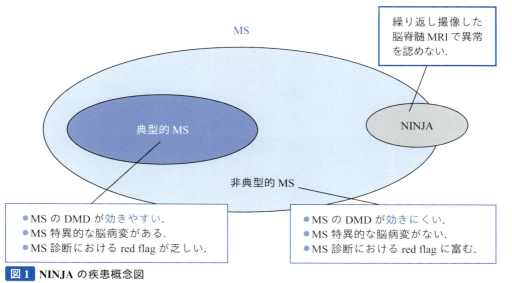

図1 NINJA の疾患概念図
DMD：疾患修飾薬．
NINJA は非典型的 MS（「既存の他疾患除外」の項目を含め MS の McDonald 診断を満たすものの，脳脊髄 MRI での病変の分布や形状が MS 特異的ではなく，MS 診断における red flag[2]に富む中枢神経系の炎症性脱髄性疾患）の中に一部が含まれる疾患概念と考えられる．
（Takewaki D, et al: Neurol Neuroimmunol Neuroinflamm 2018; **5**: e456 より改変）

療に伴う臨床所見の改善を認めた．3例で過去にインターフェロン（interferon: IFN）βが使用されていたが，いずれの症例においても有効性を認めなかった．以上より，本研究対象群は McDonald 診断基準に該当する一方で，欧米型の典型的な MS とは明らかに異なる臨床的特徴をもつことが判明した．筆者らは「典型的な MS とは異なる」ということを明示するために，この一群を新たに「画像所見は一見正常であるけれども，神経免疫学的に明らかとなった，自己免疫性脳脊髄炎」として，英文表記 "Normal-appearing Imaging-associated, Neuroimmunologically Justified, Autoimmune encephalomyelitis" の頭文字をとって "NINJA" と命名した（図1）[1]．

次に，脳 MRI 拡散テンソル画像（diffusion tensor imaging: DTI）を用いた統計画像解析を行った．通常撮像法の MRI 画像では正常にみえる脳白質の異方性比率を NINJA 群 9 例と健常者群 24 例との間で比較したところ，NINJA 群では広範囲の脳白質における異方性比率が低下していた（図2）[1]．DTI 画像における異方性比率の低下は，神経線維の規則的な配列における構造的な乱れを反映しており，NINJA 群における広範な脳白質障害を示唆する結果であった．

さらに，フローサイトメトリーを用いた末梢血リンパ球解析を行った．末梢血液中の B 細胞全体に対する B 細胞亜分画の頻度を，NINJA 群 11 例，典型的 MS 群 11 例，健常者群 17 例との間で比較したところ，NINJA 群において形質芽細胞（plasmablast）の頻度が有意に増加していた（図3）[1]．形質芽細胞は NMOSD 患者の末梢血液中で増加し，抗アクアポリン（aquaporin: AQP）4 抗体の産生能をもつ分画の1つであることが報告されている[3]．NINJA 群における末梢血での形質芽細胞頻度の増加は，自己抗体介在性の病態を示唆する結果であった．以上より，NINJA 群における神経障害は DTI 画像解析で明らかとなった広範な脳白質障害に起因する可能性があり，一方で血液浄化療法に伴う臨床所見の改善と末梢血リンパ球解析での B 細胞系の異常は，自己免疫介在性の病態を示唆する結果であった[1]．

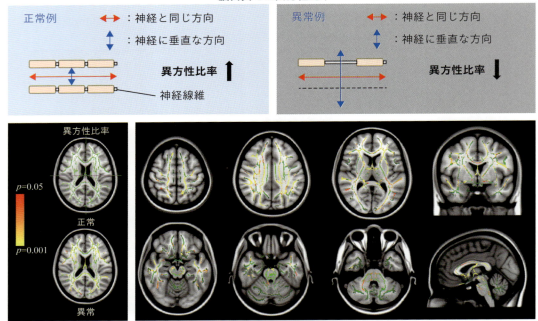

図2 MRI 拡散テンソル (DTI) 画像における異方性比率の変化

有意に異方性比率が低下している領域を赤色や黄色で，変化していない領域を緑色で示す．NINJA 群では健常者群と比較して，広範囲の脳白質において異方性比率が低下していた．

(Takewaki D, et al: Neurol Neuroimmunol Neuroinflamm 2018; **5**: e456 より改変)

2 代表的な NINJA の症例提示

a. 症例1

38歳男性．左眼の見えにくさが出現したが，1週間程度で消失した．2か月後，疼痛を伴う左半身のしびれ感が出現し近医を受診．ステロイドパルス療法が施行され，感覚障害はほぼ完全に消失した．

6か月後，急性の経過で左半身の異常感覚と筋力低下が出現し当科を受診．神経学的所見として，左視力低下，反射の亢進を伴う左半身の筋力低下，左 Babinski 徴候陽性，左半身の表在感覚低下を認めた．脳脊髄 MRI では異常所見を認めなかった．ステロイドパルス療法を施行したところ，左上肢の感覚障害が部分的に改善した．さらに血液浄化療法 [血漿免疫吸着法 (immunoadsorption plasmapheresis: IAPP)] を施行したところ，歩行速度，左半身の筋力低下，左半身の感覚障害の顕著な改善を認めた．

その後，ステロイドや免疫抑制薬の内服，グラチラマー酢酸塩 (glatiramer acetate: GA) など様々な免疫療法が試みられたが，退院後の1年間で3回の臨床的再発を経験した．さらにその後の2年間で神経障害は徐々に蓄積し，EDSS スコアは2から5まで悪化した．繰り返し撮像した脳脊髄 MRI では特記すべき異常所見を認めなかった．

b. 症例2

23歳男性．右手の力の入りにくさ，両下肢のつっぱり感としびれ感を自覚したが，自然に改善した．1年後に両下肢の疼痛が出現し，近医を受診．脳脊髄 MRI では特記すべき異常所見を認めないものの，髄液蛋白の上昇を認め，免疫介在性神経疾患の可能性を念頭にステロイド内服治療が開始された．その後，MS の診断のもと IFNβ が開始され再発なく経過したが，開始から1年6か月後に白血球数減少のため中止となった．30歳時に腹痛と下血を認め近医を受診．潰瘍性大腸炎と診断され，サラゾスルファピリジンが開始された．33歳時，右視力低下，両

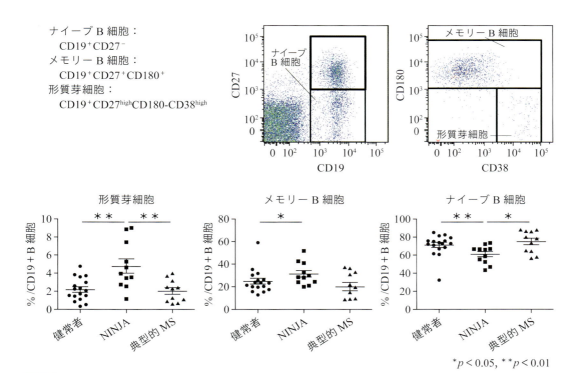

図3 B細胞亜分画の頻度
NINJA群では健常者群，典型的MS群と比較して，形質芽細胞頻度とメモリーB細胞頻度の有意な増加，ナイーブB細胞頻度の有意な減少を認めた．
(Takewaki D, et al: Neurol Neuroimmunol Neuroinflamm 2018; 5: e456 より改変)

下肢筋力低下，排尿障害が出現し近医を受診．ステロイドパルス療法が施行され，視力低下は回復したが，杖歩行となった．34歳時に顔面とC3-Th2領域にしびれ感が出現し，ステロイドパルス療法を施行され症状は消失した．

34歳時に当科を受診．神経学的所見として，両下肢の筋力低下，感覚障害，腱反射亢進を認めた．37歳時に両上肢が挙上困難となり，C4-Th2領域と両下肢全体に温痛覚低下と振動覚低下を認めた．両上肢の徒手筋力テスト（manual muscle test: MMT）は4〜5，両下肢のMMTは3〜4と四肢筋力低下を認め，立位困難であった．ステロイドパルス療法が施行され，感覚障害については一部改善を認めたが，筋力低下の改善は乏しかった．その後，血液浄化療法（IAPP）が施行され，両下肢筋力はMMT 5レベルにまで改善した．再発予防治療としてステロイドや免疫抑制薬の内服が行われたが，その後も年に1〜2回の頻度で臨床的再発を認め，43歳時にGAが開始された．この時点での神経学的所見として，反射の亢進を伴う四肢筋力低下，左Babinski徴候陽性，右下肢温痛覚低下，両下肢振動覚低下を認め，EDSSは6.0であった．

GA開始後の8年間は明らかな臨床的再発や障害進行はなく経過している．経過中に繰り返し撮像した脳脊髄MRIでは特記すべき異常所見を認めなかった．

c. 症例1，症例2の総括

症例1，2ともに，抗AQP4抗体や抗ミエリンオリゴデンドロサイト糖蛋白質（myelin oligodendrocyte glycoprotein: MOG）抗体に加え，自己免疫性脳炎に関する各種自己抗体は陰性であり，その他の臨床所見や検査所見，画像所見をもとに総合的に判断しても既存の他疾患の枠組みには当てはまらなかった．

また，両症例ともステロイドパルス療法や血液浄化療法などの急性期治療により神経障害の明らかな

改善を認める点は共通していたが，症例1は既存の再発予防治療に十分な効果を示さなかったのに対し，症例2はGAの使用開始とともに臨床的な疾患活動性が低下した.

上記以外にも抗ウイルス薬の使用が効果的であった症例も存在し，NINJAという疾患概念に含まれる患者のなかにも多様な背景病態が存在すると考えられる.

3 NINJA を取り巻く環境

臨床的にMSが疑われながらも，脳脊髄MRI画像で異常所見に乏しいために，診断保留となるケースが一定数存在する．このような症例への対応は，MRIが普及するようになってからむしろ混乱しているように思われる．"MRI画像正常"という情報に縛られて必要な治療が行われていない症例，精神科や心療内科に紹介されているケースも少なくない．筆者らは注意喚起の意味も込めて，新たな病名「Normal-appearing Imaging–associated, Neuroimmunologically Justified, Autoimmune encephalomyelitis（NINJA）」を付与し，米国の専門誌に報告した．編集長のJoseph Dalmau医師により，「Looks can be deceiving（人は見かけによらないものだ）」というユニークな表題の解説記事とともに好意的に論評された[4]．「MRIが正常であっても病気を否定してはいけない」という重要なメッセージが適切に伝わった結果だと感じている.

筆者らはこの一群を新たな疾患概念として捉えるうえで，「中枢神経障害を示唆する客観的な神経学的異常所見の存在」という部分を強く意識した．実際に論文発表後，全国にも同様の症例が存在することが多くの問い合わせにより明らかになったが，その一方で，既存の神経症候学の枠組みには当てはまらない様々な神経症候が免疫療法により改善する例も複数報告されている．わが国からの広義の橋本脳症[5]やヒトパピローマウイルス（human papillomavirus: HPV）ワクチン接種後の神経障害[6]の報告に加え，2020年には世界精神医学会（World Psychiatric Association: WPA）の分科会であるPsychoimmunology Expert Meetingが「自己免疫性精神病」の診断基準を提唱している[7]．このような患者の神経症候の一部が中枢神経自己抗体の存在により説明できるようになってきているが，今後の研究により，さらなる病態解明が進み，効果的な診断法や治療法の開発に結び付くことが期待される.

最後になるが，当施設通院中のNINJAの枠組みに含まれる患者と話しをすると，多くの方々が，自分が苦しんでいる神経症状を病気として理解してもらえなかった辛さとともに，同じ目線で寄り添ってもらえることへの喜びを口にされる．医学的に未解明な部分が多く，問題は山積みであるが，臨床，研究，行政の担当者が一丸となり，皆で取り組んでいくべき重要な医学的課題である.

文献

1) Takewaki D, Lin Y, Sato W, *et al*: Normal brain imaging accompanies neuroimmunologically justified, autoimmune encephalomyelitis. *Neurol Neuroimmunol Neuroinflamm* 2018; **5**: e456.
2) Ashida S, Ochi H, Hamatani M, *et al*: Radiological and laboratory features of multiple sclerosis patients with immunosuppressive therapy: a multicenter retrospective study in japan. *Front Neurol* 2021; **12**: 749406.
3) Chihara N, Aranami T, Sato W, *et al*: Interleukin 6 signaling promotes anti-aquaporin 4 autoantibody production from plasmablasts in neuromyelitis optica. *Proc Natl Acad Sci USA* 2011; **108**: 3701-3706.
4) Dalmau J: Looks can be deceiving. *Neurol Neuroimmunol Neuroinflamm* 2018; **5**: e461.
5) 牧　美充, 髙嶋　博：橋本脳症の診断と治療. *Brain Nerve* 2016; **68**: 1025-1033.
6) 髙嶋　博：ヒトパピローマウイルスワクチン接種後の神経症状は，なぜ心因性疾患と間違われるのか. 神経治療 2018; **35**: 536-542.
7) Pollak TA, Lennox BR, Müller S, *et al*: Autoimmune psychosis: an international consensus on an approach to the diagnosis and management of psychosis of suspected autoimmune origin. *Lancet Psychiatry* 2020; **7**: 93-108.

Topic 3

神経軸索スフェロイド形成を伴う
遺伝性びまん性白質脳症（HDLS）

● 東京慈恵会医科大学葛飾医療センター脳神経内科　　三森雅広
● 国立精神・神経医療研究センター病院脳神経内科　　岡本智子

1 HDLS の概念および周辺用語の整理

「神経軸索スフェロイド形成を伴う遺伝性びまん性白質脳症（hereditary diffuse leukoencephalopathy with axonal spheroids: HDLS）」の名称の起源は，1984 年にスウェーデンから報告された，成人発症で常染色体顕性（優性）遺伝形式をとり，病理組織学的に多数の軸索腫大［スフェロイド（spheroid）］を特徴とする大脳白質脳症の大家系である．一方で 1936 年，Van Bogaert らは成人発症の非炎症性脱髄性脳症の一家系を報告し[1]，脳の剖検像で色素性貪食細胞とグリア細胞（pigmented macrophages & glial cells）の存在を特徴とした疾患概念を提唱し，「色素性正染性白質ジストロフィー（pigmented orthochromatic leukodystrophy of glia dystrophy: POLD）」と呼称された．しかし，従来 POLD として報告されていた患者の脳に多数の軸索腫大を認め，他方では HDLS 患者の脳でも色素性貪食細胞とグリア細胞を高頻度に認め，また進行期の患者の脳では軸索腫大が消失する傾向があることも指摘され，POLD と HDLS は同一疾患との見解が一般的となった．その後，両者を包含する語として「神経軸索スフェロイドおよび色素性グリアを伴う成人発症白質脳症（adult-onset leukoencephalopathy with axonal spheroids and pigmented glia: ALSP）」が提唱され，近年は ALSP に統一されつつある．そこで本項では，便宜上 "HDLS/ALSP" と記載する．

2 HDLS/ALSP の臨床像

稀な疾患であるが，わが国からの報告は比較的多い．2012 年には本疾患の原因遺伝子として，コロニー刺激因子（colony stimulating factor: CSF）1 受容体の遺伝子である *CSF1R* が同定されている．

わが国の *CSF1R* 変異陽性 HDLS/ALSP の 122 例の臨床像として，発症に性差はなく，発症年齢は 43 ± 11 歳（mean, SD）と幅広く，女性は男性より有意に発症年齢が若く（40 歳 vs. 47 歳），初発症状は認知機能障害が多く，数年の経過で前頭葉機能低下（易刺激性，自発性低下）（77 %），パーキンソニズム（65 %），構音障害（54 %），嚥下障害（50 %），てんかん発作（31 %）など多彩な症候を呈しうる[2]．てんかん発作は全身性強直発作の報告が多い．全経過は 6.8 年程度であり，死因は寝たきりに伴う肺炎が多い．ただし，例外的に 10 年以上の長い経過をとる緩徐進行例もある．画像所見は，MRI における側脳室拡大（100 %），周囲の左右対称の白質脳症（96 %），大脳皮質萎縮（92 %），脳梁菲薄化および高信号（88 %），錐体路高信号（58 %），脳内石灰化（54 %）である．石灰化の位置は脳梁，皮質下白質，深部白質などに認めうるが微細なこともある[2]．比較的本症に特異的所見であり，本症を疑う場合，thin slice 3D の頭部 CT で細かく確認することは有用である．

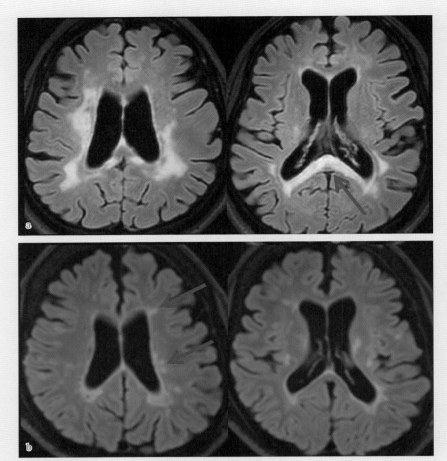

図1 HDLS/ALSPと一次性進行型MS（PPMS）のMRI FLAIR画像（自験例）
 a：HDLS/ALSP．深部白質に高信号域を認め，融合傾向の強い病変が特徴的である．
 b：PPMS．脳室周囲白質，皮質下白質の卵円形病変（ovoid lesion/Dawson's fingers）を認める点が特徴的である．

3 *CSF1R*変異を有さないHDLS/ALSP

臨床的・病理学的にALSPと診断されたものの*CSF1R*変異を認めなかった例に対しエクソン解析を行い，病的バリアントとして*AARS1*，*AARS2*が見出された[3,4]．実はHDLSの起源である前述のスウェーデン家系でも*CSF1R*変異は認められず，2019年に*AARS1*が病的バリアントとして明らかにされた[3]．また，*AARS2*は常染色体潜性（劣性）遺伝形式の白質脳症をきたし，重要な臨床的特徴として，女性罹患例は全例で卵巣機能不全がみられた[4]．

4 MSとの鑑別

HDLS/ALSPは白質脳症をきたし，かつ進行性の経過をとるため，一次性進行型多発性硬化症（primary progressive multiple sclerosis: PPMS）との鑑別が問題となる（図1）．

両者の鑑別に有用な臨床的特徴として，PPMSでは，*CSF1R*変異HDLS/ALSPと比較して，強制把握反射や手掌頤反射などの前頭葉徴候を認めない，構音障害や小脳失調を認めやすい，オリゴクローナルバンド

（oligoclonal bands: OCB）陽性，IgG インデックス高値という点がある[5].

　MRI 画像上の鑑別点としては，HDLS/ALSP では顕著な脳梁の萎縮，深部または皮質下白質に融合傾向の強い T2 延長域を有するのに対して，PPMS では脳室周囲や皮質下白質の，散在する卵円形病変（ovoid lesion/Dawson's fingers）を認める点が重要である[5]．特に病初期から融合傾向の強い病巣である点は HDLS/ALSP に比較的特徴的である．

5 診断と治療

　ここまで述べてきた内容に矛盾しない臨床像または病理像において遺伝子変異の証明をもって確定診断される．ただし，家族歴を有し臨床的にも ALSP と一致したものの CSF1R，AARS1，AARS2 のいずれの変異も認めなかったという報告もあり[6]，遺伝子変異陰性をもって直ちに ALSP を否定することはできないことに注意する．

　2024 年 3 月現在，HDLS/ALSP に対する疾患特異的治療は未確立であるが，少数例での造血幹細胞移植や免疫抑制療法の奏効が報告されており，今後の治療学の発展に期待される[7].

文献

1) Van Bogaert L, Nyssen R: Le type tardif de la leukodystrophie progressive familiale. *Rev Neurol* 1936; **65**: 21-45.
2) Konno T, Yoshida K, Mizuno T, *et al*: Clinical and genetic characterization of adult-onset leukoencephalopathy with axonal spheroids and pigmented glia associated with CSF1R mutation. *Eur J Neurol* 2017; **24**: 37-45.
3) Sundal C, Carmona S, Yhr M, *et al*: An AARS variant as the likely cause of Swedish type hereditary diffuse leukoencephalopathy with spheroids. *Acta Neuropathologica Commun* 2019; **7**: 188.
4) Lakshmanan R, Adams ME, Lynch DS, *et al*: Redefining the phenotype of ALSP and AARS2 mutation–related leukodystrophy. *Neurology Genetics* 2017; **3**: e135.
5) Saitoh B, Yamasaki R, Hiwatashi A, *et al*: Discriminative clinical and neuroimaging features of motor-predominant hereditary diffuse leukoencephalopathy with axonal spheroids and primary progressive multiple sclerosis: a preliminary cross-sectional study. *Mult Scler Relat Dis* 2019; **31**: 22-31.
6) Dulski J, Koga S, Dickson DW, *et al*: Report of a family with adult-onset leukoencephalopathy with axonal spheroids and pigmented glia（ALSP）without mutations in *CSF1R, AARS1* or *AARS2. Mov Disord Clin Pr* 2023; **10**: 307-312.
7) Papapetropoulos S, Pontius A, Finger E, *et al*: Adult-onset leukoencephalopathy with axonal spheroids and pigmented glia: review of clinical manifestations as foundations for therapeutic development. *Front Neurol* 2021; **12**: 788168.

Topic 4

ME/CFS と long COVID

● 国立精神・神経医療研究センター神経研究所免疫研究部　山村　隆

　"ME/CFS" は「筋痛性脳脊髄炎 (myalgic encephalomyelitis)」とほぼ同義の「慢性疲労症候群 (chronic fatigue syndrome)」を結合させた病名の省略形である. 脳神経内科ではかつては知る人のない疾患の 1 つであったが, ここ数年, 複数の医学雑誌で特集されたこともあり, 関心をもつ医師が徐々に増えている. しかし何といっても, いわゆる「コロナ後遺症 (long COVID)」の一番ひどい症状が疲労・倦怠感であり, 症状の多様性が ME/CFS と何ら変わらないことがわかり, ME/CFS は色々な意味で, 現代では最も重要な脳神経疾患の 1 つになったと考えている. 新型コロナウイルス感染症 (coronavirus disease 2019: COVID-19) 流行の初期に欧米では ME/CFS の問題が認識され, 学術論文も数多く出版された. わが国でも COVID-19 罹患後に ME/CFS を発症する患者が職場や学校に増えてきており, ようやく社会全体で認知される疾患になってきた.

　疲労だけであれば「脳神経内科で診る必要があるのか？」という議論もあるが, 実際にはブレインフォグ (brain fog), 高次脳機能障害, 自律神経障害, 疼痛などが顕著な症例が多く, 高次脳機能の問題を明確に示す例として, 受験生で数学の点だけが極端に下がって苦しんでいるケースを経験している. 家族歴や既往歴に免疫関連疾患を確認できることも多く, 1/3 の症例では自律神経受容体に対する自己抗体が検出されるので, 免疫性神経疾患として研究を進める必要があると考えている. 視神経脊髄炎 (neuromyelitis optica: NMO) や多発性硬化症 (multiple sclerosis: MS) の患者でも COVID-19 に罹患して ME/CFS を発症された方がいる. 治療には少量ステロイド, 脳循環改善薬, タウリン, ビタミン剤などを用いているが, 反応が得られれば継続し, 医師も患者も効果を実感しない場合は治療を変更するという方針で進めている. このような治療での完治例も少なくはない (私見). 粘膜系の常在細菌叢異常が背景にある可能性があり, 上咽頭擦過治療, 腸内細菌叢を改善する治療などの効果も試されている.

第 **3** 章

多発性硬化症（MS）の臨床

1 外来診療の考えかた

国立精神・神経医療研究センター神経研究所免疫研究部　　山村　隆

┤ ココがポイント！ ├

▶ MS 患者の多くが疾患修飾薬（DMD）の継続的治療により健常者と同レベルの生活を送っているが，予期せぬ変化や薬の副作用に備えるために，継続的な外来診療の意義は増している．

▶ 外来担当医は，NEDA（no evidence of disease activity）-3 ［臨床的再発なし，MRI 画像上の再発なし，身体的障害の進行（CDP）なし］が維持されているかどうかを確認する「NEDA の番人」としての役割を担う．

▶ 外来担当医は，DMD やステロイドの副作用を熟知し，感染症を含む様々な副作用のリスク管理を行う．

▶ 再発と無関係な進行（PIRA）は「くすぶり型炎症（慢性炎症）」によって引き起こされる．PIRA がみられれば，治療方針の見直しが必要になる．

▶ MS の診断が確定している患者において，新たな神経学的局在症候をみた場合は，再発を第一に考える．MRI 検査の結果が陰性でも，臨床経過や診察所見を重視し「再発疑い」の診断のもとで適切な治療を実施する．

▶ "再発"の連絡が主治医または当番医に確実に伝わり，一定レベルの治療が早期に開始できるようなシステムの構築が望ましい．

1 外来診療の考えかた

　この 10 年の医療の進歩はめざましく，多発性硬化症（multiple sclerosis: MS）や視神経脊髄炎（neuromyelitis optica: NMO）患者を対象とする外来診療の考えかたは大きく変化した．疾患修飾薬（disease modifying drug: DMD）の導入による再発回数の減少は明白で，その結果，入院治療が必要なケースは明らかに減った．とりわけ分子標的薬の効果は顕著で，たとえば NMO の再発入院についていえば，筆者らの施設では以前の 1/10 分以下の頻度に減っている．したがって，長期間にわたって入院治療を行う必要がなく，外来診療だけで維持されている患者が増えている．健常者と同じレベルの激務をこなしている方も少なくないし，病態の安定した高齢の MS 患者も増えてきている．しかし，予期せぬ再発や薬剤の副作用が生じる一定のリスクがあり，MS や NMO の継続的な外来診療の意義は増している．

　外来診療は淡々と進み，短時間で終了するケースが増えているが，それは患者の病態に即した適切な治療が行われている場合である．治療が適切とはいえない再発寛解型 MS（relapsing-remitting MS: RRMS），二次性進行型 MS（secondary progressive MS: SPMS），一次性進行型 MS（primary progressive MS: PPMS）の診療では，症状に応じた抗炎症治療［外来でのステロイドパルス療法等］，将来の不安に関する家族からの質問・相談への対応，合併症への対応，さらに勤務先からの問い合わせへの対応などに追われ，診察時間は長くなる傾向にある．外来診療で脳神経内科医の担う役割は多岐にわたるが，筆者の考えかたを表 1 にまとめた．

　MS や NMO がどのような病気なのか，どのような治療があるのかなどについて，包括的な説明をするのは専門医にとっても難しく，対応に要する時間も長いことから，外来担当医の役割からは外した．

表1	MS・NMO の外来担当医の役割

1. NEDA の確認
2. 治療状況と副作用の確認
3. 治療計画の確認と変更
4. DMD 導入・切り替えの決定
5. 再発時外来治療（外来ステロイドパルス療法等）
6. 入院治療の決定
7. 対症療法
8. 生活歴・生活習慣の確認
9. 臨床検査（抗 JCV 抗体価を含む）
10. 他科，他院との連携

NEDA：no evidence of disease activity，DMD：疾患修飾薬，JCV：JC ウイルス．

a．NEDA の確認

　この 10 年，MS の診療では "NEDA（no evidence of disease activity）" という概念が重要になっている．DMD を使用できない時代には，NEDA 達成は夢物語のような感があったが，今や NEDA は手の届く治療目標になっている．NEDA が維持できれば，SPMS を発症するリスクは低下し，MS はもはや難病ではない．外来診療における重要な仕事の第一は，NEDA-3［臨床的再発なし，MRI 画像上の再発なし，身体的障害の進行（confirmed disability progression: CDP）なし］が維持されているかを確認することである（「NEDA の番人」）．定期の来院時には問診により無再発を確認し，6 〜 12 か月に 1 回の頻度で脳 MRI 検査を実施して新規病巣や病巣拡大がないことを確認する．

　NEDA を正しく理解するには，「くすぶり型炎症（smouldering inflammation）」という概念の理解が必須である．かつて RRMS の神経症状の悪化［Kurtzke 総合障害度評価スケール（expanded disability status scale of Kurtzke: EDSS）増加とほぼ同義］は再発（急性炎症）によるものであると教えられてきたが，今や明確な再発がなくても，軽い持続性の炎症（慢性炎症）で障害がじわじわと悪化することが広く認知されるようになった．いつの間にか新しい症状（長い距離を歩けない，もの忘れがひどい，箸がもてない等）が問題になってきても，その発端となるような再発が確認できないケースでは，くすぶり型炎症の関与が大きい．なお，NMO でも一部の症例ではくすぶり型炎症のために緩徐に進行することがあ

る．くすぶり型炎症が持続すると SPMS に移行し，様々な問題（就労，就学，家庭生活等）が重なって出てくるので，「静かな症状の悪化（silent progression）」あるいは「再発と無関係な進行（progression independent of relapse: PIRA）」と表現される MS の進行を見落とさないことは重要である．

b．治療状況と副作用の確認

　治療を自己判断で休止していないか，治療に伴う副作用を自覚していないか確認するのは，他の疾患でも同様であろう．MS の治療薬に関連した副作用としては，分子標的薬ナタリズマブ（natalizumab: NTZ）治療に関連する進行性多巣性白質脳症（progressive multifocal leukoencephalopathy: PML）の発症を見逃さないことが重要である．そのために，もともと抗 JC ウイルス（John Cunningham virus: JCV）抗体価が陰性であっても，抗体価の定期的な測定が必要であり，強陽性者で 4 週間に 1 回の NTZ 治療を受けている患者では数か月に 1 回の脳 MRI 検査が必要になる．そのほか，ステロイドによる糖尿病，高血圧，骨粗鬆症，精神症状，インターフェロン（interferon: IFN）β製剤による精神症状（抑うつ等），グラチラマー酢酸塩（glatiramer acetate: GA）による皮膚症状やアレルギー反応，フィンゴリモド（fingolimod: FTY）によるリンパ球数減少，黄斑浮腫，悪性腫瘍の発生リスクなど，様々な副作用への対応もしくは検査の継続を怠ってはならない．

c．治療計画の見直し，疾患修飾薬（DMD）の切り替えなど

1）治療計画の戦略的な見直し

　様々な疾患修飾薬（disease modifying drug: DMD）が処方できるようになり，今日では MS の治療計画も一律ではない．初期設定された治療計画を，患者の状態によって柔軟に見直していくのは，外来担当医の重要な責務である．処方薬切り替えの判断が遅れると，障害の進行につながるケースが多い．たとえば NTZ による治療では，抗 JCV 抗体陽性者で PML のリスクが懸念される．このリスクを減らすために，NEDA が維持できていれば，段階的に投与

1　外来診療の考えかた 71

間隔を延長（extended interval dosing: EID）していくことは合理的である．逆にEIDで投与期間を徐々に延長しているうちに，軽微な症状や疲労，倦怠感が問題になることがあり，その場合は投与間隔を見直す．挙児希望の女性では，胎児への安全性を最優先にする治療計画が組まれることが少なくないが，RRMSでNEDA-3が維持できない場合は他のDMDへの切り替えを考える．

2）進行型MSへの対応

RRMSの診療経過でPIRAが確実になればSPMSを発症したものと考える．そしてもしABC薬やフマル酸ジメチル（dimethyl fumarate: DMF）で治療をされている場合には，より効果の強いhigh efficacy drugs［オファツムマブ（ofatumumab: OMB）やNTZ］への切り替えを考える．通院の方法が変わった場合（例：徒歩からバスやタクシーへ），医療機関に要請される書類が増えた場合，勤務先変更が続いている場合，家族が必ず同伴するようになった場合などではSPMSの発症を疑う．本人や家族からもの忘れや仕事でのミスが増えたという話が出た際には，SPMSに適応のある薬剤（シポニモドやOMB）に切り替えてもよい．定期的な外来でのステロイドパルス療法も時に有効である．外来治療の限界を感じた場合には，筆者らの施設では，定期的な血液浄化療法（外来または入院）を追加するなどの変更を行うことがある．

d. 再発時の対応

1）再発の見きわめ

再発の見きわめは外来担当医の重要な責務である．MSの診断が確定している患者において，新しい神経学的局在症候をみた場合は，再発を第一に考えるのが基本である．

MSでは病変分布が多様であることに対応して，様々な症状が出現する．本書全体を通して強調しているところであるが，MRI検査が陰性であることを根拠に再発を除外することはできない．MRI検査は新たな脱髄斑の検出には優れているが，リンパ球のびまん性浸潤のような所見は描出できない．将来的には，MRIで異常所見のない患者でも血液バイオマーカー［ニューロフィラメント軽鎖（neurofilament light: NfL）］を確認することで，正確なMSの診断を行える時代がくるかもしれない．大脳深部白質で生じた再発病巣は，髄液検査に影響を与えないことが多く，外来診療におけるMS再発の診断では臨床重視の姿勢が大事である．

2）再発時の治療の流れ

DMDを使用できなかった時代には，MSやNMOの再発は重症～劇症であることが多く，直ちに入院治療の方針が示されたものである．しかし今日では，DMD治療によって再発の頻度が減少し，同時に再発した場合の症状も軽いものが多くなっている．

MSの軽症の再発では外来ステロイドパルス療法（1～6回），またはプレドニゾロン（prednisolone: PSL）20 mg/日から減量する経口ステロイド治療でコントロールできることが多い．軽症の再発では，ステロイドパルス療法は必ずしも連日実施する必要はなく，週に1回ないし2回などでもよい．MRI検査で再発を示唆する異常が確認されない場合でも，ステロイド治療を実施するメリット（炎症の早期回復，治療的診断の意義）は投与しないリスク（障害の永続化）を大きく上回ることを認識する．

一方，重症の再発は入院治療が原則となり，外来担当医はその方針を早く示さなければならない．重症の再発の多くは，DMDが処方されていない患者での再発，感染症［帯状疱疹，インフルエンザ，新型コロナウイルス感染症（coronavirus disease 2019: COVID-19）等］に続発した再発，外傷に続発した再発である（第3章「2 外来治療，入院治療の判断，退院のタイミング」参照）．

2 システム構築の重要性

外来診療には継続性が求められる．将来的にはNEDAの評価にアプリや人工知能（artificial intelligence: AI）が活用され，専門医が不要な時代がくる可能性はある．しかし現状では，限られた専門医（あるいは専門的医療の勉強を欠かさない医師）に「NEDAの番人」を務めていただくことが，患者と

医師双方にとって利することが多いと思われる.

外来診療は孤立して存在するのではない. 再発時や新薬導入では入院での対応が必要になる. 各施設の事情にもよるが, 外来と病棟の円滑な連携を構築することが重要である. 外来担当医と病棟医の間に意思疎通や情報交換がないと, 治療効果が上がらないばかりか医療不信を招くことさえある. 外来クラーク(医師事務作業補助者), 診療補助業務のスタッフなどの役割は大きく, 医師や看護師とのよい連携を築くことができれば, 患者満足度, 診療成績の向上につながる.

脳神経内科医が担当する疾患のなかで, MS や NMO および神経免疫疾患を診療する医師は不足しており, 若手医師の育成は明確かつ喫緊の課題である. したがって, 経験が不足している医師が決して孤立することのないように, 経験ある医師による指導を受ける機会を増やす, あるいは専門医療機関とのチャネルを構築するといった努力も必要である.

MS や NMO は神経免疫疾患であり, 一般に脳血管疾患のような救急対応は必要ないが, 炎症のコントロールは早期に適切に行うべきである.「私は Y 医師に診てもらっている MS・NMO 患者ですが, 再発しました」という内容のメール(あるいは電話)の連絡が主治医または当番医に確実に伝わり, 一定レベルの治療を速やかに開始できるようなシステムを構築しておく必要がある.

オンライン診療の有用性を否定するわけではないが, 軽症の再発や PIRA を見きわめるのが難しいところに弱点がある.

2 外来治療，入院治療の判断，退院のタイミング

国立精神・神経医療研究センター神経研究所免疫研究部　山村　隆

┤ココがポイント！├

▶ 対応の難しい再発（感染症合併等），二次性進行型 MS（SPMS）の慢性増悪（silent progression）は入院治療の対象になる．

▶ 入院治療が遅れる理由の1つに，再発を診断するのに有用な検査がないことがあげられる．

▶ 治療による炎症回復は良好であるが，脱髄回復は部分的で時間もかかり，軸索障害は回復する可能性が低い．これらを踏まえて，退院のタイミングを決定する．

▶ 入院は疾患修飾薬（DMD）導入のよい機会でもある．

多発性硬化症（multiple sclerosis: MS）診療では，疾患修飾薬（disease modifying drug: DMD）の導入によって再発頻度や再発の重症度が減っている．安定しているケースでは，外来診療だけで学業や仕事を継続することが十分に可能である．

一方で，外来診療の弱点として，重症再発に対する治療が困難であること，くすぶり型炎症（smouldering inflammation）による慢性増悪（silent progression）に対応できる部分が少ないことがあげられる．さらに，病状や治療に関する説明を行う時間が不足しがちになり（複数回に分けて説明を進める方法はあるが），包括的な評価（画像，髄液，高次脳機能検査，内科一般，整形外科，眼科，精神科等）に時間がかかる．

再発や病状の悪化を繰り返すケースは入院治療の対象になり，二次性進行型 MS（secondary progressive MS: SPMS）では年に数回の入院治療［目的はステロイドパルス療法＋血液浄化療法の実施］が必要になることも稀ではない．

1　入院治療を考慮すべきケース

診療方針の決定は，時に患者の人生そのものを変える．病態に関する理解の浅い時代，ノンレスポンダー（non-responder）に延々と同じ薬剤が処方され，結果として対応の困難な SPMS を発症した症例を数多く診てきた．当時は「MS とは進行する病気である」とされており，high efficacy drugs［オファツムマブ（ofatumumab: OMB），ナタリズマブ（natalizumab: NTZ）］もなかった．

そして現在，MS や NMO の深刻な再発に対する早期入院治療の意義は明白ではある．ステロイド治療を拒否され麻痺が高度になったケース，判断の誤りで急性期治療が不十分になり SPMS が進行した症例などの診療経験を積むなかで，急性期治療がいかに大切であるかを学んだ．しかしそれでも諸々の理由から早期入院を実現できない場合も存在する．これをカバーするために，外来でのステロイドパルス療法や経口ステロイド治療を活用するべきである．MS の急性期治療は先が読めない部分も大きいので，病状が深刻になった場合に備えて，連絡窓口を設けておくなどの工夫が大切である．

入院治療を考慮すべきケースを**表1**にまとめた．SPMS に対して入院治療を実施することは容易ではないが，DMD の効果が限定的な現状においては，患者を守るために入院治療（ステロイドパルス療法＋血液浄化療法）はしばしば必要になる．

表1	入院治療を考慮すべきケース

1. 感染症合併例:
   自己免疫性炎症を抑えながら,感染症治療を進めるという難しい対応が必要になる.
2. 外来ステロイドパルス療法不応例
   診断の見直し,血液浄化療法や IVIg への切り替えなどの判断が求められる.
3. 高次脳機能障害が短期間に増悪している症例
   PML,PRES,自己免疫性脳炎などの鑑別.
4. 二次性進行型(SPMS)における障害の進行
   ステロイドパルス療法と血液浄化療法を組み合わせる治療や,DMD の変更によって症状の改善が期待できる.

IVIg:免疫グロブリン大量静注療法,PML:進行性多巣性白質脳症,PRES:可逆性後頭葉白質脳症症候群,DMD:疾患修飾薬.

表2	入院治療が遅れる原因

1. 再発の深刻さ・重症度を担当医が認識できない
2. 再発の深刻さ・重症度を患者が認識できない
3. 病棟で病床の確保に時間がかかる
4. 職場や家庭の理解を得るのに時間がかかる
5. 個人的・経済的な理由
6. その他

視力低下,対麻痺や感覚障害,複視や眼振が出現すると,早期治療が必要なことは明白である.一方,無症候性の大脳病変,高次脳機能障害の進行,歩行距離の低下などは深刻に捉えられないことが多い.対応に迷った際には,入院のうえで評価したのちに個別の対応を検討することが妥当である.情報を整理することによって,カンファレンスで議論を深められるし,専門医からのアドバイスを得る機会もあるかもしれない.

2 入院治療が遅れる原因

筆者の経験に基づいて,入院治療が遅れる原因を**表2**にまとめた.

担当医が再発の深刻さ・重症度を認識できない理由の1つに,診療における MRI 検査への過度の依存がある.重症の再発でも MRI で新規病巣を確認できないことは稀ではない.「MRI で新規病巣を確認できなければ,再発とは診断しない」という考えかたは改めるべきである.

国内外の専門家は MRI による再発診断の限界を認識しており,バイオマーカー[ニューロフィラメント軽鎖(neurofilament light: NfL)等]による再発診断を検討している.髄液検査による再発診断も不確実な部分が多く,再発を診断するバイオマーカーの確立が期待される.

3 入院治療と退院の判断

入院治療では原則としてステロイドパルス療法(1~3クール)を実施し,不十分であれば血液浄化療法を実施する(第5章「1 MS・NMO の入院治療」,「2 難治性 MS・NMO に対する血液浄化療法」などを参照).感染症合併例では免疫グロブリン大量静注療法(intravenous immunoglobulin: IVIg)を先行することもある.急性炎症による症状は完全回復を期待できるが,脱髄に起因する症状の回復には時間がかかり,軸索障害による症状は回復する可能性が低い.これらを前提として病状を評価し,患者と医師双方が合意のうえで退院のタイミングを決定する.

かつては,入院でステロイドパルス療法を1クール実施し,それが終わるとリハビリテーション施設に転院させる方針の医師が少なくなかった.しかし,退院後すぐに再燃することが多く,セカンドオピニオンを求められた経験がある.DMD が少ない時代には,退院後も経口ステロイドによる後療法を一定期間継続することが解決策の1つであったが,現在では,入院中に DMD を新規導入する,または切り替えることが退院後の再発予防策として推奨されている.

2 外来治療,入院治療の判断,退院のタイミング | 75

3 NEDA 以外に考慮すべき因子

国立精神・神経医療研究センター神経研究所免疫研究部　　山村　隆

┤ココがポイント！├

▶ 頭痛や倦怠感により治療満足度が低い患者では，薬剤の切り替えを検討するべきである．

▶ 妊娠中に使用できない薬剤［フィンゴリモド（FTY）が代表］から比較的安全な薬剤へ切り替える際には，経口ステロイド，外来ステロイドパルス療法などでリバウンドに備えるべきである．

ここまで，多発性硬化症（multiple sclerosis: MS）の外来診療における NEDA（no evidence of disease activity）の達成と維持の重要性を強調してきたが，実臨床では他のポイントを重視しなければならないことはよくあるし，さらに NEDA をあきらめてでも特定の治療を選ばざるをえない場合もある．

本項では，NEDA 以外に考慮すべきポイントを整理し，具体的なイメージをつけるために症例も提示した．

1 生活の質（QOL）

NEDA-3［臨床的再発なし，MRI 画像上の再発なし，身体的障害の進行（confirmed disability progression: CDP）なし］を維持できていても，生活の質（quality of life: QOL）を阻害する副作用のために治療継続が困難になることがある．医師と患者の関係が構築されていない場合には，患者がよりよい QOL を求め，自己判断で投与量や投与法を変更することも起こりうる．結果的に治療効果は不十分となるが，患者から医師に正確な情報が伝えられるとはかぎらない．

インターフェロン（interferon: IFN）β-1b 製剤による頭痛や抑うつ，グラチラマー酢酸塩（glatiramer acetate: GA）による皮膚病変，フマル酸ジメチル（dimethyl fumarate: DMF）による消化器症状，ホットフ

表1 生活の質（QOL）に関連する薬剤の副作用

薬剤名	副作用
インターフェロンβ-1b（IFNβ-1b）	抑うつ，発熱，倦怠感，悪寒など
インターフェロンβ-1a（IFNβ-1a）	発熱，倦怠感，悪寒，頭痛など
グラチラマー酢酸塩（GA）	発熱，アレルギー症状，呼吸苦，皮膚硬結など
フィンゴリモド（FTY）	徐脈，めまい，頭痛，口内炎など
フマル酸ジメチル（DMF）	便秘，下痢，ホットフラッシュ，顔面・頸部潮紅，疲労・倦怠感
グルココルチコイド	不眠，抑うつ，易刺激性，易怒性，胃痛など

ラッシュ（ほてり，のぼせ，発汗等），倦怠感などは，QOL を損なう副作用の代表的なものである（表1）．また，疾患修飾薬（disease modifying drug: DMD）に併用することのあるステロイド（グルココルチコイド）製剤の副作用も無視できない．外来担当医は時間的余裕のある際には，患者の治療満足度を確認し，問題が深刻な場合は他の薬剤への切り替えを考慮する．

76

2 生活設計

　妊娠・挙児希望の女性患者では，MRI 画像上の再発が抑えきれていなくても IFNβや GA を処方することがある．しかし，臨床的再発を繰り返すようであれば，high efficacy drugs［オファツムマブ（ofatumumab: OMB），ナタリズマブ（natalizumab: NTZ）］への切り替えを検討する．また，重症の再発による長期入院を受け入れられない場合は high efficacy drugs で治療を開始する．

3 治療の負担

　患者が家庭や仕事の事情により通院回数の少ない治療を希望する場合には，リンパ球数をモニターする必要の少ない自己注射薬 IFNβや GA を優先する．一方で，そのような患者は治療中断の可能性も高いので，リバウンドが問題になりうる薬剤［特にフィンゴリモド（fingolimod: FTY）］は避ける．海外出張を繰り返すようなビジネスパーソンでは，high efficacy の自己注射の有用性が感じられる．

4 潜在的副作用リスク

　MS 治療薬の副作用である進行性多巣性白質脳症（progressive multifocal leukoencephalopathy: PML）のリスクは治療選択において重要な因子である．NTZ と FTY は PML リスクのある薬剤であり，抗 JC ウイルス（John Cunningham virus: JCV）抗体価陽性の場合は慎重な対応が求められる（第 5 章「3　合併症に対する治療」参照）．NTZ は投与間隔の調整によって PML リスクが下がることが明らかになっている．また，再発寛解型 MS（relapsing-remitting MS: RRMS）の第一選択薬として全世界で 50 万例以上に投与されている DMF（テクフィデラ®）も PML リスクは報告されているが，頻度が格段に少ないので問題にはならない．

5 症例提示

a. DMD の切り替えにより QOL が向上した症例

1）症例 1

　38 歳男性．専門職．眼振，左上肢の感覚障害，使いにくさなどで MS を発症．IFNβ-1b を処方されていたが，再発したために FTY に切り替え．NEDA が維持されて 3 年を経過したところで，強い頭痛のために仕事ができなくなった．頭痛の一般的な治療は奏効せず，NTZ に切り替えたところ，頭痛は軽快して 4 年以上 NEDA を維持している．

2）症例 2

　26 歳男性．脳病巣が多い MS．Kurtzke 総合障害度評価スケール（expanded disabillity status scale of Kurtzke: EDSS）2．他院で DMF を開始された．NEDA-3 は維持してるものの疲労・倦怠感が強く，夕方になるとぐったりとする．OMB を導入したところ倦怠感は消失し，元気な日常を取り戻した．

b. 妊娠・出産のための DMD を切り替えた症例

　35 歳女性．32 歳で MS を発症．FTY が投与され，NEDA-3 を維持していた（EDSS 1）．34 歳で結婚し，夫婦で挙児希望の気持ちが強くなったため当院へ転院．GA の導入を希望していたが，リバウンドのリスクを踏まえ，切り替えから最初の 4 か月はプレドニン® 10 mg/ 日の内服を維持し，月 1 回の外来ステロイドパルス療法を実施した．その後はプレドニン® を減量し，GA 単剤での治療を継続．半年後に妊娠し，健康な男児を出産．

c. PML リスクを軽減する工夫を行った症例

　40 歳女性．会社勤務．28 歳で MS を発症するも比較的軽症（EDSS 1）で会社勤務は可能．32 歳で投与を開始した FTY で NEDA は維持されていた．しかしリンパ球の減少傾向が強く，風邪をひきやすいなどの訴えが気になり，35 歳で NTZ へ切り替え．抗 JCV 抗体価陽性のため，36 歳から NTZ の投与間隔延長（extended interval dosing: EID）を開始．5 週間隔，6 週間隔，7 週間隔を経て，現在は 8 週間隔で

NEDA-3 を維持している（ただし，EID で再発が抑制されない症例も存在する）．

d. 海外出張と DMD の選択

40 歳女性．管理職．25 歳で発症．妊娠・出産を考慮し，GA で治療を開始．治療効果に不満はなかったが，昇進して長期の海外出張が年に 3 回ほど入るようになった．連日注射や薬剤を携行することの負担感が大きくなり，OMB に切り替え．この 3 年間は NEDA-3 を維持できている（EDSS 1）．

Topic 5

smoldering MS

● 国立精神・神経医療研究センター神経研究所免疫研究部　蓑手美彩子

　多発性硬化症 (multiple sclerosis: MS) は，自己反応性 T 細胞を主体とした複数の免疫細胞が関与する自己免疫反応によって引き起こされる．特に再発寛解型 MS (relapsing-remitting MS: RRMS) において，再発は免疫細胞により惹起された活動性炎症と深く関わることが着目され，多様な免疫調整を作用機序とする疾患修飾薬 (disease modifying drug: DMD) が開発された．DMD により，多くの RRMS 患者において再発頻度，ひいては再発による身体的障害の進行 (confirmed disability progression: CDP) を抑制することが可能になった．その一方で，再発を伴わない CDP [“smoldering” または “PIRA (progression independent of relapse activity)”] があることがわかってきた[1]．MS の治療目標は，単なる「再発頻度の減少」から「長期にわたる CDP の抑制」へシフトしてきており，これには smoldering の抑制が不可欠である．現在，smoldering は「神経変性」と深い関係があると考えられている[1]．

1　要因

　smoldering の要因として，急性の軸索傷害や脱髄，ミクログリア / マクロファージの活性化，鉄沈着，酸化ストレス，ミトコンドリア機能不全，加齢などが知られている．

　急性炎症巣における直接の神経軸索傷害は軸索変性につながる．また，脱髄をきたした神経軸索は炎症環境から放出される過剰な代謝産物や軸索毒性により傷害されやすく，変性しやすい．MS において知られている再髄鞘化の機構は加齢とともに不十分になる．再髄鞘化に失敗した軸索は変性しやすく，smoldering の一因になりうる．

　MS 病巣は病理組織学的に，active，chronic active (slowly evolving lesions: SELs)，inactive plaque などに分けられる[2]．SELs は，炎症に乏しく少数の T 細胞を中心に活性化ミクログリア / マクロファージが周囲を取り囲む組織像で特徴づけられ，進行型 MS 患者の脳で頻繁かつ顕著に認められる[2]．後述する PET を用いた画像研究では，活性化ミクログリアと PIRA の関連が報告されている[3]．これらの知見から，活性化ミクログリアが MS における smoldering に密接に関わっていると想定される．一方で，ミクログリアは再髄鞘化の役割も担っており，ミクログリアにおける smoldering に関与する表現型と再髄鞘化に関与する表現型のバランスが重要である可能性がある．

　MS と脳への鉄沈着の関係は以前から知られている．近年，剖検の病理組織像の研究で，MS 病巣の辺縁に認められる鉄沈着は SELs に優位で，再髄鞘化された病変や活動性病変にはほぼ認められないことがわかった[4]．辺縁の鉄を含む細胞の大部分は活性化ミクログリア / マクロファージであり，傷害されたオリゴデンドロサイトやミエリンから放出された鉄と考えられる．鉄は活性酸素の発生を介して神経軸索を傷害しうる．

　MS 病巣では以前から一酸化窒素 (nitric oxide: NO) やその代謝産物，スーパーオキシドジスムターゼ (su-

I 79

peroxide dismutase: SOD), グルタチオン還元酵素など酸化ストレスとの関連が指摘されている[5]. 一般的に, 活性酸素は細胞膜や DNA, RNA の傷害, 抗酸化酵素や DNA・蛋白修復酵素へ影響し, 遺伝子変異やミトコンドリア機能不全などを介して細胞死をきたす. 活性酸素の大部分はミトコンドリアから供給され, MS においては活性化した炎症細胞からも供給される. 炎症細胞から放出された活性酸素はマクロファージによる髄鞘の貪食, オリゴデンドロサイトや神経軸索の障害を誘導する. これらの知見から, リポ酸や他の抗酸化物質, ビオチンなどのミトコンドリア機能不全へのアプローチは smoldering の治療候補として期待されている[5].

テロメア短縮や白血球テロメア長は加齢のバイオマーカーとして知られるが, MS 患者 500 人以上を対象としたコホート研究において, 白血球テロメア長は罹患期間や年齢に非依存で CDP と関係することが示唆されている[6].

② 評価法

CDP は Kurtzke 総合障害度スケール (expanded disability status scale of Kurtzke: EDSS) で評価されてきたが, smoldering による微細な変化を捉えることは難しい. 外来診療の限られた時間・医療機器で smoldering を疑う方法として, 自宅から最寄り駅までの歩行にかかる時間の変化や, 簡易の高次脳機能検査 (バイオジェン社提供のデジタル認知機能評価ツール「CogEval」等), 3 テスラ MRI での BVL (brain volume loss) による評価があげられる.

近年, smoldering との関連が指摘される SELs が鉄沈着や活性化ミクログリア / マクロファージを伴うことを利用し, 7 テスラ MRI や PET を用いた smoldering の評価が研究されている. 画像研究では, 7 テスラ MRI で検出した脳の鉄沈着は同時に評価した病理での鉄沈着と対応を示し, 7 テスラ MRI で検出した smoldering プラークと考えられる鉄沈着病変の数は, その後の CDP に相関する報告があり[7], smoldering プラークを反映できる可能性がある. また, 活性化ミクログリアに発現する TSPO (18 kDa translocator protein) を検出する PET-TSPO を用いた画像研究では, 活性化ミクログリアが均一に認められる病変の数と CDP の相関が指摘されている[3].

文献

1) Giovannoni G, Popescu V, Wuerfel J, *et al*: Smouldering multiple sclerosis: the 'real MS'. *Ther Adv Neurol Disord* 2022; **15**: 17562864211066751.
2) Frischer JM, Weigand SD, Guo Y, *et al*: Clinical and pathological insights into the dynamic nature of the white matter multiple sclerosis plaque. *Ann Neurol* 2015; **78**: 710-721.
3) Hamzaoui M, Garcia J, Boffa G, *et al*: Positron emission tomography with [(18) F]-DPA-714 unveils a smoldering component in most multiple sclerosis lesions which drives disease progression. *Ann Neurol* 2023; **94**: 366-383.
4) Dal-Bianco A, Grabner G, Kronnerwetter C, *et al*: Slow expansion of multiple sclerosis iron rim lesions: pathology and 7 T magnetic resonance imaging. *Acta Neuropathol* 2017; **133**: 25-42.
5) Waslo C, Bourdette D, Gray N, *et al*: Lipoic acid and other antioxidants as therapies for multiple sclerosis. *Curr Treat Options Neurol* 2019; **21**: 26.
6) Krysko KM, Henry RG, Cree BAC, *et al*: Telomere length is associated with disability progression in multiple sclerosis. *Ann Neurol* 2019; **86**: 671-682.
7) Absinta M, Sati P, Masuzzo F, *et al*: Association of chronic active multiple sclerosis lesions with disability *in vivo*. *JAMA Neurol* 2019; **76**: 1474-1483.

4 ステロイドパルス療法

国立精神・神経医療研究センター病院脳神経内科　　林　幼偉

ココがポイント！

▶ 急性増悪期に対するステロイドパルス療法は，即効性の抗炎症作用を目的に使用される．

▶ 短期的な機能回復促進作用は有意であり，再発・増悪時の確立された治療である．

▶ 長期的な障害改善の明確なデータはないものの，間欠的な反復投与による再発予防・進行抑制効果が示唆されている．

▶ 生活の質（QOL）の観点からは，病状を迅速に評価し，外来での施行を普及しておくことが望まれる．

多発性硬化症（multiple sclerosis: MS）や視神経脊髄炎スペクトラム障害（neuromyelitis optica spectrum disorders: NMOSD）は再発と寛解を繰り返し，慢性に経過する難病である．そのため，再発・増悪症状を軽減する急性期の短期的治療と再発・進行を予防する慢性期の長期的治療のいずれも必要であるが，昨今のめざましい疾患修飾薬（disease modifying drug: DMD）の普及により，以前に比べて再発の頻度は格段に少なくなった．しかしながら，特にNMOSDでは急性期の治療が不十分で障害が残存すると予後は不良である．

急性増悪に対しては即効性の抗炎症作用と免疫抑制作用を期待し，短期間のメチルプレドニゾロン静注療法（intravenous methylprednisolone: IVMP）が用いられている．

1 特徴と作用機序

炎症性脱髄とそれに伴う浮腫や組織破壊を最小限にするための非特異的な免疫抑制作用による．即効性効果としては，炎症性細胞のT細胞受容体（T cell receptor: TCR）シグナル伝達抑制によりリンパ球の増殖や細胞性免疫応答を抑制し，免疫細胞のアポトーシスを促進する．遅効性効果としては，インター

ロイキン（interleukin: IL）-2やNF（tumor necrosis factor）-κBなどの遺伝子発現を調整することによって炎症性サイトカインの遺伝子発現を低下させてプロスタグランジン（prostaglandin: PG）やロイコトリエン（leukotriene: LT）の合成を阻害し，免疫抑制作用を発揮する．さらには，血液脳関門（blood-brain barrier: BBB）の破綻を修復し，免疫細胞がBBBを通過して中枢神経組織内に浸潤することを阻害し，一酸化窒素（nitric oxide: NO）や腫瘍壊死因子（tumor necrosis factor: TNF）αの細胞障害作用を間接的に減弱させる[1]．

2 わが国の現状と海外の状況

急性増悪に対するステロイドパルス療法は，わが国では正式には保険承認されていない．しかし実際には即効性の抗炎症作用を目的に広く使用されており，使用に際しては詳記が不問となった．

一方，海外では，特に北米を中心として専門看護師などによる外来での施行が一般的となっている．それに対して，わが国ではまだ外来での施行はほとんど行われておらず，入院治療で施行されることが多い．これは，海外に比べて再発の頻度が少ない傾向にあることと，必ずしも画像的に再発が確認され

ることが多くない傾向にあり再発時に諸検査をして評価することが求められるためだと考えられる．しかし，再発寛解型 MS（relapsing-remitting MS: RRMS）患者の大部分は比較的若く，まだ働き盛りの世代である．短期でも入院を承諾しにくい状況にあることも少なくない．そのような場合，適切な時期に施行することができないため，いたずらに症状を長引かせ，適切な時期を逸してしまい，かえってその後の治療に難渋（長期化，進行）するリスクが生じる．このことを踏まえると，迅速に評価し，外来での施行を普及しておくことが強く望まれる．

3 治療効果

a. 急性増悪に対する作用

短期的な機能回復促進作用は Kurtzke 総合障害度評価スケール（expanded disability status scale of Kurtzke: EDSS）の改善からも有意であり，再発時の妥当で確立された治療であると結論付けられている[2-4]．

b. 慢性期への作用

長期的な障害改善に結び付くという明確なデータは示されていないが[2]，間欠的な反復投与による再発予防効果や脳萎縮の進行抑制効果が示唆されている[5,6]．DMD や免疫抑制薬などが副作用のために使用できない場合には，定期的ステロイドパルス療法を試みてもよいと思われる．

一部には進行型への抑制効果も期待されている．

4 施行方法

これまでに実施された MS の急性増悪に対するステロイドパルス療法の治療効果を評価する治験において，投与経路や製剤の種類，投与量は様々であった．

オーストリア，ドイツ，スイスの MS 治療コンセンサスグループは，メチルプレドニゾロン（methylprednisolone: MP）1,000 mg/ 日を 3 〜 5 日間施行し，2 週間以内に無効なら 2 クール目に MP 2,000 mg/ 日

を 5 日間投与することを推奨している[7]．また，Oliveri らは，MP 2,000 mg/ 日の 5 日間投与は MP 500 mg/ 日の 5 日間投与に比べて EDSS の改善には有意差がないものの，脳 MRI のガドリニウム造影病変は高用量群で有意な改善がみられたと報告している[8]．しかし，Filippini らのコクランレビューでは，MP 1,000 mg/ 日の 5 日間投与群と，500 mg/ 日の 5 日間投与群と，さらにその後漸減投与の追加群と，15 mg/kg/ 日の 3 日間投与と漸減投与群の 4 群間での比較では差がないとされている[2]．これらの結果から，少なくとも 500 mg/ 日を 3 日間以上というのはコンセンサスのようである．

MS や NMOSD の急性増悪に対して，診療現場でどのようにステロイド製剤を投与するかは重要な問題であり，最適な治療プロトコールが見出されることが望ましい．当院における MS・NMO の急性増悪に対する治療プロトコールを表1に示す．

5 副作用

ステロイドの副作用は多岐にわたるが，その主なものは胃潰瘍，糖尿病，中心性肥満，骨粗鬆症，白内障，うつ症状などである．ステロイドパルス療法を短期的に行う場合，一般的に副作用の発現は内服の継続より少ないと考えられ，主に胃潰瘍や糖尿病，動悸・不整脈などが起こりうる．

当院の経験では，胃潰瘍による胃腸症状を呈した症例は数例（2 〜 3 ％未満）であり，糖尿病に関してはインスリン投与まで要した症例は数例（1 〜 2 ％未満）に過ぎなかった．そのほか，循環動態への影響として不整脈や血圧変化などもあるが，輸液以外の循環器的介入を要する症例はなかった．

a. 治療中に起こりうる副作用

不眠，多幸，不安，精神症状，味覚障害（金属味），食欲増進および体重増加，発汗と顔面紅潮，頭痛，筋肉痛，短期記憶の障害，胃部不快感あるいは胃痛．

表1 当院における MS・NMO の急性増悪に対する治療プロトコール

急性増悪・再発時	下記薬剤の投与（1 時間点滴静注，3 日間連続）を 1 クールとして，1 〜 5 クール施行（各クールは 3 〜 7 日間の休薬期間を空けて原則毎週施行）する． ・メチルプレドニゾロン（ソル・メドロール®，ソル・メルコート®）1,000 mg * ・ファモチジン（ファモチジン®）20 mg ・生理食塩水 100 mL
定期・間欠的療法	下記薬剤の投与（1 時間点滴静注，1 日間）を月 1 〜 2 回施行する． ・メチルプレドニゾロン（ソル・メドロール®，ソル・メルコート®）1,000 mg * ・ファモチジン（ファモチジン*）20 mg ・生理食塩水 100 mL

* ：糖尿病や耐糖能異常がある場合，軽症例ではメチルプレドニゾロン 500 mg（いわゆる「ミニパルス療法」）でも可能であるが，血糖値の推移を確認しておくことが望まれる．また，あらかじめ点滴の中にヒューマリン®R を適量混注することも推奨される．

* ：海外では無効例に対して 2,000 mg の投与（いわゆる「メガパルス療法」）を行うこともある．

* ：当院の経験では，ソル・メルコート® では効果の減弱や副作用を呈する症例が十数例あったため，ジェネリックではなく，ソル・メドロール® を使用している．

* ：メチルプレドニゾロンで副作用が出る場合は抗アレルギー薬を併用するかデキサメタゾン（3.3 〜 6.6 mg/ 日）で代用したり，血管確保や通院が困難で点滴が難しい場合はベタメタゾン（3.0 mg/ 日を 3 日間とその後 1.5 mg/ 日を 3 〜 4 日間，あるいは 1.5 mg/ 日を 3 〜 4 日間）で代用することも可能である．

b. 危険因子を有する患者で早期に起こりうる副作用

消化性潰瘍，糖尿病，高血圧，挫創，抑うつ状態．

c. 長期あるいは反復投与で起こりうる副作用

骨粗鬆症・骨壊死，白内障，脂肪肝，中心性肥満，易感染性，創傷治癒遅延．

表2 適応症例を確認する際のチェックリスト

糖尿病や耐糖能異常	HbA1c，FBS の確認（必要に応じてでスライディングスケールを使用する）．
不整脈	心電図，脈拍，血圧変動の確認．
心理的不安	抗不安薬などの頓用．
胃潰瘍	H₂受容体遮断薬やPPIの服用の確認．

FBS：空腹時血糖，PPI：プロトンポンプ阻害薬．

6 適応と不適応

原則として，急性増悪を認めたすべての MS・NMOSD 患者が適応となる．ただし，循環動態への影響や精神的不安，耐糖能異常が懸念される場合には，あらかじめ一度は入院のうえで状態を把握し，外来での施行は次回の来院時以降に考慮する．適応症例を確認する際のチェックリストを表2 に示す．患者の居住地が遠方である場合は近医に施行を依頼することになるが，場合によっては患者に外来ステロイドパルス療法の適合者である旨のカードなどを携帯させるのも 1 つの手段である．

なお，再発・増悪の見きわめは大切であるが，基本的には患者本人の自覚的な訴えとそれに矛盾しない他覚的所見があれば十分であり，病歴と照らし合わせて考慮する．画像所見，電気生理学的所見，髄液所見はあくまで補完的なものであり，それらがなくても再発・増悪を否定できるわけではない．疑わしい場合は否定せず，治療が遅れて後遺症が残ることのないように，できるだけ柔軟に対処するべきである．精神症状の変動がみられるケースなどでは「気のせい」ですませがちであるが，それも MS の中枢神経症状の一部である可能性を念頭に置いて対応する．

7 おわりに

ステロイドパルス療法は，急性増悪時の標準的な第一選択治療として，1950 年代から今日まで長く使用されていながら，これまでの研究では投与量，投与経路，製剤の違いによる臨床効果への影響の差が明らかになっていない．しかし，最近はステロイ

ド製剤の詳細な作用機序が解明されつつあり，近い将来，効果や副作用の点において，他剤との組み合わせでよりよい治療が可能になっていくものと思われる．

外来でのステロイドパルス療法を普及させることで，遠隔地の患者に対しても迅速な対応が可能になる．

文献

1) Sloka JS, Stefanelli M: The mechanism of action of methylprednisolone in the treatment of multiple sclerosis. *Mult Scler* 2005; **11**: 425-432.

2) Filippini G, Brusaferri F, Sibley WA, *et al*: Corticosteroids or ACTH for acute exacerbations in multiple sclerosis. The Cochrane Collaboration. Published in *The Cochrane Library* 2009, Issue 1.

3) Miller DM, Weinstock-Guttman B, Bethoux F, *et al*: A meta-analysis of methylprednisolone in recovery from multiple sclerosis. *Mult Scler* 2000; **6**: 267-273.

4) Goodin DS, Frohman EM, Garmany GP Jr, *et al*: Therapeutics and Technology Assessment Subcommittee of the American Academy of Neurology and the MS Council for Clinical Practice Guidelines. Disease modifying therapies in multiple sclerosis: report of the Therapeutics and Technology Assessment Subcommittee of the American Academy of Neurology and the MS Council for Clinical Practice Guidelines. *Neurology* 2002; **58**: 169-178.

5) Ciccone A, Beretta S, Brusaferri F, *et al*: Corticosteroids for the long-term treatment in multiple sclerosis. *Cochrane Database Syst Rev* 2008; **1**: CD006264.

6) Bergh FT, Kümpfel T, Schumann E, *et al*: Monthly intravenous methylprednisolone in relapsing-remitting multiple sclerosis - reduction of enhancing lesions, T2 lesion volume and plasma prolactin concentrations. *BMC Neurol*; **6**: 19.

7) Milligan NM, Newcombe R, Compston DA: A doubleblind controlled trial of high dose methylprednisolone in patients with multiple sclerosis：1. Clinical effects. *J Neurol Neurosurg Psychiatry* 1987; **50**: 511-516.

8) Oliveri RL, Valentino P, Russo C, *et al*: Randomized trial comparing two different high doses of methylprednisolone in MS：a clinical and MRI study. *Neurology* 1998; **50**: 1833-1836.

5 経口ステロイド

国立精神・神経医療研究センター神経研究所免疫研究部　山村　隆
国立精神・神経医療研究センター病院脳神経内科　林　幼偉

┤ ココがポイント！ ├

▶ ステロイドパルス療法による初期治療や再発治療ののち，ステロイド中止によるリバウンドが危惧される場合には，経口ステロイドによる後療法を考慮する．1～3か月を目途に減量・中止とする．

▶ 分子標的薬の単独治療（monotherapy）で NEDA（no evidence of disease activity）が維持できない MS では，プレドニゾロン（PSL）2.5～10 mg/ 日の併用を考慮してよい．

▶ 副作用対策は計画的に行う．特に骨粗鬆症，糖尿病，胃潰瘍，十二指腸潰瘍の予防，精神症状の早期発見が重要である．

▶ PSL で肝機能障害の副作用が出た場合にはベタメタゾン（リンデロン®），デキサメタゾン（デカドロン®）への切り替えを検討する．

▶ 入院あるいは外来でのステロイドパルス療法が困難な場合は経口ステロイドパルスを考慮してよい．

多発性硬化症（multiple sclerosis: MS）や視神経脊髄炎（neuromyelitis optica: NMO）の診療では，疾患修飾薬（disease modifying drug: DMD）が普及するにつれて，経口ステロイドの使用機会は減少しつつある．しかし，それは病態が安定している場合の話であり，診断や治療方針が確定していない時期や，DMD を導入しても軽い再発を繰り返すようなケースでは，今でも経口ステロイドの処方が有用である．NMO の発症初期の診療では経口ステロイドを投与されるケースが圧倒的に多く，その合理的な使用法についてよく理解しておく必要がある．

DMD の使用状況にもよるが，1～3か月以内を目途に減量・中止とする（処方例1）．

処方例1　ステロイド後療法

　下記①～③を処方する．1～3か月で終了できるように治療計画を立てる（PSL は減量・中止）．
①プレドニゾロン（PSL）10～20 mg/ 日，分1（朝），経口
②ガスター® 錠 10 mg/ 日，分1（朝），経口
③ワンアルファ® 錠 1 μg/ 日，分1（朝），経口

1 初期治療や再発治療の後療法

　ケースバイケースではあるが，入院によるステロイドパルス療法で寛解が得られても，退院後早期に再燃・再発が起こることは稀ではない．急性炎症が完全にコントロールできていない場合に，退院後早期の再発が起こりやすい．この状況が危惧される場合には，経口ステロイドによる後療法を考慮する．

2 NEDA 維持の補助療法

　MS・NMO のいずれにおいても，分子標的薬による単独治療（monotherapy）で NEDA（no evidence of disease activity）が維持できないケースは少なくない．すでに high efficacy drugs［オファツムマブ（ofatumumab: OMB），ナタリズマブ（natalizumab: NTZ）等］が処方されており，DMD 切り替えによる改善

85

表1	ステロイドの副作用

- 満月様顔貌，中心性肥満，皮膚線条
- 骨粗鬆症
- 消化性潰瘍
- 糖尿病
- 脂質異常症
- 高血圧
- 精神症状，不眠
- 白内障
- 易感染性

の見込みが薄い場合や，患者が他の DMD を希望しない場合などでは，PSL 2.5 〜 10 mg/ 日の併用を考慮してよい．

3 副作用対策

　ステロイド治療の副作用は多彩である（表1）．処方を必要最小限に留め，かつ副作用のモニターを怠らず，適切な副作用の予防措置をとることで問題となるケースは減少する．ただし，閉経後の女性，高齢男性，併用薬の処方が難しいケースなどでは，特に慎重な対応が必要である．

　骨粗鬆症への対応としては，骨密度測定（1 〜 2年に 1 回），ビタミン D_3 やビスホスホネート製剤など併用薬の投与が必須である（処方例2）．

　糖尿病や脂質異常症の副作用は定期的な血液生化学検査で確実に対応できるが，その他の副作用については問診で問題がないことを確認する必要がある．精神症状の評価は患者と医師双方にとって困難なものである（第3章「10　精神症状への対応」参照）．あまり一般に認識されていないが，プレドニゾロン（prednisolone: PSL）15 mg/ 日以上の内服により易怒性が亢進し，家庭や職場でトラブルを起こすことがある．患者の家族から「とても優しい夫なのに，最近私に暴力を振るうようになった」，「家内がイライラして食器を割って困る」といった話を聞く機会は少ないながらある．生活の質（quality of life: QOL）を大きく損なうステロイドの副作用として認識しておく必要がある（処方例3）．

4 ベタメタゾンの処方について

　稀に PSL の使用で肝機能障害が出るケースがあるが，その場合はベタメタゾンの処方を考慮してよい．ベタメタゾンは中枢神経系への移行に優れるため，進行型 MS において歩行改善，四肢筋力の向上などの効果を得られることがある（処方例4）．ただし，ベタメタゾンは満月様顔貌，中心性肥満，皮膚

処方例2　骨粗鬆症の予防

下記①，②を処方する．
①エディロール®錠（0.75 μg）1 錠 / 日，分1（朝），経口
②ボノテオ®錠（50 mg）1 錠 / 月，経口

処方例3　精神症状への対応

下記を処方する．
抑肝散加陳皮半夏 2 包 / 日，分 2，経口

処方例4　二次性進行型 MS（SPMS）の障害の軽減

下記①，②を処方する．
①リンデロン®錠（0.5 mg）2 錠 / 日，分1（朝），経口
②タケプロン®OD 錠（30 mg）1 錠 / 日，分1（朝），経口

処方例5　経口パルス治療

下記①，②を処方する．4 日間連続，3 〜 4 週間隔で実施．
①リンデロン®錠（0.5 mg）6 錠 / 日，分1（朝）ないし分2（朝昼），経口
②タケプロン®OD 錠（30 mg）1 錠 / 日，分1（朝），経口

線条，骨粗鬆症などの副作用が出やすいので，その使用は他の治療が奏効しないなかで「少しでもQOLを向上させたい」という患者の強い希望がある場合に限られるべきであろう．

ベタメタゾンではソル・メドロール®によるパルス治療に匹敵する効果を得られる場合があり，症例によってベタメタゾンによるパルス治療（リンデロン®パルス）を月1〜2回実施することがある（**処方例5**）．

Debate 1

ステロイド治療のベネフィットとリスクは正しく理解されているか？

●国立精神・神経医療研究センター神経研究所免疫研究部　山村　隆

　大新聞の医療欄の記事であるが，「ステロイドと免疫抑制薬をうまく使えば，全身性エリテマトーデス（systemic lupus erythematosus: SLE）は社会的寛解が得られる時代だ」と書いてあった．学会の重鎮のコメントなので信頼できると思う．一方で「ステロイドを絶対に使ってはならない」という主張も色々な所で見聞きしてきた．どちらが正しいのであろうか？

　筆者も若い頃は口を濁していたが，多発性硬化症（multiple sclerosis: MS）や視神経脊髄炎（neuromyelitis optica: NMO）の診療で30年もステロイドを処方していると，「新聞記事のほうが誠実で正しいのではないか？」と感じてしまうときがある．最近は骨粗鬆症の薬剤も種類が豊富になっていて，プレドニン® 5 mg/日を長期投与しているMS患者で骨密度の異常が出ることは滅多にない．消化性潰瘍も滅多にない．「ステロイドで寿命が短縮する」という話も，20年以上のお付き合いになる80歳以上の患者を何例も続けて診るにつけ，「ステロイドの使いかたによるのではないか？」あるいは「疾患によって違いがあるのではないか？」などと感じる．

　かつて，アジア系外国人のNMO患者がプレドニン®の錠剤がたくさん入った瓶を持参し，「母国の先生の指導で毎日1，2錠飲んでいます．悪いときは10錠飲みます」，「日本のドクターに『ステロイドはダメだ』と言われたけれど本当でしょうか？」という質問を受けて当惑したことがある．この患者は今も時々元気に来院され，「『ステロイドはダメ』という先生の言うことを聞かなくてよかった」と話している．

　MS・NMO診療でステロイドを使わないという選択肢はなく，当院のMS外来では必要に応じて外来パルスを繰り返しているケースも多い．大腿骨頸部骨頭壊死は，15〜20年前に経口プレドニン® 20 mg/日を長期間使っていたときには数例経験したが，その後，パルス治療を優先して経口ステロイドをかなり減量するようにしてからはほとんど経験していない．全体として1％以下の発症であり，"incidental"と言えないこともない．

　疾患修飾薬（disease modifying drug: DMD）の登場によってステロイドに依存しない治療ができるようになったことは確かにすばらしいが，ステロイドを使ったことのない医師が増え，ステロイド治療の項目を執筆できる専門家が減るのも，臨床現場では別の問題を生むように感じて心配している．

6 疾患修飾薬（DMD）

a インターフェロン（IFN）

河北総合病院脳神経内科　　荒木　学

┤ココがポイント！├

▶ IFN β は MS の再発予防・進行抑制に対して初めて承認された疾患修飾薬（DMD）であり，わが国では約 25 年の歴史がある．しかし近年では，治療薬が増加し，有効性と忍容性の観点から第一選択薬とされることは少なくなった．

▶ 抗アクアポリン（AQP）4 抗体陽性患者や他の自己免疫疾患を合併する患者では，IFN β の投与により病態が悪化する可能性があり，導入前の正確な診断が重要である．

1 概要

インターフェロン（interferon: IFN）は，抗ウイルス活性，抗腫瘍作用，免疫調整を有する蛋白質の一群であり，その免疫修飾に関わる作用機序が多発性硬化症（multiple sclerosis: MS）の病因や病態に深く関与することが知られている．II 型 IFN の IFN γ 投与によって MS が増悪することは，MS の病因に IFN γ が関連するとの考えを支持する[1]．一方，I 型 IFN の IFN β は，抗原提示細胞のヘルパー T 細胞（helper T cell: Th）1 サイトカインと主要組織適合遺伝子複合体（major histocompatibility complex: MHC）の発現を低下させ，インターロイキン（interleukin: IL）-10 産生 T 細胞による Th2 細胞への誘導，細胞接着因子の VLA（very late antigen）-4 や血管細胞接着分子（vascular cell adhesion molecule: VCAM）の発現を低下させ，T 細胞の血液脳関門（blood-brain barrier: BBB）通過阻害などの作用機序から，MS の治療薬候補として注目された．Jacobs らによって MS 患者に対する IFN β の髄腔内投与が行われ，対照群に比べて再発頻度を減少させる効果が示された[2]．その後，投与法，有害事象などの検討が行われ，IFN β の皮下注射によって再発と MRI 病巣の抑制の効果が示された[3]．

現在，わが国では 2 種類の IFN β 製剤を使用でき

る．再発寛解型 MS（relapsing-remitting MS: RRMS）と二次性進行型 MS（secondary progressive MS: SPMS）の再発予防薬として，2000 年 11 月に IFN β -1b（ベタフェロン®）が，2006 年に筋肉注射の IFN β -1a（アボネックス®）が承認されている．

IFN β は年間再発率（annualized relapse rate: ARR）を約 30 ％ 減らす薬剤であり，「レスポンダー（responder）」と称される再発が抑制され長期寛解が維持される患者がいる一方で，抗 IFN β 中和抗体の存在や「ノンレスポンダー（non-responder）」と呼ばれる不応例が 3 割ほどいると考えられている[4]．その原因として，IFN β 治療反応群と不応群のゲノム解析において，IFN 関連遺伝子の一塩基多型（single nucleotide polymorphism: SNP）など，いくつかの遺伝子発現に有意な差があることが報告されている[5]．

2 注意すべき患者

IFN β 治療の導入にあたって注意すべき疾患や病態として，視神経脊髄炎スペクトラム障害（neuromyelitis optica spectrum disorders: NMOSD）と他の自己免疫疾患合併 MS があげられる．

NMOSD は主に視神経，脊髄，延髄などに病変をもち，抗アクアポリン（aquaporin: AQP）4 抗体陽性

89

表1 IFN β製剤の比較

	IFN β -1a	IFN β -1b
商品名	アボネックス® 筋注用シリンジ 30μg アボネックス® 筋注 30μg ペン	ベタフェロン® 皮下注用 960 万国際単位
投与回数	週1回	隔日
投与法	筋肉内注射	皮下注射
補助器具	自動注入器（アボネックスペン）	自動注入器（ベタコネクト）
投与量の調節	アボスタートクリップ（投与量制限ストッパー）	目盛あり
有害事象*	少ない	
中和抗体の出現	2～7％	30％

*：副作用（インフルエンザ様症状，注射部位反応）．

の中枢神経系の免疫性神経疾患である．抗 AQP4 抗体発見以前の 2000 年代初頭には，NMOSD の多くは視神経脊髄型 MS（opticospinal MS: OSMS）と診断され，IFN β治療が行われていた．しかし，治療開始後に再発の増加，病型の変化などの報告が相次いだ[6, 7]．その後の抗 AQP4 抗体の発見により，OSMS の多くが NMOSD であったことが判明した．また，NMOSD では I 型 IFN が病態に関与することが明らかとなり，MS の再発予防治療を開始する前に NMOSD を除外することが重要とされた．

一方，NMOSD の診断基準では抗 AQP4 抗体が陰性であっても診断される場合がある[8]．抗 AQP4 抗体陰性の場合，MS と診断を迷うケースが生じうるが，MS に典型的な臨床症状や検査所見を呈していない場合は IFN β治療の導入は避けるべきである．

MS に合併する他の自己免疫疾患として，自己免疫性甲状腺疾患，関節リウマチ，全身性エリテマトーデス（systemic lupus erythematosus: SLE），シェーグレン症候群，自己免疫性肝炎などが報告されている[9-11]．これらの疾患では I 型 IFN が過剰に発現しており，IFN β治療は勧められない．

3 2 種類の IFN β製剤の比較

わが国で承認されている 2 種類の IFN β製剤の特徴を**表1**に示す．IFN β -1b（ベタフェロン®）は皮下注射，IFN β -1a（アボネックス®）は筋肉内注射という違いはあるものの，いずれも患者本人による自己注射が基本である．

両者を直接比較した INCOMIN 試験では，RRMS 患者においてベタフェロン® 投与群のほうが再発や障害の進行，造影 MRI 病巣のない患者が有意に多い結果となり，ベタフェロン® の優位性が示された．また，隔日投与のベタフェロン® では，IFN βの体内での反応の指標となる血中ネオプテリン濃度が一定する傾向にあり，週1回投与の薬剤より持続的な効果を期待できるとのデータも報告されている[12]．一方，メタ解析では IFN β製剤間に効果の差はないと報告された[13]．

4 IFN β治療の実際

a. 用法・用量

ベタフェロン® は 800 万国際単位を皮下注射で隔日投与，アボネックス® は 30g を筋肉内注射で週1回投与する．

いずれも基本的に自己注射による投与であるが，視力障害や上肢の運動機能障害などで自己注射が困難と判断される場合は患者の家族に注射手技の指導を行う．患者や家族による注射手技が確立しない場合は通院や在宅でメディカルスタッフ（看護師）が注射する方法もある．

表2 IFN β製剤導入時の漸増法

	IFN β -1a	IFN β -1b
第1〜2週	2 mIU（0.25 mL）	7.5 mg（0.125 mL）
第3〜4週	4 mIU（0.5 mL）	1 mg（0.25 mL）
第5〜6週	6 mIU（0.75 mL）	22.5 mg（0.375 mL）
第7週	8 mIU（1.0 mL）	30 mg（0.5 mL）

mIU：ミリ国際単位.

b. 副作用と対処法

長期のデータから重篤な副作用は少ない．主な副作用はインフルエンザ様症状（発熱，筋肉痛，倦怠感），注射部位反応（発赤，疼痛，腫脹）であり，そのほかに抑うつ，肝機能障害などがある[14]．

インフルエンザ様症状の発現を抑えるために，1/4量からの漸増が望ましい．具体的には，1週間ごとにベタフェロン®は3回おき，アボネックス®は毎回1/4量ずつ漸増し，約1か月をかけて全量投与とする（**表2**）．また，投与前に薬剤を室温に戻す，注射部位を冷やすことで疼痛や腫れを軽減できる[15]．注射後のインフルエンザ様症状は一般的に注射後4時間ほどで出現し，多くは一峰性に12時間以内に消失する．これらの特徴から，症状が就寝中に出現し翌朝には改善または消失するよう，夕方から就寝前にかけての投与が一般的である．インフルエンザ様症状への対症療法にはアセトアミノフェンや非ステロイド性抗炎症薬（non-steroidal antiinflammatory drugs: NSAIDs）が用いられるが，その投与法は様々であり，注射前後，注射時を含む複数回投与などがある．IFN β製剤のスムーズな導入や忍容性の観点からは，定期服用（例：注射時1回内服〜注射時から1日3回内服）することが推奨される．

注射後の皮膚症状は注射部位に留まらず，他の部位を含め慎重に観察する．注射部位反応は投与回数の多いベタフェロン®に多く認められるが，両剤とも注射部位を毎回変更し予防に努める．自己注射の場合，週1回投与のアボネックス®では両大腿を，皮下注射のベタフェロン®では両大腿，腹部に毎回注射部位を変える．

また，副作用や中和抗体の出現率は週1回投与のアボネックス®のほうが低く，長期投与のアドヒアランスもアボネックス®のほうが良好との報告がある[16]．

5 挙児希望患者における対応

妊娠中のIFN β製剤の使用は流産，低体重児の出産のリスクを高めるため[17]，妊婦への投与は禁忌とされてきた．しかし，2022年の添付文書改訂により，治療上の有益性が危険性を上回ると判断される場合は投与可能となった[18, 19]．

6 ウイルス感染とIFN β製剤

新型コロナウイルス感染症（coronavirus disease 2019: COVID-19）のパンデミックにおいて，MS患者のCOVID-19発症率は一般集団と同程度であった．一方，集中治療室（intensive care unit: ICU）に入室する患者や死亡など重篤な経過をたどる患者は多く，COVID-19の重症度は年齢，Kurtzke総合障害度評価スケール（expanded disability status scale of Kurtzke: EDSS），併存疾患，抗CD20抗体製剤による治療と相関していた．IFN βの抗ウイルス作用による新型コロナウイルス（severe acute respiratory syndrome coronavirus 2: SARS-CoV-2）感染リスクの軽減が期待された[20]．そのほか，IFN βがSARS-CoV-2ワクチン接種の効果を阻害しないこと，また，EBウイルス（Epstein-Barr virus: EBV）とMS発症の関連性の指摘があり，抗ウイルス作用と免疫調整作用の観点からIFN βを再評価する意見がある[21]．

文献

1）Panitch HS, Hirsch RL, Haley AS, *et al*: Exacerbations of multiple sclerosis in patients treated with gamma interferon. *Lancet* 1987; **1**: 893-895.

2）Jacobs L, Salazar AM, Herndon R, *et al*: Multicentre double- blind study of effect of intrathecally administered natural human fibroblast interferon on exacerbations of multiple sclerosis. *Lancet* 1986; **2**: 1411-1413.

3）Panitch HS: Interferons in multiple sclerosis. A review of the evidence. *Drugs* 1992; **44**: 946-962.

4）Comabella M, Craig DW, Morcillo-Suárez C, *et al*: Genome-wide scan of 500,000 single-nucleotide polymorphisms among responders and nonresponders to interferon beta therapy in multiple sclerosis. *Arch Neurol* 2009; **66**: 972-978.

5）Hurwitz BJ: Important sources of variability in clinical studies of neutralizing antibodies against interferon beta. *J Neurol Sci* 2008; **272**: 8-19.

6）Shimizu J, Hatanaka Y, Hasegawa M, *et al*: IFN *β* -1b may severely exacerbate Japanese optic-spinal MS in neuromyelitis optica. Neurology. 2010; **75**: 1423-1427.

7）Shimizu Y, Yokoyama K, Misu T, *et al*: Development of extensive brain lesions following interferon beta therapy in relapsing neuromyelitis optica and longitudinally extensive myelitis. *J Neurol* 2008; **255**: 305-307.

8）Wingerchuk DM, Banwell B, Bennett JL, *et al.* International Consensus diagnostic criteria for neuromyelitis optica spectrum disorders. *Neurology* 2015; **85**: 177-189.

9）Baker HW, Balla JI, Burger HG, *et al*: Multiple sclerosis and autoimmune diseases. *Aust N Z J Med* 1972; **2**: 256-260.

10）Kinnunen E, Müller K, Keto P, *et al*: Cerebrospinal fluid and MRI findings in three patients with multiple sclerosis and systemic lupus erythematosus. *Acta Neurol Scand* 199; **87**: 356-360.

11）Miró J, Peña-Sagredo JL, Berciano J, *et al*: Prevalence of primary Sjögren's syndrome in patients with multiple sclerosis. *Ann Neurol* 1990; **27**: 582-584.

12）Williams GJ, Witt PL: Comparative study of pharmacodynamic and pharmacologic effects of Betaseron and AVONEX. *J Interferon Cytokine Res* 1998; **18**: 967-975.

13）Einarson TR, Bereza BG, Machado M: Comparative effectiveness of interferons in relapsing-remitting multiple sclerosis: A meta-analysis of real-world studies. *Curr Med Res Opin* 2017; **33**: 579-593.

14）Reder AT, Oger JF, Kappos L, *et al*: Short-term and long-term safety and tolerability of interferon *β* -1b in multiple sclerosis. *Mult Scler Relat Disord* 2014; **3**: 294-302.

15）Langer-Gould A, Moses HH, Murray TJ: Strategies for managing the side effects of treatments for multiple sclerosis. *Neurology* 2004; **63**: S35-41.

16）Halpern R, Agarwal S, Dembek C, *et al*: Comparison of adherence and persistence among multiple sclerosis patients treated with disease-modifying therapies: a retrospective administrative claims analysis. *Patient Prefer Adherence* 2011; **5**: 73-84.

17）Sandberg-Wollheim M, Frank D, Goodwin TM, *et al*: Pregnancy outcomes during treatment with interferon beta-1a in patients with multiple sclerosis. *Neurology* 2005; **65**: 802-806.

18）バイエル薬品株式会社：ベタフェロン皮下注用 960 万国際単位添付文書 . 第 2 版 . 2022 年 4 月 .

19）バイオジェン・ジャパン株式会社：アボネックス筋注 30 *μ* g ペン・アボネックス筋注用シリンジ 30 *μ* g. 第 3 版 . 2024 年 4 月 .

20）Severa M, farina C, Salvetti M, *et al*: Three decades of interferon-b in multiple sclerosis: Can we repurpose this information for the management of SARS-CoV2 infection. *Front Immunol* 2020; **11**: 1459.

21）Bellucci G, Albanese A, Rizzi C, *et al*: The value of interferon b in multiple sclerosis and novel, opportunities for its anti-viral activity: a narrative literature review. *Front Immunol* 2023; **14**: 1161849.

6 疾患修飾薬（DMD）

b グラチラマー酢酸塩（GA）

和歌山県立医科大学脳神経内科　　宮本勝一

│ ココがポイント！ │

▶ 4種類のアミノ酸を人工的に合成した薬剤であり，ミエリン塩基性蛋白質（MBP）と類似した構造である．

▶ 制御性T細胞（Treg細胞）やTh2細胞を誘導することによって，炎症性T細胞の活性化を抑制する．

▶ MSの標準治療薬であり，長期にわたる有効性と安全性が示されている．

---

1 概要

グラチラマー酢酸塩（glatiramer acetate: GA）（コパキソン®）は，世界的に長期にわたって頻用されている多発性硬化症（multiple sclerosis: MS）の疾患修飾薬（disease modifying drug: DMD）であり，50か国以上で承認されている[1]．米国では1996年，欧州では2000年に承認され，インターフェロン（interferon: IFN）βと同様に長い歴史をもつ薬剤であるが，わが国では2015年になって承認された．

GAの治療効果はIFNβと同等とされ[2]，重篤な副作用がないという長所がある一方で，連日皮下注射をする必要があるため，注射部位反応や注射後反応に苦慮することも多い．しかし，GAはMSにおけるDMDのなかで妊産婦に対して最も安全性が高く[3]，また最近上市されたhigh efficacy drugsより有効な症例もあることから，現在でも一定の需要がある．

a. 開発の経緯

中枢神経ミエリンはいくつかの蛋白で構成されており，その1つがミエリン塩基性蛋白質（myelin basic protein: MBP）である．GAは，MBPのアミノ酸配列をもとに，L-アラニン，グルタミン酸，リジン，チロシンのアミノ酸を一定の比率で人工的に合成したポリペプチドである．

GAは，制御性T細胞（regulatory T cell: Treg）やヘルパーT細胞（helper T cell: Th）2細胞を誘導するパーシャルアゴニスト（部分作動薬）として作用することによって，炎症性T細胞の活性化や中枢神経系への移行を防ぎ，再発を抑制する[4]．中枢神経に対しても，再ミエリン化や神経保護を促進する作用があると考えられている（図1）．

b. 臨床試験

GAの有効性と安全性は多くの試験で確認されている．BR-1試験は再発寛解型MS（relapsing-remitting MS: RRMS）約50例のパイロット試験であり，GAはプラセボ群と比較してMSの再発を75％抑制した[5]．9001試験は大規模二重盲検試験であり，GAはMSの再発を約30％抑制し，15年以上の長期試験でも治療効果が維持された[6]．9003試験では，GAはMRI造影病変数を有意に減少させた．PRECISE 9010試験ではCIS（clinically isolated syndrome）の時期からGAを開始し，MSへ移行するリスクを有意に軽減させた[7]．国内では少数例の試験が実施され，GAはMRI画像の新規造影病変数を66％減少させ，年間再発率（annualized relapse rate: ARR）は治療前の1年間と比較して42％減少した[8]．

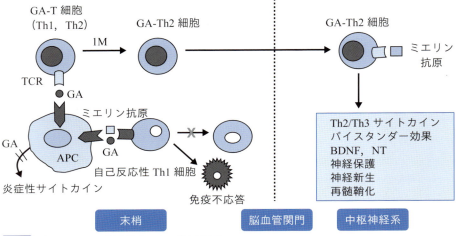

図1 グラチラマー酢酸塩（GA）の作用機序

TCR：T細胞受容体，APC：抗原提示細胞，BDNF：脳由来神経栄養因子，NT：ニューロトロフィン．
GAは炎症性T細胞の活性化を防ぎ，GA特異的Th2細胞が誘導され，抗炎症性サイトカインや神経栄養因子などによって病態を沈静化する．

2 GA治療の実際

a．用法・用量

GA 20 mgを1日1回，皮下注射する．米国で高用量薬（40 mg）の臨床試験が行われたが，効果に差はなかった[9]．また，GA経口薬の臨床試験も行われたが有効性は確認されなかった[9]．

b．副作用と対処法

注射部位反応は，注射部位に発赤，疼痛，硬結，かゆみなどが出現することをいう．また，注射後数分以内に顔面紅潮，息苦しさ，胸痛，動悸などの反応が出ることがある．一時的なことが多いため，注射頻度を減らし，慣らしてから徐々に頻度を増やしていく．

3 適応症例

妊娠に対する影響はMSのDMDのなかで最も少ないため，挙児希望の患者への投与が勧められる．授乳に関しても，乳児への有害リスクは増加しないので，母乳育児を勧めることができる[10]．また，GAは免疫抑制作用がなく易感染性にならないため，糖尿病や肥満など感染症の高リスク患者や，感染に遭遇しやすい医療従事者にも使いやすい．

GAは，予後悪化因子を多くもつ患者への導入は慎重に行うべきであるが，他の標準治療薬や治療効果の高いDMDよりも奏効することがあるため，escalation治療で手詰まり感のある症例での導入も検討すべきである．

文献

1) Ford CC, Johnson KP, Lisak RP, *et al*: A prospective open-label study of glatiramer acetate: over a decade of continuous use in multiple sclerosis patients. *Mult Scler* 2006; **12**: 309-320.
2) Mikol DD, Barkhof F, Chang P, *et al*: Comparison of subcutaneous interferon beta-1a with glatiramer acetate in patients with relapsing multiple sclerosis (the REbif vs Glatiramer Acetate in Relapsing MS Disease [REGARD] study): a multicentre, randomised, parallel, open-label trial. *Lancet Neurol* 2008; **7**: 903-914.
3) Coyle PK: Multiple sclerosis and pregnancy prescriptions. *Expert Opin Drug Saf* 2014; **13**: 1565-1568.
4) Racke MK, Lovett-Racke AE, Karandikar NJ: The mechanism of action of glatiramer acetate treatment in multiple sclerosis. *Neurology* 2010; **74**: S25-30.

5）Merriam A, Wassertheil-Smoller S, Spada V, *et al*: A pilot trial of Cop 1 in exacerbating-remitting multiple sclerosis. *N Engl J Med* 1987; **317**: 408-414.

6）Johnson KP, Brooks BR, Cohen JA, *et al*: Extended use of glatiramer acetate（Copaxone）is well tolerated and maintains its clinical effect on multiple sclerosis relapse rate and degree of disability. *Neurology* 1998; **50**: 701-708.

7）Comi G, Martinelli V, Rodegher M, *et al*: Effect of glatiramer acetate on conversion to clinically definite multiple sclerosis in patients with clinically isolated syndrome（PreCISe study）: a randomised, double-blind, placebo-controlled trial. *Lancet* 2009; **374**: 1503-1511.

8）Yamamura T, Ashtamker N, Ladkani D, *et al*: Once-daily glatiramer acetate decreases magnetic resonance imaging disease activity in Japanese patients with relapsing-remitting multiple sclerosis. *Clin Exp Neuroimmunol* 2017; **8**: 129-137.

9）Comi G, Cohen JA, Arnold DL, *et al*: Phase III dosecomparison study of glatiramer acetate for multiple sclerosis. *Ann Neurol* 2011; **69**: 75-82.

10）Salminen HJ, Leggett H, Boggild M: Glatiramer acetate exposure in pregnancy: preliminary safety and birth outcomes. *J Neurol* 2010; **257**: 2020-2023.

6 疾患修飾薬(DMD)

C フィンゴリモド(FTY)

東静脳神経センター／順天堂大学医学部脳神経内科　横山和正

┤ ココがポイント！├

▶ 世界初の1日1回服用の経口薬であり，国内第3番目の再発寛解型MS(RRMS)治療薬として2011年9月に国内で承認された．

▶ それまで注射薬しかなかった疾患修飾薬(DMD)としては画期的であり，発売当初は破竹の勢いで適応外の進行型MSに対する効果の期待も含めて多くの患者に使用された．

▶ 発売後，その理由は未だ不明であるが，国内のFTY投与患者9名の進行性多巣性白質脳症(PML)発症者が報告された．

▶ 国内では年間再発回数を同程度抑制する経口薬フマル酸ジメチル(DMF)がFTYに遅れて発売され，FTYからDMFへの切り替えによりリバウンドや再発が相次いだ．

▶ 妊娠患者への投与が禁忌であり，初回導入時に選択されることは少なくなっている．

---

1 開発の歴史

フィンゴリモド(fingolimod: FTY)は，古来より中国で漢方薬として用いられてきた冬虫夏草の一種である*Isaria sinclairii*由来の天然物マイオリシンの構造変換により得られた化合物である(図1)[1]．筆者にとって印象深いのは，台湾でのPACTRIMS(Pan-Asian Committee on Treatment and Research in Multiple Sclerosis)を訪れた際に漢方薬販売店の奥に並べられていて，とても高価だったことである．ちなみに，FTYの薬価は発売後13年を経過した今日において，1カプセル約8,000円(1日1回1カプセル服用)，患者1人につき年間約300万円である．

FTYは田辺三菱製薬の自社製品であり，開発コード名の"FTY"は，京都大学の藤多哲朗教授と台糖株式会社，吉富製薬の頭文字からとられた．なお，開発ナンバーは"FTY720"である．もととなる菌は筑波大学の土壌から分離された．世界初の経口薬であったため，患者，医師ともに待ち望んでおり，国内臨床試験は瞬く間に参加者が集まった．その結果，わが国では当たり前となっていたドラッグラグが短

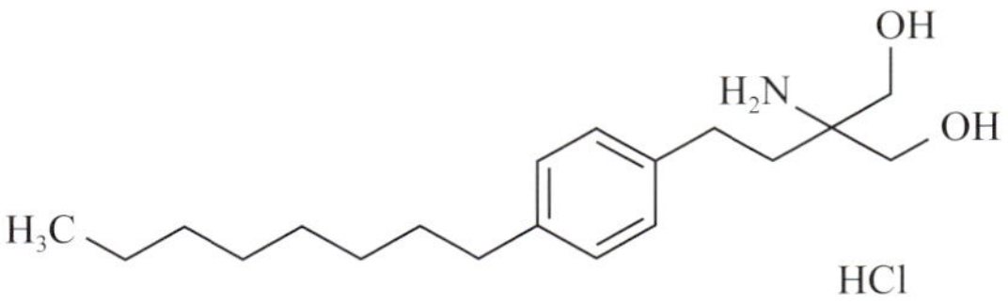

図1 フィンゴリモド(FTY)の構造式
(ノバルティスファーマ株式会社：多発性硬化症治療剤フィンゴリモド塩酸塩カプセル ジレニア® カプセル0.5 mg添付文書．第2版．2021年12月改訂)

縮され，米国食品医薬品局(Food and Drug Administration: FDA)での承認が2010年9月であったのに対して，国内での承認は2011年9月であった．国内では田辺三菱製薬がイムセラ®，国外ではノバルティスファーマが販売権を得て日本国内でもジレニア®という商品名で発売した．もともとは腎移植への効果も期待されて免疫抑制薬として開発が進められていたが有意な結果が出なかった．

2 有効性

a. 国際治験

国際治験として，RRMS患者1,272例を対象にし

た FREEDOMS 試験が行われた[2]．FREEDOMS 試験における年間再発率（annualized relapse rate: ARR）は，プラセボ群の 0.4 に対して，FTY 0.5 mg/ 日群（425例）では 0.18，1.25 mg/ 日群では 0.16 と有意に減少した（$p < 0.001$）．また，再発しなかった割合もそれぞれ 46 ％，70 ％，75 ％と FTY 群で再発率の有意な低下が認められた．身体的障害の進行（confirmed disability progression: CDP）が認められなかった患者の割合は，プラセボ群の 76 ％に対して，FTY 0.5 mg/ 日群では 82 ％，1.25 mg/ 日群では 83 ％と有意に抑制した（$p = 0.02$）．脳 MRI の検討では，新規または拡大した T2 高信号病変，ガドリニウム造影病変が認められなかった患者の割合は，プラセボ群と比較して FTY 群で有意に多かった（$p < 0.001$）．脳容量の変化率についてベースラインからの推移を検討したところ，プラセボ群では投与 2 年後に 1.31 ％減少していたのに対して，FTY 0.5 mg/ 日群では 0.84 ％，1.25 mg/ 日群では 0.89 ％（プラセボ群と比較して $p < 0.001$）の減少に留まり，脳容量の減少を有意に抑制した[2]．

そのほか，RRMS 患者 1,083 例を対象にした FREEDAMS II 試験，RRMS 患者 1,292 例を対象にインターフェロン（interferon: IFN）β -1a を対照とした TRANSFORMS 試験においても，FTY 0.5 mg/ 日群は対照群に比して脳 MRI 上の新規または拡大した T2 高信号病変数およびガドリニウム造影病変数を減少させ，新規または拡大した T2 高信号病変を認めない患者の割合，およびガドリニウム造影病変を認めない患者の割合を増加させた．24 か月間での脳萎縮の進行を有意に遅らせた．

b. 国内治験

わが国での治験成績（171 例が 6 か月間）による第 II 相臨床試験では，ARR はプラセボ群で 0.99，FTY 0.5 mg/ 日群で 0.50 と有意に低下した．投与後 6 か月での新規または拡大した T2 高信号病変数は，プラセボ群で 6.1，FTY 群で 1.1 と有意に低下し，投与後 3 か月と 6 か月時点でガドリニウム造影病変を認めない患者の割合も，プラセボ群で 40.4 ％，FTY 群で 70.0 ％と有意に多かった[3]．

c. その他

FTY は ARR を約 50 ％低下させ，身体的障害の進行（confirmed disability progression: CDP）を約 30 ％抑制する．加えて，MRI 活動性を約 80 ％抑制すること，脳萎縮を抑制することなど，それまで使用可能だった IFN β 製剤とは有効性の面で大きな差があったため，筆者自身多くの患者に投与した．

また，小児 MS に関しては，海外の第 III 相臨床試験において，IFN β に比べて FTY では 82 ％の ARR の低下が認められている[4]．ただし，国内では成人のデータしか存在しないため，15 歳未満の小児への投与は適応外使用となる．

3 作用機序

リンパ球がリンパ節から血中へ移出する際に作用するスフィンゴシン -1- リン酸（sphingosine-1-phosphate: S1P）は血清中よりリンパ節内で濃度が低く，血液とリンパ節の間で濃度勾配が形成されている．S1P 受容体を発現しているリンパ球は，リンパ節では S1P 濃度が低いため，S1P 受容体に S1P が作用しやすくなるよう S1P の濃度勾配に従ってリンパ節から末梢血に移出する．FTY はスフィンゴシンと類似の化学構造を有するため，スフィンゴシンキナーゼによって生体内で速やかにリン酸化され，リンパ球上の $S1P_1$ 受容体に作用し，$S1P_1$ 受容体を内在化する（つまり機能的アンタゴニストとして働く）（図 2）[5]．

この結果，末梢血のリンパ球数が減少する．CD4 陽性 T 細胞，CD8 陽性 T 細胞ともに減少するが，CD4 陽性 T 細胞の減少がより顕著である．ナイーブ T 細胞（CCR7 陽性 CD45RA 陽性）やセントラルメモリー T 細胞（central memory T cell: TCM）（CCR7 陽性 CD45RA 陽性）は同時に CD62 L 陽性でインターロイキン（interleukin: IL）-2 を産生し，主に二次リンパ組織の T 細胞領域に存在していて次の抗原刺激を待っているが,その割合を著明に減少させる．一方，感染防御の役割を担う炎症の局所に存在するエフェクターメモリー T 細胞（effector memory T

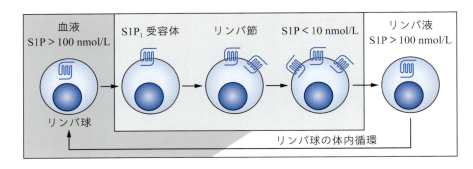
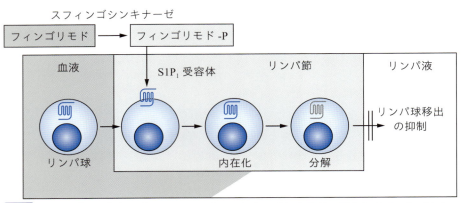

図2 フィンゴリモド（FTY）のスフィンゴシンキナーゼによるリン酸化とスフィンゴシン-1-リン酸（S1P）受容体1型（S1P₁受容体）への作用

[科学技術振興機構：新規多発性硬化症治療薬フィンゴリモド塩酸塩の創薬（研究者：藤多哲朗）：井上春成賞]

cell: TEM)（CCR7陰性CD45RA陽性）は同時にCD62L陰性であり，IFNγ，IL-4，IL-5を産生するが（IL-4，IL-5は抗体産生を促すサイトカインである），その割合を増加させる．TEMはリンパ節を循環せずに局所に留まるため，FTY投与によっても維持され，感染防御能は保たれる．さらに，MS病巣形成に重要な役割を担う自己反応性T細胞はTCMに含まれるため，FTYは再発予防効果を発揮する[6]．事実，FTYのノンレスポンダー（non-responder）ではTCM%の低下が不十分である[7]．FTY投与患者で再発時にはCD56陽性細胞が細胞傷害性やIFNγ産生を介して自己攻撃的な役割を示している[8]．また，FTYはS1P₁受容体依存性のリンパ球輸送障害に加え，当初から強調されていたアストロサイトやその他の中枢神経系細胞上のS1P₅受容体も阻害することが実験的に示唆されており，臨床的関連性については議論の余地があるが，有益な神経保護作用の可能性が示唆されていた[9]．

FTYは「多発性硬化症の再発予防およびCDP抑制」について認可されているが，S1P受容体選択性が二次性進行型MS（secondary progressive MS: SPMS）に承認されたシポニモドフマル酸（siponimod fumaric acid）（以下，シポニモド）よりも低いことが判明している．また，第III相プラセボ対照比較臨床試験では，一次性進行型MS（primary progressive MS: PPMS）においてCDPの抑制効果は認められなかった[10]．その理由として，ガドリニウム造影病変をもつ患者が相対的に少なかったことや，薬理学的な違いが影響している可能性が考えられている．FTYはプロドラッグであり，効果発現のためには体内でリン酸化という修飾を受ける必要があるが，リン酸化されたあとでは血液脳関門（blood-brain barrier: BBB）の透過性が低くなり，非リン酸化型の状態ではBBBを透過できるが，中枢神経系ではリン酸化キナーゼ活性が低いために，比較的高いキナーゼ活性をもつアストロサイト以外では効果を発現しにくいと考えられている[11]．

また，進行型MS患者の大脳皮質におけるスフィ

ンゴシンキナーゼの発現量は，RRMS 患者よりも低い可能性がある．その結果，リン酸化された FTY の中枢神経系レベルが低下する可能性があることから，進行型 MS における新たな第二世代 S1P 受容体調節薬の優位性が示唆される（国内ではシポニモド）．興味深いことに，リン酸化されていない FTY は S1P 受容体経路とは無関係に生物学的作用を示すようで，アラキドン酸ホスホリパーゼ A2 シグナル伝達を遮断し，細胞傷害性 T 細胞（cytotoxic T lymphocyte: CTL）に対する抑制作用を示す．これは MS における相補的な作用機序の可能性がある一方で，FTY で観察されるウイルス感染の高いリスクやワクチン効果の潜在的低下も説明できる可能性がある．

4 薬理および効果発現

投与後 16 時間（中央値）で最高血中濃度（maximum plasma concentration: Cmax）に到達し，半減期は 5.8 〜 7.6 日間であった．すべての S1P 受容体調節薬は BBB を容易に通過し，$S1P_5$ 受容体を介した直接的な中枢神経系活性に関連した神経保護作用，神経再生作用，前髄鞘形成作用を有する可能性がある．本剤は主にシトクロム P450（cytochrome P450: CYP）4F サブファミリーで代謝され，特に CYP4F2 の寄与が大きいと考えられている．FTY は主に CYP3A4 の肝代謝により緩徐に消失し，ウォッシュアウト期間は約 2 か月である．透析または血漿交換療法ではほとんど除去されない．また，再発予防効果の発現はおよそ 3 〜 6 か月後とされる．

5 注意事項

a. 末梢リンパ球数減少

定期的にリンパ球数を測定する．発売当初はリンパ球数による休薬勧告はなかったが，その後，200/μL 以下になった場合はシポニモド含めて休薬することになっている．

しかし，もともと末梢に存在しているリンパ球は体内に存在するリンパ球の約 2 ％であり，臓器に存在するリンパ球はそのまま影響されずに存在するため，筆者はあまり意味がないと考えている．

b. 視神経脊髄炎スペクトラム障害（NMOSD）

視神経脊髄炎スペクトラム障害（neuromyelitis optica spectrum disorders: NMOSD）患者に使用すると悪化し劇症型となることがあるので投与しない．

FTY 発売後間もなく，急激に多巣性の白質病変をきたす疾患として，急性散在性脳脊髄炎（acute disseminated encephalomyelitis: ADEM），可逆性後頭葉白質脳症症候群（posterior reversible encephalopathy syndrome: PRES），ヒト免疫不全ウイルス（human immunodeficiency virus: HIV）脳症，中枢神経系悪性リンパ腫，進行性多巣性白質脳症（progressive multifocal leukoencephalopathy: PML）などとの鑑別が必要になるなどの問題が生じた．FTY 投与により TEM が増加してヘルパー T 細胞（helper T cell: Th）17 産生 T 細胞が増加すること，また上述の抗体産生に影響するサイトカイン産生が一因として考えられている．

c. 併用薬

MS の対症療法として使用されることのあるカルバマゼピンやモダフィニルなどの CYP3A4 誘導薬は FTY の排泄をわずかに増加させるため，薬剤曝露を減少させる可能性がある．一方，ケトコナゾールなどの強力な CYP3A4 阻害薬は FTY の肝代謝を阻害するため，FTY への曝露が増加し，副作用のリスクが高まる可能性がある．

d. 禁忌

承認されている他の S1P 受容体調節薬の禁忌と重複している．具体的には，過去 6 か月以内の心筋梗塞，不安定狭心症，心不全，抗不整脈治療を必要とする不整脈，第 1 度および第 2 度房室ブロック，洞不全症候群（ペースメーカなし），ベースライン QTc 間隔延長，脳卒中および一過性脳虚血発作，進行中のがん，重度の活動性感染症および活動性慢性

6 疾患修飾薬（DMD）／c フィンゴリモド（FTY） | 99

感染症，肝機能障害，黄斑浮腫の存在である．併用禁忌薬は，クラスIa（キニジン，プロカインアミド等）またはクラスIII（アミオダロン，ソタロール等）の抗不整脈薬である．禁忌ではないが，循環器系の疾患をもつ患者にはできるだけ投与しない．また，採血で低カリウム血症がある場合や心電図上QT延長が認められる患者への使用は注意する．

e．妊娠可能な女性

妊娠中のFTY曝露により先天異常を含む5例の重篤な生殖毒性が生じ，そのすべてが妊娠第1三半期までの曝露であった．したがって，挙児希望の女性患者にはFTY使用による催奇形性の可能性があることを説明し，血中からFTYが消失する投与中止後2か月間は適切な避妊を行うよう指導する．曝露妊娠（すなわち，受胎時またはその6週間前からFTYが投与されている）患者89例を対象とした臨床開発フィンゴリモド・プログラムでは，FTYへの子宮内曝露があった66例の妊娠において，28例の生児出産，9例の自然流産，24例の選択的流産，4例の妊娠継続中，1例の転帰不明（患者が追跡調査不能）があった．ファロー四徴症，子宮内胎児死亡，胎児発育不全の各1例に対して選択的中絶を行った．5例（7.6％，95CI：3～17％）の胎児発育異常があった．5例とも胎児への薬物曝露は妊娠第1期であった．新生児の2例は先天性奇形であった．2例の奇形児のうち，1例は先天性片側脛骨後内反で，1例は先端症であった．

筆者は中止によるリバウンドリスクもあり，妊娠・出産の可能性のある年代の女性患者にはそもそも使用しない．また，動物実験で乳汁移行が認められているので，本剤投与中は授乳も行わない．

f．初回導入

経口薬であるが，特に初回導入後6時間以内に心拍数の減少や房室伝導の遅延がみられることがある．そのため，国外とは異なり，国内の多くの施設では入院のうえで投与し，心電図モニターないし複数回の検査を行っている．当初は外来での導入を考える施設が多かったが，国内発売直前に欧米で死亡例が報告され，大事をとって入院での投与とする施設が増えたという経緯がある．

g．投与開始後の注意点

投与開始後1～3か月での肝機能障害，黄斑浮腫（糖尿病患者またはぶどう膜炎の既往歴のある患者では黄斑浮腫が出現しやすい．血管透過性の亢進のためと考えられている）．したがって，本剤投与開始前に眼科的検査を施行し，投与中も定期的に光干渉断層計（optical coherence tomography: OCT）を含む眼科的検査を施行する必要がある．また，2週間休薬すると少量から再導入を開始する必要があるところが実臨床で使いづらいところである．

h．副作用

重大な副作用は，感染症（細菌，真菌，ウイルス等）（45.3％），徐脈性不整脈［徐脈11.2％，房室ブロック（第I，II度5.0％，第III度0.04％）等］，黄斑浮腫（0.6％），悪性リンパ腫，PRES，PML，虚血性および出血性脳卒中，末梢動脈閉塞性疾患（0.04％），長期投与での高血圧などに注意する．

本剤投与中に水痘・帯状疱疹ウイルス（varicella-zoster virus: VZV）に初感染すると播種性帯状疱疹やヘルペス脳炎，クリプトコッカス髄膜炎などで重症化する可能性があるため，本剤投与前の抗VZV抗体測定は不可欠である．VZV未感染例ではワクチンを接種してから本剤を導入する．また，ノバルティスファーマの安全性データベースに登録されているクリプトコッカス髄膜炎の症例を調査したところ，2020年2月までに60例（推定症例数8/10万人年）の症例報告があり，そのうち13例が致命的な転帰をたどっている．抗HIV抗体や抗ヒトT細胞白血病ウイルス（human T-cell leukemia virus: HTLV）-1抗体の陽性例，B型肝炎ウイルス（hepatitis B virus: HBV），C型肝炎ウイルス（hepatitis C virus: HCV）のキャリアへの投与は禁忌である．EBウイルス（Epstein-Barr virus: EBV）感染に関連した悪性リンパ腫，リンパ増殖性疾患でも死亡例が報告されており，PRESも報告されている．

i. 薬剤の投与中止や切り替えによるリバウンドないし再発リスク

投与中止や切り替えをする場合には，投与開始前より疾患活動性が増すこと（リバウンド）や，予期せぬ重度の再発が起こりうることに注意する．投与中止後1〜3か月に多く，5〜52％に生じるとの報告がある．リバウンドの問題は，国内では特にフマル酸ジメチル（dimethyl fumarate: DMF）発売後にFTYからの薬剤切り替え後に多かったが，その理由としてはTh細胞とCTLの比率の急激な変化，あるいはミエリン塩基性蛋白質（myelin basic protein: MBP）に反応する表現型をもつCTLの拡大が考えられる．死亡例などではリンパ節からのリンパ球の大量放出とアストロサイトおよび他の中枢神経系細胞でのS1P受容体の過剰発現が関連している．

トルコからの最新の報告では，リバウンド20％，再発10％程度で特に妊娠が判明してから投与を中止した症例が多い[12]．リスクとして，若年，長期投与（短期という報告もある），投与中のリンパ球数減少，病変数の多い患者，投与開始前の再発回数が多い患者（投与中のMRI活動性が高いという報告もある），Kurtzke総合障害度評価スケール（expanded disability status scale of Kurtzke: EDSS）スコアが低い患者をあげている．リンパ球数に関しては，「関係ない」とする報告もあるが，逆に「リバウンドを起こしたときには上昇する」との報告もある[13]．

このリバウンドは激烈であり，ステロイドパルス療法や血漿交換療法，免疫グロブリン大量静注療法（intravenous immunoglobulin: IVIg）などに反応しない症例も多く，認知機能や日常生活動作（activities of daily living: ADL）の低下が著明であり，後遺症を残す症例も多数存在することを常に念頭に置く必要がある．

さらに，長期使用経験から，PMLはなぜか日本人に多く，実際に報告例が9例（登録患者数6,765人）と国内では2024年2月時点で1,000人に1人の頻度である．欧米では，ナタリズマブ（natalizumab: NTZ）からFTYへの切り替えにより，PMLのリスクをそのまま引き継いだ（キャリーオーバー）可能性が指摘されることが多い．FTYからNTZへの切り替えによる逆キャリーオーバーもあるが，興味深いことに，FTYに関連したPML患者は，他の疾患修飾療法（disease modifying therapy: DMT）でPMLを発症した患者と比べて，EDSSスコアの悪化≧1.0によって測定される疾患に関連した障害の進行が少なかった[14]．

現在のところ，抗体価とPML発症リスクの関連は不明であり，末梢血リンパ球との相関はなく，FTY投与間隔との関係も含めてわからないことが多い．田辺三菱製薬のウェブサイト「イムセラ®安全性情報」には，副作用発現状況，PML症例一覧，PML詳細調査のためのお願いおよびMRIの安全性情報が掲載されている[15]．PML症例の年齢は30代が1人，40代が3人，50代が2人，60代が3人であり，投与開始からの期間は最短で2年5か月，最長で12年6か月であり，軽快1例，後遺症残存4例，未回復2例，不明1例，死亡例1例が存在する．読影に悩む場合は，MIAC（Medical Image Analysis Center）において「頭部MRI画像検査」のロジスティックサポートを実施しているので早急に相談することが重要である．PMLは明らかに患者の高次脳機能障害，生活の質（quality of life: QOL）の低下に直結するので，NTZで判明しているように症状出現前にMRIで見つけ出すことが重要である．2年以上投与している患者では常にPMLリスクを考えながら3〜6か月に1回程度は拡散強調画像（diffusion weighted image: DWI）を含めたMRIを撮像する．MRIでPMLとして疑わしい病変がある場合は2週間後，1か月後に造影剤を使用したMRIを実施し，疑わしければ脳脊髄液からのJCウイルス（John Cunningham virus: JCV）DNA検査を行う．

その際，厚生労働省は厚生労働科学研究費補助金難治性疾患政策研究事業「プリオン病及び遅発性ウイルス感染症に関する調査研究班」（以下，厚労省研究班）を通じて，PMLの日本国内の発現動向や薬剤関連PMLを監視し，厚労省研究班はPMLサーベイランス委員会を設置して，国内においてPMLの発現が疑われた全症例の登録を推進し，登録症例の検討を行っており，専門医師の意見を聞くこともできる．PMLサーベイランス委員会の連絡先など

6　疾患修飾薬（DMD）／c　フィンゴリモド（FTY） **101**

を以下に記載する.

〒113-8677 東京都文京区本駒込 3-18-22
東京都立駒込病院脳神経内科
PML 情報センター PML サーベイランス委員会事務局
PML サーベイランス委員会委員長 三浦義治
E-mail：km_pml-info@tmhp.jp, TEL：03-3823-2101（代表）
ウェブサイト：https://www.tmhp.jp/komagome/about/index.html

　また，医薬品医療機器総合機構（Pharmaceutical and Medical Devices Agency: PMDA）による 2023 年 9 月時点の集計では，FTY 投与患者の死亡数は 27 人と圧倒的に多い．原因は，がん，びまん性大細胞型 B 細胞性リンパ腫関連が 5 名，自殺が 5 名，心血管障害が 6 名，不明が 2 名，血球貪食性リンパ組織球症が 1 名，神経クリプトコッカス症が 1 名，原病が 1 名，誤嚥性肺炎が 1 名，PML が 1 名，その他が 4 名である.

　さらに，悪性リンパ腫，皮膚がん（基底細胞がんなどの腫瘍増大リスクも存在する.

j. ワクチン

　FTY 使用中の生ワクチン（乾燥弱毒生麻疹ワクチン，乾燥弱毒生風疹ワクチン，経口生ポリオワクチン，乾燥 BCG ワクチン）の接種は禁忌である．投与開始前に麻疹ワクチン，帯状疱疹ワクチン，特に妊娠可能な女性では風疹ワクチンを接種しておくことが望ましい.

　また，ワクチン接種後の抗体価上昇が低いことが報告されており，新型コロナウイルス（severe acute respiratory syndrome coronavirus 2: SARS-CoV-2）ワクチンなど，生ワクチンでないワクチンは FTY 導入の 2 ～ 4 週間前までに複数回接種しておく必要がある．新型コロナウイルス感染症（coronavirus disease 2019: COVID-19）のパンデミックにより，疾患修飾薬（disease modifying drug: DMD）による治療を受けている MS 患者の感染リスク，COVID-19 重症化リスク，SARS-CoV-2 ワクチンの有効性と安全性への懸念が提起されたが，FTY の投与を受けている MS 患者が SARS-CoV-2 に感染した場合，そのほとんどは無症候性または軽度の COVID-19 であり，重度の COVID-19 の患者は予想よりも早く回復していた．イングランドで行われた研究では，FTY また

は抗 CD20 抗体製剤を投与された MS 患者の SARS-CoV-2 感染リスクは，集団ワクチン接種にも関わらず，COVID-19 の制限緩和後に一般集団と比較して有意に増加することが明らかになったが，より重篤な COVID-19 のリスクは一般集団および COVID-19 を有する MS 集団で報告されているリスクと同様であった[16]．COVID-19 罹患の頻度は FTY を使用している MS 患者でより高いが，少なくとも COVID-19 の重症度自体が変化しており，異なるウイルス株の異なる臨床表現型によるものである可能性があるため，使用患者は引き続きリスクを考えながらの行動が必要である[17].

　ステロイドパルス療法や免疫抑制薬，経口ステロイドなどの併用中は特に注意が必要である.

6　現在のポジション

　FTY の推定使用患者数は 2,000 名前後である．初回導入時はまずスクリーニングで各種のウイルス抗体価を測定するが，特に帯状疱疹に注意する.

　NMOSD 患者への FTY 投与は悪化の可能性が高く，抗ミエリンオリゴデンドロサイト糖蛋白質（myelin oligodendrocyte glycoprotein: MOG）抗体関連疾患（MOG antibody-associated disease: MOGAD）でも悪化例があるので使用しない[18]．また，MS 診断における red flag がある症例では投与を避ける.

　リンパ球数の確認を投与開始前，投与開始後 2 週間，1，2，3，6 か月，その後は 3 か月ごとに行い，リンパ球数が 200/μL を下回った場合はその 2 週間後を目途に再検査を行い，連続して 200/μL を下回った場合は原則投与を中断し，リンパ球数が 600/μL 以上に回復したところで再開するとされている．しかしながら，実臨床では隔日投与や週数回の投与などで調整が図られていた．この調整により「効果が低下した」とする報告と「変化なし」とする報告があり，患者背景によって結果は変わるものと考えられる.

　長期投与中の患者では，安定しているかぎり，そのまま副作用に注意して経過観察されていることが

多いが，50歳以上の非活動 MS 患者で high efficacy drugs による治療を止めたあとの再発リスクは NTZ，FTY ではあるが，B 細胞除去（枯渇）療法では優位に増加しないとの報告がある[19]．

また，FTY からの DMD 切り替えに関しては，NTZ やオファツムマブ（ofatumumab: OMB）など high efficacy drugs への切り替えが望ましいと考える．その際にはデータ的には NTZ のリバウンドリスクが低いが，OMB を含めて「ダイレクトスイッチでよいのでは？」との意見もある．施設によっては，中和抗体が出ないようにまず半年以上の NTZ 治療を間に挟んでから，OMB へ変更するところもある．

薬剤メーカーへの問い合わせでも OMB における DMD 切り替え時の推奨方法については今後の課題である．PML リスクが高い患者または懸念される患者では，NTZ ではなく OMB への変更を行う．それ以外の DMD への de-escalation は避ける．

FTY の作用は可逆的で，投与を中止すると 1 〜 2 か月でリンパ球数は正常範囲に回復する．しかしながら，2 週間以上休薬をした場合は再導入時に初回導入時と同様の注意観察を行う必要がある．もともとアドヒアランスの悪い患者にとってはリスクの高い薬剤といえる．

文献

1) ノバルティスファーマ株式会社：多発性硬化症治療剤フィンゴリモド塩酸塩カプセル ジレニア® カプセル 0.5 mg 添付文書．第 2 版．2021 年 12 月改訂．

2) Kappos L, Radue EW, OʼConnor P, et al: A placebo-controlled trial of oral fingolimod in relapsing multiple sclerosis. *N Engl J Med* 2010; **362**: 387-401.

3) Saida T, Kikuchi S, Itoyama Y, et al: A randomized, controlled trial of fingolimod（FTY720）in Japanese patients with multiple sclerosis. *Mult Scler* 2012; **18**: 1269-1277.

4) Chitnis T, Arnold DL, Banwell B, et al: Trial of fingolimod versus interferon beta-1a in pediatric multiple sclerosis. *N Engl J Med* 2018; **379**: 1017-1027.

5) 科学技術振興機構：新規多発性硬化症治療薬フィンゴリモド塩酸塩の創薬（研究者：藤多哲朗）：井上春成賞．https://inouesho.jp/jyusyou/37/doc/FTY720.pdf（最終閲覧日2024 年7 月18 日）

6) 千葉健治，吉井成彦：新規多発性硬化症治療薬フィンゴリモド塩酸塩（イムセラ / ジレニアカプセル 0.5 mg）の薬理学的特性および臨床効果．日薬理誌 2012; **139**: 265-274.

7) Song ZY, Yamasaki R, Kawano Y, et al: Peripheral blood T cell dynamics predict relapse in multiple sclerosis patients on fingolimod *PLoS One* 2015; **10**: e0124923.

8) Fujii C, Kondo T, Ochi H, et al: Altered T cell phenotypes associated with clinical relapse of multiple sclerosis patients receiving fingolimod therapy. *Sci Rep* 2016; **6**: 35314.

9) Groves A, Kihara Y, Chun J: Fingolimod: direct CNS effects of sphingosine 1-phosphate（S1P）receptor modulation and implications in multiple sclerosis therapy. *J Neurol Sci* 2013; **328**: 9-18.

10) Lublin F, Miller DH, Freedman MS, et al: Oral fingolimod in primary progressive multiple sclerosis（INFORMS）: a phase 3, randomized, double–blind, placebo–controlled trial. *Lancet* 2016; **387**: 1075-1084.

11) Cohan SL, Benedict RHB, Cree BAC, et al: The two sides of siponimod : evidence for brain and immune mechanisms in multiple sclerosis. *CNS Drugs* 2022; **36**: 703-719.

12) Tunç A, Yetkin MF, Seferoğlu M, et al: Recurring disease activity in relapsing remitting multiple sclerosis: The multicenter RDA-RMS study. *Mult Scler Relat Disord* 2024; **88**: 105757.

13) Tunç A, Yetkin MF, Seferoğlu M, et al: Recurring disease activity in relapsing remitting multiple sclerosis: The multicenter RDA-RMS study. *Mult Scler Relat Disord* 2024; **88**: 105757.

14) Sriwastava S, Kataria S, Srivastava S, et al: Disease-modifying therapies and progressive multifocal leukoencephalopathy in multiple sclerosis: a systematic review and meta-analysis. *J Neuroimmunol* 2021; **360**: 577721.

15) 田辺三菱製薬：イムセラ® 安全性情報．https://medical.mt-pharma.co.jp/safety/imu/index.shtml（最終閲覧日2024 年7 月18 日）

16) Sullivan R, Kilaru A, Hemmer B, et al: COVID-19 infection in fingolimodor siponimod-treated patients: case series. *Neurol Neuroimmunol Neuroinflamm* 2021; **9**.

17) Dumitrescu L, Papathanasiou A, Coclitu C, et al: An update on the use of sphingosine 1-phosphate receptor modulators for the treatment of relapsing multiple sclerosis. *Expert Opin Pharmacother* 2023; **24**: 495-509.

18) Redenbaugh V, Flanagan EP: Monoclonal antibody therapies beyond complement for NMOSD and MOGAD. *Neurotherapeutics* 2022; **19**: 808-822.

19) Jouvenot G, Courbon G, Lefort M, et al: High-efficacy therapy discontinuation vs continuation in patients 50 years and older with nonactive MS. *JAMA Neurol* 2024; **81**: 490-498.

6 疾患修飾薬（DMD）

d ナタリズマブ（NTZ）

京都大学高等研究院ヒト生物学高等研究拠点　　濱谷美緒
関西医科大学総合医療センター脳神経内科　　近藤誉之

ココがポイント！

- ▶ NTZ はα_4インテグリン鎖としたヒト化モノクローナル抗体製剤であり，免疫細胞の中枢神経系への移行を抑制することで効果を発揮する．
- ▶ NTZ は高い再発予防効果を有し，病初期からの導入により高次脳機能障害や身体機能障害の進行抑制も期待される．
- ▶ NTZ 関連進行性多巣性白質脳症（PML）に対しては，発症リスクの層別化と投与間隔の延長（EID）による予防法が構築されてきた．
- ▶ 高リスク患者への妊産婦への投与法も確立されつつある．
- ▶ 今後，MS 治療の中核となる薬剤であるが，適応患者の選択基準，EID の長期成績，NTZ 中止後のマネジメントなどが課題である．

1 概要

ナタリズマブ（natalizumab: NTZ）（タイサブリ®）は，わが国では「多発性硬化症（multiple sclerosis: MS）の再発予防および身体的障害の進行抑制」を効能・効果として，2014 年 3 月に承認された．

高い再発予防効果をもつにも関わらず，進行性多巣性白質脳症（progressive multifocal leukoencephalopathy: PML）のリスクから，わが国では使用が控えられる傾向にあったが，PML の発症リスクの層別化や投与間隔の延長（extended interval dosing: EID）により，NTZ は病初期より使用を検討する有力な疾患修飾薬（disease modifying drug: DMD）となっている．

2 作用機序

NTZ はα_4インテグリン鎖（ヒト化抗 CD49d 抗体）を標的とした MS における DMD として，世界初のヒト化モノクローナル抗体製剤である．α_4鎖はβ_1

インテグリン鎖と複合体を形成し，VLA（very late antigen）-4 となる．NTZ は免疫細胞上の VLA-4 と血管内皮細胞に発現する VCAM（vascular cell adhesion molecule）-1 との相互作用を阻害することで，免疫細胞の血液脳関門（blood-brain barrier: BBB）の通過を抑制する．自己免疫性 T 細胞に加え，同様に VLA-4 を発現する B 細胞，単球，ナチュラルキラー細胞（natural killer cell: NK 細胞）の中枢神経系への移行をも減少させ，疾患修飾効果をもたらすと考えられている．

3 有効性

a. 再発予防

再発寛解型 MS（relapsing-remitting MS: RRMS）に対する NTZ の有効性と安全性については，国際第 III 相プラセボ対照ランダム化二重盲検試験（AFFIRM 試験）[1]，国内第 II 相臨床試験をはじめ多数の報告がある．AFFIRM 試験では，RRMS 患者（NTZ 群 627 例，プラセボ群 315 例）の NTZ 投与開始 2 年

104

後の解析で，平均年間再発率（annualized relapse rate: ARR）はプラセボ群に対し NTZ 群で 68％減少した（$p < 0.001$）．新規または拡大した T2 画像での高信号病変数はプラセボ群に対し NTZ 群では 83％低く（$p < 0.001$），ガドリニウム造影病変数は NTZ 群で 72％低かった（$p < 0.001$）．NTZ とフィンゴリモド（fingolimod: FTY）（各群 54 例）を比較した海外のランダム化並行群間比較試験（REVEAL 試験）では，投与開始 1 年前に対する投与開始後の ARR の相対減少率は NTZ が 97.4％（投与前 ARR 1.91，後 0.05），FTY が 84.5％（投与前 1.87，後 0.29）であり，NTZ で有意に低かった（$p = 0.023$）．投与 24 週時で 1 つ以上の新規ガドリニウム造影病変ができる累積確率は NTZ 群 40.7％，FTY 群 58.0％，2 つ以上では 11.5％，48.5％と NTZ 群で有意に低かった[2]．

RRMS に対する NTZ 投与の国際非盲検非対照前向き観察研究［TOP（Tysabri Observational Program）研究］の観察期間 10 年時点での報告では（6,148 例，NTZ 治療期間中央値 3.3 年），ARR はベースライン 1.99 に対し NTZ 投与開始 1 年後 0.24 まで減少し，以後 10 年時まで 0.20 以下で維持された[3]．

b．進行抑制

従来，MS 患者は RRMS から進行期［二次性進行型 MS（secondary progressive MS: SPMS）］に移行するとされてきた．しかし，発症初期より再発によらない障害進行［PIRA（progression independent of relapse activity あるいは silent progression）］があることが報告され，現在では再発予防だけでなく障害の進行抑制が病初期からの治療目標となっている．

AFFIRM 試験では，ベースライン Kurtzke 総合障害度スケール（baseline-expanded disability status scale of Kurtzke: b-EDSS）スコア 2 以上の RRMS 患者（NTZ 群 417 例，プラセボ群 203 例）を対象とした post-hoc 解析（事後解析）が行われ，身体機能障害の改善（EDSS 1.0 以上の減少が 12 週間持続）は 2 年間累積でプラセボ群（18.7％）に比べ NTZ 群（29.6％）で有意な増加が報告された（$p = 0.006$）．一方，身体機能障害の悪化（EDSS 1.0 以上の増加が 12 週間持続）は NTZ 群 16％，プラセボ群 28％であった．TOP

研究では，身体機能障害の持続的な改善は「b-EDSS $\geq$ 2.0 の患者で EDSS $\geq$ 1.0 の減少が 24 週間持続すること」，身体機能障害の持続的な悪化は「EDSS 0.5 以上（b-EDSS $\geq$ 6.0），あるいは 1.0 以上（$1.0 \leq$ b-EDSS < 6.0）の増加」と定義された．10 年間累積で身体機能障害の改善は 33.1％，悪化は 27.8％であった．EDSS は 10 年間にわたり安定を示した[3]．SPMS 患者（b-EDSS 3.0〜6.5）を対象とした 2 年間の国際第 III 相プラセボ対照ランダム化二重盲検試験（ASCEND 試験）では，NTZ 群 440 例，プラセボ群 449 例が解析された[4]．上肢機能の評価指標である 9 ホールペグテスト（9 hole peg test: 9-HPT）では NTZ 群での有効性が示唆された（オッズ比 0.56，$p = 0.001$）が，EDSS，25 フィート歩行時間検査（timed 25-foot walk test: T25FW）で両群に有意差はなく，進行型への適応は認可されなかった．しかし，前述の TOP 研究において，SPMS と特性を多く共有する EDSS 4〜6（平均 5）の群において NTZ による治療が 10 年継続できた症例の平均 EDSS は 5 のままであった．保険適用上の問題はあるものの，NTZ は SPMS に対してもオプションになりうる．

silent progression や SPMS への移行に関する前向きコホート研究では，NTZ を含む high efficacy drugs の診断早期からの使用が障害の進行抑制に有効であることが示された．症例ごとの検討は必要であるが，early intensive therapy が患者予後にとって望ましい可能性が高い．

c．高次脳機能障害，脳萎縮，疲労

1）高次脳機能障害

注意障害，情報処理速度低下，遂行機能障害を主体とする高次脳機能障害は MS 全体の 40〜70％の症例に存在し，発症早期から生じうる．評価指標として，符号数字モダリティ検査（symbol digit modalities test: SDMT）とその変法が簡便性から頻用されている．多施設前向き単一群非盲検試験（STRIVE 試験）では，NTZ 投与開始 4 年時点での ITT（intention-to-treat）解析で，41.9〜54.1％の RRMS 患者で臨床的に有意な SDMT 改善を認めた（222 例，b-EDSS 中間値 2.0）．b-EDSS $\geq$ 2.0 の症例でも 4 年

6 疾患修飾薬（DMD）／d ナタリズマブ（NTZ）　105

間の累積改善率は 43.9 % であった[5].

2）脳萎縮

AFFIRM 試験における RRMS 患者の脳萎縮の変化率は，治療開始 2 年時点で NTZ 群のほうがプラセボ群よりも有意に低く萎縮が抑制されていた（－0.24，－0.42；$p = 0.004$）．1 年時点では NTZ 群のほうがプラセボ群よりも変化率が高かった（－0.56 %，－0.40 %；$p = 0.002$）．この変化率は炎症の収束と浮腫の減少による偽萎縮と解釈されている．

3）疲労・倦怠感

MS に伴いやすい疲労に対しても，NTZ による改善が期待できる．海外の前向き単一群観察研究（TYNERGY 試験）では，軽度以上の疲労［運動機能および認知機能の疲労スケール（fatigue scale for motor and cognitive functions: FSMC）の合計スコア≧43］を示す MS 患者（162 例，b-EDSS 中間値 3.0）において，NTZ 投与 12 か月後の FSMC スコアは，運動機能，認知機能，合計のいずれも有意な改善を示した（$p < 0.0001$）[6]．RRMS 患者 89 例を対象とした前向き単一群観察研究（ENER-G 研究）では，投与開始 12 週後，疲労の視覚的アナログ尺度（visual analogue scale for fatigue: VAS-F），疲労影響尺度（modified fatigue impact scale: MFIS）および疲労重症度尺度（fatigue severity scale: FSS）のスコアはいずれも有意な改善を認めた（$p < 0.0001$）[7]．

一方，NTZ 治療中の RRMS 患者 48 例（平均治療期間 30.4 か月）では 12 か月後の MFIS スコアの増悪を認めたとの報告もあり[8]，NTZ の疲労軽減効果の持続性については検証が必要である．

4 有害事象

a．進行性多巣性白質脳症（PML）

PML は JC ウイルス（John Cunningham virus: JCV）が脳のオリゴデンドロサイトで増殖し，多発性の脱髄病変を呈する中枢神経感染症である．『PML 診療ガイドライン 2023』で示されるように，免疫抑制薬や抗がん剤，モノクローナル抗体製剤などの薬物療法に起因する薬剤関連 PML が増加している[9]．NTZ は PML 発症リスクの最も高い薬剤に分類され（クラス 1），NTZ 関連 PML 発症の危険因子として抗 JCV 抗体が陽性，2 年以上の NTZ 投与歴，過去の免疫抑制薬の使用が知られる．4 つの大規模な観察研究を統合した PML のリスク層別化解析によると，抗体指数が 1.5 を超えた場合，NTZ 投与歴が12 か月では累積リスクは 0.2/1,000 人，24 か月では1.1/1,000 人，48 か月では 10.4/1,000 人，72 か月では 28.0/1,000 人と上昇すると推定される[10]．

1）PML への対処

NTZ 関連 PML は無症候性の段階で対処することで生命ならびに機能予後の向上がみられる．高リスク患者では 3 〜 6 か月ごとの脳 MRI 検査が推奨される．抗 JCV 抗体陽転の可能性があり，NTZ 投与中は 6 か月ごとの再検査を行う．確定診断のために行われる脳脊髄液でのポリメラーゼ連鎖反応（polymerase chain reaction: PCR）法による JCV DNA の検出は，病変が拡大しないうちは陰性であることも多く，陰性でも PML の可能性を念頭に置く必要がある．MS の再発との鑑別が難しい場合は MRI 再検や造影増強効果も参考にする．脳生検も選択肢となる．PML の可能性がある場合は NTZ 投与を中止する．血液浄化療法は，元来の免疫応答が回復することで病態が一過性に増悪する免疫再構築症候群（immune reconstitution inflammatory syndrome: IRIS）により障害が増悪する可能性があるため推奨されない[9]．

2）PML リスク軽減のための NTZ 投与法

米国の NTZ 使用全例調査レジストリ［TOUCH（Tysabri Outreach: Unified Commitment to Health）］の抗 JCV 抗体陽性の MS 患者 35,521 例の解析によると，標準投与間隔（standard interval dosing: SID）（4週に 1 回の投与）よりも EID（年間投与回数が 10 回以下）では PML の発症が著減していた（ハザード比0.06，$p < 0.001$，相対リスク低下 94 %）[11]．さらに，EID の有効性評価目的で実施された第 IIIb 相ランダム化非盲検比較試験（NOVA 試験）では，4 週ごとの NTZ 投与で 1 年以上再発のみられなかったRRMS 患者を 4 週毎（248 例）と 6 週毎（251 例）の投

与群へ割り付けた．その結果，4週毎群と6週毎群の比較において，新規ないし新規拡大T2画像での高信号病変の72週時点での平均はprimary estimandでは0.05，0.20（$p = 0.076$），secondary estimandでは0.06，0.31（$p = 0.044$）であった．4週毎群の疾患活動性が予想以下であり，6週毎群には新規病変数が25個以上という極端な2例が含まれていたことが結果に影響したと考えられている[12]．また，NOVA試験では6週毎群で1例の無症候性PMLが報告された．

以上より，抗JCV抗体陽性例では有効性に注意しながらEIDでの治療導入を考慮する．

b．PML以外の有害事象

AFFIRM試験の観察期間（2年）における有害事象の発現割合はNTZ群で95％，プラセボ群で96％であった．尿路感染症やアナフィラキシー反応などが認められたが，その発現割合は各群とも1％未満であり，NTZ群とプラセボ群で有意差はなかった．TOP研究の10年時解析の結果では，既知の安全性プロファイルから逸脱する有害事象は認められなかった．AFFIRM試験の感染症発現率はNTZ群10.3％，プラセボ群22.1％で，TOP研究の10年時解析では感染症および寄生虫症の罹患率は4.1％であった．重篤な感染症として，単純ヘルペス髄膜炎または脳炎・帯状疱疹・急性網膜壊死が報告されている．TOP試験の10年時解析における悪性腫瘍発症率は一般人口での発症率と同程度であった．

5　投与中止時の対応

NTZ投与中止時には，MSの疾患活動性の再活性化に注意が必要である．再発の危険因子として，NTZ導入前の高い疾患活動性や投与中の再発，高いEDSS，若年，切り替え時の長期の休薬期間（90日以上）などが報告されている．NTZ投与中止後の治療に関しては，NTZからフマル酸ジメチル（dimethyl fumarate: DMF）（テクフィデラ®）への切り替えを検討した後方視的観察研究（STRATEGY研究）

では，DMF切り替え1年後のARRは，NTZ投与1年後と比べて高かったが（0.25，0.11；$p < 0.0001$），ベースラインのARR（0.49）より低値であった（$p < 0.0001$）．また，抗CD20抗体製剤への切り替えが有効である可能性が示唆されている．NTZ投与中止後の再発リスクが高い患者では，定期的な再発モニタリングに加え，短い休薬期間で適切な薬剤への切り替えを選択することが重要である．

6　妊婦，授乳婦での対応

a．妊婦

わが国のNTZの添付文書では，妊婦に対しては有益性投与となっている．妊娠中に3か月以内のNTZ投与を受けたMS患者（369例）およびクローン病患者（6例）を対象とした国際前向き観察研究（Tysabri Pregnancy Exposure Registry）では，自然流産の割合は9.0％であり，米国の一般人口における割合と同程度であった．先天異常は5.05％に認められ，これは米国のサーベイランスでみられた発生率（2.67％）よりも高い値であったが，NTZの影響を示唆する特異的なパターンは認められなかった[13]．妊娠後期までNTZを使用した場合，胎盤を通過したNTZにより児に一過性の貧血や血小板数減少が生じることがある．一方，妊娠後期までNTZを継続した場合は出産後の再発リスクを抑制できる（relapse rate ratio 0.36）と報告されている[14]．英国のガイドラインは「胎児への曝露を最小限に抑えるために妊娠中のNTZ最終投与を妊娠34週目頃に行い，出生後すぐに（可能なら最終投与の8〜12週以内に）再開する」ことを推奨している[15]．

b．授乳婦

NTZが乳汁へ移行する報告はあるが，高分子蛋白質（分子量 約149,000）であり，乳児のNTZとしての吸収は微量と考えられる．わが国の添付文書では「NTZの最終投与後12週間は授乳を中止すること」と記載されているが，英国のガイドラインでは授乳期間もNTZ投与の継続が推奨されている．

6　疾患修飾薬（DMD）／d　ナタリズマブ（NTZ）　107

7 おわりに

　有効な治療がなされない場合の身体および高次脳機能障害の進行リスクを考慮し，今後は抗JCV抗体の有無に関わらず，NTZの使用は増加すること

が予想される．early intensive therapyを選択すべき患者の層別化，EIDによる長期のPML予防効果やNTZ有効性の評価，PML発症後の治療戦略，NTZ投与中止後のマネジメントなどが今後の課題である．

文献

1) Polman CH, O'Connor PW, Havrdova E, *et al*: A randomized, placebo-controlled trial of natalizumab for relapsing multiple sclerosis. *N Engl J Med* 2006; **354**: 899-910.
2) Butzkueven H, Licata S, Jeffery D, *et al*: Natalizumab versus fingolimod for patients with active relapsing-remitting multiple sclerosis: results from REVEAL, a prospective, randomised head-to-head study. *BMJ Open* 2020; **10**: e038861.
3) Butzkueven H, Kappos L, Wiendl H, et al. Long-term safety and effectiveness of natalizumab treatment in clinical practice: 10 years of real-world data from the Tysabri Observational Program（TOP）. *J Neurol Neurosurg Psychiatry* 2020; **91**: 660-668.
4) Kapoor R, Ho PR, Campbell N, *et al*: Effect of natalizumab on disease progression in secondary progressive multiple sclerosis（ASCEND）: a phase 3, randomised, double-blind, placebo-controlled trial with an open-label extension. *Lancet Neurol* 2018; **17**: 405-415.
5) Perumal J, Balabanov R, Su R, *et al*: Improvements in Cognitive Processing Speed, Disability, and Patient-Reported Outcomes in Patients with Early Relapsing-Remitting Multiple Sclerosis Treated with Natalizumab: Results of a 4-year, Real-World, Open-Label Study. *CNS Drugs* 2022; **36**: 977-993.
6) Svenningsson A, Falk E, Celius EG, *et al*: Natalizumab treatment reduces fatigue in multiple sclerosis. Results from the TYNERGY trial; a study in the real life setting. *PLoS One* 2013; **8**: e58643.
7) Wilken J, Kane RL, Sullivan CL, *et al*: Changes in Fatigue and Cognition in Patients with Relapsing Forms of Multiple Sclerosis Treated with Natalizumab: The ENER-G Study. *Int J MS Care* 2013; **15**: 120-128.
8) Yildiz M, Tettenborn B, Borgwardt S: Trajectory of fatigue severity in natalizumab treated multiple sclerosis patients. *Neurol Neurosurg* 2013; **115**: 902-903.
9) 厚生労働科学研究費補助金 難治性疾患政策研究事業プリオン病及び遅発性ウイルス感染症に関する調査研究班：進行性多巣性白質脳症（Progressive multifocal leukoencephalopathy: PML）診療ガイドライン 2023, 2023.
10) Ho PR, Koendgen H, Campbell N, *et al*: Risk of natalizumab-associated progressive multifocal leukoencephalopathy in patients with multiple sclerosis: a retrospective analysis of data from four clinical studies. *Lancet Neurol* 2017; **16**: 925-933.
11) Ryerson LZ, Foley J, Chang I, *et al*: Risk of natalizumab-associated PML in patients with MS is reduced with extended interval dosing. *Neurology* 2019; **93**: e1452-e1462.
12) Foley JF, Defer G, Ryerson LZ, *et al*: Comparison of switching to 6-week dosing of natalizumab versus continuing with 4-week dosing in patients with relapsing-remitting multiple sclerosis（NOVA）: a randomised, controlled, open-label, phase 3b trial. *Lancet Neurol* 2022; **21**: 608-619.
13) Friend S, Richman S, Bloomgren G, *et al*: Evaluation of pregnancy outcomes from the Tysabri（R）（natalizumab）pregnancy exposure registry: a global, observational, follow-up study. *BMC Neurol* 2016; **16**: 150.
14) Thiel S, Litvin N, Haben S, *et al*: Disease activity and neonatal outcomes after exposure to natalizumab throughout pregnancy. *J Neurol Neurosurg Psychiatry* 2023; **95**: 561-570.
15) Dobson R, Dassan P, Roberts M, *et al*: UK consensus on pregnancy in multiple sclerosis: 'Association of British Neurologists'guidelines. *Pract Neurol* 2019; **19**: 106-114.

6 疾患修飾薬（DMD）

e フマル酸ジメチル（DMF）

東静脳神経センター／順天堂大学医学部脳神経内科　　横山和正

┤ ココがポイント！┝

▶ フマル酸ジメチル（DMF）はもともとドイツで乾癬治療に使用されていたが，MS 合併患者の乾癬と MS のどちらの病気もよくなったため，臨床試験が行われて承認された．

▶ 1 日 2 回内服の疾患修飾薬（DMD）であり，注射薬などを希望しない患者の初期治療（将来的に escalation 治療）の第一選択薬として確立されてきた．

▶ 重篤な副作用が少ないことから，high efficacy drugs による治療が主流となった現在でも各国における経口薬のゴールドスタンダードである．

▶ 欧米と異なり，国内ではフィンゴリモド（FTY）よりもあとに承認されたため，発売後は FTY からの切り替えによるリバウンドや再発が相次いだ．

▶ 新型コロナウイルス感染症（COVID-19）のパンデミック禍においては，その多面的効果から感染やワクチン効果の低下リスクもなく，逆に重篤リスクを減らすのではないかとの報告もあった．

▶ 投与開始後 1 〜 3 か月に起こる皮膚症状，消化器症状などをいかにうまく乗り切るかが重要である．

▶ 妊娠判明後に中止できる点など，妊娠可能な女性の多い MS では外せない薬剤である．

---

1 開発の歴史

フマル酸ジメチル（dimethyl fumarate: DMF）は分子量 144.13 の低分子化合物である．工業用殺菌剤として，またソファーの出荷時の乾燥剤として使用されていた．DMF の医薬品としての再利用は 1950 年代に始まり，尋常性乾癬に罹患したドイツの生化学者が自分自身に投与し，この病気が TCA 回路の代謝機能障害とフマル酸欠乏によるものだと誤って信じたことに始まる[1]．

最初の DMF 含有薬剤は，1994 年にドイツで「Fumaderm®」という商品名で重症乾癬の治療薬として承認された．Fumaderm® は，60 ％ の DMF と 3 種類のフマル酸モノエチル（monoethyl fumarate: MEF）が配合された経口薬である．2013 年，DMF は欧州と米国において「Tecfidera®（BG-12）」の商品名で 13 歳以上の再発寛解型多発性硬化症（relapsing-remitting multiple sclerosis: RRMS）の第一選択薬として承認された［欧州医薬品庁（European Medicines Agency: EMA），米国食品医薬品局（Food and Drug Administration: FDA），いずれも 2013 年］．わが国では 2016 年 12 月に「MS の再発予防および身体的障害の進行（confirmed disability progression: CDP）抑制」の適応症で承認されたが，進行型 MS に対する DMF の有効性および安全性は確立していない．

DMF の有益な効果は，免疫反応と炎症反応の調節に起因すると考えられてきた．しかし，DMF の効果が多面的であることを示す証拠が増えており，従来考えられていたよりも広い範囲に及ぶ可能性がある．抗酸化作用, 抗炎症作用, 神経保護作用は, 様々な疾患における DMF の使用を納得させる根拠となる．

2 薬理および効果発現機序

1 日 2 回 DMF を反復投与した RRMS 患者（外国

109

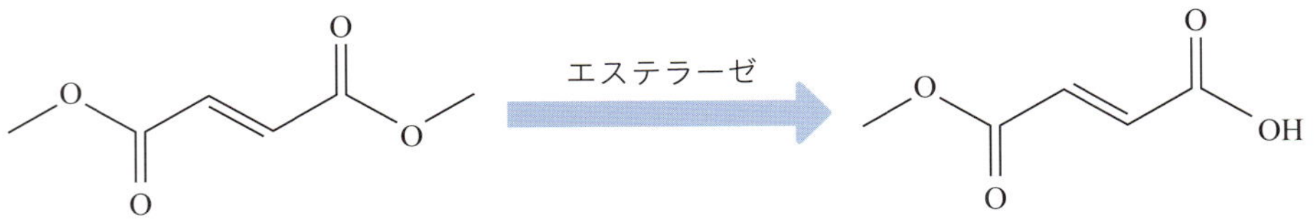

図1 フマル酸ジメチル(**DMF**)の薬物動態

経口投与後の血漿中 DMF は測定不可能であり，薬物動態の検討は血漿中 MMF 濃度に基づく．
（鬼塚康弘，他：診療と新薬 2017; **54**: 873-882）

人データ）では最高血中濃度到達時間（maximum concentration time: Tmax）が 5 時間，半減期が 1.30 時間で，経口投与後，DMF は全身循環前にエステラーゼにより急速に加水分解され，生理活性代謝物の中心であるフマル酸モノメチル（monomethyl fumarete: MMF）に代謝される．経口投与後の血漿中 DMF は測定不可能であり，薬物動態の検討は血漿中 MMF 濃度に基づく（**図1**）[2]．高脂肪食の摂取は血漿中 MMF のの ROC（receiver operating characteristic）曲線下面積（area under the curve: AUC）に影響を与えなかったが，最高血中濃度（maximum plasma concentration: Cmax）は 38 % 低下した（外国人における成績）．

DMF は消化管，血液および組織に広く存在するエステラーゼにより代謝される．さらに TCA 回路を介して代謝され，シトクロム P450（cytochrome P450: CYP）分子種は DMF および MMF の代謝に関与しない．炭素 14（^{14}C）-DMF 240 mg の経口投与により同定された血漿中の主要代謝物は MMF，フマル酸，クエン酸およびグルコースであり，フマル酸とクエン酸はさらに TCA 回路を介して代謝される．

DMF の MS に対する効果は主に抗炎症 / 免疫修飾作用と神経保護 / 細胞保護作用の 2 つの作用に起因すると推測されている．

抗炎症作用は，① DMF の直接的な T 細胞への作用および樹状細胞を介した間接的な作用によるヘルパー T 細胞（helper T cell: Th）1 から Th2 へのシフト，②制御性 T 細胞（regulatory T cell: Treg）の増加，③制御性 B 細胞の増加，④ミクログリアの活性化への影響，⑤抗原提示細胞の活性化抑制など複数の機

序の関与が考えられる．

一方で MMF はヒドロキシカルボン酸受容体（hydroxycarboxylic acid receptor: HCAR）2 の強力なアゴニストである．そして DMF はミクログリアやマクロファージに発現する HCAR2 を介して抗炎症作用を示すとも考えられている．

さらに，Nrf2（nuclear factor erythroid 2-related factor 2）経路は酸化的損傷に対する必須の防御機構であり，抗酸化応答エレメント（antioxidant response element: ARE）をもつ遺伝子の幅広い配列の制御を通じて細胞保護作用を発揮する．基本的な細胞機能やプロセス（例：細胞の生存と増殖，オートファジー，薬物排除の制御，DNA 修復，ミトコンドリア機能）を制御する遺伝子の制御を介して細胞保護作用を発揮する[3]．その際，Keap1（Kelch-like ECH-associated protein 1）は Nrf2 を細胞質内に隔離して不活性に保ち，プロテアソームによる分解を誘導することが知られているが，DMF は Keap1 蛋白質中の反応性チオールの酸化を引き起こし，Nrf2 の核移行と活性化を誘導する．以上の DMF による神経保護作用は，Nrf2 を介して脱髄の抑制と軸索の保護，酸化ストレスや興奮毒性からの神経細胞の保護によることが動物モデルで示されていた．Nrf2 制御遺伝子のなかには，特に抗酸化作用に関連するヘムキシゲナーゼ（heme oxygenase: HO）-1 とキノン酸化還元酵素（NAD（P）H:quinone oxidoreductase: NOQ）-1，および異種物質代謝酵素と薬物排出ポンプの発現に関与する遺伝子があるが，DMF を投与された MS 患者では Nrf2 に制御される NQO1 遺伝子が有意に上昇していることが報告されている[4]．

3 有効性

DMF は導入から効果発現までに約 3 か月を要するが，年間再発率（annualized relapse rate: ARR）を約 50 % 低下させ，CDP もおよそ 40 % 抑制する．さらに MRI における活動性は約 90 % 抑制し，脳萎縮抑制効果も備えている．妊娠が判明した段階で中止できるので，バースコントロール（birth control）の観点からも有用な薬剤である．

a. DEFINE 試験

外国人 RRMS 患者 1,234 例（投与例数）を対象として多施設共同無作為化二重盲検評価者盲検プラセボ対照用量比較試験を実施した．被験者にはプラセボまたは DMF 240 mg/ 回を 1 日 2 回もしくは 3 回（480 mg/ 日ないし 720 mg/ 日），2 年間投与した．主要評価項目である 2 年時点での再発患者の割合は，DMF 480 mg/ 日群ではプラセボ群と比較して 49 % 減少した（$p < 0.0001$）．また，Kurtzke 総合障害度評価スケール（expanded disability status scale of Kurtzke: EDSS）を用いて評価した「3 か月間持続する CDP が認められた患者の割合」は，2 年時点でプラセボ群と比較して DMF 480 mg/ 日群で 38 % 減少した（$p = 0.005$）．

b. CONFIRM 試験

外国人 RRMS 患者 1,417 例（投与例数）を対象として多施設共同無作為化二重盲検評価者盲検プラセボ対照並行群間用量比較試験を実施した．被験者にはプラセボまたは DMF 240 mg/ 回を 1 日 2 回もしくは 3 回（480 mg/ 日ないし 720 mg/ 日）あるいはグラチラマー酢酸塩（glatiramer acetate: GA）を 1 日 1 回，2 年間投与した．主要評価項目である 2 年時点での ARR は，DMF 480 mg/ 日群ではプラセボ群と比較して 44 % 減少した（$p < 0.0001$）．EDSS を用いて評価した「3 か月間持続する CDP が認められた患者の割合」は，2 年時点でプラセボ群と比較して DMF 480 mg/ 日群で 21 % 減少したが，プラセボ群との統計学的な有意差は認められなかった（$p = 0.25$）．

以上，ここで述べた 2 つの試験の併合解析（post-hoc analysis）では，DMF は新規診断［診断後 1 年以内かつ疾患修飾薬（disease modifying drug: DMD）による治療歴のない］RRMS 患者に対する有効性が示され，2 年時点でのプラセボに対する ARR の減少率は全体集団よりも新規診断 RRMS 患者において数値的に高かったことが報告された．

c. APEX 試験

わが国を含む国際共同第 III 相臨床試験である．RRMS 患者 224 例（そのうち日本人患者は 113 例）（投与例数）を対象として，多施設共同無作為化二重盲検プラセボ対照試験を実施した．被験者にはプラセボまたは DMF 240 mg/ 回を 1 日 2 回，24 週間投与した．脳 MRI 検査の結果，投与 12，16，20 および 24 週目の新規ガドリニウム造影病変数はプラセボ群と比較して有意な減少が認められた．しかし，日本人における DMF の臨床データは，APEX 試験での日本人患者合計が 56 名，そのうち MS 治療歴のない患者 5 名といずれも少なく，日本人患者での DMF の安全性と有効性を示す情報としては不十分であった．

DMF の国内実臨床下における安全性と有効性を把握するために実施している使用成績調査の中間解析データからの MS 治療歴有無別のサブ解析の結果では，安全性解析対象は 1,253 名，有効性解析対象は 1,241 名であり，そのうち MS 治療歴なしの患者は安全性解析対象で 346 名，有効性解析対象で 338 名であった．DMF 投与期間の中央値は 364.0 日であった．有害事象は全体集団で 866 名（69.1 %），MS 治療歴なし集団で 226 名（65.3 %），MS 治療歴あり集団で 640 名（70.6 %）であった．重篤な有害事象は全体集団で 116 名（9.3 %），MS 治療歴なし集団で 28 名（8.1 %），MS 治療歴あり集団で 88 名（9.7 %）に認められた．有害事象の内容は，いずれも全体集団と同様の傾向であった．リンパ球数はいずれの集団でも 60 % 以上の患者で正常下限値（1,000/μL）（国内基準）以上が維持された．ARR はいずれの集団でも投与開始前 1 年間と比べて投与開始後 1 年目で有

意に減少し（$p < 0.0001$），投与開始後 12 か月時の EDSS スコアにより評価した身体機能障害はいずれの集団でも 90 ％以上の患者で「維持」または「改善」であった．報告された安全性，有効性データは既報の全体集団と同様であり，新たな安全性の懸念は認められなかった[5]．

さらに別の報告では，安全性解析対象 1,253 名の MS の病型は 1,155 名（93.0 ％）が RRMS であった．女性が 899 名（71.8 ％），年齢の中央値は 41.0 歳，小児は 2 名（0.2 ％），高齢者は 48 名（3.8 ％）であった．本調査登録時での妊娠の報告はなかった．DMF 投与期間の中央値は 364.0 日であった．有害事象は 866 名（69.1 ％），副作用は 816 名（65.1 ％）で報告され，いずれも主なものは潮紅，MS 再発，リンパ球数減少，下痢・悪心等の消化器系有害事象などであった．重篤な有害事象は 116 名（9.3 ％）に認められた．感染症は 54 名（4.3 ％）で有害事象として報告され，帯状疱疹の 1 名のみが重篤であった．進行性多巣性白質脳症（progressive multifocal leukoencephalopathy: PML）は報告されなかった．有効性解析対象は 1,241 名であり，ARR は投与開始前 1 年間の 0.64 に対して投与開始後 1 年間は 0.25 であり，60.9 ％減少した（$p < 0.0001$）．EDSS スコアの平均値は投与開始後 12 か月まで期間を通して維持し，EDSS スコアにより評価した身体機能障害は，93.0 ％の患者で「維持」または「改善」であった[6]．

d. ENDORSE 試験

第 III 相長期継続投与試験（海外データ）海外第 III 相臨床試験である DEFINE 試験および CONFIRM 試験を完了した RRMS 患者（安全性解析対象 1,736 例，有効性解析対象 750 例）において，多施設共同無作為化用量盲検評価者盲検並行群間用量比較長期継続投与試験（先行試験開始から 5 年後以降はオープンラベル）が実施された．先行する DEFINE 試験および CONFIRM 試験で DMF 群であった被験者には継続して DMF 240 mg を 1 日 2 回投与（DMF/DMF 群），先行試験でプラセボ群または GA 群であった被験者には本試験では DMF 240 mg を 1 日 2 回投与し（それぞれプラセボ/DMF 群，GA/DMF 群），追

跡調査を行った．観察期間は先行試験開始から少なくとも 10 年間で，最長 13 年間行った．DMF 長期投与時（最長 13 年）の安全性プロファイルは 1 例の PML を除き，先行して実施された DEFINE/CONFIRM 試験と同様であった．再発および CDP に対する DMF の有効性は投与開始から 10 年にわたって維持され，ARR は，DMF を 10 年間継続して投与された群では 0 ～ 1 年目 0.20，9 ～ 10 年目 0.11 であった．本試験 8 年目に CDP を認めなかった患者の割合は，DMF/DMF 群で 72 ％，プラセボ/DMF 群で 73 ％であった．本試験 4 年目以降，重度かつ長期のリンパ球数減少の発現は 2,263 例中 9 例（0.4 ％）であった．DMF 投与中にリンパ球数減少を呈した患者において，重篤な感染症，日和見感染症，悪性腫瘍，水痘・帯状疱疹ウイルス（varicella-zoster virus: VZV）感染症の発現率上昇は認められなかった．重度かつ長期のリンパ球数減少が発現した PML 患者を除き，DMF 投与中止時にリンパ球数が基準値下限（910 / μL）（海外基準）未満であった場合，中止後 4.7 週で基準値下限以上まで回復すると予測された．

4 注意事項

50 歳以上，リンパ球数 800/μL 以下の減少例では，再発の評価以外にも PML 鑑別のために 3 ～ 6 か月に 1 回は MRI を撮像する．視神経脊髄炎スペクトラム障害（neuromyelitis optica spectrum disorders: NMOSD）患者には投与しない．併用薬，禁忌薬は特に存在しない．

妊娠可能な女性患者では，妊娠判明後は速やかに中止する．わが国および海外において，妊娠中曝露による先天異常，自然流産の発生頻度の増加は報告されていない．ヒト乳汁中への移行は不明であり，授乳婦への投与は治療上の有益性および母乳栄養の有益性を考慮し判断する．経口投与であり半減期も短く乳児への影響は少ないことが予想される．授乳を行った RRMS 患者 2 例の報告によると，DMF の一次代謝産物 MMF の母乳移行を調べたところ，相

対乳児用量は 0.019 ％, 0.007 ％ と少なく, 有害事象もなかった[7].

a. 初回導入

肝機能障害, 腎機能障害がなく, リンパ球数は 1,000/μL 以上であることが望ましい.

通常, 成人には DMF として 1 回 120 mg で 1 日 2 回から投与を開始し, 1 週間後に 1 回 240 mg で 1 日 2 回に増量する. なお, いずれの場合も朝夕の食後に経口投与する. 空腹の場合は副作用が出現しやすい. 副作用としては, 導入後 1 ～ 3 か月(特に 1 週間以内)に皮膚症状(かゆみ, 灼熱感, 顔面躯幹の紅潮が内服後に現われ, 1 時間程度で消失する)や消化器症状(下痢, 腹痛, 嘔気, 食欲低下)が生じうる(10 ％ 以上).

薬剤の長期内服継続(アドヒアランス)は患者の生活の質(quality of life: QOL)にも影響する. したがって, まず副作用によるドロップアウトを避けることを考える. 施設によっては患者の食事傾向を把握し, 朝夕の食事時間に合わせて 120 mg で開始している. 1 週間ごとに増量し, 240 mg(120 mg 朝夕), 360 mg(120 mg 朝, 240 mg 夕), 480 mg(240 mg 朝夕)とする(slow titration). 公式には副作用があったときの対応として, 1 か月間は 120 mg を朝夕 1 回ずつに減量し継続可能である. なお, 1 回 240 mg の 1 日 2 回投与への再増量に対して忍容性が認められない場合は, 1 回 120 mg の 1 日 2 回投与での有効性は認められていないので本剤の投与を中止する.

顔面潮紅に対しては, 本剤内服の 30 分前にアスピリンを 325 mg 内服することや, 抗アレルギー薬(ジフェンヒドラミン, ロラタジン)を併用することを考慮する. 消化器症状については, 空腹での内服を極力避けるようにあらかじめ説明する. 食事をとれない場合でも高脂肪高蛋白製品(チョコレート, チーズ等)と一緒に摂取することが重要である. 収まらない場合はプロトンポンプ阻害薬(proton pump inhibitor: PPI), 消化管運動機能改善薬, 止痢薬の併用を検討する.

b. 投与開始後の注意点

1) ベースライン MRI

国内のガイドラインでは「初回投与開始前 3 か月以内」となっているが, 欧米の MAGNIMS(Magnetic Resonance Imaging in Multiple Sclerosis)の推奨では「治療開始前に発生した病変の誤診を避けるため, 通常は治療開始後 3 ～ 6 か月」となっている.

2) リンパ球数減少

6 か月以上継続するリンパ球数の減少が報告されている. 本剤投与開始前および本剤投与中は少なくとも 3 か月に 1 回, リンパ球を含む全血球数の測定を行う.

3) 進行性多巣性白質脳症(PML)リスク

リンパ球数が 6 か月以上継続して 500/μL 未満である場合は投与中止を考慮する. また, リンパ球数が 6 か月以上継続して 800/μL 未満である場合は, 治療上の有益性と危険性を慎重に考慮して投与継続の可否を判断することとされている. その後, 使用症例数が増加して, 高齢者以外でも PML が起こりうること, またリンパ球数 500/μL 未満であることは意味がなくなっている. 投与前にリンパ球数が少ない症例や投与開始後急激にリンパ球数が減少する症例にも注意が必要である. 本剤の投与を中止すると, リンパ球数の回復が患者の状態は遷延する症例もあるので慎重に観察する.

4) 薬剤切り替えとリンパ球数

FTY への切り替え時にはリンパ球数は指標にならなくなるため, 頻回の MRI 検査が必要となる. ナタリズマブ(natalizumab: NTZ)への切り替え時にはリンパ球は脳内に侵入できなくなるので見かけ上上昇することも知っておく必要がある.

5) その他

本剤投与開始後に嘔吐, 下痢などを発現して脱水状態となった患者において, 急性腎不全に至った例が報告されている. したがって, 嘔吐や下痢がみられた場合は十分に観察し, 適切な処置を行うことが必要である. その後は腎機能検査も行う.

投与開始後 1 ～ 6 か月で肝機能異常が現れることがあるので, 投与開始前に肝機能検査を行うとともに, 投与中は定期的に肝機能検査を行う.

アナフィラキシー（呼吸困難，蕁麻疹および喉・舌の腫脹等）が現れることがある．また，本剤投与時には潮紅が高頻度で認められるため，潮紅が現れた場合はアナフィラキシーとの鑑別を慎重に行う．

c. 副作用

生じうる副作用を**表1**に示す．十分に観察し，異常が認められた場合は投与中止など適切な処置をとる．

5 現在のポジション

MSBase を用いて医療資源格差のある地域での DMF の使用は，非ステロイド系免疫抑制薬の使用と比較して，投与中止までの期間，24 週持続する CDP までの期間，24 週持続する身体的障害の改善（confirmed disability improvement: CDI）までの期間において良好な転帰を示した．この結果は，再発型 MS の治療に非ステロイド系免疫抑制薬が一般的に使用されている国々における DMF の使用を支持するものである[8]．

また，RIS（radiologically isolated syndrome）患者を対象とした二重盲検試験が行われた（ARISE 試験）．RIS における最初のランダム化比較試験（randomized controlled trial: RCT）である ARISE 試験では，RIS 被験者 64 例（DMF 群 30 例，プラセボ群 34 例）の全脳，視床，皮質下灰白質の容積，橋背側および髄質背側の三次元表面曲率の変化，および髄質－上部頸髄の三次元容積変化を解析した．全脳，視床，皮質下灰白質の容積変化率には DMF 群とプラセボ群の間で有意差は認められなかったが，橋背側弯曲の変化率には有意差が認められ，最小二乗平均変化量がプラセボ群 6.94［標準誤差（SE）3.71］と比較して，DMF 群では − 4.46（SE 3.77）であった（$p = 0.036$）．最初の臨床イベントを経験した患者では，髄質－上部頸髄容積の有意な減少（$p = 0.044$）と表面曲率の有意な減少が髄質背側で観察されたが（$p = 0.009$），橋背側では観察されなかった（$p = 0.443$）．RIS における疾患修飾療法（disease modifying therapy:

表1 フマル酸ジメチル（DMF）の副作用など

症状等	頻度・備考等
リンパ球数減少	2.2 %.
白血球数減少	0.9 %.
PML	頻度不明．全世界で 12 例（登録患者 621,236 人以上）（2024 年 2 月 29 日現在）．国内では報告がない．
感染症	頻度不明．日和見感染症として，重篤な CMV 感染，ヘルペスウイルス感染などを含む感染症が生じうる．
肝機能障害	頻度不明．AST，ALT の上昇などを伴う肝機能障害が現れることがある．
国内死亡患者	5 名（自殺 1 名，がん 1 名，リンパ腫 1 名，呼吸不全 1 名，MS 1 名）．
薬剤の中止や切り替え	リバウンドリスクはないが，再発リスクはある．
ワクチン接種	特に問題はない．

PML：進行性多巣性白質脳症，CMV：サイトメガロウイルス，ALT：アラニンアミノトランスフェラーゼ，AST：アスパラギン酸アミノトランスフェラーゼ．

DMT）の恩恵は，従来の容積測定では解決できない神経変性の影響を受けた中枢神経系構造にも及ぶ可能性があるとしている[9]．

さらに，リアルワールドデータ解析でも，RRMS 患者 102 例の MRI データを後方視的に収集し，脳画像解析プログラム icobrain を用いて処理した．DMF 投与開始後 3 年間の平均（± SD）年率脳容積変化率はそれぞれ − 0.33 ± 0.68/ 年，− 0.10 ± 0.60/ 年，− 0.35 ± 0.71 %/ 年であった．1 年目，2 年目，3 年目に新たな FLAIR（fluid-attenuated inversion recovery）病変は 73.7 %，77.3 %，73.3 % の患者で検出されなかった．この結果は，過去の RCT（DEFINE 試験，CONFIRM 試験，ENDORSE 試験）と同様で，臨床試験で観察された効果の実臨床への一般化の可能性を支持するものであった[10]．

6 フマル酸ジロキシメル（DRF）

消化器系の副作用軽減を期待されたフマル酸ジロキシメル（diroximel fumarate: DRF）は，米国では再発型 MS の成人患者を対象に，欧州では RRMS の成人患者を対象に承認された経口による DMD である．国内の臨床試験は現在進行中であるが，欧米における DRF の安全性，忍容性，探索的有効性は，96 週間の非盲検第 III 相 EVOLVEMS-1 試験（NCT02634307）で評価された．2023 年 12 月 31 日現在，44,297 人の患者が DRF による治療を受けており，61,780 人年の曝露に相当する．

DRF と DMF は共通の生理活性代謝物である MMF を有する．DRF 462 mg と DMF 240 mg の経口投与は，MMF と生物学的に同等な曝露をもたらすため，DRF と DMF は同様の有効性と安全性を示すと予想される．しかし，DRF は 5 週間の第 III 相ランダム化二重盲検比較試験である EVOLVE-MS-2 試験（NCT03093324）において，DMF と比較して消化器系の忍容性が改善し，消化器系有害事象の発生率が低く，患者 QOL も良好であることが示された[11]．

7 おわりに

DMF は，いくつかの疾患に対して repositioning 使用の可能性があるとして，ますます注目を集めている．この分子は，抗酸化作用，免疫調節作用，神経保護作用，抗炎症作用，抗増殖作用など，多面的な作用機序により，様々な病状に有益な効果を発揮する[3]．DMF が，心血管系や呼吸器系の疾患，がん，眼疾患，神経変性疾患，全身性あるいは臓器特異的な炎症性疾患や免疫介在性疾患などの慢性疾患に対して重要な治療の意味をもつ可能性があることを示す前臨床および臨床研究の数が増えている．

文献

1) Schweckendiek W: Treatment of psoriasis vulgaris. *Med Monatsschr* 1959; **13**: 103-104.
2) 鬼塚康弘，平松且稔，長谷昌知，他：フマル酸ジメチル（テクフィデラ®）の総説 Part 1: 作用機序と多発性硬化症患者に対する有効性．診療と新薬 2017; **54**: 873-882.
3) Bresciani G, Manai F, Davinelli S, *et al*: Novel potential pharmacological applications of dimethyl fumarate—an overview and update. *Front Pharmacol* 2023; **14**: 1264842.
4) Gopal S, Mikulskis A, Gold R, *et al*: Evidence of activation of the Nrf2 pathway in multiple sclerosis patients treated with delayed-release dimethyl fumarate in the Phase 3 DEFINE and CONFIRM studies. *Mult Scler* 2017; **23**: 1875-1883.
5) 越智博文，横山和正，佐藤弥生，他：多発性硬化症患者に対するフマル酸ジメチル（テクフィデラ®）の安全性と有効性：国内使用成績調査中間報告〜多発性硬化症治療歴別サブグループ解析〜．診療と新薬 2021; **58**: 705-719.
6) 深澤俊行，大橋高志，中島一郎，他：フマル酸ジメチル（テクフィデラ®）の多発性硬化症患者に対する安全性と有効性：国内使用成績調査中間報告．診療と新薬 2021; **58**: 298-316.
7) Ciplea A, Fatta P, Rewers-Felkins K, *et al*: Dimethyl fumarate transfer into human milk. *Ther Adv Neurol Disord* 2020; **13**: 1756286420968414.
8) Spelman T, Eichau S, Alroughani R, *et al*: Comparative effectiveness of dimethyl fumarate versus non-specific immunosuppressants: Real-world evidence from MSBase. *Mult Scler J Exp Transl Clin* 2024; **10**: 1-13.
9) Okuda DT, Azevedo CJ, Pelletier D, *et al*: Dimethyl fumarate preserves brainstem and cervical spinal cord integrity in radiologically isolated syndrome. *J Neurol* 2024［Online ahead of print］doi: 10.1007/s00415-024-12514-x.
10) Krieger S, Zarif M, Bumstead B, *et al*: Evaluating the effect of dimethyl fumarate on subclinical biomarkers in a real-world patient cohort. *J Neuroimmunol* 2024; **393**: 578397.
11) Wundeset A, Wray S, Gold R, *et al*: Improved gastrointestinal profile with diroximel fumarate is associated with a positive impact on quality of life compared with dimethyl fumarate: results from the randomized, double-blind, phase III EVOLVE-MS-2 study. *Ther Adv Neurol Disord* 2021; **14**: 1756286421993999.

6 疾患修飾薬（DMD）

f オファツムマブ（OMB）

国立精神・神経医療研究センター病院脳神経内科　　　岡本智子

ココがポイント！

▶ オファツムマブ（OMB）（ケシンプタ®）は，再発寛解型MS（RRMS）または疾患活動性を有する二次性進行型MS（SPMS）の患者に対するB細胞を標的とした抗CD20抗体製剤であり，CD20に特異的に結合し，補体依存性細胞傷害（CDC）活性および抗体依存性細胞傷害（ADCC）活性により免疫反応を抑制し，炎症性脱髄の形成および進行を抑制する．

▶ ペン型オートインジェクターで，初回，1週後，2週後，4週後に，以降は維持期として4週間ごとにOMB 20 mgを皮下注射し，自己注射が可能である．

▶ 初回投与時は注射に伴う反応を抑制するために，前投薬としてステロイド，アセトアミノフェン，抗アレルギー薬などを考慮する．

▶ 副作用として，注射部位反応，注射に伴う反応，感染症，免疫グロブリン（Ig）低下などに注意する．

1 概要

多発性硬化症（multiple sclerosis: MS）の病態において従来T細胞が中心的役割を担うという概念から，B細胞が炎症および神経変性要素の両方で重要な役割を果たすことが明らかになり，MS治療は大きく変化し，現在ではB細胞標的療法はMS治療の中心的役割を担うまでに進歩している．完全ヒト型のB細胞抗CD20モノクローナル抗体製剤であるオファツムマブ（ofatumumab: OMB）は，再発寛解型MS（relapsing-remitting MS: RRMS），疾患活動性を有する二次性進行型MS（secondary progressive MS: SPMS）に保険適用がある皮下注射薬で，優れた効果と安全性が示されており，多くのMS患者の日常生活動作（activities of daily living: ADL），生活の質（quality of life: QOL），予後に貢献しうる治療薬と考えられる．

2 作用機序

従来，MSの病態機序は，T細胞が主軸となって

血液脳関門（blood-brain barrier: BBB）の破壊や自己反応性T細胞の活性化による脱髄，軸索損傷が起こると考えられていたが，現在ではB細胞が重要な役割を担うことが明らかになっている．

B細胞は炎症および免疫制御機能を有し，炎症性の機能として，①補体活性化および抗体依存性細胞傷害（antibody dependent cellular cytotoxicity: ADCC）を誘発する自己抗体生成，②炎症性サイトカインの生成［腫瘍壊死因子（tumor necrosis factor: TNF），インターロイキン（interleukin: IL）-6，ロイコトリエン（leukotriene: LT）等］，③抗原提示，抗原輸送（補体受容体を介した免疫複合体等）に関与している．一方，B細胞の抗炎症機能として，④抗炎症性サイトカイン［IL-10，IL-35，形質転換増殖因子（Transforming growth factor: TGF）β］の生成，⑤制御性T細胞（regulatory T cell: Treg）への増殖を誘発，⑥ヘルパーT細胞（helper T cell: Th）1およびTh17の分化を抑制，⑦マクロファージおよび樹状細胞の活性を阻害，⑧潜在的な免疫制御機能をもつ抗体や神経栄養因子を生成する[1]．さらにMSにおけるB細胞を介した中枢神経障害には，髄膜における異所性リンパ球凝集体の形成への寄与やEBウイルス（Epstein-Barr virus: EBV）感染のリザーバーとなるなどが考えられている[2].

OMB は B 細胞を標的とした完全ヒト抗 CD20 モノクローナル抗体製剤であり，CD20 に特異的に結合し，補体依存性細胞傷害（complement-dependent cytotoxicity: CDC）活性および ADCC 活性により免疫反応を抑制し，炎症性脱髄の形成と進行を抑制する.

3 開発の経緯

MS における病態として，これまで B 細胞の重要性が多く示唆されていた[1].

①MS 患者の約95％に脳脊髄液特異的オリゴクローナルバンド（oligoclonal bands: OCB）が存在する.

②MS 患者の脳実質，髄膜，および脳脊髄液にはクローン増殖した B 細胞が存在する.

③SPMS 患者の髄膜には異所性リンパ濾胞様構造がみられる.

④抗 CD20 抗体製剤による B 細胞除去（枯渇）療法，血液浄化療法，免疫吸着法（immunoadsorption plasmapheresis: IAPP）が有効である.

⑤一部の MS 患者に自己抗体が存在する.

⑥MS 患者で末梢血 B 細胞の機能異常により，血中に自己反応性 B 細胞クローンが蓄積する.

⑦B 細胞からオリゴデンドロサイトに対する毒性因子が分泌されている.

⑧MS 患者において B 細胞による異常はサイトカイン反応がみられる（刺激後の IL-6，LT/IL-10，LT および TNF が上昇する）.

⑨EBV 感染と MS の免疫学的および疫学的関連がある.

⑩ゲノムワイド関連解析（genome-wide association study: GWAS）で MS に関連する遺伝子に B 細胞生物学に関与する遺伝子がいくつか含まれる.

特に，抗 CD20 抗体製剤であるリツキシマブ（rituximab: RTX）およびオクレリズマブ（わが国では未承認）が高い有効性を示したことから，MS 病態における B 細胞の重要性ならびに治療薬としての可能性が明らかになった.

4 臨床試験における有効性と安全性

a. MIRROR 試験[3]

第 IIb 相二重盲検試験である MIRROR 試験（用量探索試験）では，232 名の再発性 MS（RRMS ＋疾患活動性のある SPMS）患者を，OMB 3，30，60 mg を 12 週ごとに投与する群，OMB 60 mg を 4 週ごとに投与する群，プラセボを投与する群に無作為に割り付け，主要評価項目は 12 週目の新規ガドリニウム造影病変の累積数として解析した. 新規病変の累積数は，すべての OMB 群でプラセボ群に対して65％減少した. OMB の累積投与量が 30 mg/12 週以上のすべての群で，プラセボ群に対して 90 ％以上の病変の減少が推定された. 本試験のデータを用いてモデル解析が行われ，導入投与として 20 mg を 3 回（1 日目，7 日目，および 14 日目）皮下投与することにより，95 ％以上の患者で B 細胞数が有効とされる 8/μL 以下に減少し，効果を認める維持投与として 20 mg を 4 週間隔で皮下投与することにより，B 細胞が減少しているほとんどの患者（95 ％超）で B 細胞数低値を維持できることが示された[4].

b. ASCLEPIOS I 試験，ASCLEPIOS II 試験[5]

再発性 MS 患者を対象とした海外第 III 相多施設共同ランダム化二重盲検比較試験である AS-CLEPIOS I 試験，ASCLEPIOS II 試験の 2 つの試験が実施され，総合的に解析されている. 再発性 MS 患者を OMB 20 mg 月 1 回群 946 人とテリフルノミド 14 mg/日群 936 人に割り付け，投与期間を最長30 か月，追跡期間を最短 9 か月として検討された. ASCLEPIOS I 試験と ASCLEPIOS II 試験において，OMB 群ではテリフルノミド群に比べて，年間再発率（annualized relapse rate: ARR）がそれぞれ50.5 ％（OMB 群 0.11，テリフルノミド群 0.22），58.5 ％（OMB 群 0.10，テリフルノミド群 0.25）減少した. 両試験の併合解析にて，OMB 群はテリフルノミド群に比べて，Kurtzke 総合障害度評価スケール（expanded disability status scale of Kurtzke: EDSS）に基づく 3 か月持続する確定障害悪化（3-month confirmed disabili-

6 疾患修飾薬（DMD）／f オファツムマブ（OMB） **117**

ty worsening: 3mCDW）および 6 か月持続する障害増悪（6mCDW）をそれぞれ 34.4 %（$p = 0.002$, Cox 比例ハザードモデル）, 32.5 %（$p = 0.012$, Cox 比例ハザードモデル）減少させ, 本剤の再発性 MS における再発予防効果および身体的障害の進行（confiermed dsiability progression: CDP）抑制効果が検証された[4]. また, ASCLEPIOS I 試験, ASCLEPIOS II 試験における OMB 群におけるガドリニウム造影 T1 病変数はテリフルノミド群に比べて, それぞれ 97.5 %, 93.8 % 減少した.

さらに, ASCLEPIOS I 試験, ASCLEPIOS II 試験において, MS と診断されて間もない初回治療 615 例（OMB 群 314 例, テリフルノミド群 301 例）の解析において, OMB の高い効果と良好な安全性が示されている[6].

c. APOLITOS 試験[7]

第 II 相国際多施設共同ランダム化二重盲検比較試験である APOLITOS 試験では, 日本人患者 21 例を含む再発性 MS 43 例で OMB 20 mg 月 1 回群とプラセボ群に割り付けられ, 24 週の試験期間で比較された. その結果, OMB 群はプラセボ群に比べて 24 週目でのガドリニウム造影 T1 病変数が 93.6 % 減少し, 新規 / 拡大 T2 高信号病変数および ARR も減少した.

d. ALITHIOS 試験[8, 9]

ASCLEPIOS I/II（第 III 相試験）, APLIOS[10], APOLITOS（第 II 相試験）を完了した患者は, 第 IIIb 相非盲検長期安全性試験である ALITHIOS 試験に参加し, OMB 継続群とテリフルノミドから OMB に切り替えた群の累積データが解析された. 3.5 年時の中間解析において, 1,969 人の患者のうち, OMB 継続群 1,292 人（中央値 35.5 か月, 3,253 患者年）, 切り替え群 677 人（中央値 18.3 か月, 986 患者年）. 83.8 % の患者に有害事象が認められ, 注射部位反応 11.5 %, 注射における全身反応 24.8 %, 感染症 54.3 %, 頭痛 12.1 %, 免疫グロブリン（immunoglobulin: Ig）M 低下 10.9 %, 背部痛 8.2 %, 疲労 6.9 % などであった. 重篤な有害事象は 9.7 % で, 日和見感染症や進行性多巣性白質脳症（progressive multifocal leukoencephalopathy: PML）は認めなかった. 血清 IgG の平均値は安定しており, IgM の平均値は減少したもののほとんどの症例で正常範囲だった. 重篤な感染症の発生率は低く, Ig 値の低下とは関連していなかった[8].

さらに, 4 年時中間解析の有効性に関しては, 1,882 人の症例のうち, OMB 継続群は ARR が低く（0.05, 95%CI：0.04 ～ 0.07）, ガドリニウム造影 T1 病変の数が少なく（0.01 病変 / スキャン）, 新規 / 拡大 T2 高信号病変が少なかった（年間率0.08）. 全体として, 4 年間で 78.8 % が NEDA（no evidence of disease activity）-3 の基準を満たした. テリフルノミドからの切り替えにより, ARR, 確定障害悪化（confirmed disability worsening: CDW）のリスク, 新規 / 拡大 T2 高信号病変, ガドリニウム造影 T1 病変, 血清ニューロフィラメント軽鎖（neurofilament light: NfL）が減少した. OMB 継続群と新規切り替え群では, 3 か月および 6 か月の累積 CDW 率は低いままであった. 安全性解析対象集団（$n = 1,969$）において, 最も頻繁に報告された有害事象は「感染症および寄生虫症」（58.4 %）で新たな安全性シグナルは確認されず, OMB の再発性 MS における長期的なベネフィット・リスクプロファイルが良好であることが示唆された[9].

5 副作用

副作用として, ①注射に伴う全身および局所反応, ②感染症などに留意が必要である.

a. 注射に伴う全身および局所反応

紅斑, 疼痛, そう痒, 腫脹といった注射部位反応は最も多くみられる副作用であるが, ほとんどが軽～中等度であり, 初回投与時に起こることが多い. 注射に伴う全身反応は発熱, 頭痛, 筋肉痛, 悪寒, 疲労などであり, 2 割程度にみられている. 多くは初回投与時に認められているが, 2 回目以降の投与時にも認められることもある.

b. 感染症

感染症については，ASCLEPIOS I 試験，AS-CLEPIOS II 試験においてそれぞれ 49.2 %，53.8 % にみられ，上気道感染が多く，また重篤な感染症は 2.6 %，2.5 % 報告されている[5]．添付文書上は，重大な副作用として，感染症は 15.0 % とされている．PML は 2024 年 8 月時点で MS 患者では報告されていないが，慢性リンパ球性白血病患者に対し高用量を点滴静注した際において報告されている．そのほか，過敏症反応や臨床検査上の血中 IgM 減少などがある．

6 どのように使用するか？

適応は，RRMS または疾患活動性を有する SPMS の再発予防および CDP 抑制である．

本剤は，薬液が充填されたプレフィルドシリンジ製剤が使い捨てタイプの専用ペン型注入器に装着されており，投与時の希釈や溶解，シリンジのセッティングは不要である．皮下投与の注射部位は腹部，大腿部または上腕部とし，投与ごとに注射部位を変える．投与法は，初回，1 週後，2 週後，4 週後に，以降は維持期として 4 週間ごとに OMB 20 mg を皮下投与する．注射に伴う全身反応（発熱，頭痛，筋肉痛，悪寒，疲労等）を軽減するため，OMB 初回投与時は必要に応じて，ステロイド，アセトアミノフェン，抗アレルギー薬の前投与を考慮する（表 1）．多くは初回投与時に認められているが，2 回目以降の投与時にも認められているため，症例に応じて前投薬を用いる．

表 1 オファツムマブ（OMB）前投薬・処方例

ステロイド	静注	メチルプレドニゾロン（80 ～ 100 mg）
抗アレルギー薬	経口	エピナスチン塩酸塩（20 mg）または フェキソフェナジン（60 mg）
解熱鎮痛剤	経口	アセトアミノフェン（500 mg）

OMB 投与の 30 分～ 1 時間前に投与する．

7 注意点

OMB 開始前に B 型肝炎ウイルス（hepatitis B virus: HBV）感染の有無を確認する．活動性 B 型肝炎患者では肝炎の治療を優先し，本剤の治療期間中および治療終了後は継続して肝機能検査値や肝炎ウイルスマーカーのモニタリングを行う．HBs 抗原が陰性でも，HBs 抗体あるいは HBc 抗体が陽性である場合はワクチン接種歴が明らかである場合を除き，HBV DNA 定量を 1 ～ 3 か月ごとに行う．

① 生ワクチンまたは弱毒生ワクチンは本剤投与開始の少なくとも 4 週間前までに接種し，治療開始後については B 細胞数が回復するまでは生ワクチンまたは弱毒生ワクチンを接種しないことが望ましい．

② 不活化ワクチンまたは新型コロナウイルス感染症（coronavirus disease 2019: COVID-19）に対するワクチンを含む mRNA ワクチンは本剤投与開始の少なくとも 2 週間前までに接種し，開始後であっても必要に応じて接種する．

③ 使用前に室温に戻し，注射部位は腹部，大腿部または上腕部とし，投与ごとに注射部位を変える．

④ 自己投与は医師の管理指導のもとで，十分な教育訓練を実施し確実に投与できることを確認したうえで実施する．

⑤ 投与中は，Ig，白血球，好中球，リンパ球減少などに留意し，定期的に血液検査を行い，感染症発現に注意する．感染症の自他覚症状が認められた場合は速やかに医療機関に相談するよう患者に指導する．

⑥ 投与予定日に本剤を投与できなかった場合はできるだけ速やかに投与し，その後は規定された投与間隔で投与する［投与日の許容日数は，臨床試験[5]においては初回，1 週後：2 回目投与（day 7）± 1 日，2 週後：3 回目投与（day 14）± 1 日，4 週後：4 回目投与（month 1）± 3 日，それ以降：5 回目以降 ± 14 日］．

⑦ 妊婦または妊娠している可能性のある女性には，治療上の有益性が危険性を上回ると判断される場

表2 MS 予後不良因子

カテゴリー	予後不良因子
臨床所見	● 再発頻度が高い ● 初発から 2 回目の再発までの期間が短い ● 脳幹 / 小脳 / 脊髄での発症 ● 初発からの回復が悪い ● MS 診断時の EDSS が高い ● 初発時に複数の症状がある ● 早期の認知機能障害
MRI 所見	● T2 高信号病変が多い ● T2 高信号病変の容積が大きい ● 造影病変が存在する ● テント下病変や脊髄病変がある ● 脳全体の萎縮や灰白質の萎縮
バイオマーカー	● 髄液 OCB 陽性 ● 髄液・血液での NfL 高値 ● OCT での RNFL が薄い

EDSS：Kurtzke 総合障害度評価スケール，OCB：オリゴクローナルバンド，NfL：ニューロフィラメント軽鎖，OCT：光干渉断層計，RNFL：網膜神経線維層．
（Rotstein D, *et al*; *Nat Rev Neurol* 2019; **15**: 287-300）

合にのみ投与する．妊娠中に本剤を投与した患者からの出生児においては，B 細胞数の回復が確認されるまでは，生ワクチンまたは弱毒生ワクチンを投与しない．

⑧授乳婦では，治療上の有益性および母乳栄養の有益性を考慮し，授乳の継続または中止を検討する．本剤の母乳中への移行は不明であり，今後の臨床的検討が重要である．

⑨小児等を対象とした臨床試験は実施されていない．

8 適応例

OMB の適応例を以下に示す．
①疾患活動性が高い．
②予後不良因子（**表2**）[11] がある．
③他の MS 疾患修飾薬（disease modifying drug: DMD）で効果が乏しい症例．
④他の DMD の副作用で使用継続が困難な症例．
⑤膠原病を合併している症例．
⑥典型的でない MS ［例：抗体陰性の視神経脊髄炎（neuromyelitis optica: NMO）と鑑別が困難な場合等］．

さらに，早期から EHET（early high efficacy therapy）を実施することで，神経障害を最小限に抑制し，再発や SPMS への移行が抑制され，患者の長期的予後を良好に保つことが期待される[12, 13]．OMB は，より早期に，多くの症例で適応があると考えられる．

9 おわりに

B 細胞療法は EHET として確かな効果が期待でき，月 1 回の自己注射薬で忍容性が高く，より早期から確実に多くの症例で用いられることで，再発・進行を抑制し ADL や QOL の向上が大きく期待できる薬剤である．

文献

1) Hoffmann F, Meinl E: B cells in Multiple Sclerosis: Good or bad guys? *Eur J Immunol* 2014; **44**: 1247-1250.
2) Comi G, Bar-Or A, Lassmann H, *et al*: Role of B Cells in Multiple Sclerosis and Related Disorders. *Ann Neurol* 2021; **89**: 13-23.
3) Bar-Or A, Grove RA, Austin DJ, *et al*: Subcutaneous ofatumumab in patients with relapsing-remitting multiple sclerosis: The MIRROR study. *Neurology* 2018; **90**: e1805-e1814.
4) ノバルティスファーマ株式会社：ケシンプタ® 皮下注 20 mg ペン添付文書．第 6 版．2024 年 6 月改訂．
5) Hauser SL, Bar-Or A, Cohen JA, *et al* : Ofatumumab versus Teriflunomide in multiple sclerosis. *N Engl J Med* 2020; **383**: 546-557.
6) Gärtner J, Hauser SL, Bar-Or A, *et al*: Efficacy and safety of ofatumumab in recently diagnosed, treatment-naive patients with multiple sclerosis: results from ASCLEPIOS I and II. *Mult Scler* 2022; **28**: 1562-1575.
7) Kira JI, Nakahara J, Sazonov DV, *et al*: Effect of ofatumumab versus placebo in relapsing multiple sclerosis patients from Japan and Russia: phase 2 APOLITOS study. *Mult Scler* 2022; **28**: 1229-1238.
8) Hauser SL, Cross AH, Winthrop K, *et al*: Safety experience with continued exposure to ofatumumab in patients with relapsing forms of multiple sclerosis for up to 3.5 years. *Mult Scler* 2022; **28**: 1576-1590.
9) Hauser SL, Zielman R, Das Gupta A, *et al*: Efficacy and safety of four-year ofatumumab treatment in relapsing multiple

sclerosis: the ALITHIOS open-label extension. *Mult Scler* 2023; **29**: 1452-1464.

10) Bar-Or A, Montalban X, Hu X, *et al*: Serum neurofilament light trajectories and their relation to subclinical radiological disease activity in relapsing multiple sclerosis patients in the APLIOS trial. *Neurol Ther* 2023; **12**: 303-317.

11) Rotstein D, Montalban X: Reaching an evidence-based prognosis for personalized treatment of multiple sclerosis. *Nat Rev Neurol* 2019; **15**: 287-300.

12) Freeman L, Longbrake EE, Coyle PK, *et al*: High-efficacy therapies for treatment-naïve individuals with relapsing-remitting multiple sclerosis. *CNS Drugs* 2022; **36**: 1285-1299.

13) Spelman T, Magyari M, Piehl F, *et al*: Treatment escalation vs immediate initiation of highly effective treatment for patients with relapsing-remitting multiple sclerosis. *JAMA neurology* 2021; **78**: 1197-1204.

6 疾患修飾薬（DMD）

g シポニモドフマル酸

国立病院機構北海道医療センター脳神経内科／同 臨床研究部　　宮﨑雄生

｜ココがポイント！｜

▶ スフィンゴシン-1-リン酸（S1P）受容体調節薬であり，わが国では二次性進行型 MS（SPMS）の再発予防および身体的障害の進行抑制に適応を有する．

▶ リンパ球をリンパ組織に停留させることで末梢免疫由来の再発活動を抑制することに加えて，中枢神経内で神経保護作用を有すると考えられている．

▶ SPMS における身体機能障害の進行抑制効果を第 III 相臨床試験（EXPAND 試験）で示した[1]．

▶ EXPAND 試験の結果を参考に，リスク・ベネフィットバランスを考えて適応患者を選択する．

---

1 概要

　シポニモドフマル酸（siponimod fumaric acid）（以下，シポニモド）はスフィンゴシン-1-リン酸（sphingosine-1-phosphate: S1P）受容体調節薬であり，わが国では二次性進行型多発性硬化症（secondary progressive multiple sclerosis: SPMS）治療薬として承認されている．

　S1P は様々な細胞外シグナリング作用を有するリゾリン脂質であり，体内に広く分布している．S1P は主に 5 つの G 蛋白質共役受容体（$S1P_{1\sim5}$）を介して作用し，主に免疫系，心血管系，中枢神経系において様々な役割をもつ．シポニモドを含め，MS 治療に応用されているフィンゴリモド（fingolimod: FTY），オザニモド（ozanimod）（本邦未承認），ポネシモド（ponesimod）（本邦未承認）は主に $S1P_1$ 受容体に作用するが，他の受容体サブクラスに対する親和性は薬剤ごとに異なり，各薬剤の特徴を反映していると考えられている．シポニモドは $S1P_1$ および $S1P_5$ 受容体サブクラスに対して親和性をもつが（オザニモドも同様），FTY は $S1P_{1,3\sim5}$，ポネシモドは $S1P_1$ 受容体に作用する．シポニモドを含めたこれら S1P 受容体調節薬は $S1P_1$ 受容体に結合すると，

受容体の細胞内内在化およびプロテアソームを介した分解を促し，結果として機能的には $S1P_1$ 受容体のアンタゴニスト（拮抗薬）として作用する．加えて，シポニモドは $S1P_5$ 受容体に対してはアゴニスト（作動薬）として作用すると考えられている．

2 作用機序

　シポニモドの $S1P_{1,5}$ への選択的作用が本剤の多発性硬化症（multiple sclerosis: MS）への特異的な治療効果と関連していると考えられている．$S1P_1$ への機能的アンタゴニスト作用は，この受容体を発現するリンパ球の S1P への反応を抑制し，リンパ組織に留めることで病原性リンパ球の中枢神経への侵入を抑制し，末梢免疫由来の MS の再発活動を抑制すると考えられている．この作用は FTY を含めた他の S1P 受容体調節薬と共通である．加えて，シポニモドは中枢神経への浸透性に優れており，$S1P_{1,5}$ 双方への作用を介して神経保護作用も有すると考えられている．

　リンパ球がリンパ組織からリンパ管または血管内に遊走する際には $S1P_1$ を介した S1P シグナルが重要な役割を担っている．S1P は血液，リンパ液中に

高濃度で存在する一方で，リンパ組織中ではその濃度が低く，リンパ球はこの濃度勾配を$S1P_1$で感知することでリンパ組織からリンパ管，血管へと遊走する．一方で，リンパ組織に発現している CC ケモカインリガンド（CC chemokine ligand: CCL）19，21 はリンパ球上の CC ケモカイン受容体（CC chemokine receptor: CCR）7 を介してリンパ球をリンパ組織に留める作用を有する．シポニモドを含めた S1P 受容体調節薬はリンパ球の S1P への感受性を低下させることで，相対的に CCR7 の作用を増強させてリンパ球をリンパ組織に留める．

S1P 受容体は中枢神経内でアストロサイト，オリゴデンドロサイト，ミクログリア，神経細胞に発現しており，MS の中枢神経病理と関連していることが示唆されている．MS 病変ではアストロサイトの$S1P_{1,3}$発現が増強していることが報告されている．$S1P_5$はオリゴデンドロサイトに発現することが知られているが，MS 病変では$S1P_5$の発現が低下している．加えて，脳血管内皮には$S1P_{1,3～5}$の発現が知られており，MS においてもこれら受容体の異常が示唆されている．シポニモドがヒトにおいてこれら中枢神経内の S1P 受容体を介して直接神経保護作用を発揮している証拠は存在しないが，動物モデルや試験管内実験においてはシポニモドの中枢神経細胞への作用が示されている．たとえば，オリゴデンドロサイトの$S1P_5$受容体を介した刺激には再髄鞘化促進作用を有することが，末梢免疫系を介さない脱髄モデルで示されている．

3 臨床試験

a. 進行抑制

シポニモドは第 III 相臨床試験（EXPAND 試験）で SPMS における身体機能障害の進行抑制効果を示した[1]．EXPAND 試験では，SPMS 患者 1,651 例をシポニモド群またはプラセボ群に無作為に割り付け，Kurtzke 総合障害度評価スケール（expanded disability status scale of Kurtzke: EDSS）で確認された 3 か月持続する障害進行までの期間を主要評価項目として比較された．同試験の主な組み入れ基準を**表1**に示す．その結果，シポニモド群はプラセボ群に比べて有意な障害進行抑制効果を示した（21 ％ の相対リスク減少）．サブ解析ではいずれの群においてもシポニモドの有効性が示唆されたものの，組み入れ前 2 年間に再発のあった群，障害進行の速い群，ベースラインの MSSS（Multiple Sclerosis Severity Score）が 4 以上の群，インターフェロン（interferon: IFN）βの前治療歴のない群，ベースラインにガドリニウム造影病変のあった群，ベースラインの年齢，EDSS が低く罹病期間が短い群において障害進行抑制効果が高い傾向がみられた．障害進行に加えて，シポニモドは年間再発率（annualized relapse rate: ARR），脳容積変化率，MRI における T2 病変容積の変化量，ガドリニウム増強および新規・拡大 T2 病変数，符号数字モダリティ検査（symbol digit modalities test: SDMT）の変化量において優位な抑制効果を示した．

EXPAND 試験の二次解析として発表された MRI を用いた詳細な検討において，シポニモドは大脳皮質灰白質，視床容積減少を抑制することが示されたが，興味深いことにこの効果は直近の再発や MRI 活動性の有無に関わらず認められた．さらに，シポニモドは磁化移動率（magnetization transfer ratio: MTR）で評価した脳組織の異常を抑制することも示された．ところで，EXPAND 試験ではシポニモド群で有意に再発が少なかったために，再発に依存しない純粋な障害進行抑制効果は評価できなかった．しかし，再発による障害増悪への影響を統計学的に排除した研究では，シポニモドは再発のない SPMS 患者においても一定の障害進行抑制効果が示されている．これら結果はシポニモドの中枢神経への直接作用を示唆している．

b. 有害事象

プラセボ群と比べてシポニモド群で頻度が高かった有害事象としては，リンパ球数減少，肝機能障害，治療開始時の徐脈，黄斑浮腫，高血圧，帯状疱疹，けいれんがあげられた．感染症，死亡，悪性腫瘍の頻度はプラセボ群と同等であった．

| 表1 | EXPAND 試験の組み入れ基準 |

- スクリーニング時の年齢：18 〜 60 歳
- McDonald 診断基準 2010 に基づく RRMS の診断歴
- SPMS の診断：再発とは無関係に 6 か月以上持続する進行性の障害増悪が確認されている
- スクリーニング時の EDSS：3.0 〜 6.5
- 組み入れ前 2 年間に EDSS に基づく障害進行が記録されている
- ランダム化前 3 か月以内に再発が認められず，ステロイド治療歴がない

RRMS：再発寛解型 MS，SPMS：二次性進行型 MS，EDSS：Kurtzke 総合障害度スケール．
（Kappos L, *et al*: *Lancet* 2018; **391**: 1263-1273）

4 治療の実際

a. 適応患者の選択

わが国でシポニモドは SPMS の再発予防および身体的障害の進行抑制に適応を有する．なお，シポニモドの適応は，米国では障害進行の有無は問わず CIS（clinically isolated syndrome）を含む再発性 MS である一方で，欧州連合では活動性を有する SPMS に限定されている．このように国や地域ごとに本剤の適応が異なるのは，各規制当局において臨床試験の結果の解釈が異なるためだと考えられる．わが国ではシポニモドは SPMS 患者に使用すべきであるが，そもそも確立した SPMS の診断基準が存在しないことが適応患者の選択を難しくしている．いくつかの研究グループから SPMS の暫定診断基準が発表されてはいるものの，その基準を満たす患者群においてシポニモドが有効性を示すかどうかは不透明である．

そこで現状では，EXPAND 試験の組み入れ基準（**表1**）を満たす患者を基本的な適応患者群とし，そのなかでも同試験のサブ解析の結果を参考に罹病期間が短く再発や MRI 活動性がある群を好適患者とすることを提案したい．EXPAND 試験の二次解析の結果から，活動性のない SPMS においても障害進行抑制効果を期待できるため，これら患者に本剤を使用してもよいが，リスク・ベネフィットバランスをより意識すべきである．

b. リスク管理

シポニモド使用前の確認事項や投与中の管理に関しては添付文書，適正使用ガイドを参照されたい．加えて，S1P 受容体調節薬の中止後に MS の疾患活動が増強する症例が知られており[2]，休薬には注意が必要である．特にシポニモドは FTY より半減期が短いため，より注意が必要と思われる．さらに，シポニモドを含む S1P 受容体調節薬の投与中に進行性多巣性白質脳症（progressive multifocal leukoencephalopathy: PML）を発症したケースが報告[3]されているので，定期的な脳 MRI 検査により早期発見に努める．FTY では年齢 50 歳以上，投与期間 2 年超で PML の発症リスクが上がることが示唆されている[4]．シポニモドは SPMS を適応とし，FTY よりも高齢者に使用する機会が多いので注意が必要である．

c. 治療効果判定

シポニモドによる治療では，SPMS 患者の再発活動の抑制および神経障害の進行抑制を期待できる．一方，日常診療での治療効果判定として，再発活動の抑制効果に関しては治療前後の再発頻度や MRI 検査の結果から評価できるものの，神経障害の進行抑制効果を評価することは容易ではない．特に EDSS のみによる判定で効果を確認できるケースは多くはなく，高次脳機能，上肢機能，歩行機能などを加えた多面的評価が望ましい．現実的には，これらに患者の意見を加えた総合的判断となる．現実には有効性を確認できないケースも少なくないため，常にリスク・ベネフィットバランスを考えながら投与継続の可否を判断することになる．治療効果判定に有効なバイオマーカーの開発が待たれる．

文献

1) Kappos L, Bar-Or A, Cree BAC, *et al*: Siponimod versus placebo in secondary progressive multiple sclerosis（EXPAND）: a double-blind, randomized, phase 3 study. *Lancet* 2018; **391**: 1263-1273.

2) Sato K, Niino M, Kawashima A, *et al*: Disease exacerbation after cessation of fingolimod treatment in Japanese patients with multiple sclerosis. *Intern Med* 2018; **57**: 2647-2655.

3) Novartis: Siponimod（multiple sclerosis）. Progressive multifocal leukoencephalopathy.
   https://www.siponimodinfo.com/en/key-safety-topics/pml（最終閲覧日 2024 年 1 月 26 日）

4) Novartis: Fingolimod（multiple sclerosis）. Progressive multifocal leukoencephalopathy.
   https://www.fingolimodinfo.com/en/progressive-multifocal-leukoencephalopathy-0（最終閲覧日 2024 年 1 月 26 日）

Topic 6

WHOに選定されたMSの疾患修飾薬（DMD）は？

● 国立精神・神経医療研究センター神経研究所免疫研究部　竹脇大貴

世界保健機関（World Health Organization: WHO）の「必須医薬品モデルリスト」は2年ごとに更新・公表され，各国の必須医薬品リストを作成・更新する際に，治療ガイドラインに従って採用または適応するための指標となることが期待されている．各国の財政負担と臨床上の必要性を考慮し，重要性が高い薬剤を必須医薬品として選定することは，品質が保証された医薬品の調達と流通の合理化によるアクセスの改善につながり，より合理的で適切な薬剤使用が可能となる．必須医薬品の選定には，有益性と危険性のバランス，エビデンスの確実性，医療資源の乏しい環境における費用対効果や実現可能性，妊娠中の女性や小児などの特定の集団における必要性などが考慮される．今回は2023年の更新に伴い，以下に述べる3種類の多発性硬化症（multiple sclerosis: MS）に対する疾患修飾薬（disease modifying drug: DMD）が必須医薬品として選定された．

1 リツキシマブ（RTX）

リツキシマブ（rituximab: RTX）は，B細胞表面に存在するCD20抗原を標的とし，抗原に結合したモノクローナル抗体により補体やマクロファージ，ナチュラルキラー細胞（natural killer cell: NK細胞）を活性化し，標的であるB細胞を除去する．RTXは導入療法として週1回の点滴を1か月間行い，その後は末梢血中のB細胞が増加してきたところで維持療法を追加する．わが国ではヒト化抗CD20モノクローナル抗体としてオファツムマブ（ofatumumab: OMB）が承認されており，2021年より使用可能となっている．病理組織学的にMS病巣には免疫グロブリン（immunoglobulin: Ig）や補体の沈着を認めることや，髄液オリゴクローナルバンド（oligoclonal bands: OCB）の存在は，病態における液性免疫の関与を示唆するが，そのほかにもB細胞には抗原提示やサイトカイン産生など多様な機能が存在し，B細胞除去（枯渇）療法による細胞性免疫への関与にも注目が集まっている．

2 クラドリビン

プリン類似体として，リンパ球などの急速に増殖する細胞に取り込まれ，DNA合成に使用される．細胞内では毒性のあるデオキシアデノシン三リン酸（deoxyadenosine triphosphate: dATP）となり，DNA合成経路に組み込まれ，DNA鎖の切断を引き起こし，アポトーシスを誘導する．クラドリビンはT細胞よりもB細胞を標的とするが，MSにおけるクラドリビンの効果は，メモリーB細胞を効果的に枯渇させる能力によるものと考えられている．MSにおける経口クラドリビンの主要な第III相臨床試験であるCLARITY試験において，クラドリビンは末梢のB細胞全体の約80％を除去したのに対し，T細胞の除去率は40～50％程度であった．2017年より，欧州，アラブ首長国連邦，アルゼンチン，チリ，カナダ，オーストラリアにおいて再発

寛解型 MS（relapsing-remitting MS: RRMS）の治療薬として経口薬が承認されている．米国では RRMS ならびに二次性進行型 MS（secondary progressive MS: SPMS）の治療薬として 2019 年に販売承認が取得されている．わが国では MS の治療薬としては未承認であるが，有毛細胞白血病と B 細胞性慢性リンパ性白血病の治療薬として使用されている．今回の WHO の必須医薬品としての選定においては，2 年間の総治療日数がわずか 20 日前後であること，さらにその後の 2 年間は基本的に追加治療を必要としないことなど，薬剤の供給が不安定な環境において，治療が中断される可能性が低い点が考慮されたと考えられる．

③ グラチラマー酢酸塩（GA）

　グラチラマー酢酸塩（glatiramer acetate: GA）はミエリン塩基性蛋白質（myelin basic protein: MBP）の生物学的認識を模倣する目的で化学合成され，MS の動物モデルとして知られる実験的自己免疫性脳脊髄炎（experimental autoimmune encephalomyelitis: EAE）の神経障害を改善することが示された合成ランダムポリペプチドである．RRMS 患者を対象とした一連の臨床試験で有効性が示されたことから，1996 年に米国，イスラエルで承認されて以降，世界 50 か国以上で RRMS に対する DMD として用いられている．わが国においても 2015 年に販売承認を受けている．海外での 20 年以上にわたる臨床経験で確立された安全性に加え，MS における獲得免疫，自然免疫を標的とする免疫調整作用により，多くの DMD が登場した現在においても，重要な治療選択肢として捉えられている．今回の WHO の必須医薬品としての選定においては，モニタリングが不要であること，日和見感染のリスクが低く安全性が高いこと，妊娠可能年齢の女性，妊娠中および授乳中の女性，小児における安全性などの点が考慮されたと考えられる．

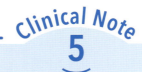

MS 治療は疾患修飾薬（DMD）だけではない

● 国立精神・神経医療研究センター神経研究所免疫研究部　　山村　隆

　様々な疾患修飾薬（disease modifying drug: DMD）が開発され，大規模臨床試験のデータが公開されている．公開されたデータは診療ガイドラインや教科書で紹介され，多発性硬化症（multiple sclerosis: MS）の治療は「暗闇の中で敵に素手で立ち向かうような状態」を脱して，DMD という武器を駆使して克服する時代になった．一方で，DMD さえ処方すればすべてのケースで目的が達せられるというものでもなく，DMD 以外の治療手段にも目を向けることが大切である．

　視神経脊髄炎（neuromyelitis optica: NMO）の治療では，今でも DMD（または免疫抑制薬）にステロイドが併用されるケースは多いが，それは故なきことではない．ステロイド減量の過程で NMO の再発を何例も経験すると，大概の専門医（筆者を含む）は DMD に少量ステロイドを併用する診療の意義を実感する．もちろんDMD 単独でうまくゆけば問題はないが，そうではないケースをどうするか考えるのがわれわれの仕事である．DMD のない時代に MS の診療でもステロイドは活用されたが，DMD 単独で NEDA（no evidence of disease activity）-3［臨床的再発なし，MRI 画像上の再発なし，身体的障害の進行（confiermed dsiability progression: CDP）なし］を達成できない MS 症例では，ステロイド少量の追加投与を考慮してもよいだろう．

　免疫の介在する病態（例：喘息，花粉症，アトピー性）の特徴は，症状の変動が生活習慣や心理的ストレスで悪化することである．MS も立派な免疫介在性疾患なので，生活習慣や心理的ストレスが病態の悪化に関連すると考えるのはきわめて妥当であるし，臨床的な経験とも合致する．生活習慣の改善は一般内科的に推奨されるが，MS 医療においても大いに試みる価値がある．

　MS が近年増加している理由としては，欧米型食生活（甘味料，加工食品，動物性脂肪が多く食物繊維の少ない食事）の普及が考えられている．また行き過ぎたスキンケアなどによるビタミン D_3 不足も関与している可能性がある．食物繊維の多い日本の伝統的な食生活を推奨して悪いはずがない．仕事の必要に応じて，深夜まで焼肉屋で過ごすような生活習慣は MS にはよくないことは，実際の臨床例で実感している．ビタミン D_3 は骨密度の増加だけでなく，制御性 T 細胞（regulatory T cell: Treg）の増加なども期待できるので，適切なサプリメントの継続は，長期的な MS 治療戦略のなかで真剣に考えていくべきであろう．

　心理的ストレスが免疫系の変調を招くことは，最近の研究結果から考えて事実である．長期間 DMD で安定していたのに，急に再発したり，歩行に問題が出てくるようなケースがある．よく聞いてみると，「最近，職場環境が変わってハラスメントを受けている」あるいは「家族の離婚の話し合いに巻き込まれて心身ともに疲弊している」といった話を引き出せることがある．心理的ストレスは，自己免疫応答を制御するシステムに障害をもたらすので，MS 病態の悪化の誘引ともなりうる．問題の本質を患者に説明して理解してもらうだけでなく，主治医が産業医と連携し，睡眠障害や精神症状には適切に対処することで MS 病態は著明に改善することがある．

　血液浄化療法，対症療法，リハビリテーションなどについては，それぞれの該当項目を参照してほしい．

7 免疫抑制薬

国立精神・神経医療研究センター病院脳神経内科　　林　幼偉

┤ココがポイント！├

▶ 副作用や予想外の病態悪化により疾患修飾薬（DMD）の継続が困難となり，病勢をコントロールできない MS・NMOSD 患者では免疫抑制薬の使用を考慮する．

▶ アザチオプリン（AZP）は比較的使用例が多く，エビデンスもある．

▶ MS・NMOSD に対する免疫抑制薬はそのほとんどが保険適用外であることを念頭に置き，説明と同意のうえで適切に使用する．

▶ 効果と副作用は個々の薬剤で異なり，症例ごとに適応を吟味する必要がある．効果不十分な場合や副作用が出る場合は他の免疫抑制薬への切り替えや少量での併用なども考慮した柔軟な対応が望ましい．

---

1 概要

　これまで，免疫抑制薬は関節リウマチをはじめとする膠原病やその類縁疾患の治療を応用する形で多発性硬化症（multiple sclerosis: MS）や視神経脊髄炎スペクトラム障害（neuromyelitis optica spectrum disorders: NMOSD）に使用されてきた．MS 患者の多い欧米では，疾患修飾薬（disease modifying drug: DMD）の普及以前は数多くの免疫抑制薬が処方され，その有効性が評価された．一方，わが国では，全般的に臨床経験が不足しており，まとまった研究も少ないが，時に保険承認されていない免疫抑制薬が難治性の MS や NMOSD 症例に対して著効することがある．

　特に膠原病に近い特徴を有する NMOSD では MS の DMD が無効なことが多く，また NMOSD に適応のある DMD が存在しなかったことから免疫抑制薬が使用されてきた．2019 年以降になってようやく DMD が登場し，その顕著な再発予防効果により疾患活動性のコントロールが容易になった．しかしながら，まだまだ導入が難しい症例もあり，そのような症例では免疫抑制薬を使用せざるをえない．

　免疫抑制薬は，最近の分子標的薬を除き，免疫機能全般を非選択的に抑制するため，感染症や悪性腫瘍を誘発する可能性もある．また，多くの薬剤は保険適用を認められていないが，現実には免疫抑制薬を使用せざるをえない疾患や病態も多く，適切な使用により患者の生命を助け，生活の質（quality of life: QOL）を向上させる．

　最近の分子標的薬については別項に譲り，以下では主に外来でも使用できる免疫抑制薬の特徴，効果，副作用について解説する．

2 種類と作用機序[1-4]

　自己免疫疾患の治療のポイントは炎症による組織障害を鎮静化することにある．ステロイド製剤は低用量では非特異的な抗炎症作用を示すが，高用量では免疫抑制作用を示す薬剤である．免疫系全般にわたり即効性に広範囲に作用することから，複雑に絡み合った複数の免疫ネットワークが関与する慢性炎症に有効であるが，長期使用による副作用が懸念される．そのため，寛解導入後はステロイド製剤を減量・中止することを目的として免疫抑制薬を使用する．

　免疫抑制薬は T 細胞または B 細胞などに作用し，

129

強力な免疫抑制作用と細胞増殖抑制作用を発揮する．効果と副作用は個々の薬剤で異なるため，症例ごとに適応を検討し，重症例では作用機序の違いを考慮して多剤併用とする場合もある．MS 外来で投与される可能性のある免疫抑制薬を作用機序によって分類し，以下に述べる．

a．ステロイド

プレドニゾロン（prednisolone: PSL），ベタメタゾンなどがある．

低用量では主に抗炎症作用を示すが，高用量では免疫抑制作用を発揮する．ステロイド受容体に結合して種々の蛋白合成を誘導し，炎症性サイトカインの産生を抑制するほか，T 細胞または B 細胞の増殖や遊走，B 細胞の抗体産生を抑制する．また E セレクチンや細胞間接着分子（intercellular adhesion molecule: ICAM）-1 などの接着分子発現の抑制を介して炎症細胞浸潤を抑制する（第 3 章「4　ステロイドパルス療法」参照）．好酸球＞リンパ球＞マクロファージ＞好中球の順に効果が高い．

b．抗がん剤系

シクロホスファミド（cyclophosphamide: CPA），ミトキサントロン（mitoxantrone: MITX）などがある．

CPA は DNA のグアニンをアルキル化して，核酸合成を強く阻害する薬剤である．細胞周期の S 期（DNA 合成期）の細胞に強く作用し，G_2 期（分裂準備期）への移行を阻止する．特に B 細胞に強く作用して抗体産生を抑制する．MITX はトポイソメラーゼ II を介して DNA 鎖を阻害する機序が知られている．

c．核酸代謝拮抗薬

メトトレキサート（methotrexate: MTX），アザチオプリン（azathioprine: AZP），ミゾリビン（mizoribine: MZR），ブシラミン（bucillamine: BUC），ミコフェノール酸モフェチル（mycophenolate mofetil: MMF）などがある．

MTX は葉酸拮抗薬であり，プリン・ピリミジン核酸の合成を阻害する．特に細胞周期の S 期の細胞に強く作用し，G_0 期（分裂休止期）の細胞には作用しない．AZP は 6 メルカプトプリン（6-mercapto-purine: 6-MP）誘導体である．核酸類似体として取り込まれる際にプリン体と競合して核酸合成を阻害し，S 期の細胞に強く作用して G_2 期への移行を阻止する．B 細胞よりも T 細胞に強く作用する．MZR は S 期の細胞に作用してプリンの *de novo* 合成を抑制して S 期から G_2 期への移行を阻止し，活性化 T 細胞または B 細胞の増殖や機能を抑制する．

d．抗生物質系

シクロスポリン A（cyclosporin A: CyA），タクロリムス（tacrolimus: TAC），ラパマイシン（rapamycin: RPM）などがある．

CyA と TAC はそれぞれ「シクロフィリン A（cyclophilin A: CypA）」，「FK506 結合蛋白質（FK506 binding protein: FKBP）」と呼ばれるイムノフィリンに結合してカルシニューリンと複合体を形成し，T 細胞においてリン酸化活性の阻害，NFATp（nuclear factor of activated T cells, preexisting）の脱リン酸化抑制，インターロイキン（interleukin: IL）-2，インターフェロン（interferon: IFN）γ などのサイトカイン遺伝子の転写阻害，細胞周期の G_0 から G_1 期（合成準備期）への進行を阻害する．RPM は TAC と同様に FKBP と結合するが，mTOR（mechanistic target of rapamycin）活性の阻害を介してホスファチジルイノシトール -3- キナーゼ（phosphatidylinositol-3-kinase: PI3K）を抑制し，細胞周期の G_1 から S 期への進行を阻害する．病原性 T 細胞を抑制する一方で制御性 T 細胞（regulatory T cell: Treg）を活性化する作用もある．

e．生物学的製剤[*1]

リツキシマブ（rituximab: RTX），オファツムマブ（ofatumumab: OMB），トシリズマブ（tocilizumab: TCZ），インフリキシマブ（infliximab: IFX），エタネルセプト（etanercept: ETN），アナキンラ（anakinra: ANK），アバタセプト（abatacept: ABT）などがある．

RTX，OMB は CD20 に作用して B 細胞系列を除去し，TCZ は IL-6 受容体に作用して IL-6 作用を阻

害する．IFX は TNF α に結合し，ETN は可溶性腫瘍壊死因子（tumor necrosis factor: TNF）受容体に作用して TNF α を阻害する．ANK は IL-1 受容体に作用して IL-1 を阻害し，ABT は CTLA（cytotoxic T-lymphocyte associated antigen）-4 を阻害する．

f. ヤヌスキナーゼ（JAK）阻害薬[*1]

トファシチニブ（tofacitinib: TOF），バリシチニブ（baricitinib: BAR）などがある．

複数のサイトカインに対して，サイトカイン受容体からのシグナル伝達を特異的に遮断して炎症を抑える．

3 副作用[1-3]

一般的なものとして，骨髄抑制，肝機能障害，易感染性，不妊，悪性腫瘍などがある．個々の薬剤に特徴的なものとしては，膵炎（AZP），腎毒性（CyA，TAC），間質性肺炎（MTX），感冒（MZR），出血性膀胱炎（CPA）などがあげられる．

そのため，既往歴や合併症をチェックし，特に悪性腫瘍，肝機能障害や腎機能障害の有無，肺疾患，糖尿病，潜在性感染症に注意する．感染症に関しては，全例で HBs 抗原，HBc 抗体および HBs 抗体を測定し，HBs 抗体または HBc 抗体が陽性であれば，3 か月に 1 回は B 型肝炎ウイルス（hepatitis B virus: HBV）量（HBV DNA）をモニタリングする．免疫抑制薬の使用によって感染症の再活性化や日和見感染が起こる可能性があるため，事前に胸部単純 X 線検査および CT 検査，ツベルクリン反応や IFN γ 遊離試験，血中 β-D グルカン測定などのスクリーニングを行っておき，長期投与する場合は ST 合剤を併用することが望ましい．

4 MS 外来での処方が検討される免疫抑制薬[1-4]

免疫抑制薬を効果的かつ安全に使用するためには，効果と副作用のエビデンスを重視し，用法・用量を守るとともに薬剤の作用機序をよく理解しておくことが必要である．

免疫抑制薬は治療域と毒性域が接近するものが多く，有効性が高いものは副作用も強い傾向にある．ただ比較的そのバランスがとれた薬剤は臨床で使用しやすく，その順に解説する（図 1）．

a. アザチオプリン（AZP）（アザニン®，イムラン®）[*2]

1）作用と特徴

T 細胞または B 細胞の増殖・活性化・分化の抑制，単球・マクロファージ機能の抑制，抗体・液性因子の抑制，ナチュラルキラー細胞（natural killer cell: NK 細胞）の活性・抗体依存性細胞傷害（antibody dependent cellular cytotoxicity: ADCC）活性の抑制などの作用を有する．

2）適応

国内での保険承認は従来，移植後拒絶反応と潰瘍性大腸炎，クローン病に対してのみであったが，全身性エリテマトーデス（systemic lupus erythematosus: SLE），関節リウマチ，若年性特発性関節炎（juvenile idiopathic arthritis: JIA），多発性筋炎 / 皮膚筋炎（polymyositis/dermatomyositis: PM/DM），全身性血管炎［結節性多発動脈炎（polyarteritis nodosa: PAN），多発血管炎性肉芽腫症（granulomatosis with polyangiitis: GPA）等］，全身性強皮症（systemic sclerosis: SSc），混合性結合組織病（mixed connective tissue disease: MCTD）などのリウマチ性疾患や自己免疫性肝炎にも承認されており，その他ベーチェット病（Behçet disease），神経疾患では MS や NMOSD，神経サルコイドーシス，重症筋無力症，PM などにも適応外使用ながら広く使用され，特に NMOSD に関

[*1]：生物学的製剤と JAK 阻害薬は比較的新しい疾患修飾性抗リウマチ薬（disease modifying anti rheumatic drugs: DMARDs）であり，効果が強力であることが特徴である．MS・NMOSD に対しては，RTX，OMB，TCZ を除き，現状では適応はない．
[*2]：樹状細胞の分化・活性化を抑制して IL-23 の産生を減少させ，IL-10 の産生を増強して免疫寛容を誘導することも報告されている[5]．

7 免疫抑制薬 | 131

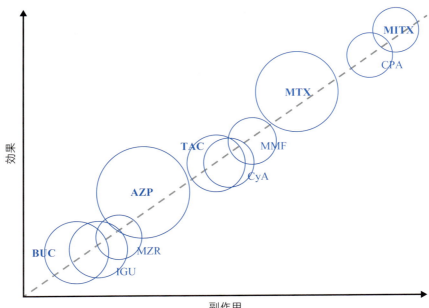

図1 免疫抑制薬の効果と副作用の程度による位置付け（筆者の私見）
BUC：ブシラミン，IGU：イグラチモド，MZR：ミゾリビン，AZP：アザチオプリン，TAC：タクロリムス，CyA：シクロスポリンA，MMF：ミコフェノール酸モフェチル，MTX：メトトレキサート，CPA：シクロホスファミド，MITX：ミトキサントロン．

しては2021年に保険診療が認められるようになった．併用によってステロイドの減量が可能になり，薬効のわりに重篤な副作用が少なく耐用性に優れているので，免疫抑制薬のなかでは第一選択になることが多い[6]．その他の長所として，ほかのMS治療薬と比べて安価で投与が容易なこともあげられる．

効果発現が投与開始2〜3か月後と遅いため，寛解維持目的で使用される．

3）用法・用量

膠原病では50〜75 mg/日を投与することが多いが，MSでは50〜100 mg/日で治療する．50 mg/日から開始し，副作用をモニターしながら漸増するか，白血球数3,000〜4,000/μLを目安に維持量を決める．

なお，投与開始前にNUDIT15のコドン139における遺伝子多型を受託検査会社のエスアールエル社に委託して測定しておく．酵素活性が著しく低下するシステイン(cysteine: Cys)のホモ接合体(Cys/Cys型)をもつ場合は，投与後早期に重度の白血球減少症や全身脱毛症といった重篤な副作用を生じるリスクが高く，原則として投与は勧められない．また，アルギニン(arginine: Arg)/Cys型，ヒスチジン(histidine: His)/Cys型の場合は通常の半量程度の低用量での使用を検討する[7]．

4）副作用

・骨髄抑制に伴う白血球数減少，貧血，血小板数減少
・肝機能障害，消化器症状(嘔吐，食欲不振，下痢)，舌炎・口内炎
・膵炎，易感染性，ショック症状，心悸亢進，間質性肺炎
・脱毛，催奇形性，悪性腫瘍(乳がん，皮膚がん，悪性リンパ腫)

投与初期は1〜2週間ごとを目安に，その後も1〜2か月ごとに定期的な血液検査による血球数・肝機能・腎機能，血圧などのモニタリングを行う．1年以上経過してから副作用が出現することもある．白血球数3,500/μL以下あるいは血小板数10万/μL未満であれば減量し，白血球数2,000/μL未満で一時中止，肝機能は正常上限の3倍以上となったら減量あるいは中止する．

悪性腫瘍のリスクを減らすために，投与期間10

年や累積投与量 600 g（150 mg/ 日で 10 年に相当）を超えないように注意する．

肝機能障害は約 30 ％にみられるが軽度であることが多く，減量・休薬で回復する．胃腸障害や白血球数減少は 10 ％以上の症例でみられ，感染症，アレルギー，貧血・血小板数減少は 1 〜 10 ％，膵炎は 0.1 〜 1 ％の頻度でみられるとの報告がある．筆者らの使用経験では，投与開始初期に悪心などの消化器症状のために継続投与をあきらめる症例が 10 ％ほど存在する．しかし，3 か月以上服用できた症例では長期投与が可能な場合が多い．

5）その他

骨髄抑制，出血性素因，肝機能障害・肝炎を有する症例には投与しない．そのほか，生ワクチン接種例，アロプリノール投与中の症例（併用するなら AZP を 1/2 〜 1/3 に減量），妊婦に対しても投与禁忌である．

相互作用として，ワルファリンの作用を減弱する効果がある．また，腎排泄であるため，腎機能障害［推算糸球体濾過量（estimated glemerular filtration rate: eGFR）で評価］があれば減量する．

b．タクロリムス（TAC）（プログラフ®）

1）作用と特徴

T 細胞に働き，IL-2，IL-3，IFNγ などのサイトカインの産生を阻害することによって免疫抑制作用を発揮する．胸腺細胞や末梢 T 細胞のアポトーシス誘導を促進する効果もある．CyA の 10 〜 100 倍の生物学的活性を有するが，副作用は CyA よりも少ないと評価されている．神経保護作用も示し，TAC による MS 動物モデルの治療実験では，非免疫的機序によって脱髄のみならず軸索障害も抑制されることが報告されている[8]．

2）適応

国内では，移植後拒絶反応，移植片対宿主病（graft-versus-host disease: GVHD），重症筋無力症，関節リウマチ，ループス腎炎，潰瘍性大腸炎，PM/DM に合併する間質性肺炎に対して承認されている．T 細胞抑制作用を発揮するので，MS に有効例が報告されている．また，B 細胞・液性免疫に作用

することから NMOSD の治療薬としても期待され，国内で承認されている重症筋無力症に対する治療に準ずる形で難治性の NMOSD に処方されることがある．

3）用法・用量

0.5 mg/ 日で導入し，3 mg/ 日まで増量する．重症筋無力症に準じて MS でも 2 〜 3 mg/ 日での使用経験が多い．トラフ値で 5 〜 10 ng/mL を目標に 20 ng/mL 以下に調節する．

4）副作用

・腎毒性：腎機能障害（高カリウム血症，尿素窒素上昇，クレアチニン上昇，尿酸上昇）
・中枢神経障害：けいれん，せん妄
・血糖上昇（膵β細胞破壊作用），筋けいれん，低マグネシウム血症，高血圧
・発がん性（皮膚がん，リンパ腫，骨髄腫等）

カルシニューリン阻害薬の投与量は臓器移植に比較して少ないため，副作用の出現は軽微と考えられるが，血圧・耐糖能のモニタリングが必要である．1 年以上経過してから副作用が出現することもある．一般的に免疫抑制薬は発がん性に関する懸念を払拭できないが，カルシニューリン阻害薬においては明らかな因果関係はないとされている．

5）その他

相互作用に十分配慮する．抗生物質（エリスロマイシン系，抗真菌薬），カルシウム拮抗薬，グレープフルーツジュースなどとともに服薬すると濃度が上昇する．一方，抗けいれん薬，抗結核薬，セント・ジョーンズ・ワートなどの影響を受けると血中濃度が低下する．また，抗菌薬の一部（ゲンタマイシン系，ST 合剤等）は TAC の腎毒性を増強させる．

併用禁忌は生ワクチン，HMG-CoA 還元酵素阻害薬，カリウム保持性利尿薬，CyA（切り替えは 24 時間以上空けてから行う）で，シトクロム P450（cytochrome P450: CYP）3A4 または CYP3A5 阻害・誘導薬との併用に注意する．

c. シクロスポリンA（CyA）（サンデュミン®, ネオーラル®）

1）作用と特徴

IL-2 や IFNγ などのサイトカイン産生やその受容体の発現, がん遺伝子の発現などを選択的に抑制する. T細胞のシグナル伝達に選択的に作用するため, 催奇形性や細菌感染症は比較的少ないが, ウイルス性疾患合併の頻度が高い.

2）適応

移植後拒絶反応, GVHD, アトピー性皮膚炎, 重症筋無力症, 乾癬, ベーチェット病, ぶどう膜炎, 再生不良性貧血, ネフローゼ症候群, 川崎病などに対して承認されている. また, 間質性肺炎, 血栓性血小板減少性紫斑病（thrombotic thrombocytopenic purpura: TTP）, 潰瘍性大腸炎, クローン病, 抗糸球体基底膜抗体型腎炎（グッドパスチャー症候群）, シェーグレン症候群, 関節リウマチ, JIA, 慢性炎症性脱髄性多発神経炎（chronic inflammatory demyelinating polyradiculoneuropathy: CIDP）, PM/DM などに対しても有効である. 大規模研究の結果, MS に対しても有効と判断されているが, 耐用性の問題から承認されていない. ただし, 難治性の MS に対して, その T細胞特異的抑制作用を期待して処方されることがある. また, B細胞・液性免疫に作用することから, TAC と同様に難治性 NMOSD の治療薬としても使用される.

3）用法・用量

2.5 mg/kg/ 日で開始し, 漸増して 5 mg/kg/ 日で維持する. 吸収過程が不安定で治療域が狭いことが問題であったが, ネオーラル® はマイクロエマルション製剤で, 吸収過程の不安定性が解消されている.

トラフ値を測定し, 3 ～ 4 週ごとに投与量を増減して 50 ～ 150 ng/mL になるように調節する.

4）副作用

多毛, 歯肉増殖, 神経症状（頭痛, 振戦, 感覚異常）, 消化器症状, 腎毒性（クレアチニン上昇, 尿細管障害）, 脂質異常症, 高血圧, 溶血性尿毒症症候群（hemolytic uremic syndrome: HUS）の惹起など.

5）その他

TAC 同様, 血中濃度, 腎機能, 血圧といった副作用対策のためのモニタリングが必要である. また, 相互作用にも留意する. 抗生物質（エリスロマイシン系, 抗真菌薬）, カルシウム拮抗薬, ワルファリンなどの併用で濃度上昇, 抗けいれん薬, 抗結核薬などの併用で濃度低下がみられ, 抗菌薬の一部（ゲンタマイシン系, 抗ウイルス薬, ST 合剤等）で腎毒性が増強される.

肝炎ウイルスの再活性化が起こることもあり, 患者の背景疾患には十分注意する.

併用禁忌は生ワクチン, HMG-CoA 還元酵素阻害薬, エンドセリン受容体拮抗薬で, CYP3A4 阻害・誘導薬との併用に注意する.

d. メトトレキサート（MTX）（リウマトレックス®, メソソレキサート®）

1）作用と特徴

関節リウマチ診療におけるアンカードラッグとして国内外で広く処方され, 効果の高さと副作用の低さから疾患修飾性抗リウマチ薬（disease modifying anti rheumatic drugs: DMARDs）のなかで最も耐用性が高い. T細胞または B細胞の増殖や抗体産生を低下するとともに, アデノシン受容体を介してアデノシンを細胞外に放出して抗炎症作用を発揮する. 高用量で抗腫瘍効果, 低用量で抗炎症・免疫抑制作用を発揮する. 投与を開始してから数週間で治療効果がみられる. 血液脳関門（blood-brain barrier: BBB）は通過しにくい. マクロファージや好中球への作用が他の免疫抑制薬より強い. Treg 細胞を増加するという報告もある[9].

2）適応

国内では, 白血病, 絨毛性疾患, 関節リウマチ, JIA, 乾癬などに対して承認されている. 適応外使用では, 成人スチル病, 脊椎関節炎, PM/DM, SLE, SSc, サルコイドーシス, 原発性胆汁性胆管炎（primary biliary cholangitis: PBC）, リウマチ性多発筋痛症（polymyalgia rheumatica: PMR）, 各種血管炎に対して効果を示す. 神経疾患では MS や NMOSD[10], 神経サルコイドーシス, 重症筋無力症, PM に対する有効性が示唆されている.

3）用法・用量

5 ～ 10 mg/ 週で 5 日以上の休薬期間を設ける．膠原病領域では 12 ～ 16 mg/ 週まで増量できる．効果発現は 1 ～ 2 か月程度と比較的早いが，半減期が長いので 2 週間休薬しても効果は減弱しない．

4）副作用

・消化器障害：口内炎・口腔潰瘍，消化不良，腹痛・下痢，消化管出血
・骨髄抑制：大血球症，血球数減少
・肝機能障害：肝機能異常，肝線維症，肝硬変
・間質性肺炎・びまん性間質性肺線維症，動脈硬化，喘息
・中枢神経障害：めまい・頭痛・認識障害，白質脳症
・皮疹・脱毛，女性化乳房
・生殖器障害：勃起障害，流産，再奇形性
・発がん性：固形がん，絨毛がん，悪性リンパ腫，MTX 関連リンパ増殖性疾患

葉酸の補充で消化器症状，口内炎や肝機能障害などの副作用を軽減できるため，MTX の投与 48 時間後に 5 mg/ 週の投与が望ましい．投与開始から 1 年以上経過してから副作用が出現することもある．関節リウマチの臨床では，MTX による間質性肺炎発症者の約 80 ％が投与開始より 6 か月以内に発症するとされており，投与開始初期に十分な配慮が必要である．前駆症状（口内炎，咽頭炎，乾性咳嗽）に注意し，胸部単純 X 線検査，胸部 CT 検査，シアル化糖鎖抗原 KL-6 測定や肺サーファクタント蛋白質（pulmonary surfactant protein: SP）-D を用いて評価する．MTX 肺炎はステロイド大量療法が奏効する．重度の骨髄抑制が生じた場合は葉酸補充ではなくロイコボリン救援療法を行う．

5）その他

MS の MTX 治験では有害事象の記載に乏しいが，他の疾患では多くの有害事象の報告があり，本剤の代謝・排泄を十分に理解して処方する必要がある．葉酸拮抗薬（ST 合剤等）は MTX の作用を増強し，抗生物質は競合する．

骨髄抑制，慢性肝疾患，腎機能障害，胸腹水，妊婦・授乳婦は禁忌であり，高齢者，低栄養者，アル

コール常飲者，非ステロイド性抗炎症薬（non-steroidal antiinflammatory drugs: NSAIDs）使用例に注意し，定期的な血液検査でモニタリングする．

e. ブシラミン（BUC）（リマチル®）

1）作用と特徴

わが国で開発された免疫調整薬の部類に属する SH 基製剤である．2 つの SH 基（チオール基）を分子内にもち，体内で分子内 S-S 結合（ジスルフィド結合）を有する SA-981 というユニークな代謝体を形成する．強力な B 細胞の抑制作用をもつことが明らかになっており，1 つの作用機序として B 細胞の異常活性化の是正が考えられる．後述の MTX とは作用機序が異なることより，併用が見込まれる．

2）適応

関節リウマチに対しては多数の免疫調整薬が承認されているが，効果と副作用のバランスからガイドラインでは推奨されなかった薬剤が多いなか，効果が見込める薬剤として後述する MTX とともに推奨されている．MTX との併用効果は臨床試験の結果から明らかになっている[11]．

3）用法・用量

300 mg/ 日まで使用できるが，200 mg/ 日以下が推奨される．

4）副作用

・消化器症状：食欲不振，悪心・嘔吐，下痢
・皮膚粘膜症状：皮疹，口内炎，味覚障害
・腎機能障害：蛋白尿，ネフローゼ症候群は比較的頻度が高い．頻度は少ないが，汎血球減少，間質性肺炎，肝障害，重症筋無力症，PM，爪の黄染・肥厚などが認められる．

5）その他

骨髄機能低下，腎機能障害のある患者では禁忌．効果発現は投与開始 1 ～ 3 か月後と遅いが，疼痛に対して比較的早期に効果が見込める薬剤である．当院では免疫抑制薬単独で効果が不十分な症例で併用することが多い．

f. イグラチモド（IGU）（ケアラム®）

1）作用と特徴

イグラチモド（iguratimod: IGU）は免疫調整薬に属し，NFκB の活性化抑制を介した B 細胞による免疫グロブリン（immunoglobulin: Ig）の産生および単球・マクロファージや滑膜細胞による炎症性サイトカインの産生を抑制する．

2）適応

関節リウマチに対しては多数の免疫調整薬が承認されているが，効果と副作用のバランスからガイドラインでは推奨されなかった薬剤が多いなか，効果が見込める薬剤として推奨されている．

3）用法・用量

25 mg/日で開始し，4 週間以上空けて 50 mg/日まで増量できる．

4）副作用

肝機能障害，汎血球減少，消化性潰瘍，間質性肺炎，感染症，口内炎，鼻咽頭炎，味覚障害，脱毛などをきたす．

実臨床では悪心や下痢といった消化器症状が比較的多い印象がある．漸増で肝機能障害などの軽減が可能であるが，定期的な頻回の採血が望ましい．海外では著明な汎血球減少をきたした症例がある．

5）その他

添付文書上，妊婦，重篤な肝機能障害，消化性潰瘍，ワルファリン併用は禁忌，NSAIDs 併用は注意とされている．

疼痛に対して比較的早期に効果が見込める薬剤である．当院では免疫抑制薬単独で効果が不十分な症例で併用することが多い．二次性進行型 MS（secondary progressive MS: SPMS）の治療薬としての研究報告もある．

g. ミゾリビン（MZR）（ブレディニン®）

1）作用と特徴

わが国で開発された免疫抑制薬である．T 細胞活性化の初期相であるシグナル伝達には作用せず，後期相のグアニンリボ核酸依存性の細胞活性を抑制する．移植後拒絶反応に対して CyA や TAC と併用して，個々の薬剤の副作用を軽減させる効果が期待さ

れるが，他剤に比べて高価である．

2）適応

国内では，移植後拒絶反応，ネフローゼ症候群，ループス腎炎，関節リウマチに対して承認されている．SLE（PSL や CPA との併用），JIA，SSc，シェーグレン症候群，MCTD，PM，GPA，MS，重症筋無力症，ベーチェット病，特発性血小板減少性紫斑病（idiopathic thrombocytopenic purpura: ITP），アトピー性皮膚炎に対しても有効例が報告されている．

3）用法・用量

初期量は 2 ～ 3 mg/kg/日，維持量は 1 ～ 2 mg/kg/日．150 mg/日を分 3 で使用する．300 mg/日まで増量できる．

4）副作用

消化器障害，骨髄抑制，アレルギー，催奇形性などがあげられるが，他の免疫抑制薬でみられる副作用は少ない．感冒症状が多く，特有のものとして高尿酸血症を呈することがある．

5）その他

他剤に比べて効果は弱く遅効性であるが，腎毒性や性腺機能の抑制などはほとんどなく，他の薬剤の減量を可能にする．アロプリノール投与中でも投与できる．

h. ミコフェノール酸モフェチル（MMF）（セルセプト®）

1）作用と特徴

ミコフェノール酸の誘導体である．プリン代謝 *de novo* 系においてイノシン一リン酸からキサントシン一リン酸への反応を触媒するイノシン一リン酸を非競合的に阻害してグアノシン一リン酸の合成を抑制する．その結果，サルベージ経路のない活性化 T/B リンパ球またはマクロファージの細胞増殖作用が選択的に抑制される．また，内皮細胞白血球接着分子（endothelial-leukocyte adhesion molecule: ELAM）-1 や血管細胞接着分子（vascular cell adhesion molecule: VCAM）-1 の糖化を阻害する作用もある．リンパ球への選択的作用から他の代謝拮抗薬にみられる骨髄抑制作用は少なく，催奇形性が少ないことも特徴である．

2）適応

腎移植後の難治性拒絶反応（既存薬が無効または副作用などのために投与できない場合），GVHD，ループス腎炎に承認されている．ネフローゼ症候群，SSc，PM/DM や関節リウマチによる間質性肺炎に有効とされている．

3）用法・用量

1 g/ 日，分 2 から開始し，2 g/ 日，分 2 で維持する．場合によっては 3 g/ 日，分 3 まで増量できるが，日本人では 2 ～ 2.5 g/ 日，分 3 が上限である．

4）副作用

感染症［進行性多巣性白質脳症（progressive multifocal leukoencephalopathy: PML），サイトメガロウイルス（cytomegalovirus: CMV），真菌等］，胃腸障害（重度の下痢，消化管潰瘍等），血液障害，血栓症，中枢・末梢神経障害，血尿，悪性腫瘍などをきたす．中でも消化器症状（下痢，腹痛）が多い傾向にある．肝臓で代謝されるため，腎機能障害は少ない．

5）その他

生ワクチン接種例，妊婦に対しては禁忌である．消化器疾患をもつ患者での使用に注意する．その他の免疫抑制薬や腸肝循環作用薬などの併用によって作用が減弱する可能性がある．併用によって抗ヘルペスウイルス薬の濃度は上昇する可能性がある．

i. シクロホスファミド（CPA）（エンドキサン®）

1）作用と特徴

DNA 鎖内架橋または DNA 鎖間架橋を形成し，DNA 鎖の破壊や合成障害によって細胞死を起こす細胞毒性薬（cytotoxic agent）である．細胞障害性抗がん剤の 1 つであるアルキル化薬ではあるが，免疫バランスをヘルパー T 細胞（T helper cell: Th）1 から Th2/Th3 へ偏倚させる免疫調整作用・免疫抑制作用があり，従来から膠原病などの血管炎に対して使用された経緯がある．ただし，副作用が強いため，MTX 無効例や急速進行型に限って寛解導入目的で処方される．既存薬に比して BBB を通過して中枢神経系実質に移行しやすい．

2）適応

従来，悪性腫瘍に対してのみ保険承認されていた

が，SLE，関節リウマチ，全身性血管炎，PM/DM，SSc，MCTD などのリウマチ性疾患，ネフローゼ症候群などにも承認された．特に GPA，腎血管炎，抗糸球体基底膜抗体型腎炎（グッドパスチャー症候群）などの難治性血管炎，膠原病による間質性肺炎に有効とされる．MS においては，急性増悪期にステロイドパルス療法を施行しても効果が不十分な急速進行型（特に MTX 無効例）の症例や，慢性進行型［SPMS，一次性進行型 MS（primary progressive MS: PPMS）］の進行期の症例が想定される．

有効例の特徴として，疾患活動性が高い（進行が急速，再発が多い）こと，若年者，進行までの期間が短い（2 年以内）ことがあげられる．

3）用法・用量

以前より CPA 1 ～ 2 mg/kg の連日あるいは隔日の経口投与が行われてきたが，現在では副作用や治療効果の観点からパルス療法のメリットのほうが大きいことが膠原病の治療経験から明らかになっている．したがって，内服療法はパルス療法を希望しない場合にのみ考慮すべきである．経口薬を使用する場合は，副作用軽減の観点から 1 ～ 2 mg/kg の隔日投与が望ましい．パルス療法の場合は 1 日 1 回 800 mg/m² で投与間隔は 4 週間おきに投与し，白血球数の nadir（最下点）を参考に白血球数 4,000/μL を目安に次回の投与量を 500 ～ 1,500 mg/m² で増減する．

4）副作用

- 骨髄抑制：汎血球減少．用量依存性であるが，顆粒球コロニー形成刺激因子（granulocyte-colony stimulating factor: G-CSF）製剤を必要とすることは少ない．
- 低ガンマグロブリン血症
- 感染症：帯状疱疹．ST 合剤の予防的投与も考慮する．
- 出血性膀胱炎：十分な水分負荷のみで予防可能である．静脈注射によるパルス療法時には 2 L/ 日の生理食塩水の点滴に加えて，ウロミテキサン（メスナ®）を併用することが望ましい．
- 生殖器障害：無月経，催奇形性など．遷延することがある．
- 皮膚：脱毛，蕁麻疹，皮疹

7 免疫抑制薬 **137**

表1	血球数に応じたミトキサントロン（MITX）のプロトコール
投与開始前	● 白血球数 < 3,500 /mm³ or 血小板数 < 100,000 /mm³ なら 9 mg/m² ● 白血球数 < 3,000 /mm³ or 血小板数 < 75,000 /mm³ なら 6 mg/m²
投与開始 2 週間後 （nadir）	● 白血球数 < 2,000 /mm³ or 血小板数 < 50,000 /mm³ なら 10 mg/m² ● 白血球数 < 1,000 /mm³ or 血小板数 < 25,000 /mm³ なら 8 mg/m²

標準量は 12 mg/m² であるが，血球数に応じて上記のように減量する．

・消化器系：嘔吐・口内炎．下痢，肝機能障害（胆汁うっ滞を伴う）
・発がん性：悪性リンパ腫，膀胱がん．関節リウマチへの経口投与では 4 ～ 15 倍のリスクが報告されている．一方，ループス腎炎へのパルス療法ではリスクの有意な上昇は認められていない．
・その他：大量投与で心毒性．アロプリノール併用下で骨髄抑制増強．

月 1 回以上は血液検査，尿検査，腎機能などの生化学検査を行う．積算量に比例して毒性が増すため，寛解導入期に留める．

j. ミトキサントロン（MITX）（ノバントロン®）

1）作用と特徴

アドリアマイシン系抗がん剤である．白血病や乳がんなどに使用されるが，強い免疫抑制作用を有する．動物モデルの研究において MS に対する有効性が示唆され，ドイツを中心とした欧州における第 III 相臨床試験などを経て，2000 年 10 月には米国食品医薬品局（Food and Drug Administration: FDA）により再発寛解型 MS（relapsing-remitting MS: RRMS）と SPMS の治療薬として正式に認可された．主に欧州で使用されるが，わが国では宇多野病院，金沢医科大学病院，福井日赤病院，国立精神・神経医療研究センター病院などにおいて各施設で数～十数例の使用経験があり，再発予防や身体的障害の進行（confirmed disability progression: CDP）抑制において成果を上げている．

cytotoxic agent として核酸合成障害で T 細胞と B 細胞の両方に免疫抑制効果を示し，TNF α，IL-2，IFN γ などのサイトカインを強く抑制して脱髄や軸索障害を改善するなどの作用を有する．

2）適応

国内承認は白血病，悪性リンパ腫，乳がん，肝細胞がんであるが，適応外ながら MS にも使用され，年間再発率（annualized relapse rate: ARR）の低下，造影病変の縮小，重症度改善が得られ，SPMS に対しても有効である．急性増悪期にパルス療法で効果が不十分な RRMS 症例，慢性進行型の進行期の症例に適応がある．

MS に対して使用する場合は，骨髄機能低下や白血病といった重篤な副作用のリスクがあるので，十分な検討と準備，患者への説明と同意が必要である．各医療機関の倫理委員会を通す必要がある．

3）用法・用量

体表面積当たり 12 mg/m² を標準量として使用し，2 回目は表1のプロトコールに準拠して投与量を決定する．生理食塩水または 5 ％ ブドウ糖液 100 ～ 200 mL に溶解し，100 mL/ 時程度で点滴する．投与前に制吐薬として 5-HT₃ 受容体拮抗薬［ラモセトロン塩酸塩（ナゼア®）］を静脈注射し，投与後に必要に応じて制吐薬（プリンペラン®等）を追加する．これを 3 か月ごとに繰り返す．劇症型では，最初の 3 回は一回投与量 12 mg/m² で，4 週ごとに投与する．1 年以上治療を継続する場合は一回投与量の減量を考慮する．day 0，7，10，14，17 で採血する．

4）副作用

急性期，慢性期の MITX の副作用を表2に示す．

5）その他

心電図検査で毎月，心臓超音波検査で毎年，心機能を評価することが望ましい．悪心・嘔吐に対してはあらかじめ制吐薬を使用する．その他の項目に関しては定期的な検査を行い，早期発見に努め，状況に応じて減量・中止する．感染症に関しては適宜抗生物質を使用し，ショックに対しては昇圧薬やステ

表2	ミトキサントロン（MITX）の副作用
急性期（日～週）	● 悪心・嘔吐，食欲不振 1～7日目．制吐薬・栄養剤で対応する． ● 白血球数減少 10～17日目で最下点となり，その後は回復する．白血球数 < 1,000/μL または好中球数 < 500/μL の場合は G-CSF 製剤を使用するが，二次性白血病のリスクがある． ● 肝機能障害，腎機能障害 数日で出現．場合によっては血液濾過透析も併用する．
慢性期（月～年）	● 心臓障害（心不全，不整脈） 生涯投与量の上限は 140 mg/m² [*1]．心不全に対してはβ遮断薬と ACE 阻害薬，利尿薬を併用する． ● 不妊・無月経，脱毛，肝・腎機能障害，尿路感染，悪性腫瘍（乳がん，白血病，皮膚がん等），間質性肺炎．

G-CSF：顆粒球コロニー形成刺激因子，ACE：アンジオテンシン変換酵素．

[*1]：欧米での上限である．日本人では白血球数の回復が次第に鈍くなるので 70～100 mg/m² を目途とすべきとされる．

ロイドの投与といった救急処置をする．特に白血球数の減少に関しては下限を設け，必要に応じてフィルグラスチム（グラン®）などで対処するが，G-CSF製剤そのものでも白血病のリスクが生じる．場合によってはステロイドパルス療法を併用する．

5　当院における免疫抑制薬の使用手順

エビデンスレベルや治療効果と副作用のバランス（図1）を考慮すると，標準治療薬やステロイドの効果が期待しにくい症例では免疫抑制薬の使用を検討し，中でも AZP を第一選択とすることが望ましいと考えている．AZP 開始後はその副作用と効果を丁寧に評価し，副作用が強い場合は BUC，IGU やMZR に，効果が乏しい場合は TAC や CyA に変更する．さらに強力な治療が必要と判断される場合には MMF や MTX を，さらに CPA や MITX を検討する．併用する場合は作用機序の異なるものを少量ずつ用いる．その詳細については別項を参照されたい．

6　おわりに

DMD の選択肢が増えた今日では，免疫抑制薬を

投与することは少なくなっている．急性期はステロイドパルス療法で対応し，病態が安定すれば早期にDMD を導入するという方法が標準的であるが，欧米に比べてわが国では再発回数の少ない症例も多いので，専門医が総合的に判断する必要がある．DMD をいくつか試しても数か月から半年間の経過中に何度も再発を繰り返すか，再発がなくても日常生活動作（activities of daily living: ADL）が数か月ごとに悪化していく場合には，免疫抑制薬への切り替え，あるいはその併用を考える．白血球減少症や不妊・発がん性などの重篤な副作用のリスクはあるが，発症後数年間のコントロールが悪いと早期に車椅子生活になり，高次脳機能障害なども重なって社会生活が著しく困難になるため，いたずらに治療を遅らせるべきでないと考えられる．

本項で取り上げた薬剤は大規模研究で有意差を示せなかったか，試験自体がランダム化試験でなかったために，海外でも未承認のものがほとんどである．しかし，ほかの治療手段が限られている場合は，適応外使用であることに留意しながら，副作用と効果の兼ね合いを考慮しつつ適切に使用する必要がある．

文献

1) 三森経世：免疫抑制剤の選び方と使い方．南江堂，2000.

2) 岩波慶一：jmedmook 63 あなたも名医！アウトカムを改善する ステロイド治療戦略．日本医事新報社，2019.

3) 三森経世：膠原病の治療 免疫抑制薬使用の実際．日内会誌 2008; **97**: 580-585.

4) 越智隆弘，山本一彦，龍 順之助：関節リウマチの診療マニュアル（改訂版）診断のマニュアルと EBM に基づく治療ガイドライン．財団法人日本リウマチ財団，2004.

5) Aldinucci A, Biagioli T, Manuelli C, *et al*: Modulating dendritic cells (DC) from immunogenic to tolerogenic responses: a novel mechanism of AZA/6-MP. *J Neuroimmunol* 2010; **218**: 28-35.

6) Compston A, McDonald IR, Noseworthy J, *et al*: *McAlpine's Multiple Sclerosis*. 4th ed. Churchill Livingstone, 2005.

7) 日本リウマチ学会，他：リウマチ性疾患に対するアザチオプリン使用に関する通知（NUDT15 遺伝子多型検査の保険承認をうけて（2019 年 5 月）.

8) Gold BG, Voda J, Yu X, *et al*: FK506 and a nonimmunosuppressant derivative reduce axonal and myelin damage in experimental autoimmune encephalomyelitis: neuroimmunophilin ligand-mediated neuroprotection in a model of multiple sclerosis. *J Neurosci Res* 2004; **77**: 367-77.

9) Cribbs AP, Kennedy A, Penn H, *et al*: Methotrexate restores regulatory T cell function through demethylation of the FoxP3 upstream enhancer in patients with rheumatoid arthritis. *Arthritis Rheumatol* 2015; **67**: 1182-1192.

10) Gray O, McDonnell GV, Forbes RB: Methotrexate for multiple sclerosis. *Cochrane Database Syst Rev* 2004; **2004**: CD003208.

11) Ichikawa Y, Saito T, Yamanaka H, *et al*: Therapeutic effects of the combination of methotrexate and bucillamine in early rheumatoid arthritis: a multicenter, double-blind, randomized controlled study. *Mod Rheumatol* 2005; **15**: 323-328.

Debate
2

疾患修飾薬（DMD）の投与量は最適化されているか？

● 国立精神・神経医療研究センター神経研究所免疫研究部　山村　隆

　古い話になるが，筆者が大学病院で受けた研修では，高齢者などで腎機能や肝機能が懸念される場合には，それに配慮して薬剤の投与量を微調整すべきであると教えられた．睡眠導入剤や抗けいれん薬が必要な高齢者に対して，錠剤を粉末にして最適な投与量を探るというような医療である．医療では現在でも"さじ加減"が様々な局面で求められており，副作用を軽減するために，多発性硬化症（multiple sclerosis: MS）の疾患修飾薬（disease modifying drug: DMD）も投与量を調節することは，時には当然のこととして実施しなくてはならない．たとえば，スフィンゴシン-1-リン酸（sphingosine-1-phosphate: S1P）受容体調節薬によるリンパ球数の減少，フマル酸ジメチル（dimethyl fumarate: DMF）の消化器系副作用に対応して，投与量を調節（減量）することは，専門医であれば普通に実施している．もしDMDの投与量が最適化されているならば，減量することによって，治療効果が損なわれるのではないかという懸念は議論されるべきであろう．しかし臨床試験ではDMDの有効量（市販される投与量）を決定することが目標であり，投与量の最適化，あるいは必要十分な投与量を決めるところまでには至っていない．また，患者の体重まで考慮して投与量が規定されている薬剤は注射製剤の一部に限られており，投与量調整の必要性に関する議論は避けられる傾向にある．

　市販後の診療経験によってDMDの投与量や投与回数の見直しを図るのはむしろ健全な医療であり，ナタリズマブ（natalizumab: NTZ）における投与間隔の延長（extended interval dosing: EID）はその代表例である（第3章「6-d　ナタリズマブ（NTZ）」などを参照）．医師向け講演会の最初または最後には，「私たち製薬会社は，添付文書は絶対であると考えています」というメッセージが添えられることが多い．添付文書を改訂するために膨大な時間とコストがかかることは理解するにしても，患者目線で対応することが求められる現場の医師は，ミスリードされることのないように心がけるべきである．

141

8 実臨床における薬剤導入と切り替え

国立精神・神経医療研究センター神経研究所免疫研究部　　山村　隆

┤ココがポイント！├

▶ 疾患修飾薬（DMD）の選択肢が増えたことによって，MS の治療は最適化を求める時代になった．

▶ DMD を処方したあとは経過観察を怠らず，治療反応性を見きわめ，ノンレスポンダーでは他剤への切り替えを躊躇してはいけない．

▶ DMD の切り替えで“切り札的”な薬剤はナタリズマブ（NTZ）とオファツムマブ（OMB）とされているが，これらが無効な場合にグラチラマー酢酸塩（GA）で安定する症例がある．

▶ NMO においても DMD の切り替えが検討されるべき症例もあるが，その詳細については今後の検討に委ねるところが多い．

本書の前身にあたる『多発性硬化症（MS）診療のすべて』の刊行時点（2012 年）では，国内で利用できる疾患修飾薬（disease modifying drug: DMD）はインターフェロン（interferon: IFN）製剤（ベタフェロン®，アボネックス®）とフィンゴリモド（fingolimod: FTY）のみであった．しかし今日では，多発性硬化症（multiple sclerosis: MS）でさらに 5 剤，視神経脊髄炎（neuromyelitis optica: NMO）でも新たに 5 剤が承認された．この大きな変化は，まさにメディカルイノベーションの成果といえよう．各薬剤の導入法についてはそれぞれの該当項目を参照していただくことにして，ここでは DMD の意義，DMD 切り替えはどのようにして行うのか，などの問題に絞って解説する．

1 疾患修飾薬（DMD）導入の意義

a. MS の DMD

MS の自然経過については 20 世紀にカナダや北米などで大規模な調査がなされている．

発症から早期には再発を繰り返しながら推移し［再発寛解型 MS（relapsing-remitting MS: RRMS）］，

いつの間にか二次性進行型 MS（secondary progressive MS: SPMS）へと移行し，歩行障害や高次脳機能障害が緩徐に進行していくことは 30 年前には明らかになっている．再発時の患者の肉体的・精神的な負担は大きく，障害が残ると社会生活にも支障が出てくる．SPMS に移行すると，歩行障害，認知機能低下，精神症状，視力障害，疼痛や筋痙縮，膀胱直腸障害が顕在化してくることが多い．かろうじて社会活動を継続している患者でも，職場での疎外感や孤独感，ハラスメントから失職へと追い込まれるケースが多く，そこに家庭崩壊（家族内不和，離婚）や経済的な問題が重なると，状況は悪化の一途をたどる．このような自然経過を考えた際，再発回数を減少させ，SPMS への移行を抑制する DMD 導入のベネフィットはきわめて大きい．活動性の高い MS の自然経過が悲惨なことを考えれば，たとえ進行性多巣性白質脳症（progressive multifocal leukoencephalopathy: PML）のリスクがあっても，処方できる薬剤が確保されている現代はすばらしい時代である．

MS の DMD 治療では，リスク・ベネフィットバランスを考慮したうえで，最も有用と思われる薬剤で開始し，リスクを最小化してベネフィットを最大化するような努力を継続する．薬剤のリスクを低下

させるために重要なポイントは多いが，自己免疫疾患の合併があれば IFN 製剤は選択肢から排除することは基本である．また，PML リスクのある薬剤［ナタリズマブ（natalizumab: NTZ）と FTY］では，抗 JC ウイルス（John Cunningham virus: JCV）抗体価やリンパ球数を定期的に確認し，その投与量や投与間隔を調整することも重要である．DMD の副作用に敏感な患者では，長期間の安全性情報の集積がある薬剤［グラチラマー酢酸塩（glatiramer acetate: GA）］を選択することもリスク管理のうえで意義がある．挙児希望が明確な患者では選択肢から FTY を外す．

DMD のベネフィットを最大化する努力としては，アドヒアランスのよい薬剤を選択することや，早期から high efficacy drugs ［オファツムマブ（ofatumumab: OMB）や NTZ］を選ぶことがあげられる．医療者側からみると，high efficacy drugs では，いわゆるノンレスポンダー（治療反応性の悪い症例）に遭遇する確率が低いことが大きなメリットであり，患者側からみると，多忙な日常のなかで確実な治療効果が見込めるというメリットがある．

患者の個性，合併症，人生設計，過去の治療歴，社会的活動の程度，情報収集能力などによって，最初に選択する薬剤は異なってくる．また，主治医の MS 医療に対する見識や治療薬に対する関心によっても左右される．やや逆説的に聞こえるかも知れないが，再発時の対応に不慣れな病院では，新しい high efficacy drugs を優先させたほうがよいかもしれない．もし期待通りの効果が得られなければ，他剤への切り替えを躊躇しないことも重要である．

未治療でも臨床的再発が 20 年以上もないような軽症例が存在することも事実であるが，その理由としては遺伝的素因や環境要因（望ましい生活習慣）が関与している可能性がある．

b. NMO の DMD

NMO の自然経過も MS に劣らず悲惨である．MS の病状の悪化は発症後 10 年以上を経過してから起こることが多いが，NMO では初回または 2 回目の増悪で障害者になりうる．寛解期に適切な治療が行われない場合には，失明や対麻痺に至るリスクが大きく，NMO に特徴的な疼痛の問題もある．

NMO では SPMS のような緩徐進行型の病態はないとされてきたが，最近では緩徐進行型の NMO が存在することがわかってきている．再発のみを評価指標とするのではなく，脳萎縮や症状の進行にも配慮する必要がある．

NMO の DMD が次々に上市されてきたのは，2020 年以降であり，それまではステロイドや免疫抑制薬（保険適用外）が処方されてきた．DMD の臨床試験の結果はいずれもすばらしく，当院でも DMD を導入するようになってから NMO の再発入院は約 1/10 に減少した．

「高額な医療費を社会が負担できるのか？」という議論は当然あるが，DMD 治療によって患者の置かれた悲惨な状況を劇的に改善することは事実である．患者と家族の幸福，勤労者としての活躍，介護負担の減少などを総合的に考慮すると，DMD 導入の意義は大きく，今後さらに普及していくことであろう．

2 疾患修飾薬（DMD）の切り替え

a. MS の DMD 切り替え（原則）

DMD を開始しても NEDA（no evidence of disease activity）-3［臨床的再発なし，MRI 画像上の再発なし，身体的障害の進行（confirmed disability progression: CDP）なし］が達成できない場合には，DMD の切り替えを考慮すべきである．ただ実際には患者希望や医療機関の準備不足などもあって，DMD の切り替えが遅れる場合がある．かなり前の話になるが，大学病院で DMD を処方されたのちに地域医療機関での対応となり，症状の明らかな進行があるにも関わらず，2 年間そのままの治療を受けて車椅子状態になった患者を経験した．すでに SPMS を発症しており，それ以降はかなり大変な思いをして診療を継続している．当時はノンレスポンダーという考えかたもなく，ほかに選択肢がなかったので，地域に任せようと考えた最初の対応に問題があったとまではいえない．しかし，今後はそのようなケースが生じ

ないように，DMD は出しっぱなしではなく，病状をみながら適切に切り替えていくことを常識にしたいものである．

b. MS の DMD 切り替え（各論）

　IFN β -1b（ベタフェロン®）や GA（コパキソン®）の皮下注射が皮膚の硬化などで継続できなくなった場合には，他剤への切り替えを考慮する必要がある．挙児希望により他剤への切り替えを躊躇されるケースもあるが，妊娠を考える MS 患者の多くは比較的軽症である．妊娠中は DMD を早めに中止することを前提に，スフィンゴシン -1- リン酸（sphingosine-1-phosphate: S1P）受容体調節薬以外の薬剤を勧めることは合理的である．

　PML リスクのある薬剤（NTZ，FTY）による治療中に抗 JCV 抗体価が陽性に転じる，あるいは抗体価が上昇してくると，他の PML リスクの少ない薬剤への切り替えも考慮する必要がある．NTZ では投与間隔の延長（extended interval dosing: EID）による調整を考えてもよいが，PML に対して不安感が強い場合は OMB への切り替えを検討する．ただし，病勢が強いケースでは，できるだけ NTZ を継続したほうがよいかもしれない．

　最近は減少したが，以前は S1P 受容体調節薬の FTY による治療開始後に挙児希望が出るケースがかなりあった．最もよくないのがまず FTY を中止してみるという選択で，これによって重症の再発（リバウンド）が起こることが色々な研究会で発表され論文も出ている．リバウンドは薬剤の血中濃度が消失する時期（中断して 2 か月以降）に起こることがわかり，筆者らは FTY の中止と同時に GA を開始し，プレドニン 5 mg/ 日を一時的に処方し，さらに外来

で月 1 回のパルス治療を 3 〜 4 回繰り返すという方法を試したことがある．切り替えから 8 か月ほど経過したところで妊娠が確認され，大変嬉しい記憶として残っている．

　現時点，DMD の切り替えにおいて切り札となる薬剤が NTZ と OMB であることは多くの専門家が認めている．様々な工夫をしても NEDA-3 が得られない場合，最後に処方するのがこれらの high efficacy drugs である．しかし，筆者らは，high efficacy drugs の効果が認められない非典型例において，GA に切り替えることで安定させた経験がある．このような症例は，NTZ や OMB に対してはノンレスポンダーであるが，GA に対してはレスポンダーであるということになる．まだまだ MS 治療では未知の世界が広がっていることを実感している．

　切り替えの際に特別な配慮が必要なのは，S1P 受容体調節薬から他剤への切り替えであるが，それ以外の切り替えで問題が生じることは少ない．

c. NMO の DMD 切り替え

　NMO の DMD は使用できるようになってから 3 〜 4 年ということで，まだ切り替えの経験は少ない．臨床試験の結果だけをみると，どの薬剤も同じように有効であるように感じられ，切り替えの必要はないのではないかという議論も出るであろう．しかし，NMO 患者の生活の質（quality of life: QOL）に関係する要因は再発回数だけではなく，疼痛，疲労症状，ウートフ現象（Uhthoff phenomenon），感染症の合併リスク，通院回数などがあり，DMD の切り替えによって疼痛が改善したという話も各所から聞こえてくる．今後 3 年以内にかなり詳しい情報が得られるであろう．

Side Memo ／ 自験例：RRMS の 40 歳女性例

　20 年の病歴のなかで，IFN 製剤，フマル酸ジメチル（dimethyl fumarate: DMF）による治療を経て，強い左顔面の違和感と疼痛（脳幹部病巣による）がステロイドパルス療法で対応できないことから NTZ を導入．症状は消失してよい寛解が得られていた．主婦として家事や育児をこなしていたが，抗 JCV 抗体価が上昇していたため OMB に切り替え．半年後に左顔面の違和感と疼痛が再燃．ステロイドパルス療法ではコントロールできず，NTZ を再開．症状は消失し，NTZ の EID を継続する方針を決定．

9 実臨床における combination therapy

国立精神・神経医療研究センター病院脳神経内科　　林　幼偉

| ココがポイント！ |

▶ 臨床試験とは異なり，多様な病態が絡む症例においては，単剤の疾患修飾薬（DMD）では疾患活動性をコントロールできない場合がある．

▶ 複数の治療法を併用することで治療効果が増強される可能性はあるが，個々の治療の作用機序を十分に理解し活かしながら，副作用を軽減する組み合わせを検討する．

多発性硬化症（multiple sclerosis: MS）は再発と寛解を繰り返すことで障害が蓄積し慢性に進行する神経難病である．これまでの免疫学の進歩により，今やMSにおいても複数の疾患修飾薬（disease modifying drug: DMD）が普及し，その顕著な再発予防効果あるいは進行抑制効果により多くの症例で疾患活動性をコントロールできるようになった．無効症例や副作用により使用しにくい症例に対してはDMDの切り替えが一般的であるが，症例によってはどの薬剤をもってしても効果不十分な難治例がある．これは，各薬剤で作用機序が異なることと，治験とは違い，実臨床における症例の病態は多彩であるためと考えられ，病態に応じた複数薬剤の併用が検討される．

1 併用療法の背景

理論的に複数薬剤の併用では効果の増強が得られると考えられ，感染症や腫瘍，関節リウマチなど多くの免疫疾患ではすでに実施されている．MSにおいても単剤療法に比べて多彩な病態をカバーしうる併用療法が効果的であるとの期待のもと，臨床現場では数多くの併用療法が試されてきたが，相互作用など意思決定の根拠となるデータが不足しているのが現状である．

過去には，インターフェロン（interferon: IFN）β製剤とミトキサントロン（mitoxantrone: MITX），IFN β-1a製剤とメトトレキサート（methotrexate: MTX）またはアザチオプリン（azathioprine: AZP），MITXとステロイド［プレドニゾロン（prednisolone: PSL）］の併用に関して有効性と安全性が確認され，単剤で至適効果が得られない場合は時期を逸することなく併用療法を考慮すべきとの意見もあった[1]．しかし，IFN βとグラチラマー酢酸塩（glatiramer acetate: GA），あるいはIFN βやGAとナタリズマブ（natalizumab: NTZ）やMITX，DMDとPSL，MTX，AZPやシクロホスファミド（cyclophosphamide: CPA）の併用は臨床的に有効であるものの，ランダム化比較試験（randomized controlled trial: RCT）では必ずしも有意な結果が出ていないとの指摘[2]や，RCTの比較ではIFN βやGAのような第一選択薬同士の併用は有意な増強効果はなく，また毎月のメチルプレドニゾロン静注療法（intravenous methylprednisolone: IVMP）の併用は有効であったが，スタチン，ミノサイクリン，ビタミンD，AZP，CPAのような比較的使用しやすい既存薬剤との併用はあまり効果がないとの結果が出ている．将来的には髄鞘再生の薬剤との併用は有望であるものの，現存する抗炎症薬の併用はたとえ作用点が異なっていても増強効果はないと結論付けた報告もある[3]．

しかしながら，昨今登場したDMDについて言及したものはなく，数多くある免疫治療薬を網羅して

145

はいないため，多様性に富む個々の難治症例での検討を否定するものではない．

2　併用療法の考えかた

MSは自己免疫疾患の範疇に含まれるが，免疫病態については関節リウマチや糖尿病と異なる部分が多く[4]，関節リウマチの治療薬が必ずしも有効であるとは限らない．ことに慢性期に多彩な病態が絡んでいるような一部の症例では，特異的治療による免疫バランスの極端な是正により新たなアンバランスをもたらし，かえって悪化する可能性すらある[5]．分子標的薬などのように特異的に作用する薬剤が必ずしも同じ治療標的をもつ疾患に有効性を示すとはかぎらない理由である．また，再発予防効果の高い薬剤が必ずしも再発予防効果の低い薬剤よりも有効であるともかぎらない．これらのことより，複数薬剤を併用して各薬剤の副作用を軽減し，それぞれの薬剤の作用機序を活かして多方向からアプローチすることによって免疫バランスを是正することが必要と思われる．

当院では，IFN β製剤しかDMDがなかった時代から，「難治性MSの再発・増悪における症状の残存は，後遺症ではなく寛解不十分な病勢のくすぶり状態であり，それが進行につながっている」という仮説のもと，免疫抑制薬や血液浄化療法など様々な治療法を組み合わせた集学的治療を積極的に行ってきた．

複合免疫療法における併用のポイントを**表1**にまとめた．各治療法の詳細についてはそれぞれの該当項目を参照されたい．

3　併用療法の実際

a. 疾患修飾薬（DMD）に別の治療法を併用

基本的にいずれのDMDでも血液浄化療法，免疫グロブリン療法，ステロイド治療との併用効果を見込める．特にNTZやオファツムマブ（ofatumumab:

OMB）の効果が4週間未満で減弱するなど，添付文書に記載された用法では維持できない場合に併用が検討される．

免疫細胞隔離作用薬のうち，フィンゴリモド（fingolimod: FTY）は末梢でのリンパ球数減少で免疫抑制作用をもつため，免疫抑制薬との併用は難しい．免疫抑制薬のうち，ヤヌスキナーゼ（Janus kinase: JAK）阻害薬や生物学的製剤は比較的新しい疾患修飾性抗リウマチ薬（disease modifying anti rheumatic drugs: DMARDs）であり，また標的が特異的かつ効果が強いことから併用は検討していない．

b. 複数の疾患修飾薬（DMD）の併用

DMDは単剤使用が基本であり，複数薬剤の併用は想定されていない．他剤への切り替え時にリバウンド防止目的で短期間併用される程度である．ただ，過去にはNTZにGAを上乗せした効果の有効性を示した治験もあり，どのDMDに切り替えても効果不十分の場合は，それぞれの長所を活かし短所を補うために併用も検討される．

先に述べた通り，免疫細胞隔離作用薬のうち，FTYは末梢でのリンパ球数減少で免疫抑制作用をもつため，他剤との併用は難しい．筆者らの施設では，少数ではあるが，免疫調整作用薬同士の併用［IFN βとGA，GAとフマル酸ジメチル（dimethyl fumarate: DMF）］，免疫調整作用薬と免疫細胞隔離作用薬との併用（DMFとNTZ，GAとNTZ），免疫調整作用薬と免疫抑制作用薬の併用［DMFとOMB，GAとOMB］，免疫細胞隔離作用薬と免疫抑制作用薬の併用（NTZとOMB）を適用している．

c. 複数の免疫抑制薬，免疫調整薬の併用

複数の免疫抑制薬の併用は，骨髄抑制などの副作用のリスクが増するため望ましくない．しかし，異なる作用機序の薬剤を少量ずつ併用することで，互いの長所を活かしつつ短所を補うことができる．

臨床現場では，AZPやMTXとタクロリムス（tacrolimus: TAC）やシクロスポリンA（cyclosporin A: CyA）など細胞増殖抑制作用薬とカルシニューリン阻害薬の併用が推奨されているが[9]，細胞増殖抑制

表1 複合免疫療法における併用のポイント

分類	作用	薬剤名
疾患修飾薬 （DMD）	**免疫調節作用** 免疫細胞の機能を炎症性から抗炎症性に是正する．	・インターフェロン（IFN）β-1a，b 製剤 　アボネックス®，ベタフェロン® ・グラチラマー酢酸塩（GA） 　コパキソン® ・フマル酸ジメチル 　テクフィデラ®
	免疫細胞隔離作用 病原性リンパ球の移行・浸潤を阻止する．	・フィンゴリモド（FTY） 　ジレニア®，イムセラ® ・シポニモドフマル酸（シポニモド） 　メーゼント® ・ナタリズマブ（NTZ） 　タイサブリ®
	免疫抑制作用 特定の免疫細胞を除去し，レパトアを再構築する．	・オファツムマブ（OMB） 　ケシンプタ®
免疫抑制薬[6]	**抗がん剤系** 核酸合成阻害により細胞障害を誘導する．	・シクロホスファミド（CPA） ・ミトキサントロン（MITX）　など
	代謝拮抗作用 核酸合成に必要な代謝の阻害により細胞増殖を抑制する．	・メトトレキサート（MTX） ・アザチオプリン（AZP） ・ミゾリビン（MZR） ・ミコフェノール酸モフェチル（MMF）　など
	抗生物質系 転写経路の阻害により細胞機能を抑制する．	●カルシニューリン阻害薬 ・シクロスポリン A（CyA） ・タクロリムス（TAC） ●mTOR 阻害薬 ・ラパマイシン（RPM）　など
	生物学的製剤 特定のサイトカインを阻害あるいは細胞を除去する．	・リツキシマブ（RTX） ・オファツムマブ（OMB） ・トシリズマブ（TCZ） ・インフリキシマブ（IFX） ・エタネルセプト（ETN） ・アナキンラ（ANK） ・アバタセプト（ABT）　など
	ヤヌスキナーゼ（JAK）阻害薬 複数のサイトカイン受容体のシグナル伝達を阻害する．	・トファシチニブ（TOF） ・バリシチニブ（BAR）　など
免疫調整薬	シグナル伝達の活性化抑制や SH 基による B 細胞の機能を制御するなど作用機序は様々である．	・ブシラミン（BUC） ・イグラチモド（IGU）　など
ステロイド	低用量では主に抗炎症作用を示すが，高用量では免疫抑制作用を発揮し免疫系に広く作用する．経口ステロイド［プレドニゾロン（PSL）］またはメチルプレドニゾロン静注療法（IVMP）で対応する[7,8]．	
血液浄化療法	リンパ球や顆粒球など特定の免疫細胞の除去を目的とした血球成分除去療法と自己抗体や免疫複合体，補体などの血漿成分の除去を目的とした血漿交換療法に分けられる．MS や NMOSD で保険承認されているのは後者である．血漿交換療法は病因物質あるいは病因関連物質の除去によって細胞性免疫の調節も可能であり，薬物療法と異なり併用療法に適していると考えられる．保険承認されているのは急性期のみであるが，一連の再発・増悪に対して月 7 回，3 か月までという条件を遵守すれば，隔週ないし月 1 回などの定期的施行も可能である．	
免疫グロブリン療法	自己抗体の中和，自己抗体のクリアランス亢進，および Fcγ受容体の自己抗体への結合阻害により，T 細胞や B 細胞，制御性 T 細胞，ナチュラルキラー細胞，樹状細胞，マクロファージ，顆粒球など免疫系の様々なポイントに作用して免疫調整を行う．免疫抑制を生じない点で併用に適していると考えられる．ただし，保険適用が限られ，維持療法としては CIDP にしか認められていない．低ガンマグロブリン血症の病名であれば月 1 回使用できる．	

mTOR：mechanistic target of rapamycin，CIDP：慢性炎症性脱髄性多発神経炎．

表2 進行型 MS に対する複合免疫療法

	有効例（%）	内単独使用	内無効化	無効例（%）	不明／中止
ステロイドパルス療法	16（66.7%）	0（0%）	0（0%）	6（25.0%）	2
経口ステロイド	36（67.7%）	0（0%）	0（0%）	14（25.9%）	4
IFNβ-1a	4（25.0%）	1（25.0%）	0（0%）	10（62.5%）	2
IFNβ-1b	10（27.0%）	2（25.0%）	2（11.8%）	17（45.9%）	10
フィンゴリモド（FTY）	8（38.1%）	4（50.0%）	2（25.0%）	10（47.6%）	3
ナタリズマブ（NTZ）	2（25.0%）	2（100%）	0（0%）	3（37.5%）	3
グラチラマー塩酸塩（GA）	3（100%）	0（0%）	0（0%）	0（0%）	0
アザチオプリン（AZP）	20（74.1%）	1（5.0%）	0（0%）	5（18.5%）	2
タクロリムス（TAC）	4（36.4%）	0（0%）	0（0%）	6（54.5%）	1*
メトトレキサート（MTX）	9（50.0%）	0（0%）	0（0%）	7（38.9%）	2*
シクロホスファミド（CPA）	5（45.5%）	0（0%）	2（33.3%）	4（36.4%）	2
ミトキサントロン（MITX）	2（50.0%）	0（0%）	1（50.0%）	0（0%）	2
血液浄化療法	13（52.0%）	0（0%）	1（7.7%）	6（24.0%）	6（一時的）
免疫グロブリン療法	4（57.1%）	0（0%）	2（50.0%）	2（28.6%）	1

n = 76．IFN：インターフェロン.

作用薬のなかでも効果と副作用のバランスがよい AZP と MTX の併用や，免疫抑制薬と免疫調整薬の併用もよい．ただし，免疫抑制薬のうち，JAK 阻害薬や生物学的製剤は比較的新しい DMARDs であり，また標的が特異的かつ効果が強いことから併用は検討していない．

d. 疾患修飾薬（DMD）以外の治療法の併用

血液浄化療法，免疫グロブリン療法は全く作用機序が異なるので併用して差し支えないが，血液浄化療法のあとに免疫グロブリン療法を行う．

ステロイドは免疫抑制薬との併用により感染症のリスクを増強するので注意すべきであるが，月1回のステロイドパルス療法についてはどの治療法に併用してもよいと思われる．特に血液浄化療法後のリバウンドが懸念される場合は効果維持の点でよい．

なお，筆者らの施設では，まだ進行型 MS に対する DMD がなかった頃から，複合免疫療法で対処してきた経験がある．MS 患者76例の中で何らかの治療に反応した59例のうち，進行型に移行したばかりの10例を除く49例において2〜4種類の治療法を併用したところ，PSL や AZP，血液浄化療法の併用で効果を示した症例は多く，DMD だけでは維持できず CPA や MITX のような強い免疫抑制薬でも効果不十分であった症例に対しても有効だった（**表2**）．

4 おわりに

自己免疫疾患の治療は，非特異的に広範な抗炎症作用をもつステロイドに始まり，副作用軽減のために特異的作用をもつ免疫抑制薬，さらにより特化した作用を有する分子標的薬が普及してきたが，急性期とは異なり慢性期は様々な免疫ネットワークを形成しているため，難治例では特異的な抑制のみではかえって新たな免疫アンバランスを招くこともあり，これを是正するためには複数の作用点を期待した薬剤の併用が有効と思われる．

臨床試験の参加者のように一定の組み入れ基準（適格基準）を満たした対象とは異なり，実臨床では患者ごとに病態や反応性が異なるため一概に汎用化できるとはいえないが，少しでも患者の日常生活動作（activities of daily living: ADL）を低下させないた

めの工夫が必要である.

文献

1) Jeffery DR: Use of combination therapy with immunomodulators and immunosuppressants in treating multiple sclerosis. *Neurology* 2004; **63**(suppl 6): S41-46.

2) Conway D, Cohen JA: Combination therapy in multiple sclerosis. *Lancet Neurology* 2010; **9**: 299-308.

3) Sorensen PS, Magyari M, Sellebjerg F: An update on combination therapies for multiple sclerosis: where are we now? *Expert Rev Neurother* 2023; **23**: 1173-1187.

4) Meffre E, O'Connor KC: Impaired B-cell tolerance checkpoints promote the development of autoimmune diseases and pathogenic autoantibodies. *Immunol Rev* 2019; **292**: 90-101.

5) Janoschka C, Lindner M, Koppers N, *et al*: Enhanced pathogenicity of Th17 cells due to natalizumab treatment: Implications for MS disease rebound. *PNAS* 2022; **120**: e2209944120.

6) 三森経世：膠原病の治療 免疫抑制薬使用の実際. 日内会誌 2008; **97**: 580-585.

7) Ciccone A, Beretta S, Brusaferri F, *et al*: Corticosteroids for the long-term treatment in multiple sclerosis. *Cochrane Database Syst Rev* 2008; **1**: CD006264.

8) Bergh FT, Kümpfel T, Schumann E, *et al*: Monthly intravenous methylprednisolone in relapsing-remitting multiple sclerosis - reduction of enhancing lesions, T2 lesion volume and plasma prolactin concentrations. *BMC Neurol* 2006; **6**: 19.

9) 岩波慶一：jmedmook 63 あなたも名医！アウトカムを改善する ステロイド治療戦略. 日本医事新報社, 2019.

Debate 3

EHET（early high efficacy therapy）は推奨されるか？

● 国立精神・神経医療研究センター神経研究所免疫研究部　山村　隆

　再発予防効果が高いと判断される薬剤を"high efficacy drugs"と位置付け，そのような薬剤［抗 CD20 抗体や抗 VLA（very late antigen）-4 抗体等］を多発性硬化症（multiple sclerosis: MS）の発症初期から使うことを推奨する医療が，"EHET（early high efficacy therapy）"である．この数年は EHET を導入する専門家の数が確実に増えてきている．今後の動向は新薬の開発状況などにも影響されると思われるが，重症 MS 患者を多数診療してきた欧米の施設では，EHET を優先する傾向が特に明確になっていると感じる．

　他の項目でも紹介されているが，従来，早期から抗 CD20 抗体であるリツキシマブ（rituximab: RTX）やナタリズマブ（natalizumab: NTZ）を使う傾向のあるスウェーデンと，古典的免疫抑制薬テリフルノミドを初期治療で使用する頻度が多いデンマークの診療成績を後方視的に比較したところ，スウェーデンの患者のほうが治療開始後に最初の再発が起こるまでの期間が長く，Kurtzke 総合障害度評価スケール（expanded disability status scale of Kurtzke: EDSS）も長期間維持されていることが明確になった[1]．この結果は EHET の有用性を示唆する重要な論文としてしばしば引用される．しかし high efficacy drugs の長期投与の安全性については，不明確な点が残されていること，また精密医療（precision medicine）の観点では，患者ごとに high efficacy drug が異なることも想定される．たとえば，グラチラマー酢酸塩（glatiramer acetate: GA）で長期間の寛解が得られているケースも存在するので，治療に関する個人の選択権は十分に尊重されるべきであろう．

　日本国内でも high efficacy drugs を使い慣れた専門施設において EHET は広がりをみせているが，注射薬を希望しない患者も少なくないこと，症例数の少ない病院では分子標的薬の導入は重荷になること，長期の安全性に関する懸念があることなどから，EHET を採用しないという判断を排除することはできない．

　強く希望される場合には，経口薬で初期治療を実施し，NEDA（no evidence of disease activity）-3 が達成できない場合には速やかに high efficacy drugs に移行することが現実的かもしれない．なお，このようなケースで high efficacy drugs 導入の遅れが，MS の長期予後に望ましくない影響を及ぼす可能性については，心に留めておいたほうがよい．

文献

1) Spelman T, Magyari M, Piehl F, *et al*: Treatment escalation vs immediate initiation of highly effective treatment for patients with relapsing-remitting multiple sclerosis. *JAMA Neurol* 2021; **78**: 1197-1204.

10 精神症状への対応

国立精神・神経医療研究センター病院精神診療部　野田隆政
筑波大学人間系　中澤佳奈子
前 国立精神・神経医療研究センター病院精神科　清水　悠
東京科学大学保健管理センター　安藤久美子

ココがポイント！

▶ MS の主症状は運動麻痺や感覚障害だけでなく，認知機能障害，精神症状などがある．

▶ 精神症状で最も多くみられるのは抑うつ症状である．

▶ 抑うつ症状の発生率は健常者の 2.3 倍であり，45 歳以下の女性で多い．

▶ 抑うつ症状の誘因の多くは MS という診断に対する反応性のものであるが，前駆症状として抑うつ症状が出現することがある．

▶ MS 患者の自殺のリスクは高く，特に診断から 5 年以内の若年男性は高リスクである．

▶ MS 患者の抑うつ状態は，MS そのものによる症状とうつ病の症状，薬物療法の影響，心理的な抑うつ，環境要因による抑うつが混在しており，鑑別して治療にあたる必要がある．

▶ 文献では，おおむねインターフェロン（IFN）βは抑うつ症状を悪化させないという結論になっているが，診療にあたっては抑うつ症状の有無や希死念慮，自殺企図に注意する必要がある．

▶ MS の抑うつ症状のスクリーニングは 2 項目質問法で十分という報告がある．

▶ 抑うつ症状や不安とレジリエンスは関連しており，レジリエンスを高める取り組みは予防につながる可能性がある．

▶ MS の抑うつ症状に対する治療は，薬物療法のほかに認知行動療法（CBT），電話カウンセリング，マインドフルネス，ソーシャルサポートが有効である．

多発性硬化症（multiple sclerosis: MS）は，中枢神経系の再発と寛解を繰り返す慢性脱髄性疾患である．主な症状として，運動麻痺や感覚障害だけでなく，認知機能障害，精神症状などがあげられる．MS において最も多くみられる精神症状は抑うつ症状であり，その生涯有病率は 50 〜 59 ％に上る[1, 2]．MS 患者の多くは再発進行期において抑うつ症状を呈することが多く[3]，その結果，生活の質（quality of life: QOL）の低下や治療アドヒアランスの低下につながることもある．また，認知機能障害や幻覚・妄想が生じることもあり，MS で出現する精神症状は多様である．

そこで本項では，筆者の経験した実際の症例を交えて，MS に合併する精神症状について抑うつ症状を中心に解説する．なお，MS 患者は倦怠感や不眠，集中力の低下など，うつ病と同様の症状を示すため，MS そのものによる症状とうつ病による症状との鑑別が時に困難となる．したがって，本項では症状レベルでの記載については"抑うつ症状"に統一する．

1 MS でみられる精神症状

MS では，その経過中に抑うつ症状，脱抑制，人格変化，認知機能障害を生じることがある．精神症状で最も多いものは抑うつ症状であり，その生涯有

151

病率は約50％と非常に高い．また，脱抑制はMS治療経過中にしばしば起こり，多幸的な気分（euphoria）を示す．双極症でみられる軽躁状態というほどではなく，本来の状態よりも高揚した気分となる．誘因なく発生することもあるが，ステロイドによる治療中，特にステロイドパルス療法中に起こりやすい．人格変化は20〜40％にみられ，易刺激性が亢進して"イライラ"したり，関心を示さなくなることがしばしばある．MSの前駆症状について，MS患者20,174例の健康記録を調査した結果，抑うつ症状（オッズ比：1.22，95%CI：1.11-1.34），性機能障害（1.47，1.11-1.95），便秘（1.5，1.27-1.78），膀胱炎（1.21，1.05-1.39），尿路感染症（1.38，1.18-1.61）はMS診断前後5年間において頻度の高い症状であった．臨床では抑うつ症状で精神科を受診し，のちにMSを発症する症例を比較的経験するが，Guinebretiereらは大規模調査によってそのエビデンスを示した[4]．

2 抑うつ症状（図1〜図3）

a．頻度

抑うつ症状はMS患者に最も出現しやすい精神症状である．生涯有病率は50〜59％[1, 2]，12か月間の有病率は15％とされている．健常者の2.3倍であり，45歳以下の女性で多い[5]．しかし，MSの抑うつ症状は見落とされやすく，その約60％が未治療のままである[6]．Mohrらによると，260例のMS患者のうち，26％が『精神障害の診断と統計の手引き（*Diagnostic and Statistical Manual of Mental Disorders*: DSM）』の第4版修正版（DSM-IV-TR）による大うつ病性障害（major depressive disorder）の診断基準を満たし，その2/3が抗うつ薬による治療を受けていなかった[7]．

b．原因，誘因

抑うつ症状の誘因の多くはMSという診断に対する反応性のものであるが[6]，MS患者の14％は発症前に前駆症状として抑うつ症状が出現することがある[2]．インターフェロン（interferon: IFN）βと抑うつ症状との関連について，Pattenらは，MS患者267例を無作為にIFN β群とプラセボ群に割り付けて検討した．抑うつ症状は，治療開始時，6，12，18，24か月後にCES-D（center for epidemiological studies depression rating scale）を用いて評価した．IFN βと抑うつ症状との関連を示す結果ではなかった[8]．また，365例の二次性進行型MS（secondary progressive MS: SPMS）患者を対象とした36か月間の大規模臨床研究においても，IFN β群とプラセボ群で抑うつ症状に差はなかった[8]．Zephirらは，106例の再発寛解型MS（relapsing-remitting. MS: RRMS）患者を対象として，ベック抑うつ質問票（Beck depression inventory-second edition: BDI-II）を用いて評価した．12か月後のBDI-II得点はベースラインと変化がなく（$p = 0.63$），IFN βはMS患者の抑うつ症状への影響はないと考察している[9]．主要評価項目ではないがベースラインの時点で85％のMS患者が軽度以下の抑うつ症状を有していたという結果は重要である．さらに，Nikfarらのメタ解析においても，IFN βと抑うつ症状との有意な関連はないと報告されている[10]．

認知機能障害について，抑うつ症状は全体的な認知機能，注意機能，処理速度，ワーキングメモリーと関連しているメタ解析の結果[11]は，うつ病と認知機能障害との関係と同様である．心理・社会的な側面は抑うつ症状に大きく関係する．不安や不適切なコーピング，無力感，レクリエーション機会のなさ，

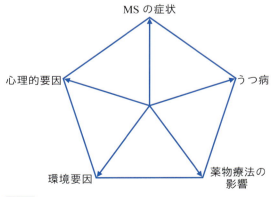

図1 抑うつ状態の分析図

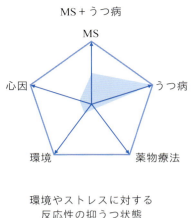
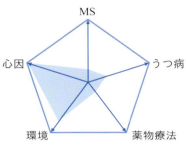

図2 各病態における抑うつ状態の分析図

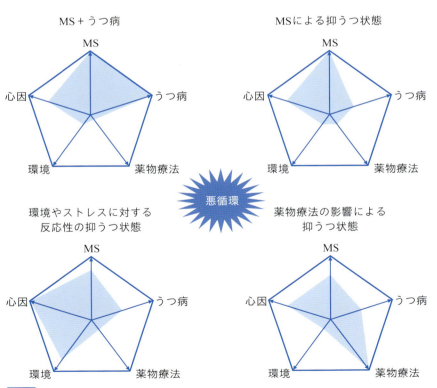

図3 悪循環が生じたときの抑うつ状態の分析図

10 精神症状への対応

親密でない対人関係，強いストレス，倦怠感はうつ病に関与しており[12]，うつ病の予測因子として，不安や希望の喪失，感情レベルのコーピング，身体的機能障害の程度がある[13]．特に，事実よりも感情に焦点を当てた問題解決はうつ病のリスクを高めることがわかっている[14]．

2021年に行われたメタ解析では，MS患者における双極症の生涯有病率は8.4%[15]と，一般人口における双極症の生涯有病率1%と比べて明らかに高く，双極症の合併について念頭に置くとよい．

c．症状

米国精神医学会（American Psychiatric Association: APA）によるDSM-5-TR[16]のうつ病診断基準が標準的に使用されている．DSM-5-TRのうつ病エピソードをみると，MS患者でみられる臨床症状と共通している項目がある．具体的には，易疲労感や精神運動制止，思考力・集中力の低下，睡眠の変化，食欲の変化である．Feinsteinがまとめた総説では，MSで出現する症状として最も多いものは倦怠感であり，ほかに不眠，食欲の変化，集中力の低下，記憶力の低下があり，うつ病の診断が偽陽性となってしまうことがあるとしている[1]．すなわち，患者に起こっている症状が，MSの症状であるのか，うつ病の症状であるのかを鑑別する必要がある．

また，臨床においては，抑うつ症状に加えて，希死念慮，自殺企図の既往に注意して診察する必要がある．なぜなら，MS患者における自殺のリスクは高く，28.6%の患者が自殺を考え，6.4%が自殺企図をしており[17]，MS患者の自殺は偶然という頻度を超えている．危険因子は，うつ病の合併，うつ病の重症度，社会的孤立，アルコールの乱用である．自殺の疫学調査では，一般人口と比較して，カナダで7倍[18]，北欧人においては少なくとも2倍[19]という結果であった．特にMSの診断から5年以内の若年男性は高リスクである[1]．

d．評価

倦怠感や集中力の低下，不眠などのMSによる症状とうつ病の症状が類似する点については，臨床医による診察が必要なのはいうまでもないが，前段階の対策として，HADS（hospital anxiety and depression scale）[20]やBeck depression inventory-fast screen for depression in medically ill patients[21]などの自記式の評価尺度が用いられる．これらはMS患者の評価においての妥当性が検証されている[22,23]．また，日本人女性を対象として，HADSの信頼性，妥当性の検証がされている[24]．しかし，自記式評価尺度ではうつ病の診断は確定されず，診断確定のためには診察が必要である[1]．抑うつ症状のスクリーニングとして，Mohrらは260例のMS患者を対象に2項目質問法（抑うつ気分と興味関心の喪失）を用いた研究報告を行い，2項目中の1つもしくは2つを満たした場合を陽性とすると，感度は99%，特異度が87%という結果であり，スクリーニングとしては2項目質問法で十分であると報告している[7]．

e．治療

1）薬物療法

Kockらがコクランライブラリーにまとめた総説よると[25]，うつ病を合併したMS患者を対象とした盲検化したランダム化プラセボ比較試験は2つ報告されていた．1つは三環系抗うつ薬（tricyclic antidepressant: TCA）である塩酸デシプラミンを用いた5週間の試験[26]，もう1つは選択的セロトニン再取り込み阻害薬（selective serotonin reuptake inhibitor: SSRI）である塩酸パロキセチン水和物を用いた12週間の試験[27]であった．Schifferらは，うつ病を合併したMS患者28例を対象として，塩酸デシプラミンを用いた5週間の二重盲検ランダム化プラセボ比較試験を実施した．なお，両群ともに個人精神療法を併用している．その結果，ハミルトンうつ病評価尺度（Hamilton rating scale for depression: HAM-D）において，塩酸デシプラミン群はプラセボ群と比べて有意に抑うつ症状が改善した．血圧の低下や口渇，便秘などの副作用により約50%の患者において投与量が1/2となった[26]．Ehdeらは，うつ病を合併したMS患者42例を対象として，塩酸パロキセチン水和物を用いた12週間の二重盲検ランダム化プラセボ比較試験を実施した．抑うつ症状の評価は

HAM-D を用いた．塩酸パロキセチン水和物治療群はプラセボ群に比べて有意に HAM-D 得点が改善していたが，HAM-D が 50％以上改善した患者の割合は治療群で 57.1％，プラセボ群で 40％と有意な差はなかった．副作用としては，頭痛や嘔気があった[27]．

2）その他の治療法

Mohr らは認知行動療法（cognition behavioral therapy: CBT）と支持的表現療法（supportive expressive therapy: SET），SSRI である塩酸セルトラリン（ジェイゾロフト®）を 16 週間比較した．その結果，CBT は塩酸セルトラリンと同等の有効性を示し，両者は SET よりも有効であることがわかった[28]．Mohr らは，電話カウンセリングの有効性についても報告している[29]．そして，マインドフルネスは精神的健康度の改善に効果があるとメタ解析で示されている[30]．さらに，ソーシャルサポートの重要性も指摘されており，密なソーシャルサポートは生活の質（quality of life: QOL）と有意に相関したという報告されている[31]．

このように，心理・社会的な問題は MS 患者にかぎらず慢性疾患に罹患した患者に共通する問題であるが，前述のような不安や無力感，レクリエーション機会のなさ，親密でない対人関係，強いストレス，倦怠感，希望の喪失，感情レベルのコーピング，身体的障害の程度がうつ病に関連しており，心理・社会的サポートが重要であることがわかる．

f. レジリエンス

抑うつや不安症状に対する防御因子として「レジリエンス（resilience）」という概念がある．レジリエンスはストレスからの防御因子であり，不適応状態からの回復を促進する機能もあると考えられている．そして，精神疾患の発症リスクを低下させるという報告もある[32, 33]．Nakazawa らは，MS もしくは視神経脊髄炎スペクトラム障害（neuromyelitis optica spectrum disorders: NMOSD）患者 77 例を対象としてレジリエンスと抑うつ・不安症状，QOL との関連について検討した．MS・NMOSD 患者における抑うつや不安症状は，疾患によって生じている障害度とは独立しており，個人の心理特性であるレジリエンスと関連していた[34]．レジリエンスを高める介入を行うことで，抑うつ・不安症状を予防できる可能性がある．

g. 予後

MS 患者にとって，抑うつ症状の合併は死亡率の増加と関連しており，QOL を決定する主な要因の 1 つである[1, 31]．

3 性格変化

Bruce らは，MS 患者 85 例を対象として，MS 患者に起こりやすい気分や不安と元来の性格傾向について，自記式人格検査である NEO-FFI（neuroticism extraversion openness-five factor inventory）を用いて調査した．その結果，抑うつ症状や不安症状が伴わない MS 患者は健常者と元来の性格傾向に違いはなかった．一方で，抑うつ症状や不安症状を伴った MS 患者は，健康な精神状態の MS 患者や健常被検者と比べて神経質（neuroticism）で外向的（less extroversion），調和性（less agreeableness），誠実性（less conscientiousness）が乏しいという特徴があった[35]．

4 症例提示

以下に，具体的な症例を提示する．

a. 症例 1

［症　例］　40 代女性．うつ病を合併した RRMS．EDSS 4.0

［治療と経過］　X － 4 年の長女出産後から会話をしたくなくなり，人付き合いが面倒になるなど，うつ病への親和性があった．X － 2 年 6 月頃，足が動かしにくく引きずって歩くようになった．7 月になって両上下肢のしびれが出現し，皮膚感覚が低下したため，A 病院救急外来を受診した．髄液検査，脳 MRI の結果，MS と診断され，1 か月間の入院治療

を行った．ステロイドパルス療法施行後に下肢の動きが70％程度改善したが，しびれは改善しなかった．MS発症後から「どうして自分が病気になったのか」とふさぎこみ，将来への不安が募るようになった．X−1年からは何をやっても楽しくなく，やる気や集中力が低下し，何かをやろうと思っても実行するまでに時間がかかり，もどかしさを感じていた．次第に眠れなくなり，MSへの不安から家族との関係もぎくしゃくするようになった．X年，下肢のしびれが増悪し尿意もなくなったため，B病院を受診した．各種検査の結果から，MSの再発と考えられた．抑うつ症状が合併していたため，精神科を受診してうつ病と診断され，脳神経内科，精神科による治療が始まった．うつ病は塩酸セルトラリンにより速やかに改善した．

　本症例は，うつ病を合併したMS患者に対し，SSRIが奏効してうつ病が速やかに改善した典型例である．このようなタイプには抗うつ薬が著効する．

b．症例2

［症　例］　20代女性．心理的要因が影響して抑うつ状態となったRRMS．EDSS 3.5.

［治療と経過］　もともと両親が不仲であり，患者がMSを発症してからも互いに責任を押し付け合うなどしていたことがストレスだったという．X−10年，右手足の脱力があり，歩行，筆記が困難になった．同月に脳神経内科を受診し，髄液所見からMSが疑われたためステロイドによる治療が始まり歩行可能となった．X−3年には回転性のめまいが出現し，しゃべりにくくなり，ステロイドパルス療法を

受けた．その頃から再発による精神的なつらさを口にするようになった．X−5年には右手足の異常感覚が出現し，それを苦に抑うつ的となり精神科を受診した．操作的診断基準であるDSM-IV-TRを用いるとうつ病エピソードの診断基準を満たすが，その背景には「MSに罹って将来が心配」と「常に付きまとう不安」があった．MSの知識は十分でなく，自らが受けている治療についても不十分な理解であった．そのため，疾病教育と不安を対象とした精神療法，薬物療法として抗不安薬を処方した．その結果，不安感は軽減し，職場復帰を果たした．

　本症例は，心理的要因が影響して抑うつ状態となったMS患者である．不安から抑うつ状態を呈し，"心の不安定さ"からくるストレスがMS自体に悪影響を及ぼしていたと推測される．このような症例に対して，抗うつ薬などの薬物療法のみでは十分な改善は得られず，疾病教育や精神療法が奏効する．

5　おわりに

　MS患者の抑うつ症状の評価と治療は，その頻度や患者の苦悩，QOLへの影響などを考え合わせると，もはやMS治療の柱の1つといえる．スクリーニング，診断，評価，治療という一連の診療を円滑に進めることが重要と考えられ，脳神経内科と精神科の連携が求められる．さらには，診療科の枠を越えた包括的な治療モデルへ発展していくことが期待される．

文献

1）Feinstein A: Multiple sclerosis and depression. *Mult Scler* 2011; **17**: 1276-1281.
2）Byatt N, Rothschild AJ, Riskind P, *et al*: Relationships between multiple sclerosis and depression. *J Neuropsychiatry Clin Neurosci* 2011; **23**: 198-200.
3）Chwastiak L, Ehde DM, Gibbons LE, *et al*: Depressive symptoms and severity of illness in multiple sclerosis: epidemiologic study of a large community sample. *Am J Psychiatry* 2002; **159**: 1862-1868.
4）Guinebretiere O, Nedelec T, Gantzer L, *et al*: Association between diseases and symptoms diagnosed in primary care and the subsequent specific risk of multiple sclerosis. *Neurology* 2023; **101**: 2497-2508.
5）Patten SB, Beck CA, Williams JV, *et al*: Major depression in multiple sclerosis: a population-based perspective. *Neurology* 2003; **61**: 1524-1527.
6）Ziemssen T: Multiple sclerosis beyond EDSS: depression and fatigue. *J Neurol Sci* 2009; **277**（suppl 1）: 37-41.
7）Mohr DC, Hart SL, Julian L, *et al*: Screening for depression among patients with multiple sclerosis: two questions may be

enough. *Mult Scler* 2007; **13**: 215-219.

8) Patten SB, Metz LM: Interferon beta-1 a and depression in relapsing–remitting multiple sclerosis: an analysis of depression data from the PRISMS clinical trial. *Mult Scler* 2001; **7**: 243-248.

9) Zephir H, De Seze J, Stojkovic T, *et al*: Multiple sclerosis and depression: Influence of interferon β therapy. *Mult Scler* 2003; **9**: 284-288.

10) Nikfar S, Rahimi R, Abdollahi M: A meta-analysis of the efficacy and tolerability of interferon-β in multiple sclerosis, overall and by drug and disease type. *Clin Ther* 2010; **32**: 1871-1888.

11) Altieri M, Cerciello F, Gallo A, *et al*: The relationship between depression and cognitive performance in multiple sclerosis: a meta-analysis. *Clin Neuropsychol* 2024; **38**: 21-41.

12) Feinstein A: *The Clinical Neuropsychiatry of Multiple Sclerosis*. Cambridge University Press, 2007: 51-52.

13) Lynch SG, Kroencke DC, Denney DR: The relationship between disability and depression in multiple sclerosis: the role of uncertainty, coping and hope. *Mult Scler* 2001; **7**: 411-416.

14) Pakenham KI: Adjustment to multiple sclerosis: application of a stress coping model. *Health Psychol* 1999; **18**: 383-392.

15) Joseph B, Nandakumar AL, Ahmed AT, *et al*: Prevalence of bipolar disorder in multiple sclerosis: a systematic review and meta-analysis. *Evid Based Ment Health* 2021; **24**: 88-94.

16) American Psychiatric Association: *Diagnostic and Statistical Manual of Mental Disorders, Fifth Edition Text Revision*. American Psychiatric Association Publishing, 2022 ［日本精神神経学会（日本語版用語監修），高橋三郎，大野　裕（監訳）：DSM-5-TR 精神疾患の診断・統計マニュアル．医学書院，2023］．

17) Feinstein A: An examination of suicidal intent in patients with multiple sclerosis. *Neurology* 2002; **59**: 674-678.

18) Sadovnik AD, Eisen RN, Ebers GC: Cause of death in patients attending multiple sclerosis clinics. *Neurology* 1991; **41**: 1193-1196.

19) Stenager EN, Stenager E, Koch-Henrikson N, *et al*: Suicide and multiple sclerosis: an epidemiological investigation. *J Neurol Neurosurg Psychiatry* 1992; **55**: 542-545.

20) Zigmond AS, Snaith RP（著），北村俊則（訳）：The hospital anxiety and depression scale（HADS尺度）．精神科診断 1993; **4**: 371-372.

21) Beck AT, Steer RA, Brown GK: *BDI-Fast Screen for medical patients: manual*. The Psychological Corporation, 2000.

22) Benedict RH, Fishman I, McClellan MM, *et al*: Validity of the Beck depression inventory-fast screen in multiple sclerosis. *Mult Scler* 2003; **9**: 393-396.

23) Honarmand K, Feinstein A: Validation of the hospital anxiety and depression scale for use with multiple sclerosis patients. *Mult Scler* 2009; **15**: 1518-1524

24) 八田宏之，東　あかね，八城博子，他：Hospital Anxiety and Depression Scale 日本語版の信頼性と妥当性の検討：女性を対象とした成績．心身医学 1998; **38**: 309-315.

25) Koch MW, Glazwnborg A, Uyttenboogaart M, *et al*: Pharmacologic treatment of depression in multiple sclerosis. *Cochrane Datab Syst Rev* 2011; **16**: CD007295.

26) Schiffer RB, Wineman NM: Antidepressant pharmacotherapy of depression associated with multiple sclerosis. *Am J Psychiatry* 1990; **147**: 1493-1497.

27) Ehde DM, Kraft GH, Chwastiak L, *et al*: Efficacy of paroxetine in treating major depressive disorder in persons with multiple sclerosis. *Gen Hosp Psychiatry* 2008; **30**: 40-48.

28) Mohr DC, Boudewyn AC, Goodkin D, *et al*: Comparative outcomes for individual cognitive-behavior therapy, supportive-expressive group therapy, and sertraline for the treatment of depression in multiple sclerosis. *J Consult Clin Psychol* 2001; **69**: 942-949.

29) Mohr DC, Hart SL, Julian L, *et al*: Telephone administered psychotherapy for depression. *Arch Gen Psychiatry* 2005; **62**: 1007-1014.

30) Simpson R, Simpson S, Ramparsad N, *et al*: Mindfulness-based interventions for mental well-being among people with multiple sclerosis: a systematic review and meta-analysis of randomised controlled trials. *J Neurol Neurosurg Psychiatry* 2019; **90**: 1051-1058.

31) Jaracz K, Pawlak M, Górna K, *et al*: Quality of life and social support in patients with multiple sclerosis. *Neurol Neurochir Pol* 2010; **44**: 358-365.

32) Min JA, Lee CU, Chae JH: Resilience moderates the risk of depression and anxiety symptoms on suicidal ideation in patients with depression and/or anxiety disorders. *Compr Psychiatry* 2015; **56**: 103-111.

33) Seok JH, Lee KU, Kim W, *et al*: Impact of early-life stress and resilience on patients with major depressive disorder. *Yonsei Med J* 2012; **53**: 1093-1098.

34) Nakazawa K, Noda T, Ichikura K, *et al*: Resilience and depression/anxiety symptoms in multiple sclerosis and neuromyelitis optica spectrum disorder. *Mult Scler Relat Disord* 2018; **25**: 309-315.

35) Bruce JM, Lynch SG: Personality traits in multiple sclerosis: association with mood and anxiety disorders. *J Psychosom Res* 2011; **70**: 479-485.

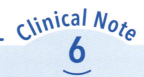

脳神経内科と精神科医療の接点

● 国立精神・神経医療研究センター訪問看護ステーション　　吉田寿美子

　脳神経内科と精神科医療の接点は「精神症状」である．

　自験例で検討したい．

　症例は30代女性．

　幼少期から，母親から「生まれてこなかったらよかったのに」などの心理的虐待と，つねる，叩くといった身体的虐待を受け，父親からも罵倒されたり首を絞められたりと，心理的・身体的虐待を受けていた．小中学校ではいじめられ，10代半ば頃から解離，リストカット，市販薬の大量服薬を繰り返し，境界性パーソナリティ障害と診断され医療保護入院となったこともあった．当院に転院した10代後半頃から被害妄想や幻聴が明らかとなり，統合失調症として治療を受けていた．大量服薬を繰り返した経緯もあり，内服薬は極力避けて，1か月に一度の持続性注射剤を中心とした治療で解離，リストカット，大量服薬，被害妄想，幻聴の頻度は減少し，日常生活に大きな問題をきたすことは少なくなった．ところが，今までにはなかった「緑色のカエルが大きな口を開け，大きな目でまじまじと（小さな）自分を見ている」などの鮮やかで人間と動物の大小関係が逆転した幻視や「はっきりと血管の中を虫が走り回っている」というリアルな体感幻覚が加わるようになった．少なくとも幻視は「不思議の国のアリス症候群」[*1]で認められる症状で，抗精神病薬を増量しても改善しなかった．数年後，今度は突然体の痛みを訴えて歩けなくなった．精神症状の悪化はなく，疾病利得もなかったので，精神症状ではないと判断し，脳神経内科にコンサルトしたところ，血液中から複数のG蛋白質共役受容体（G protein-coupled receptor: GPCR）に対する自己抗体がみつかり，自己免疫疾患として免疫抑制薬とステロイドパルス療法による治療を受けたところ，体の痛みはなくなり，歩けるようになったばかりでなく，鮮やかな幻視やリアルな体感幻覚も消失した．被害妄想や幻聴，解離，大量服薬，リストカットは続いている．統合失調症の症状がすべて消失したわけではないが，少なくとも鮮やかな幻視やリアルな体感幻覚は自己免疫疾患に伴う症状である可能性がある．

　この患者は今も脳神経内科と精神科で連携して治療を行い，自己免疫疾患関連の症状は改善し，精神症状も小康状態である．

　精神症状を伴う脳神経内科疾患は少なくない．この場合は速やかに精神科にコンサルトされることが多いと思われるが，精神疾患に身体症状（今回の症例では体の痛みや歩行困難）が合併した場合，精神科医でさえ「精神症状」と捉えがちで，内科や外科では「精神疾患だから，精神症状でしょう？」とされることが多い．

[*1]：『不思議の国のアリス』はLewis Carrollの児童文学書で，薬を飲んだアリスが大きくなったり小さくなったりするエピソードにちなんで1955年に英国の精神科医John Toddにより名付けられた．時間，空間，視覚認知が変容し，自分が大きくなり，周囲の物が異様に小さく見えるなどの症状が典型的な症状である．ヘルペスウイルス科の一種のEBウイルス（Epstein-Barr virus: EBV）の初期感染後に一過性に認められることが多い．大人になっても不思議の国のアリス症候群を定常的に有する人の多くは偏頭痛をもっているという特徴がある．他のウイルスの脳炎，てんかん，うつ病や統合失調症，精神科薬物療法の影響でも認められることがある．Lewis Carrollは偏頭痛に悩んでいたことが広く知られており，彼自身がこの症状をはじめとする作品内のエピソードを体験していたのかもしれないとする憶測がある．

明らかな器質的異常（脳画像の変化等）を伴う場合は問題なく，内科や外科で適切な治療を受けられると思われるが，今回の症例のように血液検査で特殊な自己抗体検査を行わないとわからない自己免疫疾患の場合は見逃されて，心身ともに改善されることなく経過してしまうだろう．精神科にしても身体疾患に伴う精神症状なのか鑑別（パーキンソン病など，精神症状を伴う有名な疾患は別として，精神症状を伴う自己免疫疾患の存在は精神科領域ではあまり知られていない）できないと，本質的な治療はできないし，向精神薬でかえって認知機能や身体機能を悪化させてしまう危険性もある．今回の症例では鮮やかな幻視やリアルな体感幻覚は自己免疫疾患に伴う精神症状と考えられ，自己免疫疾患に対する治療で改善したが，抗精神病薬では改善しなかった．脳神経内科医も「精神症状＝精神科」という固定観念にとらわれず，脳神経内科疾患の症状として精神症状もあり，原疾患を治療することで精神症状も改善する可能性があることを心に留めていただきたいと思う．

Mini Lecture

1

小児期逆境体験（ACE）と MS

● 国立精神・神経医療研究センター病院脳神経内科／東京医科大学高齢総合医学分野 　稲川雄太
● 国立精神・神経医療研究センター病院脳神経内科 　岡本智子

　近年，わが国では多発性硬化症（multiple sclerosis: MS）や視神経脊髄炎スペクトラム障害（neuromyelitis optica spectrum disorders: NMOSD）などの中枢神経系炎症性脱髄性疾患の患者数が増加しているが，その要因は十分には解明されていない．

　「小児期逆境体験（adverse childhood experiences: ACE）」とは，小児期に経験した精神的または身体的なストレス要因（親による暴言・暴力等）などの逆境的境遇のことである．米国で実施された大規模な後方視的疫学研究である小児期逆境体験に関する研究（ACE Study）や世界 21 か国で実施された世界保健機関（World Health Organization: WHO）主導による世界精神保健調査［World Mental Health（WMH）Surveys］において，小児期における有害なストレス体験は成長後に多くの内科系疾患や精神疾患の発症リスクを上昇させることが報告された[1,2]．

　ACE により内科系疾患のリスクが上昇する原因の 1 つとして，発達段階から成人期に至るまでの慢性的なストレス反応によるストレス制御機構や免疫系の異常が考えられている．その具体例として，マウスでの検討ではあるが，成長段階でのストレス曝露がドーパミン神経系，脳－下垂体－副腎系，脳由来神経栄養因子に関連する遺伝子群において CpG 領域のメチル化の変化に影響することが報告されている[2]．したがって，ACE が精神神経機能に関連する遺伝子のエピジェネティック修飾に関与することで，MS などの発症や症状，付随する精神症状の発現に関連する危険因子となる可能性があると考えられる．

　実際，近年になって，ACE が MS 発症の危険因子となりうることが複数のレビューで示されている[3,4]（ただし，欧米からの報告が主であり，アジア圏からの報告は含まれてない）．米国において，ACE と MS の関連をみた研究では，ACE への曝露頻度を示す ACE スコアと MS の発症年齢が有意な逆相関（$r = -0.30$，$p = 0.04$）を示したことが報告されており，ACE への曝露が大きいほど発症年齢が早まることが示唆された[5]．筆者らの研究（第 64 回日本神経学会学術大会で発表．投稿準備中）においても，ACE への曝露頻度の指標である CTQ-6（childhood trauma questionnaire 6-item version）のスコアと MS 患者（日本人のみ）の発症年齢に有意な負の相関を認めることが明らかになっている．これらのことは，ACE への曝露が，MS の発症において人種や地域などによらない共通の危険因子である可能性が高い．

文献

1) Felitti V, Anda R: The relationship of adverse childhood experiences to adult medical disease, psychiatric disorders and sexual behavior: Implications for healthcare. In Lanius RA, Vermetten E, Pain C (eds), *The Impact of Early Life Trauma on Health and Disease: The Hidden Epidemic*. Cambridge University Press, 2010; 77-87.

2) Kessler RC, McLaughlin KA, Green JG, *et al*: Childhood adversities and adult psychopathology in the WHO World Mental Health Surveys. *Br J Psychiatry* 2010; **197**: 378-385.

3) Rehan ST, KhanSyed Z, Shuja SH, *et al*: Association of adverse childhood experiences with adulthood multiple sclerosis: a

systematic review of observational studies. *Brain Behav* 2023;**13**: e3024.

4) Eid K, Bjørk MH, Gilhus NE, *et al*: Adverse childhood experiences and the risk of multiple sclerosis development: a review of potential mechanisms. *Int J Mol Sci* 2024; **25**: 1520.

5) Shaw MT, Pawlak NO, Frontario A, *et al*: Adverse childhood experiences are linked to age of onset and reading recognition in multiple sclerosis. *Front Neurol* 2017; **8**: 242.

11 **対症療法**

a 疼痛，痙縮など

国立精神・神経医療研究センター病院脳神経内科　　　岡本智子

┤ココがポイント！├

▶ MS や NMOSD では，疼痛・しびれ，痙縮などのために日常生活動作（ADL）や生活の質（QOL）が障害されることが多く，対症療法を行う．

▶ 疼痛・しびれに対しては，抗てんかん薬，抗うつ薬，オピオイド鎮痛薬などが用いられる．

▶ 痙縮に対する治療として，理学療法，筋弛緩作用のある薬剤の内服，A型ボツリヌス毒素製剤の筋肉内注射，バクロフェンの髄腔内投与がある．

多発性硬化症（multiple sclerosis: MS）や視神経脊髄炎スペクトラム障害（neuromyelitis optica spectrum disorders: NMOSD）では，近年，再発予防や進行抑制のための治療が著しく進歩している一方で，疼痛・しびれ，痙縮などの症状が残存し，日常生活動作（activities of daily living: ADL）や生活の質（quality of life: QOL）が障害されることが少なくない．対症療法を適切に行い，QOL の向上に寄与するよう努めることが重要である[1,2]．

MS・NMOSD 患者の疼痛・しびれ，痙縮については，急性期か慢性期かを判断し，急性期と判断される場合はステロイドパルス療法，血液浄化療法を試みる．慢性期の場合は以下に述べる対症療法を行う．

疼痛をきたす原因として，MS・NMOSD に起因する病態のほか，片頭痛，変形性脊椎症，骨折などの合併や，インターフェロン（interferon: IFN）β，生物学的製剤などの疾患修飾薬（disease modifying drug: DMD）の副作用による場合があるので注意する[3]．

1 疼痛・しびれ

疼痛は MS 患者の約 4〜8 割にみられると報告されており，非常に頻度が高く，ADL や QOL の大き

な妨げとなる．MS に関する痛みには以下の 3 つがある[1]．

①神経障害性疼痛（neuropathic pain）：持続性の四肢痛，三叉神経痛，レルミット徴候（Lhermitte sign）など

②混合性疼痛（mixed pain）：有痛性強直性けいれん，痙性に伴う疼痛など

③侵害受容性疼痛（nociceptive pain）：頭痛など

a. 疼痛の評価

疼痛の評価には視覚的アナログスケール（visual analogue scale visual analogue scales: VAS）が有用である．

b. 薬物療法

抗てんかん薬で，カルシウムイオンチャネル$\alpha_2\delta$リガンドであるガバペンチン（ガバペン®），プレガバリン（リリカ®），抗うつ薬であるセロトニン・ノルアドレナリン再取り込み阻害薬（serotonin noradrenaline reuptake inhibitor: SNRI）のデュロキセチン（サインバルタ®），三環系抗うつ薬（tricyclic antidepressant: TCA）であるアミトリプチリン（トリプタノール®），クロミプラミン（アナフラニール®）が有効である．また，カルバマゼピン（テグレトール®）もよく用いられる．第二選択薬として，トラマドー

162

ル / アセトアミノフェン合剤（トラムセット®），トラマドール（トラマール®，ワントラム®）がある[4,5]．

三叉神経痛の頻度は 1.9 ～ 6.3 ％と報告されている[6]．薬物療法として，カルバマゼピン（テグレトール®），ガバペンチン（ガバペン®），ラモトリギン（ラミクタール®）の単独または併用が有効である[5,7]．三叉神経痛の難治例に対してはガンマナイフ放射線治療がある[8]．

慢性的な疼痛・しびれに対して，十分なランダム化比較試験（randomized controlled trial: RCT）はないが，抗てんかん薬であるクロナゼパム（リボトリール®）が有効な場合がある．また，オピオイド製剤が有効な例もあるが，有益性と危険性との兼ね合いでその使用は十分に検討されなければならない．

対症療法として使用する薬剤の多くは眠気，ふらつき，嘔気などの副作用があるため少量からの投与が望ましい．

有痛性筋けいれんは引きつるような，引っ張られるような痛みで，夜間にしばしば出現し，下肢に起こることが多いが，上肢にも出現しうる．MS の約10 ％の症例が経験するとされる．バクロフェン，ベンゾジアゼピン，ガバペンチン，カルバマゼピンが有効である．

MS 患者の約半数で頭痛がみられるといわれており[6]，一般的な頭痛と治療法は同じである．

c．非薬物療法

脳深部刺激療法（deep brain stimulation: DBS），脊髄刺激療法（spinal cord stimulation: SCS），経頭蓋磁気刺激療法（transcranial magnetic stimulation: TMS），経皮的電気刺激療法（transcutaneous electrical nerve stimulation: TENS），運動療法，認知行動療法などがある[9]．

2 痙縮

痙縮（spasticity）は MS で 7 ～ 8 割の症例でみられ，歩行障害や疼痛の原因となる[10]．理学療法や適度な運動，ストレッチを行うことは大切である．

薬物療法としては，バクロフェン（リオレサール®），チザニジン（テルネリン®），ガバペンチン（ガバペン®），ジアゼパム（ホリゾン®），ダントロレン（ダントリウム®），クロナゼパム（リボトリール®）が有効である[4,11]．これらの薬剤の副作用として，眠気や脱力が起こることがあり，特に下肢の脱力や痙性がとれることでむしろ歩きづらくなる場合もあり，少量からの開始が勧められる．ただし，一剤の常用量で効果不十分な場合は複数の薬剤使用が必要となる．

非常に痙性が強い場合には，A 型ボツリヌス毒素製剤（ボトックス®）の局所注射や，バクロフェンのポンプによる髄腔内持続注入投与が有効との報告がある[11]．

文献

1) Truini A, Barbanti P, *et al*: mechanism-based classification of pain in multiple sclerosis. *J Neurol* 2013; **260**: 351-367.
2) 日本神経学会：多発性硬化症・視神経脊髄炎スペクトラム障害診療ガイドライン 2023. 医学書院，2023.
3) 横山和正，服部信孝：多発性硬化症の痛みの病態とマネージメント．ペインクリニック 2018; **39**: 1169-1178.
4) Thompson AJ, Baranzini SE, Geurts J, *et al*: Multiple sclerosis. *Lancet* 2018; **391**: 1622-1636.
5) 日本ペインクリニック学会：神経障害性疼痛薬物療法ガイドライン．改訂第 2 版．真興交易医書出版部，2016.
6) Putzki N, Pfriem A, Limmroth V, *et al*: Prevalence of migraine, tension-type headache and trigeminal neuralgia in multiple sclerosis. *Eur J Neurol* 2009; **16**: 262-267.
7) Solaro CM, Ferriero G: Refactory trigeminal neuralgia successfully treated by combination therapy（pregabalin plus lamotrigine）. *Mult Scler Relat Disord* 2018; **25**: 165-166.
8) Franzini A, Tropeano MP, Olei S, *et al*: Gamma knife radiosurgery for the treatment of trigeminal neuralgia in patients with multiple sclerosis: a single-center retrospective study and literature review. *World Neurosurg* 2021;**149**: 92-100.
9) Amatya B, Young J, Khan F: Non-pharmacological interventions for chronic pain in multiple sclerosis. *Cochrane Database Syst Rev* 2018; **12**: CD012622.
10) Hugos CL, Cameron MH: Assessment and measurement of spasticity in MS: state of the evidence. *Curr Neurol Neurosci Rep* 2019;**19**: 79.
11) Otero-Romero S, Sastre-Garriga J, Comi G, *et al*: Pharmacological management of spasticity in multiple sclerosis: Systematic review and consensus paper. *Mult Scler* 2016; **22**: 1386-1396.

11 対症療法

b 疲労，倦怠感，睡眠障害など

国立精神・神経医療研究センタートランスレーショナル・メディカルセンター　佐藤和貴郎

┤ココがポイント！├

▶「疲労診療」の難しさは，その多面性，多義性，複雑性にある．実臨床では患者の訴えを傾聴し，問題を把握したうえで原因を考察して対処法を選択する．

▶疲労は大きく，「疲労感 / 倦怠感（主観的な疲労）」と「易疲労性（客観的な疲労）」に分けられるが，実際にはその両者が混合していることも多いと考えられる．

▶MS 患者の疲労の原因は大きく，「一次性（MS 病態そのものに起因）」と「二次性（その他の原因）」に分けられるが，「複合性（両者が混在）」もあると思われる．

▶疲労に対して，神経伝達物質に着目した薬物療法として，アマンタジン，メチルフェニデート，モダフィニルは使用を検討する価値がある．

▶一次性疲労を想起する前に，二次性疲労の可能性について検討するべきである．

多発性硬化症（multiple sclerosis: MS）患者の診療において，common な症状でありながら，対応が難しい症状の 1 つが「疲労」である．疫学研究により，疲労は頻度が高いだけでなく発症早期の若い患者にも認められ，社会生活への影響（就労困難等）が大きいことが明らかとなっている[1]．なぜ，MS 患者は疲労しやすいのだろうか？　MS はそもそも中枢神経系の炎症性疾患であり，「MS の病態そのものに起因する疲労」（別の言いかたをすれば「一次性」）があるということであろう．疾患活動性が高い場合は神経炎症が疲労症状を惹起しうる．実際，再発に対する治療や疾患修飾薬（disease modifying drug: DMD）によって疲労が改善することがある[2]．また，蓄積する神経障害による脳機能低下の一症状として疲労が起こっている場合もあるだろう．一般に再発寛解型 MS（relapsing-remitting MS: RRMS）より進行型 MS の患者で，より疲労の頻度と程度は高い．

「疲労診療」の難しさは，その多面性，多義性，複雑性にある．すなわち，疲労には色々な種類があり，程度も様々，原因も多様で，他の症状（睡眠障害，疼痛，認知機能障害等）と関連している場合や治療薬の副作用で生じている場合もあり，さらに諸原因が複合的に働いているケースもある．治療法に関するエビデンスがまだ十分でない理由の一端は，このような疲労の複雑さにあると思われる．

実臨床においては，目の前の患者の疲労に関する訴えをよく聞いて，何が問題となっているかを把握したうえで原因について考察し，対処法を選択するという個別的なアプローチが必要となる．最初の見立てや方策がうまくいかないときは，速やかに修正対応する柔軟さも求められる．

1 疲労に関する訴え

疲労は大きく，「疲労感 / 倦怠感（perception：主観的・測定困難）」と「易疲労性（performance：客観的・測定可能）」に分けることができる．

前者は，脳や心のレベルでの現象であり，一般診療において客観的評価はできない．その感じかたや程度は様々であり，患者の言葉をそのまま受け止めることが求められる（ある患者は「起き上がれないほどのぐったり感で，健康なときの疲れとは全く違う」と言う）．

後者は，あるタスク（身体活動や認知課題）を反復した際のパフォーマンスの低下が病的に大きいことであり，客観性がある．具体的には，握力測定や神経伝導速度検査における神経反復刺激試験などである．実際には，1人の患者のなかで主観的な疲労と客観的な疲労の両者が混合していることも少なくないであろう．

a. 問診

疲労がいつ，どのようなときに生じ，どのくらい持続するのか，付随する症状は何か（疼痛，眠気，夜間頻尿，集中力低下，不安，下肢脱力等），日常生活動作（activities of daily living: ADL）がどのように低下したのかを確認する．基本情報として患者の普段の生活の質と量を把握しておくことが重要で，それがどのように変化したかに着目する．このように患者の訴える疲労の内容と意味をできるだけ把握しようとする姿勢が求められる．

b. 疲労評価尺度

様々な疲労評価尺度が開発され，臨床評価に用いられている[1]．疲労影響尺度（modified fatigue impact scale: MFIS）は代表的な MS の疲労評価尺度である．評価尺度はそれだけで患者の訴える疲労の本質が明確になるわけではないが，内容や程度を把握する際の参考になる．易疲労性を評価するうえで，9ホールペグテスト（9 hole peg test: 9-HPT），6分間歩行テスト（6-minute walk test: 6MWT）や6分間歩行距離（6-minute walk distance: 6MWD），符号数字モダリティ検査（symbol digit modalities test: SDMT）は参考になる．それぞれ，上肢機能，下肢機能，認知機能の評価法である．

2 原因探索の試み

疲労の原因は大きく，「一次性（MS 病態そのものに起因する）」と「二次性（その他の原因による）」に分けられるが，「複合性（両者が混在している）」もあるだろう[3]．

一次性は，①炎症＝疾患活動性［再発やくすぶり病変（smouldering lesion）］によるもの，②神経変性による不可逆的神経障害によるもの（進行性病態を含む），③環境依存性に起こるもの［体温上昇によるウートフ現象（Uhthoff phenomenon）等］に整理できる．比較的急速に疲労感が出現した場合は①の可能性を想起し，再発評価を行うとともに再発に対する免疫抑制療法や疾患修飾薬（disease modifying drug: DMD）の導入／切り替えを検討するべきである．③のウートフ現象に関しては，あらかじめ患者の基本情報としてその有無を把握したうえで，誘因（運動した・夏季が近い等）について尋ね，患者とともに対処法（誘因を避ける・冷却手段を確保する等）を検討する．

現在理解されている MS の病態は，急性／慢性の神経炎症と神経変性が連関して生じる中枢神経系の器質的・機能的障害である．疲労との関連について，神経炎症の観点からは，炎症性サイトカイン［インターフェロン（interferon: IFN）γ，腫瘍壊死因子（tumor necrosis factor: TNF）α，インターロイキン（interleukin: IL）-1，IL-6，IL-10 等］や炎症性リンパ球，活性化ミクログリア・アストロサイトが疲労と関連する．したがって，炎症に対する治療［ステロイドパルス療法や免疫グロブリン大量静注療法（intravenous immunoglobulin: IVIg），血液浄化療法，様々な DMD］がその病態改善作用を介し，疲労を軽減させる可能性がある．神経変性を考慮に入れた疲労の機序について，以下に示す4つの機序の組み合わせとして理解することが提唱されている[4]．ⓘ神経変性による直接的影響，ⓘ神経炎症，ⓘ不適応なネットワーク動員（maladaptive network recruitment），ⓘ内受容感覚に関する自己モニタリングあるいはメタ認知（metacognition of interoception of dyshomeostatic states）である．

ⓘの直接的影響の1つは，脱髄による脳全体の神経伝導効率の低下で，病変の容積が多いほどその影響が大きくなる．神経活動依存性の神経ブロックが易疲労性をもたらすため，電位依存性カリウムチャネル阻害薬である4アミノピリジンは神経伝導効率を上げ，有効である．実際，歩行機能改善などの著

11 対症療法／b 疲労，倦怠感，睡眠障害など 165

効例がある（治験が実施されたが，承認・市販には至っていない）．

①の直接的影響のもう1つとして，疲労症状に密接に関連する特定の解剖学的部位が知られている．視床や基底核，扁桃，黒質，視床下部病変は注意や覚醒，動機に，島や前帯状回は内受容感覚に関連するため，これらの部位の障害の影響は大きい．たとえば，覚醒に重要なオレキシン神経細胞のある視床下部外側が障害されれば，強い眠気と疲労感が生じる（二次性ナルコレプシー）．視床下部－下垂体－副腎軸に関わる障害は内分泌・自律神経系の乱れを介し，疲労に関連する．また，脳幹は，注意や覚醒，動機などの神経機能に関わる神経伝達物質であるモノアミン系神経細胞の神経核が存在するため，その障害は，症状に直結しやすい．モノアミン系，すなわちドーパミン，セロトニン，ノルアドレナリン神経系の機能障害と疲労や気分障害などの関係はよく知られている．モノアミンの合成経路（例：キヌレイン経路）は炎症の影響を受けて低下しうることがわかっており，炎症と疲労をつなぐ機序の1つと考えられる[4]．

③のネットワーク動員の不適応とは，神経障害を補う（compensate）ために残存する神経細胞によるネットワークの再構成が行われるなどの現象で，機能的 MRI 研究によって明らかにされた．単純化していえば，同じタスクを実施するために神経の「過活動」が要求され，それが易疲労性や疲労感を生んでいる．

主観的な「疲労感」の認知に関わるのが，④の内受容感覚に関する自己モニタリングあるいはメタ認知である．内受容感覚は身体内部の生理的な状態に関する感覚システムであり，自律神経の失調やストレス応答に関わるため，心身医学の領域でも注目されている．①から③であげた様々な神経機能障害に加え，身体（自律神経系）や外部環境（ストレス）を含めて「疲労感」が生まれると考えられる．さらにもし島や前帯状回など，内受容感覚（interoception）に関連する部位の障害があれば，メタ認知自体の「ゆがみ」が生じ，脳活動に不釣り合いな「疲労の認知」も起こりうる．このように，MS の一次性疲労は多様な要素が絡み合って惹起される．

3 一次性疲労に対する薬物療法

神経伝達物質に着目した薬物療法としては，ドーパミン神経系への作用をもつアマンタジンやメチルフェニデート，中枢性 α_1 受容体刺激作用や γ アミノ酪酸（γ-aminobutyric acid: GABA）遊離抑制作用をもつモダフィニルについては，有効性を示唆する報告があり，著効例もあるので使用を検討する価値がある[3]（ただし，プラセボ対照ランダム化試験では有効性を示せなかった[5]）．モダフィニルはナルコレプシーに伴う日中の過度の眠気に対する有効性が確立しており，類似する症状の患者には著効する可能性がある[3]．

MS の病態において，ミトコンドリア機能障害の重要性を示す様々な研究があり[6]，ミトコンドリア機能の改善に寄与する治療法が有効な可能性がある．実際，ミトコンドリア機能改善作用をもつカルニチンやコエンザイム Q10（coenzyme Q10: CoQ10）が MS の疲労に対し有効であったとする報告がある[3]．

そのほか，抗炎症作用や抗血小板作用など多彩な作用をもつアスピリンについても，有効性を示唆する報告がある[3]．

4 二次性疲労に対するアプローチ

一次性疲労を想起する前に，二次性疲労の可能性について検討するべきである[1,3,4]．

薬剤性疲労として，IFN β 注射製薬による倦怠感は有名であるが，抗アレルギー薬（抗ヒスタミン薬）や睡眠薬，抗不安薬，抗痙縮薬なども原因となりうる．MS ではこれらの薬剤の作用が強く出ることもある．次に，他の合併症と関連して起きる疲労の可能性を検討する．MS では睡眠障害や認知機能障害，精神症状の合併もきわめて多い．睡眠障害の原因は多岐にわたるが，むずむず脚症候群（restless legs syndrome: RLS）や睡眠時無呼吸症候群（sleep apnea syndrome: SAS），二次性ナルコレプシー，夜間頻尿，気分障害は稀ではない．MS では情報処理速度の低下などの認知機能障害が比較的早期から出現しうるため，疲労評価において忘れないようにしたい．様々な精神疾患［うつや不安，複雑性心的外傷後ストレス障害（complex post-traumatic stress disorder: CPTSD）等］も疲労感に関連しうる．そのほか，廃用症候群や疼痛はどうか，貧血や甲状腺機能低下症などの内科疾患の有無を検討する．

なお，患者の訴える疲労のなかには，転居などの生活環境の変化に伴う「一過性の疲労」や加齢性変化による「ある程度は仕方のない疲労」も含まれうる．疾患との関連を過度に心配している場合には，安心させるとともに一般的な疲労には一般的な対処法［よき生活習慣（運動，食事，睡眠，ストレス対応等）］を助言する．なお，運動励行や食生活への配慮[7]といった生活習慣へのアプローチは，MS の病態そのものを改善させるため，患者一般に対し普段から伝えておくことは価値がある．

5 その他のアプローチ

a. 非侵襲的脳刺激法

神経ネットワークへのアプローチとして，反復経頭蓋磁気刺激（repetitive transcranial magnetic stimulation: rTMS）や経頭蓋直流電気刺激（transcranial direct current stimulation: tDCS）などの非侵襲的脳刺激法による疲労治療の試みが始まっている[8]．

b. 認知行動療法（CBT），運動器リハビリテーション，ペーシング

マインドフルネス（mindfulness）を含めた認知行動療法（cognition behavioral therapy: CBT）の有効性を示す報告もあり，検討する価値はある[9]．また，運動器リハビリテーションの有効性も知られている[10]．ウートフ現象のある患者では体温上昇に配慮した運動が望ましい（プールや冷却ベストの使用等）．なお，これらのアプローチはすべての患者で有効とはかぎらないことを認識すべきである．筋痛性脳脊髄炎/慢性疲労症候群（myalgic encephalomyelitis/chronic fatigue syndrome: ME/CFS）は新型コロナウイルス感染症（coronavirus disease 2019: COVID-19）の罹患後症状の 1 つとして発症しうる最近注目の疾患であるが，身体的，認知的，感情的な活動のあと，極端かつ遷延する症状の増悪を認める「労作後の消耗」を特徴とし，運動や認知負荷により悪化しうる[11]．そのため，CBT や運動器リハビリテーションにより悪化する場合があるので注意が必要である．対処法として，自身のもつ「エネルギー貯金」を把握し，優先順位に従って生活を組み立てる「活動量の調整（ペーシング）」が推奨されている．ME/CFS では，疲労以外に，自律神経機能異常や睡眠や認知の障害もあり，脳機能障害の側面が強い．免疫学的機序についても MS と類似点があり，MS の疲労を考えるうえで重要な疾患と考えられる[12]．実際，ペーシングは使用できるエネルギー量が低下した MS 患者の疲労対策としても有用である．

c. デジタル機器の活用

新しい潮流として，デジタル機器の活用がある[13]．活動量計による身体活動や心拍数，ストレス，睡眠深度などのデータを人工知能（artificial intelligence: AI）が解析し，その結果をもとに，アプリあるいは情報を共有した医療者が評価や助言を行うことができる．現状ではデジタル情報だけで背景にある疲労の理由や病態を把握し適切な回答を与えるとはかぎらないが，参照情報として貴重である．

文献

1）Zimek D, Miklusova M, Mares J: Overview of the current pathophysiology of fatigue in multiple sclerosis, its diagnosis and treatment options–review article. *Neuropsychiatr Dis Treat* 2023; **19**: 2485-2497.
2）Svenningsson A, Falk E, Celius EG, *et al*: Natalizumab treatment reduces fatigue in multiple sclerosis. Results from the

TYNERGY trial; a study in the real life setting. *PloS One* 2013; **8**: e58643.

3) Penner IK, Paul F: Fatigue as a symptom or comorbidity of neurological diseases. *Nat Rev Neurol* 2017; **13**: 662-675.

4) Manjaly ZM, Harrison NA, Critchley HD, *et al*: Pathophysiological and cognitive mechanisms of fatigue in multiple sclerosis. *J Neurol Neurosurg Psychiatry* 2019; **90**: 642-651.

5) Nourbakhsh B, Revirajan N, Morris B, *et al*: Safety and efficacy of amantadine, modafinil, and methylphenidate for fatigue in multiple sclerosis: a randomised, placebo-controlled, crossover, double-blind trial. *Lancet Neurology* 2021; **20**: 38-48.

6) Witte ME, Mahad DJ, Lassmann H, *et al*: Mitochondrial dysfunction contributes to neurodegeneration in multiple sclerosis. *Trends Mol Med* 2014; **20**: 179-187.

7) Spain RI, Piccio L, Langer-Gould AM: The role of diet in multiple sclerosis: food for thought. *AAN Enterprises* 2023; **100**: 167-168.

8) Ayache SS, Serratrice N, Abi Lahoud GN, *et al*: Fatigue in multiple sclerosis: a review of the exploratory and therapeutic potential of non-invasive brain stimulation. *Front Neurosci* 2022; **13**: 813965.

9) Simpson R, Booth J, Lawrence M, *et al*: Mindfulness based interventions in multiple sclerosis-a systematic review. *BMC Neurology* 2014; **14**: 1-9.

10) Latimer-Cheung AE, Pilutti LA, Hicks AL, *et al*: Effects of exercise training on fitness, mobility, fatigue, and health-related quality of life among adults with multiple sclerosis: a systematic review to inform guideline development. *Arch Phys Med Rehabil* 2013; **94**: 1800-1828. e3.

11) Raizen DM, Mullington J, Anaclet C, *et al*: Beyond the symptom: the biology of fatigue. *Sleep* 2023; **46**: zsad069.

12) Morris G, Maes M: Myalgic encephalomyelitis/chronic fatigue syndrome and encephalomyelitis disseminata/multiple sclerosis show remarkable levels of similarity in phenomenology and neuroimmune characteristics. *BMC Medicine* 2013; **11**: 205.

13) Pinarello C, Elmers J, Inojosa H, *et al*: Management of multiple sclerosis fatigue in the digital age: From assessment to treatment. *Front Neurosci* 2023; **17**: 1231321.

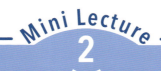

食生活と脳の健康―研究からわかったこと

●国立精神・神経医療研究センター神経研究所免疫研究部　堀内　碧

　多発性硬化症（multiple sclerosis：MS）の発症や進行には遺伝的素因と環境要因の双方が関与していることが示唆されており，わが国におけるMS患者数の急激な増加には食文化の欧米化が関連していると推察される．食物は様々な作用によりMSの病態に影響を及ぼし，また肥満によってMSの発症率，疾患活動性が高くなることが知られている．加えて，近年ではMSの病態において脳腸相関の重要性が注目されているが，食物は腸内細菌叢に影響を与え，腸内細菌やその代謝物は免疫系や脳に影響を与える（「Mini Lecture 3　腸内細菌叢研究とMS」参照）．

　ノルウェーにおいて，魚を多く摂取している沿岸部ではMS患者が少なく，乳脂肪を多く摂取している内陸部ではMS患者が多いという疫学調査の結果が報告されて以降，MSの栄養因子に関する研究は盛んに行われている．日本人MS患者を対象とした後方視的研究によると，MS患者は米の摂取量が有意に低かったと報告されている[1]．

　多価不飽和脂肪酸，ビタミンB_{12}，ビオチン，カルニチン，コエンザイムQ10（coenzyme Q10：CoQ10），リポ酸，カフェイン，プロバイオティクスの投与，食物アレルゲンの除去などが試みられているが，有効性が明らかとなっている単一の栄養因子はビタミンDのみである［ビタミンDの低下は，MSの発症や再発リスク，Kurtzke総合障害度評価スケール（expanded disability status scale of Kurtzke：EDSS）の悪化に関連している］[2,3]．食事のバランスや食べかたが重要であると考えられ，米国多発性硬化症協会（Multiple Sclerosis Association of America：MSAA）は，2020年までに行われたMSの食事療法の分析結果を発表している．地中海食やケトン食によって体重が減少し，疲労や障害が軽減するなど生活の質（quality of life：QOL）を向上させる可能性があることや，健康的な食事によるカロリー制限がMS患者の体重減少に役立ち，うつ症状を改善する可能性があることなどが報告されている．最近，実験的自己免疫性脳脊髄炎モデルマウスにおいて，断続的な食事制限が腸内細菌の多様性を高め，その代謝産物を変化させることで，神経保護作用を示すことが明らかとなった[4]．さらに，芳香族炭化水素受容体（arylhydrocarbon receptor：AhR）リガンドを介して，食事由来抗原や腸内細菌が中枢性自己免疫を抑制する腸上皮内自己反応性CD 4陽性T細胞を誘導することも報告されている[5]．

　MSAAは，多くの専門家の意見をもとに様々な内容を紹介している．たとえば，自宅で調理すること，新鮮な野菜や果物をバランスよく食べ，穀物は精製されていないものを選ぶこと，加工食品や砂糖の使用を控えることなどである[6]．一方で，食事療法の影響は個人によって異なり，すべてのMS患者に有効な食物や食事療法はなく，個別対応が必要であることも述べられている[6]．

文献

1） Sakoda A, Matsushita T, Nakamura Y, *et al*: Environmental risk factors for multiple sclerosis in Japanese people. *Mult Scler Relat Disord* 2020; **38**: 101872.

2） von Geldern G, Mowry EM: The influence of nutritional factors on the prognosis of multiple sclerosis. *Nat Rev Neurol* 2012; **8**: 678-689.

3） Evans E, Piccio L, Cross AH: Use of vitamins and dietary supplements by patients with multiple sclerosis. *JAMA Neurol* 2018; **75**: 1013-1021.

4） Cantoni C, Dorsett Y, Fontana L, *et al*: Effect of dietary restriction on gut microbiota and CNS autoimmunity. *Clin Immunol* 2022; **235**: 10875.

5） Kadowaki A, Miyake S, Saga R, *et al*: Gut environment-induced intraepithelial autoreactive CD4 (+) T cells suppress central nervous system autoimmunity via LAG-3. *Nat Commun* 2016; **7**: 11639.

6） National Multiple Sclerosis Society : MS.
   https://www.nationalmssociety.org/Living-Well-With-MS/Diet-Exercise-Healthy-Behaviors/Diet-Nutrition　（最終閲覧日 2024 年 6 月 21 日）

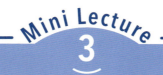

腸内細菌叢研究と MS

● 国立精神・神経医療研究センター神経研究所免疫研究部　竹脇大貴

　ヒト腸内には約 1,000 種，その総菌数は数十兆個と見積もられる細菌を主体とした腸内微生物叢が形成されている．2005 年以降，次世代シーケンサーの導入によって，腸内細菌叢の構成菌種の遺伝情報を枚挙し，定量的に捉えて比較することが可能になった．その結果，腸内微生物叢は様々な疾患によって変容することが明らかにされた．さらに，無菌動物に既知の細菌のみを定着させたノトバイオート動物（gnotobiotic animal）技術が確立したことにより，個々の菌種が疾患に与える機能的意義を検証できるようになった．近年，様々な疾患に関与する腸内細菌種とその作用機序についての解明が進められている．

　ここでは，これまでの多発性硬化症（multiple sclerosis: MS）に関する腸内細菌叢研究の主要な成果をまとめるとともに，今後の研究の方向性について議論していく．

1　再発寛解型 MS（RRMS）の腸内細菌研究

　再発寛解型 MS（relapsing-remitting MS: RRMS）患者の腸内細菌叢偏倚は，16S rRNA 遺伝子（16S）解析により 2015 年にわが国から初めて報告された[1]．種レベルの解析では，健常者との比較において 2 菌種が RRMS 患者で増加しており，19 菌種が RRMS 患者で減少していた．さらに RRMS 患者で減少していた 19 菌種のうち 14 菌種は，16S 配列に基づく分子系統から，短鎖脂肪酸（short chain fatty acid: SCFA）産生菌を多く含む Clostridia XIVa and IV clusters に属することが明らかとなった．この 14 菌種には健常ヒト腸内細菌叢において相対頻度が高い Eubacterium rectale や Megamonas funiformis が含まれている．E. rectale は代表的な酪酸産生菌であるのに対し，M. funiformis はプロピオン酸産生能をもつ．これらの健常ヒト腸内細菌叢における相対頻度が高い酪酸産生菌やプロピオン酸産生菌の減少は，日本人 RRMS 患者の腸管内における酪酸とプロピオン酸の産生低下を示唆する結果であった．さらに筆者らはメタゲノム機能解析と糞便代謝物解析により，日本人 RRMS 患者の糞便中における酪酸とプロピオン酸の濃度が健常者と比較して顕著に減少していることを明らかにしている（図 1）[2]．酪酸には制御性 T 細胞（regulatory T cell: Treg）を誘導するだけではなく，中枢神経における脱髄抑制と再髄鞘化を促す働きがある．プロピオン酸に関しては，サプリメントとしての長期投与により，末梢血中の Treg の数の増加と機能変化が生じ，臨床再発頻度，障害進行，脳萎縮などの臨床パラメータが有意に改善することが示された．さらにこれらの SCFA の経口投与は実験的自己免疫性脳脊髄炎（experimental autoimmune encephalomyelitis: EAE）マウスの神経障害を顕著に改善させることが報告されている．これらの知見は，腸内細菌に由来する SCFA と MS 病態との密接な関連を示唆するものであった．

　さらに Akkermansia muciniphila は，RRMS 患者と健常者との比較のなかで，RRMS 患者の腸管内で有意に増加する菌種として米国とドイツの異なる複数のグループから報告されているが，筆者らの日本人 MS コホートにおいても同様の結果が得られている[2]．ある報告では，in vitro の実験系において A. muciniphila がヒト

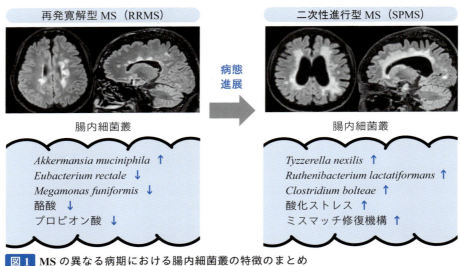

図1 MSの異なる病期における腸内細菌叢の特徴のまとめ

(Miyake S, *et al*: *PLoS One* 2015; **10**: e0137429 ／ Takewaki D, *et al*: *Proc Natl Acad Sci USA* 2020; **117**: 22402-22412 ／ Cox LM, *et al*: *Ann Neurol* 2021; **89**: 1195-1211 ／ iMSMS consortium: *Cell* 2022; **185**: 3467-3486. e3416 ／ Takewaki D, *et al*: *Cell Rep* 2024; **43**: 1147850)

末梢血由来の未分化なナイーブT細胞を炎症性のヘルパーT細胞(helper T cell: Th)1細胞に分化させることが示されているが，一方でEAEを用いた別の報告では，*A. muciniphila*は中枢神経系の自己免疫病態において炎症を抑制する機能をもつとされている．*A. muciniphila*がもつ機能的多様性については，今後の研究により明らかになっていくと予想される．

2 二次性進行型MS（SPMS）の腸内細菌研究

さらに次の段階として，二次性進行型MS（secondary progressive MS: SPMS）の病態に迫る腸内細菌叢研究が世界中で進められている．腸内細菌叢の構成は，人種や地域による多様性が高く，個々の研究から得られた結果がコホート間で一致しないことが一般的であるが，進行型MS患者の腸管内で顕著に増加すると報告された菌種については，世界中の複数のコホート間で一致しているものが存在する（*Tyzzerella nexilis*, *Ruthenibacterium lactatiformans*, *Clostridium bolteae*）[3-5]．筆者らはこのなかで*T. nexilis*に特に注目し，本菌種のなかの特定の株が，RRMSからSPMSへと移行する時期の患者の腸管内で特異的に増加すること，さらにこれらの株は腸管においてTh17細胞を誘導することで神経炎症を増悪させることを，無菌マウスを用いたノトバイオート実験により確認している[5]．

一方で筆者者らは，RRMS患者とSPMS患者の糞便検体を用いたメタゲノム機能解析と硫黄化合物網羅的メタボローム解析により，それぞれの病期における腸内細菌叢の機能的特徴について明らかにした（図2）．具体的には，SPMS患者の腸管内では，DNA損傷に関わるミスマッチ修復機構と腸管内酸化ストレスが上昇していることを明らかにした（図1）[2]．

上記以外にも進行型MSの病態に関連する因子は複数存在し，様々な機序で病態を修飾していると想定される．今後の研究の蓄積により，MSの病態進展に関与するマイクロバイオーム因子の全容が明らかになることが期待される．

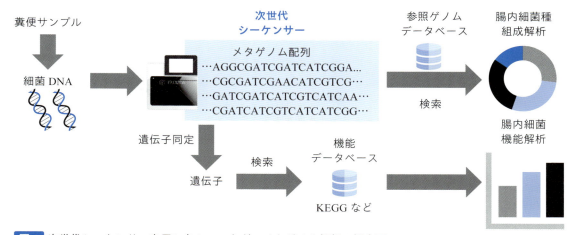

図2 次世代シーケンサーを用いたショットガンメタゲノム解析の概念図
KEGG：Kyoto encyclopedia of genes and genomes.

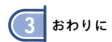 おわりに

MS病態と食習慣（「Mini Lecture 2　食生活と脳の健康—研究からわかったこと」参照），腸内細菌叢偏倚が密接に関連していることを踏まえると，脳を主座とする自己免疫疾患であるMSを生活習慣病の1つとして捉えることも可能なのかもしれない．腸内細菌叢解析がもたらす成果は，全人的な視点で患者を診ることの重要性をわれわれに教えてくれている．自己免疫を標的とする治療だけでは根治に導くことができなかった神経難病であるMSを，腸内細菌の制御によって克服する時代の到来が期待される．

文献

1) Miyake S, Kim S, Suda W, *et al*: Dysbiosis in the gut microbiota of patients with multiple sclerosis, with a striking depletion of species belonging to *Clostridia* XIVa and IV clusters. *PLoS One* 2015; **10**: e0137429.
2) Takewaki D, Suda W, Sato W, *et al*: Alterations of the gut ecological and functional microenvironment in different stages of multiple sclerosis. *Proc Natl Acad Sci USA* 2020; **117**: 22402-22412.
3) Cox LM, Maghzi AH, Liu S, *et al*: Gut microbiome in progressive multiple sclerosis. *Ann Neurol* 2021; **89**: 1195-1211.
4) iMSMS consortium: Gut microbiome of multiple sclerosis patients and paired household healthy controls reveal associations with disease risk and course. *Cell* 2022; **185**: 3467-3486. e3416.
5) Takewaki D, Kiguchi Y, Masuoka H, *et al*: *Tyzzerella nexilis* strains enriched in mobile genetic elements are involved in progressive multiple sclerosis. *Cell Rep* 2024; **43**: 1147850.

12 妊娠・出産

東京女子医科大学医療安全科／同 脳神経内科　　清水優子

┤ココがポイント！├

▶ 疾患修飾薬（DMD）や生物学的製剤の普及により，安心して妊娠・出産を迎えることが可能になった．

▶ 妊娠前の患者およびパートナーへのプレコンセプションケアが重要である．

▶ 妊娠可能年齢の患者へは予定外の妊娠も想定し，共同意思決定（shared decision making）を行ったうえで，妊娠時曝露と胎児への影響を考慮し，治療薬を選択する．

▶ 妊娠前から適切な治療を継続し，再発を予防することが出産後早期の再発予防につながる．

▶ 母乳育児について母乳併用可能な治療薬の選択肢が増えた．

▶ 出産後うつに注意し，出産後は再発のみならず精神的ケアも怠らないようにする．

1　過去10年間の変化

a.　MS患者の妊娠・出産の動向

以前，多発性硬化症（multiple sclerosis: MS）は出産後に再発する傾向があることから，妊娠するとMSが悪化すると考えられ，妊娠を避ける傾向にあった．その後，妊娠中は再発が著減すること，疾患修飾薬（disease modifying drug: DMD）の開発により再発予防が可能になったことで，比較的安全に妊娠・出産を迎えられるようになった．さらに，妊娠はMSの長期予後に良好な効果をもたらすことが示唆されており，MS患者の妊娠率は増加している．

わが国においても，2000年にインターフェロン（interferon: IFN）β-1bが保険適用となって以降，DMDは2024年4月現在で7種8剤を数え，過去10年間でMS患者の妊娠・出産の治療マネージメントは急速に進化した．

b.　NMOSD患者の妊娠・出産の動向

視神経脊髄炎スペクトラム障害（neuromyelitis optica spectrum disorders: NMOSD）においても，出産後の再発リスクがあり，1回の再発で重篤な後遺症を残すため，かつてはMSよりもさらに妊娠を避ける傾向にあった．当初，妊娠可能な女性では「禁忌」とされていた免疫抑制薬の投与を受けていた患者が妊娠を希望し，やむなく妊娠前に免疫抑制薬を中断した結果，再発して妊娠を諦めざるをえなくなることも少なくなかった．しかし，2018年に免疫抑制薬3剤の「妊娠禁忌」が解除されたこと，そして5剤のモノクローナル抗体製剤が保険適用となったことにより，NMOSD合併妊娠の治療マネージメントは急速に進歩し，現在では挙児希望が叶うようになった．

MS・NMOSD患者のライフイベントのさらなる向上のためには，DMD，モノクローナル抗体製剤の妊娠に対する安全性に関する最新情報に注意しながら患者とともに意思決定し，最善の治療を行っていく必要がある．

2　プレコンセプションケア

a.　概要

「プレコンセプションケア（preconception care）」とは「妊娠前の健康管理」のことである．

2012 年，世界保健機関（World Health Organization: WHO）は，プレコンセプションケアについて「妊娠前の女性とカップルに医学的・行動学的・社会的な保健介入を行うこと」と定義している．その目的は，若い世代の男女の健康を増進し，より質の高い生活を送ること，若い世代の男女が将来より健康になること，より健全な妊娠・出産のチャンスを増やし，次世代の子どもたちをより健康にすることであり，そのアウトカムは健康な妊娠，胎児の健康，次世代の健康，そして疾患をもっている人々の安全な妊娠・出産である．

このように，プレコンセプションケアは挙児希望の有無に関わらず，妊娠可能なすべての女性に対して，思春期，妊娠・出産期などのライフステージに応じた助言や指導を行うことで，将来の妊娠に備えた健康管理を提供するものである[1]．

b. MS・NMOSD のプレコンセプションケア

MS・NMOSD の好発年齢は妊娠可能な年代に一致するため，妊娠可能年齢の患者では予定外の妊娠の可能性も念頭に置き，母子へのリスクを考慮して治療を選択する．

そして，患者家族には，MS の女性は妊娠・出産が可能であること，MS の妊娠への影響に関して，児の先天異常・成長・発達に影響しないこと，遺伝性疾患ではないことを伝え，その一方で，出産後は再発のリスクがあるので妊娠前から再発予防治療を開始する必要があること[2,3]，プレコンセプションチェックシートを用いて健康な生活（バランスのよ

い食事の摂取，禁煙，禁酒等）を送ることを指導する[1]．薬の影響を恐れて必要な治療を施さないことは母子ともにデメリットとなるため，挙児希望，妊娠中の患者に投薬する場合は治療の必要性を十分に説明し，共同意思決定（shared decision making）を行ったうえで最善の治療を選択する[4,5]．妊娠前から適切な治療を行い，寛解期を維持することにより，母子ともに良好な転機を期待できる．

3 治療マネージメント

a. 妊娠による免疫動態の変化と最近の動向

MS の再発時は炎症性サイトカインを産生するヘルパー T 細胞（helper T cell: Th）1 や Th17 の活性が亢進し，インターロイキン（interleukin: IL）-4 や IL-10 などの抗炎症性サイトカインを産生する Th2 や制御性 T 細胞（regulatory T cell: Treg）の活性が低下する．

妊娠期の母体内では，エストロゲンなどのホルモン作用により，サイトカインバランスが Th1 から Th2 へ偏倚，Th17 は低下，Treg は亢進し，父親の遺伝子をもつ「半分異物」である胎児への免疫寛容が働く[8]．したがって，MS の妊娠期は，免疫寛容により Th1/Th2/Th17 バランスの均衡が保たれ，疾患活動性は低下し，寛解期を維持できることから，年間再発率（annualized relapse rate: ARR）は妊娠後期に顕著に低下する（図 1）．

そして，出産後は胎児への免疫寛容が終了し，免

Side Memo 薬剤曝露時期と胎児への影響

治療中の流産や先天異常児を出産した場合，実際には薬剤との因果関係がなくても，母親は自責の念に駆られ，また主治医も責任を感じ後悔を残す．したがって，薬剤使用中の妊娠準備もしくは妊娠では「流産の自然発生率は 15 ％，先天異常の自然発生率は 3 ％」であることについて言及しておいたほうがよい[4]．

妊娠中の薬剤使用による胎児への影響は，妊娠の最初の 1 か月間（妊娠 1 ～ 3 週）は「全か無かの法則」の時期であり，薬剤の影響は全くないとされる．妊娠 4 ～ 7 週は重要器官が形成される時期であり，先天異常の絶対過敏期である．妊娠 8 ～ 11 週は口蓋や性器の形成が継続しており，この時期の投薬は注意を要する[5]．薬剤と妊婦・授乳婦への影響に関する情報は各薬剤の添付文書，「妊娠と薬情報センター」[6]，LactMed®[7] などを活用して取得する．

第 3 章 多発性硬化症（MS）の臨床

12 妊娠・出産 **175**

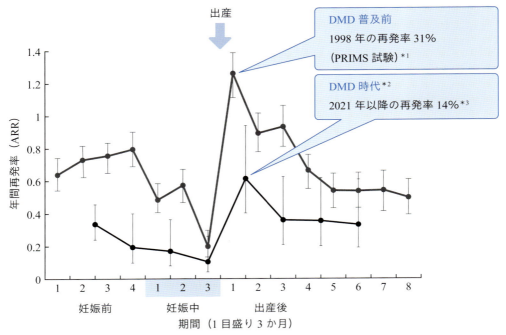

図1 MS 疾患修飾薬（DMD）普及前後における妊娠・出産関連の年間再発率（ARR）の比較

DMD 普及前に実施された PRIMS 試験と比較して，DMD 普及後の MS 妊娠・出産関連の ARR は低下した．

*1：Confavreux C, et al: N Engl J Med 1998; **339**: 285-291.
*2：Anderson A, et al: Neurol Neuroimmunol Neuroinflamm 2021; **8**: e959.
*3：Yeh WZ, et al: Neurology 2021; **24**: e2989-3002.

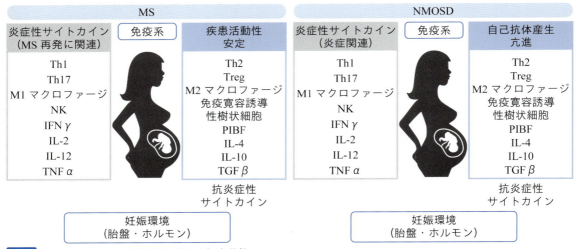

図2 MS・NMOSD の妊娠時における免疫動態

Th：ヘルパー T 細胞，NK：ナチュラルキラー細胞，IFN：インターフェロン，IL：インターロイキン，TNF：腫瘍壊死因子，Treg：制御性 T 細胞，PIBF：progesterone induced-blocking factor，TGF：形質転換増殖因子．
（Borba VV, et al: Clin Rheumatol 2019; **38**: 1263-1270 より改変）

疫状態が妊娠前に戻るため，出産後3か月に ARR が上昇する[9-11]．DMD 普及前の 1998 年の PRIMS 試験の結果[12]と DMD 普及後[10]を比較すると，DMD 普及前は妊婦の 31％ が出産後に再発していたが，DMD 普及後は 14％ に低下し[12]，妊娠・出産に伴う ARR は約半分になったものの，依然として出産後

早期は再発のリスクである（図2）[8]．妊娠に伴う再発予測因子は，妊娠前1年以内の再発などの疾患活動性，若年患者（35歳未満），妊娠前のナタリズマブ（natalizumab: NTZ）やフィンゴリモド（fingolimod: FTY）の投与中止である[13]．

b. 妊娠に備えた治療

妊娠に備え，若年患者（35歳未満）における妊娠前1年間の寛解維持は基本である．35歳以上で挙児を希望する患者は妊孕性が低下しているため，妊娠前6か月間の寛解維持を目標とする[14]．DMDによる妊娠前の寛解維持は妊娠・出産に伴う再発の予防のみならず，身体的障害の進行（confirmed disability progression: CDP）抑制にもつながる[14-16]．

妊娠前に一定の休薬期間が必要なDMDはFTY，シポニモドフマル酸（siponimod fumaric acid）（以下，シポニモド），オファツムマブ（ofatumumab: OMB）である（表1）．特にFTYは中止後のリバウンド（治療以前よりも状態が悪化する）のリスクがあるので，わが国ではNTZ，海外ではリツキシマブ（rituximab: RTX）やオクレリズマブ（いずれもわが国では未承認）への切り替えが行われている[13, 17]．

挙児希望がない患者では，妊娠中曝露が胎児に影響を及ぼす可能性があるDMDを導入する場合は避妊指導を行う．予定外の妊娠も念頭に置き，胎児への薬剤曝露の影響が少ないDMDの選択が望ましい．

c. 妊娠中の治療（表1）

1）グラチラマー酢酸塩（GA），IFNβ

グラチラマー酢酸塩（glatiramer acetate: GA）とIFNβは，妊娠中曝露による自然流産や先天異常の影響が認められないことから[18-20]，妊娠中の継続が可能である[14-16, 21, 22]．わが国の添付文書でも「有益性投与」となっている[23-25]．

2）フマル酸ジメチル（DMF）

フマル酸ジメチル（dimethyl fumarate: DMF）は妊娠判明後，速やかに中止する．現時点，国内外ともに妊娠中曝露による先天異常の発生頻度の増加は報告されていない[26, 27]．

3）フィンゴリモド（FTY）

スフィンゴシン-1-リン酸（sphingosine-1-phosphate: S1P）受容体調節薬であるFTYは妊娠第1三半期の曝露により重篤な生殖毒性が生じたことから，妊娠または妊娠している可能性のある女性では投与を避ける．妊娠可能な女性では本剤の投与開始前に妊娠していないことを確認し，投与期間中および最終投与後2か月間は避妊を徹底するように指導する[2]．本剤投与中に妊娠が判明した場合は直ちに投与を中止し，産婦人科を受診して超音波検査を受けるように指示する[2]．本剤の休薬はリバウンドのリスクがあるため，投与中に挙児希望があれば，妊娠に備えて速やかにNTZへ切り替え，妊娠中の再発を予防する[17]．

4）シポニモドフマル酸（シポニモド）

S1P受容体調節薬であるシポニモドも，動物実験で胎児への有害性が示されており，少なくとも妊娠前10日間の休薬が必要である[28]．

5）ナタリズマブ（NTZ）

ヒト化抗ヒトα_4インテグリンモノクローナル抗体製剤であるNTZは妊娠前，妊娠第1三半期の中止により投与中止後12〜16週に40％の妊婦が重篤な再発（リバウンド）をきたし，患者の長期予後に悪影響を及ぼした[9]．したがって，NTZ治療中の患者では，妊娠・出産に伴う再発や投与中止によるリバウンドを防止するために，妊娠中は投与間隔を6〜8週間隔に延長し，妊娠後期30〜34週までの継続投与が推奨されている[15, 16]．しかし，NTZの妊娠中曝露は新生児に一過性血小板減少症や貧血をきたす可能性があるため，新生児の血液学的スクリーニングが必要である．患者にはこのリスクを十分に説明し，同意を得たうえで投与する[15, 16]．なお，NTZの妊娠中曝露による先天異常や流産率の増加はなく，血液異常を生じた乳児は生後4か月以内に自然治癒したため，特別な治療は不要であった[9]．

6）オファツムマブ（OMB）

2023年4月時点，抗CD20モノクローナル抗体製剤であるOMBの曝露による先天異常の報告はない[29]．OMBは，その薬理動態より胎盤から胎児への移行は非常に少ないと推定されるが，安全性の情

表1 免疫性神経疾患における免疫治療薬の妊婦・授乳婦への投薬

一般名	欧州医薬品庁(EMA)/米国食品医薬品局(FDA)	妊娠への対処(わが国の添付文書)	授乳期間中 LactMed®[相対的乳児投与量(RID)]	授乳への対処(わが国の添付文書)
●large molecules				
インターフェロンβ(IFN β)	EMA/FDA:妊娠中継続可能。	治療上の有益性が危険性を上回ると判断される場合には投与可能。	継続可能(0.006%).	治療上の有益性と母乳栄養の有益性を考慮し、授乳の継続または中止を検討すること。
グラチラマー酢酸塩(GA)	EMA/FDA:妊娠中に続けても安全である可能性が高い。	同上	継続可能。	同上
●small molecules				
フマル酸ジメチル(DMF)	EMA:妊娠中および適切な避妊を使用していない出産の可能性のある患者には推奨されない。治療上の有益性が危険性を上回ると判断される場合には投与可能。FDA:妊娠中の女性における本剤の使用に関連するリスクについて十分なデータはない。注:半減期が短いので、受胎直前、または妊娠判明時まで継続可能[3]	同上	母乳を与えた乳児に悪影響を及ぼすとは予想できない(0.019%, 0.007%).	同上
●S1P受容体調節薬				
フィンゴリモド(FTY)	EMA/FDA:投与中止後2か月間は避妊する。妊娠または妊娠している可能性のある女性には投与しない。	本剤の投与期間中および投与後2か月間は適切な避妊を徹底する。妊娠している可能性のある女性には投与しない。	授乳は避ける。	授乳しないことが望ましい。
シポニモドフマル酸	EMA/FDA:本剤の投与中および投与中止後少なくとも10日間は避妊する。妊婦または妊娠している可能性のある女性には投与しない。	本剤の投与中および投与中止後少なくとも10日間は適切な避妊を行うように指導する。妊婦または妊娠している可能性のある女性には投与しない。	授乳を推奨しない。	授乳しないことが望ましい。
●モノクローナル抗体				
ナタリズマブ(NTZ)(IgG4)	EMA:治療上の有益性が危険性を上回ると判断される場合に投与可能。FDA:妊娠中の女性における本剤の使用を推奨する十分なデータはない。注:妊娠中は8週間隔投与で妊娠34週まで投与可能。妊娠中の曝露は新生児の血液学的異常に関連する可能性がある[4]	治療上の有益性が危険性を上回ると判断される場合に投与可能。	分子量が約149,000 Daの大きな蛋白質分子であるため、乳児の胃腸管で部分的に破壊されるか消化管からの吸収は最小限である(ピーク値5.3%, 平均値1.74%).	母乳中に移行することが報告されている。本剤の乳汁からの消失時の血漿中濃度は得られているが、血漿中半減期を考慮し、本剤の投与中および投与最終与後12週間は授乳を中止するよう指導する。
オファツムマブ(OMB)(IgG1)	妊娠可能な女性に対しては、本剤の投与および投与最終投与後6か月間は適切な避妊を用いるように指導する。妊娠または妊娠している可能性のある女性には、治療上の有益性が危険性を上回ると判断される場合のみ投与する。	妊娠する可能性のある女性は、治療中および投与最終投与後6か月間は避妊する必要がある。	分子量146,000 Daの大きな蛋白質分子であるため、乳児の胃腸管で部分的に破壊される可能性があり、乳児による吸収は最小限である。	治療上の有益性および母乳栄養の有益性を考慮し、授乳の継続を検討する。

(次ページに続く)

（前ページの続き）

薬剤	妊娠（EMA/FDA）	妊娠時の対応	授乳	授乳時の対応
サトラリズマブ（SAT）（IgG2）	EMA：妊娠中の女性における本剤の使用に関連する発生リスクに関する適切なデータはない。FDA：動物実験において生殖毒性は認められなかった。妊娠中は本剤の投与を避けることが望ましい。	治療上の有益性が危険性を上回ると判断される場合にのみ投与する。	1例報告では、SATは母乳から検出されず、母乳で育てられた乳児に悪影響はなかった。より多くのデータが得られるまでの間、授乳中、特に新生児や早産児の授乳中にSATを慎重に使用する必要がある。産後少なくとも2週間待ってから治療を再開すると、乳児による吸収を最小限に抑えられる。	治療上の有益性および母乳栄養の有益性を考慮し、授乳の継続または中止を検討する。
エクリズマブ（IgG2/4）	EMA/FDA：治療上の有益性が危険性を上回ると判断される場合にのみ投与する。	治療上の有益性が危険性を上回ると判断される場合にのみ投与する。	本剤は母乳中に検出できないレベルであるが、乳児の消化管で部分的に破壊されるか、らく可能性が高く、乳児による吸収はおそらく最小限である。本剤で治療中の患者の母乳で育てられた乳児において有害事象は報告されていない。産後少なくとも2週間待ってから治療を再開すると、乳児による吸収を最小限に抑えられる。	同上
イネビリズマブ（IgG1）	EMA/FDA：動物実験では、本剤が胎盤を通過し、胎児のB細胞を枯渇させる可能性があることが示されている。本剤の投与中および最終投与後6か月間は適切な避妊を行うように指導する。	本剤の投与中および最終投与後6か月間は適切な避妊を行うように指導する。	未収載。	同上
ラブリズマブ（IgG2/4）	FDA：ヒトの胎盤関門を通過するため、胎児循環における補体週末期に関連した可能性がある。妊娠中は本剤に関連した胎児への有害事象のデータはない。EMA：治療上の有益性が危険性を上回ると判断される場合にのみ投与する。	治療上の有益性が危険性を上回ると判断される場合にのみ投与する。	本剤は分子量約148,000Daの大きな蛋白質分子であるため、乳児の消化管で破壊される可能性が高く、吸収される可能性は低い。産後少なくとも2週間待ってから治療を再開すると、乳児による吸収を最小限に抑えられる。	同上
リツキシマブ（RTX）（IgG1）	EMA/FDA：治療上の有益性が危険性を上回ると判断される場合にのみ投与する。動物実験では、本剤が胎盤を通過し、胎児のB細胞を枯渇させる可能性があることが示されている。投与中および最終投与後12か月間は適切な避妊を行うように指導する。	同上	母乳中の量は非常に少ない。また、乳児の消化管で部分的に破壊される可能性が高く、乳児による吸収はおそらく最小限である。再発寛解型MS（RRMS）の授乳中の母親6人において、本剤投与後に母乳に出した乳児では、CD19陽性B細胞数、白血球数、リンパ球、免疫グロブリン（Ig）レベルに明らかな異常は検出されなかった。	同上

以下の文献をもとに筆者が作成。
・日本神経学会：多発性硬化症・視神経脊髄炎スペクトラム障害診療ガイドライン2023. 医学書院、2023：174-176.
・Drugs and Lactation Database (LactMed®)
・Graham EL, et al: Neurol Clin Pract 2024; 14: e200253.
・Iyer P, et al: Neurol Ther 2023; 12: 1-10.
・Krysko KM, et al: Ther Adv Neurol Disord 2020; 13: 1-30.

報はまだ十分ではない．OMB では最終投与後，少なくとも 6 か月は妊娠を避けることが推奨されている．ただし，疾患活動性の高い患者では，妊娠に備え，NTZ への切り替え[30]，もしくは本剤投与直後に受胎を試みるか，妊娠判明後に投与を中止して第2三半期以後の曝露を避ける[31,32]．海外の市販後調査では 32 例の妊娠の報告があり，新生児の B 細胞枯渇，免疫グロブリン（immunoglobulin: Ig）異常，重篤な感染症はなかった．また，本剤の授乳による B 細胞への影響もなかった[31,32]．

d. 妊娠中のモノクローナル抗体製剤による治療

わが国で MS のモノクローナル抗体製剤として認可されているのは NTZ と OMB である．モノクローナル抗体は IgG であり，妊娠第 1 三半期後に胎盤を介して母体から胎児へと移行する．妊娠 17 〜 22 週まで胎児 IgG 濃度は母体 IgG 濃度の 5 〜 10 ％であるが，その後は増加して妊娠満期には母胎循環と同等もしくは超える値になることがある[32]．胎盤移行性の高い順番は IgG1 ＞ IgG3，IgG4 ＞ IgG2 で，NTZ は IgG4，OMB は IgG1 である[32]．したがって，モノクローナル抗体を妊娠中に投与する場合，胎盤移行性を考慮に入れなければならない[30]．抗 CD20 モノクローナル抗体の妊娠・授乳に関するマネージメントの詳細については文献[30-32]を参考にされたい．

e. 分娩時のマネージメント

MS は高度な身体障害がある場合を除き，分娩様式には影響しない．Kurtzke 総合障害度評価スケール（expanded disability status scale of Kurtzke: EDSS）3 以上の患者では帝王切開が 44 ％と，一般人口の 31.8 ％と比べて高いが，産科医の方針なのか，MS 自体の影響なのかは不明である．なお，帝王切開は出産後の再発リスクには関連せず，いかなる種類の産科麻酔も禁忌ではない．骨盤や下肢の軽度の痙縮または脱力がある患者では，妊娠初期に理学療法士も介入し，産科医と協力して分娩に備える[33]．

f. 出産後，授乳期の治療（表 1）

母乳栄養の主な利点は，児の抗感染作用，認知機能向上，自己免疫疾患の罹患回避である[3]．出産後は早期に DMD を再開して再発を予防する．したがって，母乳栄養を希望する患者では授乳中も継続可能な DMD を選択することが望ましい．

母乳栄養と治療薬に関するカウンセリングとサポート体制については，国立成育医療研究センターの「妊娠と薬情報センター」[6]を活用されたい．

母乳を介した薬物曝露の指標として，相対的乳児投与量（relative infant dose: RID）が用いられる．RID が 10 ％未満であれば一般的に安全とみなされる[3]．

母乳栄養による MS の再発予防効果はメタ解析の結果から示されており，出産後早期の再発率は 37 ％低下した[34,35]．出産後の DMD 再開時期は，疾患活動性が高い患者（妊娠前や妊娠中に再発，妊娠前に FTY 治療，妊娠前や妊娠中に NTZ 治療）では出産後 3 日以内が推奨されている[16]．母乳哺育を行わない場合，初乳を与えてから 1 週間以内に DMD を再開する．海外のガイドラインでは，GA，IFN β，DMF，NTZ による治療と母乳育児の併用を容認している[15,16,19]．ただし，わが国の NTZ の添付文書には「授乳は最終投与 12 週間後から」と記載されており，海外との乖離があるので改訂が望まれる．

MS において，ヒト化 IgG4 モノクローナル抗体である NTZ，完全ヒト型抗 CD20 IgG1 モノクローナル抗体である OMB は高分子の蛋白質分子なので，母乳への移行はわずかであり，もし乳児に吸収されても胃腸管内で破壊される可能性が高く，乳児にほとんど吸収されない[36]．授乳継続は可能と考えられるが，安全性を担保するにはデータを蓄積していく必要がある[23]．

なお，モノクローナル抗体に曝露した新生児のワクチン接種については，B 細胞数が回復するまで生ワクチンまたは弱毒生ワクチンを投与しないことが推奨される[30]．

g. 出産後の再発モニタリングと留意事項

出産後に臨床的再発がないからといって，疾患活動性が安定しているとはかぎらない．臨床的再発がない患者の半数以上で出産後 1 年以内に MRI で疾患活動性が認められている[10,30,37]．したがって，出

産後，臨床的に寛解している患者であっても再発しやすい出産後 3 か月以内に MRI を行うことは，出産後の再発モニタリングとして有用である[8]．

また，出産後は育児による睡眠障害，排尿障害，ホルモンバランスの変化によって周産期うつのリスクが MS の母親，父親ともに高まるため，社会的支援を利用できるようにする[2]．

h. 妊娠中に再発した場合の治療

妊娠中の再発に対してはメチルプレドニゾロン静注療法（intravenous methylprednisolone: IVMP）（妊娠第 1 三半期の投与は流産，先天異常，口蓋裂のリスクが否定できないので投与を避ける）[15]，血液浄化療法，そして視神経炎の再発に対しては免疫グロブリン大量静注療法（intravenous immunoglobulin: IVIg）が可能であるが，いずれも有益性が危険性を上回る場合であり，患者に有益性と危険性について十分に説明し，同意を得たうえで施行する．

i. 不妊治療

不妊症または不妊の MS 女性は生殖補助医療（assisted reproductive technology: ART）を受けることができる．ART 施行後，特に性腺刺激ホルモン放出ホルモン（gonadotropin-releasing hormon: GnRH）アゴニストで妊娠が成立しない場合，再発率が上昇するという報告があった[38]．しかし，ART 施行後の MS の再発に関するボストンコホート研究では，ATR 施行後 3 か月の再発リスクは GnRH アゴニストと GnRH アンタゴニストに差はなく，ART 施行後の再発リスクは従来の報告と比べて著減しており，DMD の普及とともに ART の技術の進歩が関連していることが示された[39]．MS 患者への ART は，受胎成功の可能性が最も高いアプローチを提供する

と同時に DMD による寛解期維持を行う[40]．

4 NMOSD 合併妊娠

a. 妊娠による免疫機序の変化と妊娠前の治療

NMOSD 患者の妊娠中の免疫機序は MS 患者とは異なる．NMOSD では妊娠に伴う Th2 へのシフトにより液性免疫が活性化するため，妊娠中は抗アクアポリン（aquaporin: AQP）4 抗体の産生が亢進し，疾患活動性が高まる[41]．すなわち，出産後早期は再発リスクになる[42-45]．妊娠期間のエストロゲン高値，Ig 産生亢進や自己反応性 B 細胞のアポトーシス低下，B 細胞の活性化は，NMOSD の病勢亢進に作用する（図 2）[8]．また，胎盤の合胞体栄養膜細胞（母体の胎盤と胎児の循環を介在している）には多くの AQP4 抗原が発現しているため，母体血中の抗 AQP4 抗体が臍帯血を介して胎盤の合胞体栄養膜細胞の AQP4 抗原に結合し，補体が活性化され，高度の炎症が生じている場合は胎盤壊死，すなわち流産に至る（図 3）．以上から，NMOSD 患者の妊娠では，個々の患者に最適な治療を行うことによって，妊娠前の疾患活動性を安定させることが母子の良好な転機につながる[41]．

NMOSD 発症後の妊娠では流産や妊娠高血圧症候群のリスクが報告されており，挙児希望患者には説明する必要があるが[46]，最近のコホート研究では一般対照群と比較してこれらのリスクは高くなかった[47]．抗 AQP4 抗体は胎盤を通過するため，出生時，新生児の血清抗 AQP4 抗体は一過性に陽性となるが数か月で消失し，発達や発育への影響は認められていない[44]．

Side Memo 妊娠・授乳中の MRI 検査

第 1 三半期は胎児の器官形成期であるため，妊娠中の MRI の施行は避けたほうがよい．また，妊娠中のガドリニウム造影は，造影剤が胎盤から羊水に移行し，胎児が飲み込んで胎児循環に取り込まれる可能性があるため行うべきではない．授乳中のガドリニウム造影は安全と考えられているが，乳児のガドリニウム曝露を絶対に避けたい場合，ガドリニウム造影剤投与後 24 時間は授乳を避ける[2]．

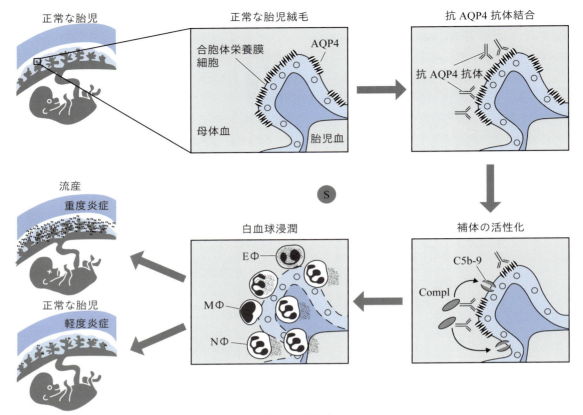

図3 マウス実験モデルから考察した NMOSD 妊娠の免疫機序

AQP：アクアポリン．
NMOSD の抗 AQP4 抗体（NMO-IgG）は胎盤において合胞体栄養膜細胞の AQP4 抗原に結合し，補体の活性化とともに胎盤の炎症や流産を引き起こす．しかし，適切な治療により胎盤での炎症を軽減すれば健常児の出産に至る．
（Saadoun S, et al: J Immunol 2013; **191**: 2999-3005 より改変）

b．妊娠中と授乳中の治療（表1）

1）免疫抑制薬

　免疫抑制薬のうち，NMOSD の再発予防治療に用いられるアザチオプリン（azathioprine: AZP），タクロリムス（tacrolimus: TAC），シクロホスファミド（cyclophosphamide: CPA）は妊婦への投与が容認されており，妊娠・出産に伴う再発リスクの低下が期待できる[48]．授乳中の使用について，海外ではこれら3剤は可能であるが，わが国の添付文書では AZP のみ「有益性投与」としている．メトトレキサート（methotrexate: MTX）とミコフェノール酸モフェチル（mycophenolate mofetil: MMF）は催奇形性や流産の発生率が高いため，妊娠中や授乳中の使用を避ける[49]．

2）エクリズマブ

　ヒト化抗 C5 モノクローナル抗体製剤であるエクリズマブは NMOSD 妊産婦での症例の蓄積はないが，発作性夜間ヘモグロビン尿症[50]や重症筋無力症[51]において，本剤による母子への重篤な有害事象は報告されていない．エクリズマブの多くの成分はヒト IgG2 と IgG4 に置換されており，IgG2 は胎盤通過性がないことから，胎児への影響は最小限と予想される．NMOSD 以外の疾患において母乳中から本剤が検出された例はなく，母乳哺育児での有害事象は報告されていない[51]．エクリズマブとラブリズマブの使用に際しては，急を要する場合などを除き，原則として投与開始の少なくとも2週間前までに髄膜炎菌ワクチンを接種する必要がある[52,53]．

3）サトラリズマブ（SAT）

　pH 依存的結合性ヒト化抗 IL-6 受容体モノクローナル抗体であるサトラリズマブ（satralizumab: SAT）

の妊産婦における症例報告では，10か月間の母乳哺育において乳児血清中に本剤は検出されず[54]，乳児に重篤な感染症はなく，成長と発達は正常，母親の出産後の再発はなかった[54, 55]．妊婦または妊娠している可能性のある女性では有益性投与とし，授乳の継続または中止を検討する[56]．なお，本剤のヒト乳汁への移行については不明である．

4）イネビリズマブ

ヒト化抗CD19モノクローナル抗体であるイネビリズマブは，添付文書では「本剤の投与中および最終投与後6か月間は適切な避妊をすること」と記載されている[55]．授乳中は有益性と危険性を考慮し，授乳の継続または中止を検討する．本剤の曝露を受けた出生児は感染のリスクが高まる可能性があるため，生ワクチンまたは弱毒生ワクチンを接種する際には注意が必要である[57]．

5）リツキシマブ（RTX）

抗CD20モノクローナル抗体であるRTXについて，NMOSD患者における妊娠・授乳中の投与に関する欧米の報告では，重篤な有害事象は認められていない[47]．わが国の添付文書[58]は，妊婦または妊娠している可能性のある女性では有益性投与とし，授乳中は有益性と危険性を考慮して継続または中止を検討すると記載している．LactMed® [7]では授乳中の使用を容認しているが，新生児または未熟児では注意して使用することを喚起している．

c. 分娩時のマネージメント

分娩時の帝王切開や硬膜外麻酔については，これまでの報告では有害事象はなく安全に施行されていることから，一般妊婦と同様に施行できる[59]．

d. 妊娠中に再発した場合の治療

MSの妊娠中の再発に準じる．

e. 不妊治療

NMOSD女性へのARTを推奨するためのエビデンスは不十分であるが，ARTの専門家と連携し，脳神経内科医と相談のうえで検討することが推奨されている．通常のNMOSDの妊娠と同様にARTを行う際には，妊娠前の疾患活動性の安定化が重要であると考えられる[59]．

5 おわりに

MSやNMOSDでは治療の進歩により出産後早期の再発リスクが低下し，患者の妊娠・出産の希望が叶うようになった．特に，モノクローナル抗体製剤の種類が増え，治療マネージメントは新たな局面を迎えている．その高い治療効果からも，モノクローナル抗体による治療を受ける妊娠可能年齢のMS・NMOSD患者は増加するものと予想される．妊娠および授乳において，いずれのモノクローナル抗体も禁忌にはなっていないが，長期安全性は確立されていない．新生児のワクチン接種時期にも注意が必要である．新規治療薬の妊娠中曝露における胎児・新生児の安全性のために，妊娠可能年齢の患者の治療方針を決める際には，より慎重に共同意思決定を行い，個別的対応が求められる．われわれは妊娠・出産・授乳に関する最良の治療を提供するためにも，常に情報更新を心がけるべきである．

Side Memo　抗MOG抗体関連疾患（MOGAD）合併妊娠

近年，MOGAD合併妊娠の症例が報告されるようになった．MSやNMOSDと同様に，MOGAD合併妊娠症例も妊娠前と比較して出産後の再発が多く認められ，免疫抑制薬による治療により再発率が低下していた[47, 60]．一方，フランスのコホート研究では，妊娠中および出産後はARRが低下することが示された[61]．MOGAD合併妊娠の報告は少数であるが，MSやNMOSと同様に妊娠前のプレコンセプションケアが重要であり，妊娠前の再発予防が出産後の再発抑制につながる[62]．MOGADの診断基準は発表されたばかりであり，妊娠例の症例の蓄積が待たれる．

文献

1）国立成育医療研究センタープレコンセプションケアセンター
https://www.ncchd.go.jp/hospital/about/section/preconception/ （最終閲覧日2024 年6 月5 日）

2）日本神経学会：多発性硬化症・視神経脊髄炎スペクトラム障害診療ガイドライン 2023. 医学書院 , 2023: 270-282.

3）伊藤真也 , 村島温子：薬物治療コンサルテーション 妊娠と授乳 . 改訂第 3 版 . 南山堂 , 2020.

4）藤岡 泉 , 村島温子：妊娠・授乳中の薬剤動態と安全性評価 . *BRAIN and NERVE* 2023; **75**: 993-998.

5）日本産科婦人科学会 , 日本産婦人科医会：産婦人科診療ガイドライン産科編 2023. 日本産科婦人科学会 , 2023.

6）国立成育医療研究センター：妊娠と薬情報センター .
https://www.ncchd.go.jp/kusuri/ （最終閲覧日2024 年4 月30 日）

7）Drugs and Lactation Database（LactMed®）
https://www.ncbi.nlm.nih.gov/books/NBK501922/ （最終閲覧日2024 年4 月30 日）

8）Borba VV, Shoenfeld Y: Prolactin, autoimmunity, and motherhood: when should women avoid breastfeeding? *Clin Rheumatol* 2019; **38**: 1263-1270.

9）Portaccio E, Moiola L, Martinelli V, *et al*: Pregnancy decision-making in women with multiple sclerosis treated with natalizumab: II: maternal risks. *Neurology* 2018; **90**: e832-839.

10）Anderson A, Krysko KM, Rutatangwa A, *et al*: Clinical and radiologic disease activity in pregnancy and postpartum in MS. *Neurol Neuroimmunol Neuroinflamm* 2021; **8**: e959.

11）Langer-Gould A, Smith JB, Albers KB, *et al*: Pregnancy-related relapses and breastfeeding in a contemporary multiple sclerosis cohort. *Neurology* 2020; **94**: e1939-1949.

12）Confavreux C, Hutchinson M, Hours MM, *et al*: Rate of pregnancy-related relapse in multiple sclerosis. pregnancy in multiple sclerosis group. *N Engl J Med* 1998; **339**: 285-291.

13）Krysko KM, Dobson R, Alroughani R, *et al*: Family planning considerations in people with multiple sclerosis. *Lancet Neurol* 2023; **22**: 350-366.

14）Tisovic T, Amezcua L: Women's health: contemporary management of MS in pregnancy and post-partum. *Biomedicines* 2019; **19**: 32.

15）Dobson R, Dassan P, Roberts M, *et al*: UK consensus on pregnancy in multiple sclerosis: 'association of British Neurologists' guidelines. *Pract Neurol* 2019; **19**: 106-114.

16）Liguori NF, Alonso R, Pinheiro AA, *et al*: Consensus recommendations for family planning and pregnancy in multiple sclerosis in Argentina. *Mult Scler Relat Disord* 2020; **43**: 102147.

17）Bianco A, Lucchini M, Totaro R, *et al*: Disease reactivation after fingolimod discontinuation in pregnant multiple sclerosis patients. *Neurotherapeutics* 2021; **18**: 2598-2607.

18）Sandberg-Wollheim M, Neudorfer O, Grinspan A, *et al*: Pregnancy outcomes from the branded glatiramer acetate pregnancy database. *Int J MS Care* 2018; **20**: 9-14.

19）Hellwig K, Geissbuehler Y, Sabidó M, *et al*: Pregnancy outcomes in interferon-beta-exposed patients with multiple sclerosis: results from the european interferon-beta pregnancy registry. *J Neurol* 2020; **267**: 1715-1723.

20）Korjagina M, Hakkarainen KM, Burkill S, *et al*: Prevalence of adverse pregnancy outcomes after exposure to interferon beta prior to or during pregnancy in women with MS: Stratification by maternal and newborn characteristics in a register-based cohort study in Finland and Sweden. *Mult Scler Relat Disord* 2021; **48**: 102694.

21）Krysko KM, Bove R, Dobson R, *et al*: Treatment of women with multiple sclerosis planning pregnancy. *Curr Treat Options Neurol* 2021; **23**: 11.

22）Vukusic S, Marignier R, Ciron J, *et al*: Pregnancy and multiple sclerosis: 2022 recommendations from the French multiple sclerosis society. *Mult Scler* 2023; **29**: 37-51.

23）武田薬品工業：コパキソン® 皮下注（グラチラマー酢酸塩注射液）20 mg シリンジ . 2022 年 8 月改訂（第 1 版）.

24）バイエル薬品：ベタフェロン® 皮下注用 960 万国際単位 . 2022 年 4 月（第 2 版）.

25）バイオジェン・ジャパン：アボネックス® 筋注用シリンジ 30 μg/ アボネックス® 筋注 30 μg ペン . 2022 年 4 月（第 2 版）.

26）Hellwig K, Rog D, McGuigan C, *et al*: Interim analysis of pregnancy outcomes after exposure to dimethyl fumarate in a prospective international registry. *Neurol Neuroimmunol Neuroinflamm* 2022; **9**: e1114.

27）深澤俊行 , 大橋高志 , 中島一郎 , 他 . フマル酸ジメチル（テクフィデラ®）の多発性硬化症患者に対する安全性と有効性：国内使用成績調査中間報告 . 診療と新薬 2021; **58**: 298-316.

28）ノバルティスファーマ：メーゼント® 0.5 mg 錠 , メーゼント® 3 mg 錠（第 4 版）. 2022 年 1 月改訂 .

29）Novartis Pharma: Ofatumumab Safety Site（ofatumumabinfo.com）
https://www.ofatumumabinfo.com/en （最終閲覧日2024 年6 月5 日）

30）Gklinos P, Dobson R: Monoclonal antibodies in pregnancy and breastfeeding in patients with multiple sclerosis: a review and an updated clinical guide. *Pharmaceuticals*（*Basel*）2023; **16**: 770.

31）Dobson R, Rog D, Ovadia C, *et al*: Anti-CD20 therapies in pregnancy and breast feeding: a review and ABN guidelines. *Pract Neurol* 2023; **23**: 6-14.

32）Hellwig K, Yamout B, Bove R, *et al*: Pregnancy outcomes in ofatumumab-treated patients with multiple sclerosis. In proceedings of the consortium of multiple sclerosis centers annual meeting, national harbor, MD, USA, 1-4 June 2022.

33）Bove RM, Houtchens MK: Pregnancy management in multiple sclerosis and other demyelinating diseases. *Continuum*（*Minneap Minn*）2022; **28**: 12-33.

34）Krysko KM, Rutatangwa A, Graves J, *et al*: Association between breastfeeding and postpartum multiple sclerosis relapses: A systematic review and meta-analysis. *JAMA Neurology* 2020; **77**: 327-338.

35）Witzel SJ: Lactation and the use of biologic immunosuppressive medications. *Breastfeed Med* 2014; **9**: 543-546.

36）Ciplea AI, Langer-Gould A, de Vries A, *et al*: Monoclonal antibody treatment during pregnancy and/or lactation in women with MS or neuromyelitis optica spectrum disorder. *Neurol Neuroimmunol Neuroinflamm* 2020; **7**: e723.

37）Houtchens M, Bove R, Healy B, *et al*: MRI activity in MS and completed pregnancy: data from a tertiary academic center. *Neurol Neuroimmunol Neuroinflamm* 2020; **7**: e890.

38）Correale J, Farez MF, Ysrraelit MC: Increase in multiple sclerosis activity after assisted reproduction technology. *Ann Neurol* 2012; **72**: 682-694.

39）Bove R, Rankin K, Lin C, *et al*: Effect of assisted reproductive technology on multiple sclerosis relapses: case series and meta-analysis. *Mult Scler J* 2020; **26**: 1410-1419.

40）Oreja-Guevara C, Rabanal A, Rodríguez CH, *et al*: Assisted reproductive techniques in multiple sclerosis: recommendations from an expert panel. *Neurol Ther* 2023; **12**: 427-439.

41）Mao-Draayer Y, Thiel S, Mills EA, *et al*: Neuromyelitis optica spectrum disorders and pregnancy: therapeutic considerations. *Nature Reviews Neurology* 2020; **16**: 154-170.

42）Kim W, Kim SH, Nakashima I, *et al*: Influence of pregnancy on neuromyelitis optica spectrum disorder. *Neurology* 2012; **78**: 1264-1267.

43）Bourre B, Marignier R, Zéphir H, *et al*: Neuromyelitis optica and pregnancy. *Neurology* 2012; **78**: 875-879.

44）Shimizu Y, Fujihara K, Ohashi T, *et al*: Anti-AQP4 antibody positivity and neuromyelitis optica spectrum disorder. *Mult Scler* 2016; **22**: 1413-1420.

45）Klawiter EC, Bove R, Elsone L, *et al*: High risk of postpartum relapses in neuromyelitis optica spectrum disorder. *Neurology* 2017; **89**: 2238-2244.

46）Nour MM, Nakashima I, Coutinho E, *et al*: Pregnancy outcomes in aquaporin-4-positive neuromyelitis optica spectrum disorder. *Neurology* 2016; **86**: 79-87.

47）Collongues N, Alves Do Rego C, Bourre B, *et al*: Pregnancy in patients with AQP4-Ab, MOG-Ab, or double-negative neuromyelitis optica disorder. *Neurology* 2021; **96**: e2006-2015.

48）Borisow N, Hellwig K, Pau F: Neuromyelitis optica spectrum disorders and pregnancy: relapse-preventive measured and presonalized treatment strategies. *EPMA Journal* 2018; **9**: 249-256.

49）Tugizova M, Vlahovic L, Tomczak A, *et al*: New therapeutic landscape in neuromyelitis optica. *Curr Treat Options Neurol* 2021; **23**: 13.

50）臼杵憲祐：発作性夜間ヘモグロビン尿症の妊娠・分娩管理. 臨床血液 2015; **56**: 785-794.

51）Vu T, Harvey B, Suresh N, *et al*: Eculizumab during pregnancy in a patient with treatment-refractory myasthenia gravis: a case report. *Case Rep Neurol* 2021; **13**: 65-72.

52）アレクシオンファーマ合同会社：ソリリス® 点滴静注 300 mg 抗補体（C5）モノクローナル抗体製剤 エクリズマブ（遺伝子組換え）点滴静注製剤. 2022 年 9 月改訂（第 4 版）.

53）アレクシオンファーマ合同会社：ユルトミリス® 点滴静注 300 mg 抗補体（C5）モノクローナル抗体製剤 ラブリズマブ（遺伝子組換え）点滴静注製剤. 2022 年 8 月改訂（第 6 版, 効能変更）.

54）Yoshida T, Watanabe O, Nomura M, *et al*: Neuromyelitis optica spectrum disorder safely and successfully treated with satralizumab during pregnancy and breastfeeding: A case report. *Front Neurol* 2023; **14**: 1322412.

55）Nakashima S, Hao A, Uchio N, *et al*: Successful childbirth during satralizumab treatment in neuromyelitis optica spectrum disorder. *Cureus* 2024; **16**: e55010.

56）中外製薬：エンスプリング® 皮下注 120 mg シリンジ pH 依存的結合性ヒト化抗 IL-6 レセプターモノクローナル抗体. 2020 年 9 月改訂（第 3 版）.

57）田辺三菱製薬：抗 CD19 モノクローナル抗体製剤 ユプリズナ® 点滴静注 100 mg. 2021 年 3 月作成（第 1 版）.

58）中外製薬：抗 CD20 モノクローナル抗体製剤 リツキサン® 点滴静注 100 mg. 2021 年 12 月改訂（第 6 版）.

59）Vukusic S, Marignier R, Ciron J, *et al*: Pregnancy and neuromyelitis optica spectrum disorders: 2022 recommendations from the French Multiple Sclerosis Society. *Mult Scler* 2023; **29**: 37-51.

60）Jarius S, Ruprecht K, Kleiter I, *et al*: MOG-IgG in NMO and related disorders: a multicenter study of 50 patients. Part 2: epidemiology, clinical presentation, radiological and laboratory features, treatment responses, and long-term outcome. *J Neuroinflammation* 2016; **13**: 280.

61）Carra-Dallière C, Rollot F, Deschamps R, *et al*: Pregnancy and post-partum in patients with myelin-oligodendrocyte glycoprotein antibody-associated disease. *Mult Scler* 2023; **29**: 270-276.

62）Leite MI, Panahloo Z, Harrison N, *et al*: A systematic literature review to examine the considerations around pregnancy in women of child-bearing age with myelin oligodendrocyte glycoprotein antibody-associated disease（MOGAD）or aquaporin 4 neuromyelitis optica spectrum disorder（AQP4+ NMOSD）. *Mult Scler Relat Disord* 2023; **75**: 104760.

13 小児

東京都医学総合研究所脳・神経科学研究分野　　佐久間　啓

┤ココがポイント！├

- ▶ 小児の MS ならびに関連疾患の定義として，に IPMSSG（International Pediatric MS Study Group）による定義が用いられる．
- ▶ MOGAD は小児の脱髄性疾患のなかで最も多く遭遇する疾患であり，急性散在性脳脊髄炎（ADEM）や視神経炎をみた際には MOGAD を想起すべきである．
- ▶ 小児 MS の臨床症状と脳画像所見は基本的に成人と同様であるが，病変の空間的分布にわずかな違いがみられる．
- ▶ MS に対する疾患修飾薬（DMD）のなかには小児に対する使用が承認されていないものが少なくなく，エビデンスの蓄積が必要である．

　小児の多発性硬化症（multiple sclerosis: MS）は成人のそれと同一の疾患である．したがって，成人の MS で確立されているエビデンスの多くは小児にも当てはめることができる．しかし，小児の MS は成人とはやや異なるユニークな特徴をもつことも事実である．これには，中枢神経系ならびに免疫系が発達過程にあるという小児の特殊性が関係しているのかもしれない．たとえば，小児の脳では細胞構築はすでに完了しているが髄鞘形成は進行途上にあり，MRI 所見上白質がすべて成人と同様の信号パターンを示すようになるのは早くとも 2 歳を過ぎてからである．したがって，脱髄の病態を考える際にはこのような髄鞘の発達的変化を考慮する必要がある．また，免疫系についても，抗免疫グロブリン（immunoglobulin: Ig）G 抗体の産生やメモリー T 細胞が成人より少ないという違いがある．一般に獲得免疫は自然免疫よりも遅れて成熟するため，小児期には未熟な獲得免疫の能力をカバーするために自然免疫が相対的に強く作動する傾向がある．さらに小児では自己免疫疾患が感染症により誘発されたり増悪したりする傾向がより顕著であり，小児の MS では先行する感染症やワクチン接種との関連をより注意深く考慮する必要がある．

　小児の MS をめぐる状況は近年刻々と変化している．最も大きな出来事はミエリンオリゴデンドロサイト糖蛋白質（myelin oligodendrocyte glycoprotein: MOG）に対する自己抗体（以下，抗 MOG 抗体）の発見であり，抗 MOG 抗体関連疾患（MOG antibody-associated disease: MOGAD）という概念の登場は小児の後天性脱髄性疾患の枠組みに大きな変化をもたらした．小児の脱髄性疾患のなかで最も多く遭遇するのは MOGAD であり，小児の MS について議論する際に MOGAD を避けて通ることはできない．

　そこで本項では，視神経脊髄炎スペクトラム障害（neuromyelitis optica spectrum disorders: NMOSD）を含めた，小児の後天性脱髄性疾患というより広い視点から MS について論じていくこととする．

1 定義

　小児の MS ならびに関連疾患の定義として用いられているのは，2012 年に IPMSSG（International Pediatric MS Study Group）により発表された consensus definition である．これによると，2 回以上の脳症を伴わない中枢神経系の脱髄エピソード（30 日以上の

間隔を置いて）があれば MS と診断できる．また，初回の脱髄エピソードであっても McDonald 診断基準 2017 による時間的・空間的多発性の MRI 基準を満たす場合も MS の診断となる．小児でこのような定義が作られた背景はいくつかあると考えられるが，その1つとして小児では急性散在性脳脊髄炎（acute disseminated encephalomyelitis: ADEM）の頻度が高いことがあげられる．急性の脱髄を呈した 296 名の小児のうち，119 名が ADEM と診断され，MS は 96 名であったとする報告がある．したがって，MS を定義する際に ADEM との違いを臨床的に明確に示す必要がある．そこで 2007 年の consensus definition では，症状として「脳症」，すなわち意識障害や精神状態の変容を認めれば ADEM とするというシンプルな分類法が示された．ただし，2012 年の基準では，ADEM から3か月以上の間隔を置いて脳症を伴わない再発を認めた場合も MS とみなすとされている．実際，小児の MS の2〜3割は初発時に ADEM の診断基準を満たしている．1回目の脱髄エピソードでは，急性脳症の有無により，それぞれ ADEM または CIS（clinically isolated syndrome）と診断される．また，ADEM が再発した場合は「多相性散在性脳脊髄炎（multiphasic disseminated encephalomyelitis: MDEM）」と呼ばれる．なお，初回の脱髄エピソードの時点で，MS への進行を明らかに予見できる指標は知られていない．

2012 年の基準が作成されたのは，MOGAD がまだ ADEM の一部とみなされていた時代であった．しかし今日では MOGAD は ADEM と MS のいずれとも異なる独立した疾患概念とみなされている．これは NMOSD についても同様であり，視神経炎と脊髄炎をはじめとする特徴的な病変分布を認める症例は NMOSD として区別され，そのなかで抗アクアポリン（aquaporin: AQP）4 抗体の有無により抗体陽性／抗体陰性（seropositive/seronegative）に分けるという考えかたが定着している．MOGAD と抗体陽性NMOSD はそれぞれ抗 MOG 抗体，抗 AQP4 抗体という診断マーカーにより容易に検出することができるので，小児の脱髄性疾患では原則的にすべての症例でまずこれら2つの抗体を検索し，まず MOGAD

または NMOSD の可能性があるかどうか検討すべきである．これに基づいて，小児の脱髄性疾患の診断アルゴリズムを図 1 のようにまとめることができる．

2 疫学

小児の MS の発症率に関するデータとして，脱髄性疾患［MS 以外にも ADEM や視神経脊髄炎（neuromyelitis optica: NMO）を含む］の発症率が 0.9/10 万人であったという報告がある．このうち最も多いのは ADEM であり，MS は約 20％ を占めるとされる．一方，小児の脱髄性疾患の約 30％ で抗 MOG 抗体が検出され，同抗体は脳炎など脱髄以外の疾患でもしばしば検出されることから，MOGAD はかなり頻度の高い疾患であることがわかる．すべての MS 患者のうち小児期に発症するのは 5％ 未満であるが，その大部分は治癒することなく続くことから，小児から成人へのトランジションは重要な問題である．性差は年少時発症例では著しくないが，年齢が上がるにつれて女児の割合が多くなり，10 歳以上の小児における男女比はおよそ 1：2 である．

NMOSD 症例の 5〜10％ が小児期発症とされ，小児の脱髄性疾患の 5％ 程度を占めるに過ぎない．発症年齢の中央値は 12〜14 歳で学童期以降に多くみられ，女児の割合が 67〜100％ と明らかに女児に多い．

3 臨床的特徴

a. MS

小児の MS に特異的な症状はないが，成人と比較して急性脳症（意識障害，精神状態の変容，けいれん）やテント下の病変に由来する症状が相対的に多い．また一般に年少児ほど症状が非特異的で，この点がしばしば小児の MS の早期診断を困難にしている．

初発症状としては，運動障害（30％），感覚障害（15〜30％），脳幹症状（25％），失調（5〜15％），視神経

13 小児 ┃ 187

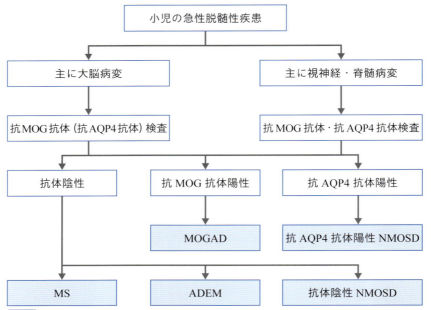

図1 小児の急性脱髄性疾患に対する診断アルゴリズム

MOG：ミエリンオリゴデンドロサイト糖蛋白質，AQP：アクアポリン，MS：多発性硬化症，MOGAD：抗MOG抗体関連疾患，ADEM：急性散在性脳脊髄炎，NMOSD：視神経脊髄炎スペクトラム障害．

小児の急性脱髄性疾患は，まず①大脳病変を主とするもの，②視神経・脊髄病変を主とするものに分けて考えるとよい．いずれの場合も抗MOG抗体と抗AQP抗体の測定が推奨されるが，大脳病変のみで視神経と脊髄のどちらにも病変を認めない場合は抗AQP4抗体の測定は省略してもよい．いずれかの抗体が陽性で，かつ臨床的な診断基準を満たせば，それぞれMOGAD，抗AQP4抗体陽性NMOSDと診断される．いずれの抗体も陰性であれば，臨床的特徴と画像所見からMS，ADEM，抗体陰性NMOSDなどと診断される．なお，視神経炎や横断性脊髄炎を含むその他の脱髄性疾患は本図では省略している．

炎（10～22％）などが多い．わが国のデータをみると，欧米諸国と比べて視覚障害（52％）とけいれん（29％）の割合が高い点が目立つ．一般に小児においても視神経炎はアジア地域に多く，その理由としてMSと診断された症例の一部にNMOSDが含まれている可能性がある．10歳未満発症例に限ってみると，急性脳症や小脳症状が多い一方で感覚障害は少ない．そのほか，慢性的な疲労が約4割にみられ，うつ症状も比較的頻度が高い．多発性の病変とそれに伴う多症候性の発症はMSの特徴であるが，小児では初回発作が多症候性であるのは50～70％とされている．

b．NMOSD

小児のNMOSDでは成人と同様に視神経と脊髄の症状が中心となる．抗AQP4抗体陽性の患児58例のうち，視神経炎と脊髄炎はそれぞれ83％，78％にみられたとされる．初発時の病変は視神経炎が脊髄炎よりもやや多く，両方同時に起こることも少なくない．また，33～45％で大脳または脳幹に由来する症状を認め，大脳病変が無症候性である場合が多い成人とは異なる．視神経炎はしばしば両側性であり，視力低下や視野欠損を生じ失明に至ることもある．脊髄炎では横断性障害を示すことが多い．

また，延髄背側の最後野病変は難治性吃逆や嘔吐などの特徴的な症状を呈し，当初は神経疾患が疑われないこともあるので注意が必要である．

c．MOGAD

小児のMOGADでは大脳病変，視神経炎，脊髄

炎が代表的であるが，臨床症状はきわめて多彩である．非特異的な症状も多いことから，抗体の判明前に臨床所見のみから診断を確定するのは難しい．年少児は ADEM，年長児は視神経炎の頻度が高い傾向がある．視神経炎では視神経乳頭の浮腫を認めることが多く，また眼痛を伴いやすい．脱髄に伴う運動・感覚障害に加えて意識障害やけいれんなどの脳炎症状の頻度も高く，小児ではウイルス関連急性脳症などと診断されるケースも少なくない．

さらに頭痛や項部硬直などの髄膜刺激症状，不明熱などが唯一の症状である場合もある．これらの症状はステロイドによる治療に反応しやすいことが重要な特徴である．

4　検査

脳脊髄液では NMOSD と MOGAD の約 7 割で細胞数の増加が認められる．一般に単核球優位であるが，抗 AQP4 抗体陽性 NMOSD では好中球の割合が高いことがある．また，総蛋白とともにミエリン塩基性蛋白質（myelin basic protein: MBP）が増加することがあるが，MBP の上昇は脱髄に特異的ではない．オリゴクローナルバンド（oligoclonal bands: OCB）は小児では陽性率が低いとされてきたが，繰り返し検査を行うと約 9 割の例で陽性となる．一方，NMOSD や MOGAD を含む ADEM では OCB の陽性率は低く，MS との鑑別に有用である．

前述した通り，抗 MOG 抗体と抗 AQP4 抗体の測定は小児脱髄性疾患の診断に欠かすことができない．いずれも血清で測定するのが一般的であるが，MOGAD では稀に血清で陰性，髄液で陽性となる場合がある．抗 AQP4 抗体の陽性が予測される症例は臨床症状と MRI 所見からある程度絞り込むことができるが，抗 MOG 抗体陽性例の臨床スペクトラムは幅広い．また，小児では抗 AQP4 抗体陽性 NMOSD の頻度が低いため，NMOSD 全体でみると抗 AQP4 抗体陽性例よりも抗 MOG 抗体陽性例のほうが多い．NMOSD では抗 AQP 抗体以外の自己抗体が陽性となることも多く，抗核抗体は半数以上で陽性となるほか，抗 SS-A 抗体・抗 SS-B 抗体，抗甲状腺抗体なども時に陽性となる．実際，これらの自己抗体と関連する自己免疫疾患を発症するケースもあり，また家族歴に自己免疫疾患をもつ頻度も高い．

電気生理学的検査のなかでは，視覚誘発電位（visual evoked potential: VEP）が潜在的な視覚路病変を明らかにするのに有用である．小児の MS では半数以上で VEP の異常を認め，そのなかには臨床的に視覚症状を欠く例がしばしば含まれる．

5　画像診断

脱髄性疾患の診断に MRI が必要不可欠である点は小児でも同様である．小児の MS における MRI 所見の特徴は基本的には成人のそれと同様である．具体的には卵円形病変（ovoid lesion/Dawson's fingers），傍皮質病変（juxtacortical lesion/U-fiber lesion），open-ring sign，T1 低信号病変（T1 black hole）などが認められる．造影増強効果は活動性病変を，また T1 低信号は陳旧性病変を示し，これらの病変が混在することで時間的多発性を証明できることがある．MOGAD では灰白質を含む様々な部位に病変を生じるが，これらは T1 では低信号を呈さないことが多く，また治療によりしばしば完全に消失する．MS と ADEM や MOGAD における MRI 所見の違いを理解しておくことも重要である．一般に ADEM における大脳白質病変の特徴として，境界不明瞭で融合性の病変や深部灰白質病変が多くみられることが知られており，この傾向は MOGAD ではさらに顕著である．

NMOSD の MRI 所見では，視神経炎と 3 椎体以上に及ぶ長軸方向に広がる脊髄病変［脊髄長大病変（longitudinally extensive transverse myelitis: LETM）］が特徴的である点は成人と同じである．視神経炎は両側性のことが多い．脊髄病変は頸髄から胸髄に多く，延髄など脳幹下部にまで及ぶこともある．MRI で脳に病変が証明されるのは 50 ～ 100 ％と報告されており，脳梁を含む脳室周囲白質が好発部位であ

るほか，視床下部などにも出現することがある．

　脊髄病変も病型ごとに特徴がある．MS では側索や後索に分布するのに対し，抗 AQP4 抗体陽性NMOSD では病変は主に脊髄中心部に存在し，MOGAD では脊髄灰白質に H 字型の T2 高信号病変（H sign）として認められることが多い．視神経炎の画像上の特徴として，NMOSD では長く時に視交叉を巻き込む病変が，また MOGAD では視神経の腫脹・蛇行や視神経周囲炎が多いことなどがあげられる．

　小児の中枢神経疾患のなかで画像上 MS との鑑別を要するものとしては，白質ジストロフィー，代謝性神経疾患，ミトコンドリア病，中枢神経系感染症などがあげられる．そのほか，原因不明の白質変性症や髄鞘形成不全，虚血によると思われる陳旧性の多発性白質病変などにもしばしば遭遇し，さらには"terminal zone" と呼ばれる部分的な髄鞘化から取り残された部位なども鑑別の対象となる場合もある．

6　経過と予後

a．MS

　小児の MS の大部分（85 〜 100 ％）は再発寛解型MS（relapsing-remitting MS: RRMS）として発症し，一次性進行型 MS（primary progressive MS: PPMS）はほとんどみられない．再発の頻度は 0.38 〜 1.0 回/年というデータがあり，年少児では初発から再発までの期間が長い傾向がある．発症早期には脱髄エピソードからの回復は良好であり，病前の状態に完全回復する．ただし，RRMS として発症するがのちに二次性進行型 MS（secondary progressive MS: SPMS）となる例は少なくない．成人例と比較して小児のMS は一般に進行が緩徐である．MS における身体的障害の進行（confirmed disability progression: CDP）の評価には，成人と同様に Kurtzke 総合障害度スケール（expanded disability status scale of Kurtzke: EDSS）が広く用いられている．発症後 10 年での平均EDSS は 3.8 であり，EDSS が 4 になるまでの平均罹病期間は 10.8 〜 20 年である．発症 10 年後まで

に 15 〜 25 ％が固定した神経障害を呈する．後遺症として生活の質（quality of life: QOL）に最も重大な影響を与えるのは運動障害であるが，小児の MSでは知的障害も重要な問題となる．知能障害は約1/3 の例に認め，中でも注意集中，記銘力，遂行能力，処理速度の低下が目立つ．また，精神症状として抑うつが約半数の例で認められる．これらはしばしば日常生活の妨げとなるほか，学習面の困難につながる．

b．MOGAD

　MOGAD は単相性に経過することも多いが，30 〜40 ％は数年以内に再発する．再発を繰り返す例では視神経炎を伴うことが多い．ステロイドなどの免疫療法に反応しやすいことから予後は良好と考えられてきたが，再発を繰り返す例では永続的な障害を残すことも稀ではなく，また潜在的な知的障害が進行するリスクも指摘されている．抗 MOG 抗体陽性が持続する場合は再発のリスクが高いとする報告もあるが，個々の症例において抗体価の推移をもとに治療方針を決定することは現時点では推奨されていない．

c．NMOSD

　NMOSD の臨床経過は再発寛解を示すことが多く，18 歳未満で発症した症例の 57.8 ％が再発したという報告がある．神経学的予後は特に視覚面で不良であり，光角弁〜失明に至る例も稀ではない．低年齢において視神経炎で発症する症例は予後が不良であると報告されている．

7　治療

　MS の治療方針は，急性期治療と寛解維持・再発予防治療に分けて考えることが重要である．

a．急性期治療

　急性期治療は MS・MOGAD・NMOSD でおおむね共通であり，副腎皮質ステロイドが第一選択であ

る．薬剤選択や至適投与量に関するエビデンスはないが，メチルプレドニゾロン静注療法（intravenous methylprednisolone: IVMP）（10 ～ 30 mg/kg，最大 1 g，3 ～ 5 日間）が主に用いられる．効果不十分の場合は同治療を 1 クール追加してもよい．後療法としてのプレドニゾロン（prednisolone:PSL）の経口投与は，MS では初期治療に対する反応が良好であれば不要とする意見もあり，実施する場合も短期間（2 ～ 3 週間）に留めるべきである．一方，MOGAD に対しては再発を予防するために 3 ～ 6 か月をかけて緩徐に減量することが推奨されている．副腎皮質ステロイドに代わる治療法としては免疫グロブリン大量静注療法（intravenous immunoglobulin: IVIg）が行われることが多く，総量 2 g/kg を 1 ～ 5 日間に分けて投与する．重度の急性脱髄に対して血液浄化療法（一般的には 2 週間の間に 5 ～ 7 回の血漿交換）も考慮されるが，小児での大規模な検討は行われていない．治療の遅れは予後を悪化させるため，最初の治療に対して反応が乏しい場合は代替治療を積極的に考慮する必要がある．

b. MS に対する疾患修飾薬（DMD）による治療

MS では，再発を予防し二次的な疾患の進行を抑制することが重要であり，そのためには MS と診断された時点で免疫調整療法を早期に開始することが推奨される．特に小児期に発症した症例に対しては，その後の人生を見据えた長期的な視点から，障害を最小限にするための努力を怠るべきでない．近年，再発予防と進行抑制を目的とした疾患修飾薬（disease modifying drug: DMD）が次々に登場し，これらは MS の治療に大きな変革をもたらした．小児の RRMS に対する再発予防治療として広く用いられているのはインターフェロン（interferon: IFN）β，グラチラマー酢酸塩（glatiramer acetate: GA）である．IFNβ，GA ともに再発率の低下，神経障害の進行抑制，MRI 上の病変数の減少をもたらしたとする報告が多い．IFNβは 1a，1b という 2 種類の製剤が使用可能である．前者は 22 ～ 44μg を隔日皮下注射，後者は 8mIU を週 1 回筋肉注射で投与する．IFNβ製剤の副作用として小児でもインフルエンザ様症状，

注射部位反応，肝機能障害，血球減少などが起こりうるが，いずれも中止を余儀なくされることは稀である．他の多くの薬剤と異なり，IFNβでは小児への使用に対する警告はなく，投与可能な年齢の下限も示されていない．投与量については成人と同量でよいとの意見もあるが，10 歳未満では耐容性が低下し副作用が問題になりやすいことから，成人量を基準として体重換算で投与量を決定するという方法も考えられる．また，少量（目標投与量の 1/2 ～ 1/3）から開始して漸増することで副作用を軽減させることが可能である．GA は皮下注射製剤であり，小児でも成人と同じ 20 mg の連日投与が行われていることが多い．

IFNβ，GA の有効性が不十分である場合には，その他の DMD への切り替えが考慮される．フィンゴリモド（fingolimod: FTY）は IFNβ-1a よりも優れた再発予防効果を示すが，けいれんや易感染性などの副作用も多いことが報告された（PARADIGMS 試験）．米国では 10 歳以上の小児に対する使用が認められており，投与量は体重 40 kg 以上であれば 0.5 mg，40 kg 未満では 0.25 mg である．また最近になりフマル酸ジメチル（dimethyl fumarate: DMF）も IFNβ-1a よりわずかに高い再発予防効果を示すことが報告された（CONNECT 試験）．副作用としてリンパ球数減少が起こりうるため，定期的な白血球数のモニタリングが不可欠である．テリフルノミドは小児で治験が行われたが，既存治療を明確に上回る再発予防効果は証明されなかった．

ナタリズマブ（natalizumab: NTZ）は FTY または他の注射薬と比較して小児期発症 MS のリスクを低下させた．抗 CD20 抗体製剤であるリツキシマブ（rituximab: RTX）やオクレリズマブの有効性に関する報告があるが，オファツムマブ（ofatumumab: OMB）については小児ではまとまったデータはない．

c. 小児 MOGAD に対する再発予防治療

小児の MOGAD に対する長期的な免疫調整療法については明確なコンセンサスは得られていない．MOGAD の半数以上は単相性の経過を示すため，再発予防は 2 回目のエピソード以降に考慮されるのが

13　小児　**191**

普通である．限られた症例数での研究によれば，定期的な IVIg が比較的有効であり，アザチオプリン（azathioprine: AZP）などの免疫抑制薬が用いられることもある．抗 CD20 抗体製剤である RTX については，有効例の報告がある一方で，B 細胞が十分除去されているにも関わらず再発する例があることが明らかとなり，同じ自己抗体関連疾患である NMDA（*N*-methyl-D-aspartate）受容体脳炎と比べるとその効果は劣ると考えられている．

d. 小児 NMOSD の治療

　抗 AQP4 抗体陽性の NMOSD は再発のリスクが高いうえに，単回のエピソードでも失明に至ること

があるなど重度の後遺症を残しやすいことから，IVMP，IVIg，血漿交換療法などの急性期治療に引き続いて積極的な再発予防を行うべきである．小児の NMOSD に対する再発予防治療の方法は確立されていないが，RTX，免疫抑制薬，ミコフェノール酸モフェチル（mycophenolate mofetil: MMF）などが試みられる．一方で IFN βは疾患を増悪させるため使用禁忌である．近年注目されているのはインターロイキン（interleukin: IL）-6 受容体を介するシグナルを標的とした生物学的製剤であり，エクリズマブ，イネビリズマブ，サトラリズマブ（satralizumab: SAT）は成人では抗 AQP4 抗体陽性の NMOSD に対してきわめて良好な成績を収めている．

参考文献

1) Fadda G, Armangue T, Hacohen Y, *et al*: Paediatric multiple sclerosis and antibody-associated demyelination: clinical, imaging, and biological considerations for diagnosis and care. *Lancet Neurol* 2021; **20**: 136-149.

2) Banwell B, Ghezzi A, Bar-Or A, *et al*: Multiple sclerosis in children: clinical diagnosis, therapeutic strategies, and future directions. *Lancet Neurol* 2007; **6**: 887-902.

3) Yeh EA, Chitnis T, Krupp L, *et al*: Pediatric multiple sclerosis. *Nat Rev Neurol* 2009; **5**: 621-631.

4) Waldman A, Ghezzi A, Bar-Or A, et al. Multiple sclerosis in children: an update on clinical diagnosis, therapeutic strategies, and research. *Lancet Neurol* 2014; **13**: 936-948.

5) Krupp LB, Banwell B, Tenembaum S: Consensus definitions proposed for pediatric multiple sclerosis and related disorders. *Neurology* 2007; **68**: S7-12.

6) Krupp LB, Tardieu M, Amato MP, *et al*: International Pediatric Multiple Sclerosis Study Group criteria for pediatric multiple sclerosis and immune-mediated central nervous system demyelinating disorders: revisions to the 2007 definitions. *Mult Scler* 2013; **19**: 1261-1267.

7) Yamaguchi Y, Torisu H, Kira R, *et al*: A nationwide survey of pediatric acquired demyelinating syndromes in Japan. *Neurology* 2016; **87**: 2006-2015.

8) Ness JM, Chabas D, Sadovnick AD, *et al*: Clinical features of children and adolescents with multiple sclerosis. *Neurology* 2007; **68**: S37-45.

9) Wattjes MP, Ciccarelli O, Reich DS, *et al*: 2021 MAGNIMS-CMSC-NAIMS consensus recommendations on the use of MRI in patients with multiple sclerosis. *Lancet Neurol* 2021; **20**: 653-670.

10) Fadda G, Brown RA, Longoni G, *et al*: MRI and laboratory features and the performance of international criteria in the diagnosis of multiple sclerosis in children and adolescents: a prospective cohort study. *Lancet Child Adolesc Health* 2018; **2**: 191-204.

11) Callen DJ, Shroff MM, Branson HM, *et al*: MRI in the diagnosis of pediatric multiple sclerosis. *Neurology* 2009; **72**: 961-967.

12) Waubant E, Banwell B, Wassmer E, *et al*: Clinical trials of disease-modifying agents in pediatric MS: opportunities, challenges, and recommendations from the IPMSSG. *Neurology* 2019; **92**: e2538-2549.

13) Duignan S, Brownlee W, Wassmer E, *et al*: Paediatric multiple sclerosis: a new era in diagnosis and treatment. *Dev Med Child Neurol* 2019; **61**: 1039-1049.

14) Chitnis T, Arnold DL, Banwell B, *et al*: Trial of fingolimod versus interferon Beta-1a in pediatric multiple sclerosis. *N Engl J Med* 2018; **379**: 1017-1027.

15) Wingerchuk DM, Banwell B, Bennett JL, *et al*: International consensus diagnostic criteria for neuromyelitis optica spectrum disorders. *Neurology* 2015; **85**: 177-189.

16) Kim HJ, Paul F, Lana-Peixoto MA, *et al*: MRI characteristics of neuromyelitis optica spectrum disorder: an international update. *Neurology* 2015; **84**: 1165-1173.

17) Tenembaum S, Chitnis T, Nakashima I, *et al*: Neuromyelitis optica spectrum disorders in children and adolescents. *Neurology* 2016; **87**（9 suppl 2）: S59-66.

18) McKeon A, Lennon VA, Lotze T, *et al*: CNS aquaporin-4 autoimmunity in children. *Neurology* 2008; **71**: 93-100.

19）Brilot F, Dale RC, Selter RC, *et al*: Antibodies to native myelin oligodendrocyte glycoprotein in children with inflammatory demyelinating central nervous system disease. *Ann Neurol* 2009; **66**: 833-842.

20）Marignier R, Hacohen Y, Cobo-Calvo A, *et al*: Myelin-oligodendrocyte glycoprotein antibody-associated disease. *Lancet Neurol* 2021; **20**: 762-772.

21）Banwell B, Bennett JL, Marignier R, *et al*: Diagnosis of myelin oligodendrocyte glycoprotein antibody-associated disease: International MOGAD Panel proposed criteria. *Lancet Neurol* 2023; **22**: 268-282.

22）Diagnosis of myelin oligodendrocyte glycoprotein antibody-associated disease: international MOGAD panel proposed criteria. *Lancet Neurol* 2023; **22**: 268-282.

23）Waters P, Fadda G, Woodhall M, *et al*: Serial anti-myelin oligodendrocyte glycoprotein antibody analyses and outcomes in children with demyelinating syndromes. *JAMA Neurol* 2020; **77**: 82-93.

14 MSのリハビリテーション

国立精神・神経医療研究センター病院身体リハビリテーション部　原　貴敏

ココがポイント！

▶ 心身機能，活動性，社会参加，環境因子を考慮した包括的なリハビリテーションが重要である．

▶ リハビリテーションは，MSの病態，病期，神経可塑性のメカニズムに関して十分な知識をもつ医療者のもとで行う．

▶ 症状や障害を適切に評価し，適切なリハビリテーションを立案する．

▶ 病期に応じて，医学的リハビリテーションから，介護サービスの導入や生活環境に重点を置いた社会的リハビリテーションへと移行していく．

---

1 MSのリハビリテーションに関するガイドライン

a. 日本神経学会『多発性硬化症・視神経脊髄炎スペクトラム障害診療ガイドライン2023』[1]

わが国のガイドラインによると，多発性硬化症（multiple sclerosis: MS）では心身機能，活動性，社会参加，環境因子を考慮した包括的なリハビリテーションが重要とされている．

以下に具体的な手法について述べる．

1）理学療法

運動耐容能の維持・改善，筋力の維持・増強，バランス能力の改善，歩容・歩行能力の改善などを目的として，中等度の強度までの運動訓練が推奨されている．軽度から中等度の障害をもつ成人のMS患者では，週2回30分程度の中等度の運動強度の有酸素運動と筋力維持訓練が提唱されている．一方，重度の障害をもつMS患者では，有酸素運動，筋力維持訓練，機能的電気刺激（functional electrical stimulation: FES），トレッドミルが有効とされている．

2）作業療法

集学的リハビリテーションプログラムとして，職場や生活環境内での具体的な動作に関する訓練，職場環境の整備に対する関与，遠隔リハビリテーションを含む意欲改善，健康増進プログラムの開発などがあげられている．

3）言語聴覚療法

嚥下障害や構音障害などに対して行ってよいとされている．

b. 米国神経学会（AAN）のリハビリテーションに関するガイドライン[2]

米国神経学会（American Academy of Neurology: AAN）のリハビリテーションに関するガイドラインでは，1970年から2013年までの文献を系統的に検索・調査している．それによると，MSのリハビリテーションに関しては，適切に設計された研究が不十分ではあるものの，バランス能力と歩行能力に関する8週間の理学療法はMSの病型によらず有効とされている．その他についても病型を含め詳細に明示されており，有効性が高い可能性があるとされているものを表1[2]にまとめた．

c. RIMSの推奨するリハビリテーション[3]

RIMS（Rehabilitation in Multiple Sclerosis）は，欧州におけるMSのリハビリテーションに関するベストプラクティスと研究のためのネットワークである．

表1 米国神経学会（AAN）による MS のリハビリテーションに関するガイドライン

バランスと歩行に関する理学療法（8週間）	MS の病型によらず有効である．
入院訓練（3週間）とその後の自主訓練（15週間）	有効である可能性がある［再発寛解型（RRMS），一次性進行型（PPMS），二次性進行型（SPMS），Kurtzke 総合障害度評価スケール（EDSS）3.0～6.5］
包括的な集学的外来リハビリテーション（6週間）	障害 / 機能の改善に有効である可能性がある（PPMS，SPMS，EDSS 4.0～8.0）．
運動感覚バランス訓練または運動バランス訓練（3週間）	静的および動的バランスの改善に有効である可能性がある（RRMS，SPMS，PPMS）．
呼吸を強化した上肢運動（6週間）[1]	歩行耐久性と1秒間の努力呼気量の改善に有効である可能性がある（RRMS，SPMS，PPMS，平均 EDSS 4.5）．
吸気筋トレーニング（10週間）	最大吸気圧が改善される可能性がある（RRMS，SPMS，PPMS，EDSS 2～6.5）．

[1]：「臨床的意義が不明であり，障害の改善には効果がない可能性がある」とも言及されている．

（Haselkorn JK, *et al*: *Neurology* 2015; **85**: 1896-1903）

RIMS が公開している MS のリハビリテーションに関するガイドラインでは，MS の多様な病態の評価と，それによる各種障害に対するリハビリテーションについて言及されており，身体機能のみならず，認知機能，心理面，言語機能，嚥下機能，社会参加についても詳細に記載されている．

　身体機能のリハビリテーションに関しては，その目標として，「衰弱と闘うために強化運動を奨励すること」，「痙縮を治療して可動性を改善すること」，「歩行補助や移動補助を提供することで移動性と社会参加性を高めること」があげられている．中でもレジスタンストレーニングと持久力トレーニングの組み合わせは有効であるとし，また重度の歩行障害を有する患者では吊り下げ式トレッドミルなどが有効であると記載している．

　また，各種のリハビリテーションでは，MS の病態，病期，神経可塑性のメカニズムに関して十分な知識をもつ医療者のもとで，障害と病期に応じた包括的なリハビリテーションを行うことが重要であるとしている．

2　MS のリハビリテーションにおける評価尺度

　MS 患者は運動麻痺，痙縮，運動失調，感覚障害，疼痛，高次脳機能障害など多様な症状を呈する．したがって，適切なリハビリテーションを立案するには，これらの症状や障害を適切に評価することが重要である．MS のリハビリテーションに関連する一般的な評価尺度を表2 に示す．

a.　下肢機能の評価尺度

　身体機能評価に関するシステマティックレビューでは，6分間歩行テスト（6-minute walk test: 6MWT）と TUG テスト（timed up and go test）がリハビリテーションに関連したランダム化比較試験（randomized controlled trial: RCT）でよく用いられていた[4]．

b.　総合的な評価尺度

　MS に特化し，かつ最も用いられた総合的評価法として，Kurtzke 総合障害度評価スケール（expanded disability status scale of Kurtzke: EDSS）がある．EDSS は機能別障害度（functional sytem: FS）との組み合わせで用いられる．FS は，①錐体路機能，②小脳機能，③脳幹機能（眼球運動障害，眼振，構音障害，嚥下障害），④感覚機能，⑤膀胱直腸機能，⑥視覚機能，⑦精神機能（情動，知能）の7項目を6～7段階で評価し，さらに，その他を機能障害の有無から評価する．

14　MS のリハビリテーション　| 195

表2 MS のリハビリテーションに関連する一般的な評価尺度

身体機能		● 徒手筋力テスト（MMT） ● 握力 ● 関節可動域（ROM）
上肢機能		● 9 ホールペグテスト（9-HPT） ● box and block テスト（BBT）
下肢機能		● 6 分間歩行テスト（6MWT） ● 2 分間歩行テスト（2MWT） ● 10 m 歩行テスト（10MWT） ● TUG テスト ● ファンクショナルリーチテスト（FRT） ● 歩幅
その他	痙縮	改訂アシュワーススケール（MAS）
	疼痛	視覚的アナログスケール（VAS）
	総合的な評価法	Kurtzke 総合障害度評価スケール（EDSS）
	日常生活動作（ADL）	機能的自立度評価表（FIM）
	生活の質（QOL）	● MSQOL-54 ● FAMS ● MSQLI

TUG：timed up and go，MSQOL-54：multiple sclerosis quality of life-54 instrument，FAMS：functional assessment of multiple sclerosis，MSQLI：multiple sclerosis quality of life inventory.

3 MS のリハビリテーションにおける併用療法

MS では，脱髄と下行性伝導路（皮質脊髄路，網様体脊髄路，前庭脊髄路）の損傷により，単シナプス経路および多シナプス経路を介したα運動ニューロンの制御が中断されて痙縮が生じる．

痙縮の治療にはボツリヌス療法，装具療法，補助具療法，電気刺激，振動刺激，体外衝撃波療法（extracorporeal shock wave therapy: ESWT），抗痙縮薬の内服があり，不可逆的な場合の治療として外科的治療（選択的後根切断術，腱延長術等）がある．

a. ボツリヌス療法

近年，最も主流となっているのはボツリヌス療法である．ボツリヌス療法では，末梢の運動神経の神経筋接合部においてアセチルコリン（acetylcholine: ACh）の放出を抑制することで神経筋伝達を阻害し，筋弛緩作用を示す．筋弛緩作用は 2，3 日で出現し，3 〜 4 か月持続するとされる．ストレッチなどの一般的なリハビリテーションとの併用による相乗効果が示唆されている．

b. 装具療法，補助具療法

歩行障害のある患者では，装具や補助具の使用により歩行能力の改善を図ることができる．また，疼痛や痙縮に伴う関節可動域（range of motion: ROM）制限などにより二次的に生じている歩行障害に対しても，サポーターや足関節を固定する装具を用いることで姿勢や歩容の改善が得られる．加えて，歩行補助杖や歩行器，車椅子の使用により歩行障害を軽減することで社会参加が促進される．

歩行補助杖には一本杖（T 字杖），多脚杖，トレッキングポール，ロフストランド杖などあり，患者の状態に合わせて使用する．車椅子は様々な種類があり，普通型車椅子，電動車椅子，簡易電動車椅子など，患者の状態やニーズに応じて選択する．上肢麻痺のある患者では，麻痺による上肢の挙上困難に対して，アームサポートの使用も有効である．また，肩関節の亜脱臼や疼痛に対して，サポーターやアームスリングによる固定や補助をすることもある．

c. 機能的電気刺激（FES）

　FES は運動機能を向上させる治療法の１つである．神経や筋肉を標的として電極を貼り付けて電気刺激を送り，神経もしくは筋肉を刺激する．通常の電気刺激とは異なり，その刺激を介して神経もしくは筋肉の運動動作が誘導される．

　FES は痙縮筋と拮抗筋の相互抑制の調整や，伸張反射の興奮性の減少，シナプス前抑制の増加といった様々な機序により，痙縮に対しても有効である．

d. RAGT（robot-assisted gait training）

　多様な症状を呈する MS では，びまん性の筋力低下が生じる一方で，弛緩性の完全麻痺を呈することもある．また，これらの症状には日内変動がある．したがって，歩行障害を有する MS 患者では，その改善を目的とした歩行訓練を安定的かつ持続的に行うことはとても大切である．

　近年では，吊り下げ式免荷装置や歩行器を用いた歩行訓練が行われることもある．また，これらの訓練から，ロボットリハビリテーションが開発されている．ロボットにはエンドエフェクター型と外骨格型の２種類があり，前者は患者のもつイメージや随意運動をアシストするロボット，後者は骨格のような構造をもつ四肢，体幹の外側に装着するロボットである．わが国ではロボットスーツ HAL®（Hybrid Assistive Limb®）が有名であるが，現時点，MS については保険収載されていない．

4　MS のリハビリテーションにおけるエビデンス

　システマティックレビューを含め，MS のリハビリテーションに関する報告は数多く存在する．

　Donzé らの報告で抽出された MS に対するリハビリテーション治療を**表3**[5]に示す．彼らはそのほかにも痙縮や疲労に対する運動療法の有効性について言及している[5]．Kim らは，運動療法は日常生活動作（activities of daily living: ADL）に対する即時的な効果が認められると述べている[6]．Amatya らは，164 編の RCT と 15 編のレビュー論文を検討したコ

表3 Donzé らの報告で抽出された MS に対するリハビリテーション治療

身体機能	● 運動療法，バランス訓練 ● 体性感覚と運動を含むバランスに特化した訓練 ● 歩行訓練 ● リズム刺激などを用いた歩行訓練 ● ロボットリハビリテーション

（Donzé C, *et al*: *Presse Med* 2021; **50**: 104066）

クランレビューにおいて，MS に対する運動療法は社会参加を促進するしている[7]．加えて，入院または外来での集学的リハビリテーションプログラムは活動性と社会参加性の長期的な向上につながり，また情報提供は患者の知識を向上させることを示唆したとしている．Khan らの MS のリハビリテーションに関するシステマティックレビューでは，抽出された 39 編の論文を検討し，運動療法は機能維持，活動性，社会性の向上と疲労の軽減に関して高いエビデンスがあること，加えて，うつ症状に対する認知行動療法（cognitive behavior therapy: CBT）や情報提供は中等度のエビデンスがあるとしている[8]．様々なメタ解析の検討では，Pearson らは，対照群と比較して，10 m 歩行テスト（10-meter walk test: 10MWT）で 1.76 秒（95 ％CI：1.06-2.46）の歩行速度の有意な改善が認め，6MWT および 2 分間歩行テスト（2-minute walk test: 2MWT）でそれぞれ 36.46 m（95 ％CI：15.14-57.79），12.51 m（95 ％CI：4.79-20.23）の有意な改善があったと報告している[9]．また，トレッドミル歩行訓練では，Robinson らは，対照群と比較して，歩行速度と歩行耐久性の有意な向上を認めたと報告している[10]．疲労に関して，Heine らは，運動療法を行わなかった場合と比較して，標準化平均差（standardized mean difference: SMD）で 0.43（95 ％CI：0.17-0.69）の有意な改善があったと報告している[11]．運動療法の MS のうつ症状に対する効果では，Kyriakatis らは，対照群と比較して，有意な改善があったことを報告している（Hedges'g ＝ － 0.41，95 ％CI：－ 0.74-0.09）[12]．

　運動療法における水中療法，ピラティス，ヨガ，太極拳などのゆっくりとした動きを伴う有酸素運動

は，下肢機能や疲労の改善のみならず，体幹トレーニングとしての効果も期待できる．Raatsらは，抽出された4編の論文を検討し，その効果はSMDで対照群と比較して，3.8（95 %CI：0.68-6.92）と有意であったと報告している[13]．

痙縮に対しては，前述の通り，いくつかの治療法がある．MSの痙縮に関するEtoomらのシステマティックレビューでは，抽出された29編の論文を検討し，高いエビデンスレベルにあったのは自主トレーニングを含む運動療法のみであったと報告されている[14]．

FESについては古くはGlinskyらが神経疾患に対する効果を検証しているが，MSに関しては1編の論文しかなかったとしている．一方，Scallyらは FESと下肢のサイクリング運動を併用した効果を検証し，4編の論文のうち2編で痙縮の減少を認めたが，下肢筋力の有意な改善効果はなかったとしている[15]．

RAGTに関するSattelmayerらのシステマティックレビューでは，抽出された7編の論文を検討し，短距離の歩行能力に対する効果は，通常のリハビリテーションと比較して，SMDで0.08（95 %CI：0.35-0.51）と小さかったと報告されている[16]．RAGTの効果に関しては，MSに限らず，他の神経疾患でも同様であり，一般的なリハビリテーションと比較して効果が大きいとする報告はまだない．今後の研究が待たれる．

MSでは，個々の患者によって，病態，神経系の損傷，MS関連障害の程度にばらつきがあるため，リハビリテーションの効果を検証するためには，その疾患特異性を考慮したエビデンスの構築が求められる．

Goveroverらは，認知機能のリハビリテーションに関して，2007年から2016年までの報告を抽出し，それ以前と比較して，同領域の研究が進歩していることを示した．注意障害に関しては，3編の論文のうち2編がエビデンスレベル1（システマティックレビューまたはメタ解析）の研究で，対照群と比較して改善を認めたとする報告は2編であったとしている．記憶障害に関しては15編の論文のうち2編

がエビデンスレベル1の研究で，対照群と比較して改善を認めたとする報告は12編であった．処理速度やワーキングメモリーに関しては，4編の論文のうちエビデンスレベル1の研究はなく，改善を認めたとする十分な報告は少なかった．そのほか，全般的な認知機能に関しては，14編の論文のうち2編がエビデンスレベル1の研究で，対照群と比較して改善を認めたとする報告は12編であった[17]．また，記憶障害に関しては，TaylorやAmatyaらのコクランレビューによると，コンピューター化されたプログラムや内部および外部の記憶補助具の使用に関するトレーニングなど，様々な記憶再訓練が介入群において行われていた[18, 19]．短期的な効果は主観的記憶，言語性，視覚性，ワーキングメモリーにおいて，中長期的な効果（1～6か月未満）は主観的記憶，言語性において，長期的な効果（6か月間以上）は主観的記憶において改善が認められた．

5 MSのリハビリテーションの実際

MSのリハビリテーション実施手順を図1に示す．まず患者の病歴や症状などの問題点を抽出し，次にADLの確認を行う．これらの症状と障害が画像所見と一致しているかなど，その関連性を確認したのちに，身体機能と認知機能の客観的評価を行う．また，患者のニーズやメディカルスタッフの評価に基づいてリハビリテーションの計画と目標を設定し，リハビリテーションを実施する．MSでは，身体機能のみならず，認知機能にも多様な症状を呈するため，これらの症状と障害を適切に捉え，リハビリテーションに反映することが大切である．特に認知機能障害を伴う患者では，患者のニーズの聴取や適切な目標の設定が重要となる．これらの患者では高次脳機能障害に対するリハビリテーション戦略が有効ともいえる．

米国リハビリテーション医学会議（American Congress of Rehabilitation Medicine: ACRM）は，これまでに数多くの高次脳機能障害に関するシステマティックレビューを報告している[20]．これらの報告

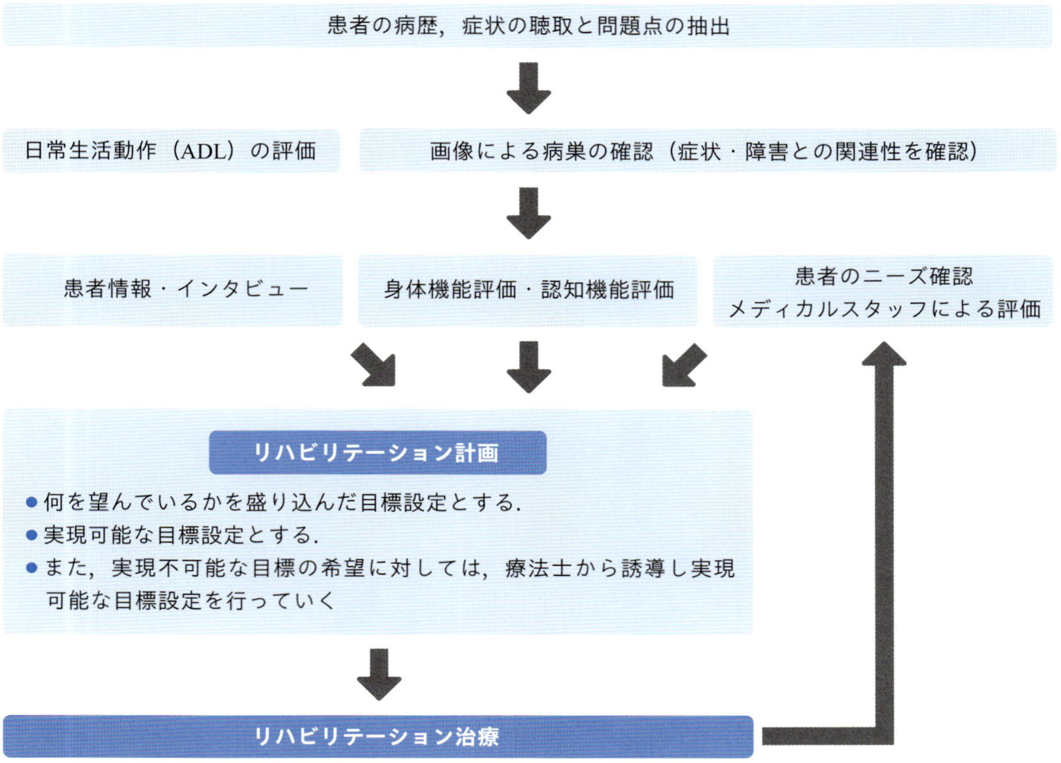

図1 リハビリテーション実施手順

より，MSの認知機能障害に対するリハビリテーション戦略を体系化した（図2）．また，ACRMは各症状に対するリハビリテーションに加えて，"comprehensive-holistic neuropsychological programs"，すなわち「包括的全人的神経心理学的プログラム」を推奨している．これらを達成するために，computer-assisted training，個別の認知行動療法（congnition behavioral therapy: CBT），目標設定のマネージメントの重要性を強調している．また，これらに加えて，誤りのない学習，メタ認知（自分の認知活動を客観的に捉える）に対する介入，気づき（症状や障害の正しい認識），運動療法が重要である．

　MSのリハビリテーションは，病期に応じて，医学的リハビリテーションから，介護サービスの導入や生活環境に重点を置いた社会的リハビリテーションへと移行していく（図3）．発症早期から進行期にかけては，機能維持や急激な機能低下を予防するための訓練が主となる．多くの場合，患者は発症による身体機能の変化を自覚しており，これらに対するADL訓練や自主トレーニング方法の習得，動作や移動方法の訓練を行う．また同時に，屋内生活に合わせた生活環境の整備として，電動ベッドや移乗装置の設置，介護用具の導入などを行う．加えて，利用可能な医療費助成制度，介護保険サービス，身体障害者手帳などの福祉サービスに関する情報提供とともに地域医療との連携を図る．

　MSでは，体温の上昇（入浴や高温）に伴って神経症状が悪化するウートフ徴候（Uhthoff sign）や，疼痛を伴って手足が突っ張る有痛性強直性けいれんを呈する．これらによる身体活動の低下はさらなる筋力低下やROM制限を招き，二次性に疼痛をきたすことがある．そのような負のスパイラルを断ち切ることが重要である．

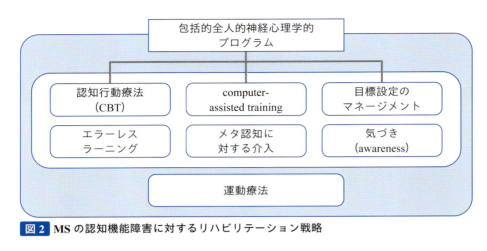

図2 MSの認知機能障害に対するリハビリテーション戦略

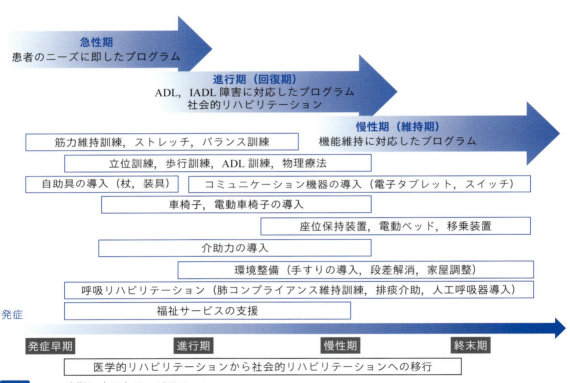

図3 MSの病期に応じたリハビリテーション
ADL：日常生活動作，IADL：手段的日常生活動作．

6 おわりに

近年，MSでは新規治療薬が続々と登場している．そのような背景から，病態のみならず，身体機能の改善についても注目が集まっている．残された身体機能を最大限に発揮するためにも，治療薬とリハビリテーションの適切な併用により，その相乗効果に期待したい．そのためには，「麻痺の改善」を「能力の改善」につなげることで，できなかったリハビリテーションができる時代をめざす取り組みが必要であり，今後新たなリハビリテーションの開発も求められる．

文献

1） 日本神経学会：多発性硬化症・視神経脊髄炎スペクトラム障害診療ガイドライン 2023. 医学書院 , 2023.

2） Haselkorn JK, Hughes C, Rae-Grant A, *et al*: Summary of comprehensive systematic review: rehabilitation in multiple sclerosis: report of the Guideline Development, Dissemination, and Implementation Subcommittee of the American Academy of Neurology. *Neurology* 2015; **85**: 1896-1903.

3） European Multiple Sclerosis Platform（EMSP）: Recommendations on rehabilitation services for persons with multiple sclerosis in Europe.
https://www.emsp.org/wp-content/uploads/2015/11/12-0431_Henze-30-04-12.pdf（最終閲覧日 2024 年 7 月 18 日）

4） Santisteban L, Teremetz M, Irazusta J, *et al*: Outcome measures used in trials on gait rehabilitation in multiple sclerosis: a systematic literature review. *PLoS One* 2021; **16**: e0257809.

5） Donzé C, Massot C: Rehabilitation in multiple sclerosis in 2021. *Presse Med* 2021; **50**: 104066.

6） Kim Y, Mehta T, Lai B, *et al*: Immediate and sustained effects of interventions for changing physical activity in people with multiple sclerosis: meta-analysis of randomized controlled trials. *Arch Phys Med Rehabil* 2020; **101**: 1414-1436.

7） Amatya B, Khan F, Galea M: Rehabilitation for people with multiple sclerosis: an overview of Cochrane Reviews. *Cochrane Database Syst Rev* 2019 ;**1**: CD012732.

8） Khan F, Amatya B: Rehabilitation in multiple sclerosis: a systematic review of systematic reviews. *Arch Phys Med Rehabil* 2017; **98**: 353-367.

9） Pearson M, Dieberg G, Smart N: Exercise as a therapy for improvement of walking ability in adults with multiple sclerosis: a meta-analysis. *Arch Phys Med Rehabil* 2015; **96**: 1339-1348. e7.

10） Robinson AG, Dennett AM, Snowdon DA: Treadmill training may be an effective form of task-specific training for improving mobility in people with Parkinson's disease and multiple sclerosis: a systematic review and meta-analysis. *Physiotherapy* 2019; **105**: 174-186.

11） Heine M, van de Port I, Rietberg MB: Exercise therapy for fatigue in multiple sclerosis. *Cochrane Database Syst Rev* 2015; **2015**: CD009956.

12） Kyriakatis GM, Lykou PM, Dimitriadis Z, *et al*: Efficacy of remote exercise and physiotherapy programs on depressive symptoms in people with multiple sclerosis - a systematic review and meta-analysis. *Mult Scler Relat Disord* 2023; **79**: 105067.

13） Raats J, Lamers I, Merken I, *et al*: The content and effects of trunk rehabilitation on trunk and upper limb performance in people with multiple sclerosis: a systematic review. *Eur J Phys Rehabil Med* 2022; **58**: 26-32.

14） Etoom M, Khraiwesh Y, Lena F, et al: Effectiveness of physiotherapy interventions on spasticity in people with multiple sclerosis: a systematic review and meta-analysis. *Am J Phys Med Rehabil* 2018; **97**: 793-807.

15） Scally JB, Baker JS, Rankin J, *et al*: Evaluating functional electrical stimulation (FES) cycling on cardiovascular, musculoskeletal and functional outcomes in adults with multiple sclerosis and mobility impairment: a systematic review. *Mult Scler Relat Disord* 2020; **37**: 101485.

16） Sattelmayer M, Chevalley O, Steuri R, *et al*: Over-ground walking or robot-assisted gait training in people with .multiple sclerosis: does the effect depend on baseline walking speed and disease related disabilities? a systematic review and meta-regression. *BMC Neurol* 2019; **19**: 93.

17） Goverover Y, Chiaravalloti ND, O'Brien AR, *et al*: Evidenced-based cognitive rehabilitation for persons with multiple sclerosis: an updated review of the literature from 2007 to 2016. *Arch Phys Med Rehabil* 2018; **99**: 390-407.

18） Taylor LA, Mhizha-Murira JR, Smith L, *et al*: Memory rehabilitation for people with multiple sclerosis. *Cochrane Database Syst Rev* 2021; **10**: CD008754.

19） Amatya B, Khan F: Does memory rehabilitation improve health outcomes in people with multiple sclerosis? a Cochrane Review summary with commentary. *NeuroRehabilitation* 2023; **52**: 663-666.

20） Cicerone KD, Goldin Y, Ganci K, *et al*: Evidence-based cognitive rehabilitation: systematic review of the literature from 2009 through 2014. *Arch Phys Med Rehabil* 2019; **100**: 1515-1533.

15 視神経炎の鑑別診断と治療

東京医科大学臨床医学系眼科学分野／毛塚眼科医院　　毛塚剛司

┤ココがポイント！├

▶ 脳神経内科医と眼科医が連携して策定した視神経炎の国際診断基準が発表された．光干渉断層計（OCT）および特異抗体検査が新たに診断基準に加わっている．

▶ 抗 AQP4 抗体陽性視神経炎に続いて，抗 MOG 抗体陽性視神経炎の診断基準が示された．

▶ ステロイド抵抗性の急性期視神経炎の治療において，免疫グロブリン（Ig）製剤が保険収載された．

▶ 抗 AQP4 抗体陽性視神経炎の再発予防において，複数の生物学的製剤が保険収載された．

1 視神経炎の定義と病態

a. 視神経炎とは

視神経炎は視神経の炎症性変化をきたした状態であり，臨床的に眼底所見で視神経に腫脹がみられるものを「視神経乳頭炎」，腫脹がみられないものを「球後視神経炎」と呼ぶ．視神経が強膜を貫いている篩状板を境に腫脹した部位で名称が変わる．

b. 視神経炎の原因

視神経炎は，狭義には特発性（自己免疫性）のものを指す．広義には感染性なども含まれる．特発性には自己免疫性や多発性硬化症（multiple sclerosis: MS）などの脱髄性が含まれ，甲状腺関連抗体や抗 SS-A 抗体や抗 SS-B 抗体などのシェーグレン症候群（Sjögren syndrome）関連抗体も視神経炎に関連があるとされる．最近では，抗アクアポリン（aquaporin: AQP）4 抗体や抗ミエリンオリゴデンドロサイト糖蛋白質（myelin oligodendrocyte glycoprotein: MOG）抗体などのグリア細胞関連抗体による視神経炎の発症が注目されている．抗 AQP4 抗体陽性視神経炎は視神経脊髄炎スペクトラム障害（neuromyelitis optica spectrum disorders: NMOSD）の一型[1]，抗 MOG 抗体陽性視神経炎は抗 MOG 抗体関連疾患（MOG anti-body-associated disease: MOGAD）の一型と考えられている[2]．

c. 特発性視神経炎の病態

自己免疫性の特発性視神経炎では，動物モデルでおおよその病態が説明されている[3]．MOG ペプチドをマウスに強化免疫すると，視神経内において，抗原特異的 B 細胞や T 細胞を活性化させ，視神経内にミクログリアを浸潤させてミエリン減少のきっかけを作る[3]．このため，特発性視神経炎の治療には免疫を制御する薬剤が有効であり，ステロイドをはじめとした治療薬を用いることになる．

2 視神経炎の疫学

わが国における特発性視神経炎の有病率は全人口10 万人当たり 1.03 人と比較的稀である[4]．

1995 年に発表された統計では，男女比 1：1.22 とやや女性に多く，14 ～ 55 歳の症例が 65.9 ％を占め，両眼性は 28.2 ％，再発例は 18.6 ％であった[4]．一方，最近になって，日本神経眼科学会が主体となり，免疫学的調査を主とした視神経炎の全国調査がなされた[5]．同調査によると，特発性視神経炎のなかで，抗 AQP4 抗体陽性視神経炎は 12 ％，抗 MOG 抗体

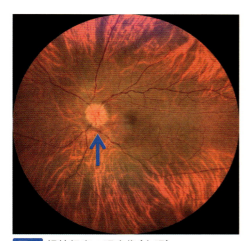

図1 視神経炎の眼底像（左眼）
50代男性．左眼の矯正視力は0.08．視神経の発赤と腫脹を認める（矢印）．

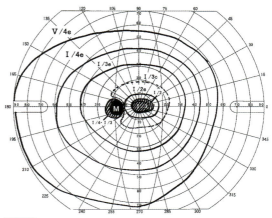

図2 視神経乳頭のゴールドマン動的視野像（左眼）
40代女性．中心暗点を認める．

陽性視神経炎は10％となっている[5]．また別の報告では，特異抗体陽性視神経炎の発症月を分析したところ，抗AQP4抗体陽性NMOSDの患者は春夏の発症が優勢であり，MOGADの患者は秋冬の発症が多い傾向にある[6]．

3 視神経炎の臨床症状

視神経炎の特徴の1つとして，片眼性，時に両眼性の急激な視力低下および霧視があげられる．眼痛は通常の視神経炎で46％，抗AQP4抗体陽性視神経炎で53％，抗MOG抗体陽性視神経炎で77％であった[5]．同様に，視神経乳頭腫脹（図1）は通常の視神経炎で46％，抗AQP4抗体陽性視神経炎で34％，抗MOG抗体陽性視神経炎で76％と眼痛と類似した結果となっている[5]．視野異常は通常の視神経炎では中心暗点をきたすが（図2），抗AQP4抗体陽性視神経炎や抗MOG抗体陽性視神経炎では視神経病変が長い範囲に及ぶため，視交叉病変や同名半盲，全視野欠損に至ることもある．急性期の視神経炎では全般的に色覚障害をきたしやすい．

さらに抗AQP4抗体陽性視神経炎の特徴として，再発しやすく，ステロイド抵抗性で治療予後が悪いことがあげられる．一方，抗MOG抗体陽性視神経

表1 特異抗体陽性視神経炎の臨床像の違い

抗MOG抗体陽性群（MOGAD）	● 男女ほぼ同数．小児と壮年期 ● 治療に反応良好，視力回復は著しい ● 乳頭腫脹，眼球運動時痛：50％以上 ● 視野障害が残存しやすい，維持療法をしないと再発しやすい
抗AQP4抗体陽性群（NMOSD）	● 女性に多い．壮年期に多い ● 治療による視力回復に乏しい．65％以上が0.3未満 ● 多彩な視野変化 ● 乳頭腫脹，眼球運動時痛：20％前後 ● 維持療法を行わないと再発する

MOG：ミエリンオリゴデンドロサイト糖蛋白質，MOGAD：抗MOG抗体関連疾患，AQP：アクアポリン，NMOSD：視神経脊髄炎スペクトラム障害．

炎の特徴は，ステロイド依存性に再発しやすいが，治療予後がよいことである．これらの特徴を表1にまとめる．特異抗体陽性視神経炎では再発しやすい特徴があるが，同一眼で複数回にわたり再発を繰り返していると，徐々に視神経乳頭腫脹をきたさなくなる傾向がある．

4 視神経炎の検査

片眼性の場合，病眼では相対的瞳孔求心路障害（relative afferent pupillary defect: RAPD）が陽性であり，限界フリッカー値（critical flicker frequency: CFF）も著明に低下している．典型的な視神経炎では中心

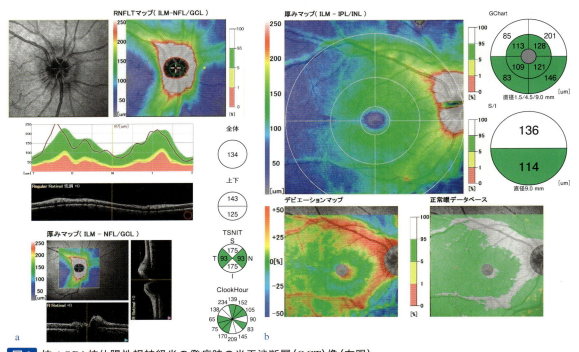

図3 抗AQP4抗体陽性視神経炎の発症時の光干渉断層(OCT)像(右眼)
50代女性．**a**：視神経乳頭周囲網膜神経線維層(pRNFL)，**b**：黄斑部神経節細胞複合体(ganglion cell layer complex: GCC)．黄斑部には異常がほとんどみられないが，pRNFLではわずかに肥厚がみられる．

CFFは20 Hz未満のことも多い．

視神経炎患者において，血清中の抗AQP4抗体を測定して陽性ならNMOSDとの診断であり，抗MOG抗体を測定して陽性となればMOGADと診断がつく．視神経炎を疑ったら，保険適用とされている抗AQP4抗体[ELISA法(enzyme-linked immunosorbent assay)]は必ず測定すべき抗体である．より国際診断基準に沿った測定法は，いずれの抗体でもCBA法(cell-based assay)である．血清抗AQP4抗体測定において，感度，特異度ともにCBA法のほうがELISA法に比べて優れていることもあり，抗AQP4抗体(ELISA法)測定で偽陰性が疑われる場合には，保険適用外ではあるが，CBA法で再度測定する．

次の項で詳述するが，視神経炎の診断基準に光干渉断層計(optical coherence tomography: OCT)による検査基準が加わった．発症時と3か月後のOCTを比較すると，視神経乳頭周囲網膜神経線維層(peripapillary retinal nerve fiber layer: pRNFL)の菲薄化(図3a，図4a)および黄斑部の神経節細胞内網状層(macular ganglion cell-inner plexiform layer: mGCIPL)の菲薄化(図3b，図4b)がみられる．ただし，この方法では発症時には視神経炎の診断はつかない．あくまでOCT測定は視神経炎診断において補助的な要素が大きい．

視神経炎の診断において，脳MRIと眼窩MRIは必ず行いたい検査である．視神経炎では脂肪抑制画像において視神経に沿って高信号がみられる(図5)．初回発作の視神経炎であれば脳MRI脂肪抑制で検査しても問題はないが，再発性視神経炎において視神経萎縮に陥っている場合，炎症はなくとも視神経が高信号に描出される．この誤診を防ぐには，再発性視神経炎疑いの場合はガドリニウム造影を行い，造影増強効果を確認する必要がある．

眼科における一連の視神経炎検査の流れをアルゴリズムで示す(図6)．

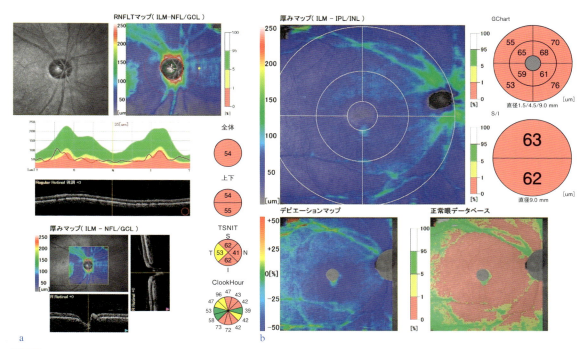

図4 抗 AQP4 抗体陽性視神経炎の 3 か月後の光干渉断層(OCT)像(右眼)
図3と同一症例．**a**：視神経乳頭周囲網膜神経線維層(pRNFL)，**b**：黄斑部神経節細胞複合体(GCC)．
黄斑部 GCC に菲薄化がみられ，pRNFL にも菲薄化がみられる．

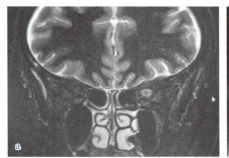
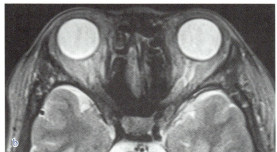

図5 視神経炎の眼窩 MRI 脂肪抑制 T2 強調画像(左眼)
40代女性．**a**：冠状断，**b**：水平断．視神経に沿って高信号を認める．

5 視神経炎の新しい診断基準(表2)[7]

最近，脳神経内科医と眼科医で国際コンセンサスを得た視神経炎の診断基準が発表された．この新たな診断基準では，細項目として臨床基準と検査基準の2つが設けられている．臨床基準は，A)単眼性・亜急性の視力障害で眼球運動時痛，コントラスト視力低下，色覚異常，RAPDを伴う，B)疼痛はないが，他の点でA)を満たす，C)両眼性であるが，他の点でA)もしくはB)を満たすの3つである．検査基準は，OCTとバイオマーカーが入ったことが特徴である．臨床基準と検査基準を組み合わせて，確定群(define optic neuritis)や疑診群(possible optic neuritis)と診断する．

なお，新たな診断基準には，これまで活用されて

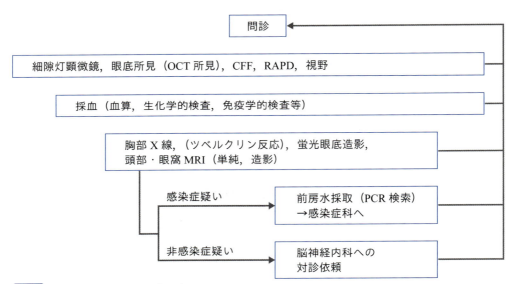

図6 視神経炎の診断アルゴリズム
OCT：光干渉断層計，CFF：限界フリッカー値，RAPD：相対的瞳孔求心路障害，PCR：ポリメラーゼ連鎖反応．
当院の神経眼科外来ではおおよそこの手順で視神経炎の診断を行っている．

表2 視神経炎の国際診断基準

- ● 臨床基準
  - A) 単眼性・亜急性の視力障害で眼球運動時痛，コントラスト視力低下，色覚異常，RAPDを伴う．
  - B) 疼痛はないが，他の点でA)を満たす．
  - C) 両眼性であるが，他の点でA)もしくはB)を満たす．
- ● 検査基準
  - ・OCT所見：視神経腫脹もしくは発症3か月後のmGCIPL（>4％もしくは>4μm），pRNFLの菲薄化（>5％もしくは>5μm）
  - ・MRI所見：発症3か月以内の視神経高信号
  - ・バイオマーカー：異常（抗AQP4抗体，抗MOG抗体，抗CRMP5抗体，髄液中OCB陽性）
- ● 確定群（define optic neuritis）
  - ・臨床基準A) + 検査基準異常1個
  - ・臨床基準B) + 検査基準異常2個
  - ・臨床基準C) + 検査基準異常2個（MRIを含む）
- ● 疑診群（possible optic neuritis）
  - ・臨床基準A)，B)，C)のみで，急性発症だが検査基準異常がなく，一貫性のある視神経炎眼底と自然経過である．
  - ・検査基準を満たし，視神経炎を疑わせる病歴がある．

RAPD：相対的瞳孔求心路障害，OCT：光干渉断層計，mGCIPL：神経節細胞内網状層，pRNFL：視神経乳頭周囲網膜神経線維層，AQP：アクアポリン，MOG：ミエリンオリゴデンドロサイト糖蛋白質，CRMP：コラプシン応答メディエーター蛋白質，OCB：オリゴクローナルバンド．

（Petzold A, et al: Lancet Neurol 2022; **21**: 1120-1134）

きた視野障害が入っていない．抗AQP4抗体陽性視神経炎や抗MOG抗体陽性視神経炎では長大な病変による変則的な視野異常をきたすため，診断の根拠としづらいことによるものと推察される．

6 視神経炎の鑑別疾患

a. 虚血性視神経症

虚血性視神経症は視神経乳頭の梗塞である．前部型がほとんどであり，篩状板より硝子体寄りの部分が蒼白腫脹する．動脈炎性と非動脈炎性があるが，わが国においては多くは非動脈炎性である．非動脈炎性は生活習慣病と密接な関係があり，糖尿病や過粘稠症候群などで起きやすい．一方，動脈炎性は巨細胞性動脈炎の一型として起こり，側頭部痛や顎跛行をきたすことがあり，血清C反応性蛋白（C-reactive protein: CRP）の上昇や赤血球沈降速度（erythrocyte sedimentation rate: ESR）の亢進が起きる．両者に共通する所見は，視力障害を伴い，水平半盲をきたすことである．水平半盲は抗AQP4抗体陽性視神経炎でも時折みられることから鑑別が必要である．鑑別には光干渉断層血管撮影［optical coherence tomography（OCT）angiography: OCTA]や蛍光眼底造影を行い，虚血部の検索が必要である．眼窩MRIでは視神経に沿った高信号を呈さない．視力障害は動脈炎性では急激で，非動脈炎性では緩徐であることが多い．動脈炎性の治療はステロイドパルス療法が第一選択であるが，非動脈炎性ではステロイドが無効であることが多い．

b．うっ血乳頭

うっ血乳頭は頭蓋内病変から波及して視神経乳頭の腫脹が起こる病態である．病状が末期になるまで視力障害はみられない．視野変化は軽微であり，マリオット盲点（Mariotte blind spot）の拡大をきたす．末期になるにつれて，求心性視野狭窄のような視野変化をきたす．視神経炎では中心暗点や盲点中心暗点となるため，視野検査を行えば，鑑別は容易である．また，眼窩MRIでも視神経に沿った高信号を呈さない．頭蓋内病変の治療を優先する．

c．圧迫性視神経症

眼窩内腫瘍や鼻性視神経症，甲状腺眼症に伴う視神経の圧迫により，視神経乳頭腫脹をきたすことがある．眼窩MRIやCTで診断できる．治療は圧迫を引き起こす原疾患の治療が優先されるが，ステロイドパルス療法で一過性に視神経圧迫の軽快が期待される．

d．栄養障害性視神経症

長期間のビタミンB_1不足などで視神経障害をきたすことがある．主に視力障害，中心暗点をきたす．MRIでは視神経は高信号とならないので，主に問診で栄養障害性を疑い，除外診断をすることになる．短期間でのビタミン不足によるものなら，ビタミン摂取により視力回復は容易であるが，長期間にわたるビタミン不足であると視力改善は難しい．

e．感染性視神経症

広義では感染性視神経症も視神経炎の範疇であるが，狭義の視神経炎である自己免疫性（特発性）とは別枠で鑑別診断を行う．梅毒による視神経乳頭腫脹

が最も多く，主に視神経網膜炎の形をとる．ステロイド治療を行う前に感染症に対する治療が優先される．ヘルペス感染や真菌感染でも同様に視神経障害が起きるが，これらの疾患では視神経周囲にも炎症が波及することが多いため，眼球運動障害など視神経障害以外の症状をきたす．血液検査では同定が難しいため，眼窩MRIやCTにより診断する．

f．遺伝性視神経症（レーベル遺伝性視神経症）

遺伝性視神経症で最もよくみられるのはレーベル遺伝性視神経症（Leber hereditary optic neuropathy）である．ミトコンドリア遺伝子の異常をきたし，わが国では11778番塩基，14484番塩基，3460番塩基の3つの点突然変異が9割以上を占める．亜急性の視力障害をきたすが，片眼から1か月前後で両眼の障害に至る．中心暗点から全視野欠損まで視野異常は様々である．急性期の視神経所見は通常の視神経炎の色調より赤みの強いが，視神経腫脹はそれほど強くない．蛍光眼底造影で視神経からの蛍光色素の漏出がなく，眼窩MRIで視神経高信号とならないことが診断の根拠となる．ステロイドはあまり効果がなく，ミトコンドリアを賦活化させるイデベノンなどを用いるが，わが国では未承認である．将来的には遺伝子治療が期待されている．

g．薬剤性視神経症

結核治療薬であるエタンブトールなどの長期使用により，視神経障害をきたす．通常は視神経乳頭腫脹が軽微であり，視野障害は両眼性の中心暗点となる．眼窩MRIでは視神経の高信号はみられず，問診での除外診断となる．原因薬剤の中止が基本であるが，長期間にわたる服用により，視力改善が得られないこともある．

h．先天性疾患による視神経腫脹（視神経乳頭ドルーゼン）

小児における視神経乳頭腫脹の多くを占める．基本的に視力障害は軽微であり，視神経乳頭腫脹も視神経乳頭陥凹が保たれる偽乳頭浮腫の形態をとる．自発蛍光眼底撮影で視神経に沿って部分的な過蛍光

15　視神経炎の鑑別診断と治療　207

を認める．眼窩における超音波 B モード画像で視神経乳頭近傍から音響陰影（acoustic shadow）を認める．視野障害も軽微であるため，治療の必要はない．

7　視神経炎の治療

a.　急性期治療

特発性視神経炎の急性期治療は，迅速なステロイドパルス療法である．ステロイド治療を行う前に，確実に感染症による視神経炎の除外を行う．特に梅毒は視神経網膜炎の形をとり，視神経乳頭腫脹をきたしやすい．血清抗 AQP4 抗体陽性患者における最終的な視力予後に対する高用量のメチルプレドニゾロン静注療法（intravenous methylprednisolone: IVMP）の調査を行ったところ，視神経炎の開始から高用量の IVMP の開始までの期間が短く，発症年齢が若い場合に最終的な視力予後が良好であった[8]．

通常の視神経炎，特に抗 MOG 抗体関連視神経炎では視力低下の前によく眼痛（または眼球運動時痛）をきたすが，眼痛の存在もステロイド治療の決め手となり，早期治療の指針となりうる．特発性視神経炎において，ステロイドの効果がない場合は事前に測定していた特異抗体，特に抗 AQP4 抗体や抗 MOG 抗体の有無が重要となる．抗 AQP4 抗体陽性例はステロイド抵抗性で知られており，ステロイド治療で効果がみられなければ，早急に血漿交換療法もしくは免疫グロブリン大量静注療法（intravenous immunoglobulin: IVIg）に移行しなければならない[9]．

これらの全身治療を行うには，脳神経内科や腎臓内科との連携が必要なので，事前に相談しておく必要がある．したがって，急性視神経炎に対してステロイドパルス療法を行う際には，可能なかぎり，あらかじめ脳神経内科と連携して脊髄炎の有無について精査しておく必要がある．血清中抗 AQP4 抗体の結果が未着でも，脊髄炎の存在がある場合は NMOSD 疑いとして治療方針を立て直す必要がある．

b.　再発寛解期の治療

視神経炎における急性期治療を終えたあとは後療法を行う．後療法では経口ステロイドの減量を行い，特異抗体陽性の場合は低用量プレドニゾロン（prednisolone: PSL）の内服やアザチオプリン（azathioprine: AZP）などの免疫抑制薬の投与を行う．特異抗体陰性の通常の視神経炎では単相性が多く，後療法も短期間ですますことが多い．経口ステロイドの減量中に再発をきたした場合は，抗 AQP4 抗体陽性の視神経炎なら，補体を標的としたエクリズマブやラブリズマブ，インターロイキン（interleukin: IL）-6 を標的としたサトラリズマブ（satralizumab: SAT），B 細胞を標的としたリツキシマブ（rituximab: RTX）やイネビリズマブの導入を考慮する．

文献

1）Wingerchuk DM, Banwell B, Bennett JL, *et al*: International consensus diagnostic criteria for neuromyelitis optica spectrum disorders. *Neurology* 2015; **85**: 177-189.

2）Banwell B, Bennett JL, Marignier R, *et al*: Diagnosis of myelin oligodendrocyte glycoprotein antibody-associated disease: International MOGAD Panel proposed criteria. *Lancet Neurol* 2023; **22**: 268-282.

3）毛塚剛司：視神経炎―免疫学的アプローチによる病態の解明と新規治療法の開発―第 116 回日本眼科学会総会評議員会指名講演 III. 神経眼科の進歩．日眼会誌 2013; **117**: 270-292.

4）若倉雅登，石川　哲，大野信治，他：我が国における視神経炎の頻度と治療の現況について．日眼会誌 1995; **99**: 93-97.

5）Ishikawa H, Kezuka T, Shikishima K, *et al*: Epidemiological and clinical characteristics of optic neuritis in Japan. *Ophthalmology* 2019; **126**: 1385-1398.

6）Akaishi T, Fujimori J, Takahashi T, *et al*: Seasonal variation of onset in patients with anti-aquaporin-4 antibodies and anti-myelin oligodendrocyte glycoprotein antibody. *J Neuroimmunol* 2020; **349**: 577431.

7）Petzold A, Fraser CL, Abegg M, *et al*: Diagnosis and classification of optic neuritis. *Lancet Neurol* 2022; **21**: 1120-1134.

8）Akaishi T, Takeshita T, Himori N, *et al*: Rapid administration of high-dose intravenous methylprednisolone improves visual outcomes after optic neuritis in patients with AQP4-IgG-positive NMOSD. *Front Neurol* 2020; **11**: 932.

9）Mimura O, Ishikawa H, Kezuka T, *et al*: Intravenous immunoglobulin treatment for steroid-resistant optic neuritis: a multicenter, double-blind, phase III study. *Jpn J Ophthalmol* 2021; **65**:122-132.

オンライン診療は有用か？

● 国立精神・神経医療研究センター病院脳神経内科　雑賀玲子

　2020年の新型コロナウイルス感染症（coronavirus disease 2019: COVID-19）のパンデミックを受け，オンライン診療可能な範囲が拡大し，オンライン診療を行う医療機関は増加した．オンライン診療には対面診療と比べて患者の医療へのアクセスが簡便になるというメリットがある反面，医療者側は患者から得られる情報が少なくなってしまうというデメリットが存在する．オンライン診療を実施する医療機関は，厚生労働省の指針を遵守し，安全性，必要性，有効性を考慮して診療にあたる必要がある[1]．

1　オンライン診療における神経症状の評価

　多発性硬化症（multiple sclerosis: MS）や視神経脊髄炎（neuromyelitis optica: NMO）のオンライン診療では，遠方に住む患者は自宅に居ながらにして，数少ない専門医の診療を受けることができる．その利点として，日常生活動作（activities of daily living: ADL）のよくない患者の受診継続が容易となる，通院費用が抑えられるなどがあげられる．コロナ禍においてMS患者に対して行われたアンケート調査では，54％の患者はオンライン診療に前向きであったが，一方で71％の患者は神経症状が十分に評価されないというデメリットを感じていた[2]．

　実際，患者が危惧する通り，オンライン診療では神経学的所見の評価が難しい．オンライン診療でもMS・NMOの障害度の評価は可能とした報告もあるが[3]，エビデンスの確立した評価法はなく，現時点ではオンライン診療は病状が安定した患者においてのみ行うべきであると考える．MS・NMOの再発の評価は対面診療であってもしばしば困難なことがあり，神経症状の変化が出現した場合は再発の可能性を疑い，速やかに病院受診を勧める必要がある．遠方に住む患者のオンライン診療を行う場合はあらかじめ患者の自宅近隣で再発時に迅速に治療を開始できる病院と連携しておくと安心である．また，二次性進行型MS（secondary progressive MS: SPMS）の場合，患者自身が認識していない認知機能や歩行機能の悪化がみられることもある．オンライン診療を繰り返すことはこういった症状の見逃しにつながるため，可能なかぎり数か月に一度は対面診療を行うことが望ましい．

2　オンライン診療における治療薬の選択

　MS・NMOの疾患修飾薬（disease modifying drug: DMD）は近年多くの新薬が開発され，保険適用となっている．中には病院での投与が必須の薬剤もあり，それらはオンライン診療での使用は困難である．
　病院での投与が必須となる薬剤には効果の高いものが多く，疾患活動性の高い患者においては他の薬剤で代替することのできないものである．個々の患者の予後不良因子を鑑みてDMDを選択するが，それがオン

ライン診療で使用できない薬剤であった場合は，オンライン診療を続けることのメリットと最適な DMD を使用できないデメリットを考慮したうえで，慎重に判断をする必要がある．

文献

1) 厚生労働省：オンライン診療の適切な実施に関する指針. 平成 30 年 3 月（令和 4 年 1 月一部改訂）. https://www.mhlw.go.jp/content/12601000/000901835.pdf　（最終閲覧日 2024 年 6 月 25 日）
2) Landi D, Ponzano M, Nicoletti CG, *et al*: Patient's point of view on the use of telemedicine in multiple sclerosis: a web-based survey. *Neurol Sci* 2022; **43**: 1197-1205.
3) Bove R, Bevan C, Crabtree E, *et al*: Toward a low-cost, in-home, telemedicine-enabled assessment of disability in multiple sclerosis. *Mult Scler J* 2019: **25**: 1526-1534.

Debate

5

高齢 MS 患者において疾患修飾薬（DMD）の減量・中止は可能か？

● 国立精神・神経医療研究センタートランスレーショナル・メディカルセンター　佐藤和貴郎

　高齢社会の到来とともに今後高齢の多発性硬化症（multiple sclerosis: MS）患者が増えていくことは確実であり，本項の表題は重要なクリニカルクエスチョンである．2023 年に出版された『多発性硬化症・視神経脊髄炎スペクトラム障害診療ガイドライン 2023』[1] でも取り上げられており，インターフェロン（interferon: IFN）β-1a/1b とグラチラマー酢酸塩（glatiramer acetate: GA）に限定して条件付きで減量・中止が推奨されている．エビデンスの確実性は「D（非常に弱い）」である．他の疾患修飾薬（disease modifying drug: DMD）についてはデータが不足しており，推奨文はない．海外の最近の報告においても専門家の間で一致した見解はない[2]．最近，高齢患者の DMD の中止または継続によって再発リスクが増加するか否かを評価した多施設ランダム化比較試験（randomized controlled trial: RCT）（DISCOMS 試験）の結果が報告された[3]．55 歳以上の様々な病型の MS 患者で 5 年間再発がなかった患者が組み入れられ，介入後 2 年以内の MRI や再発について評価された．結論としては，DMD 中止の「非劣勢」は証明されなかった．まだ十分なエビデンスがない状況といえよう．

　患者の背景因子は多様で「高齢者」と一括りにできないため，個別化医療の実践が必要となる．その際，患者とともに意思決定するための「論点」を評価することが重要となってくる[4]．

1　加齢性変化，感染症，合併症リスクの評価

　高齢患者では各臓器や神経系・免疫系などの機能低下により，感染症リスクや薬剤の副作用リスク，合併症の影響が増すであろう．免疫抑制作用をもつ DMD の投与に際しては特に注意が必要である．帯状疱疹や肺炎球菌のワクチン接種など，感染症対策も積極的に検討したい．

2　疾患活動性の評価

　一般には加齢とともに再発リスクは減少する傾向にあるとされるが，個々の患者における疾患活動性の把握が重要である．長期寛解［NEDA（no evidence of disease activity）］が得られているか，また進行［PIRA（progression independent of relapse activity）］については MS 以外の要因で神経機能障害が生じていないか，判断が難しい場合も多く，様々な情報［日常生活（様子や活動量）の変化や今後の進歩が期待される脳画像 / 血清バイオマーカー｛ニューロフィラメント軽鎖（neurofilament light: NfL）等｝］をもとにモニタリングする．

3 DMDの特性

スフィンゴシン-1-リン酸 (sphingosine-1-phosphate: S1P) 受容体調節薬やナタリズマブ (natalizumab: NTZ) はリバウンドのリスクが高い薬剤なので，減量・中止前に他のDMDへの切り替えを考慮するなど，より慎重な判断が求められる．

4 おわりに

以上のような点を考慮して，DMDの有益性が危険性を上回っているかを定期的に評価し，DMDの継続や切り替え，減量・中止をその都度決定することになるであろう．また，DMDを切り替えまたは中止した際に，どのような好ましいあるいは好ましくない影響が出たのかをフォローアップの診察時に確認することも大切である．これまで多くの治験において年齢制限などにより高齢者の参加は稀であったが，今後はリアルワールドの観察研究（できれば日本人の）とともに[5]，治験での評価も合わせて検討すべきであろう．

文献

1) 日本神経学会：多発性硬化症・視神経脊髄炎スペクトラム障害診療ガイドライン2023, 医学書院, 2023: 116-117.
2) Tumani H, Coyle PK, Cárcamo C, *et al*: Treatment of older patients with multiple sclerosis: results of an international delphi survey. *Multiple Sclerosis Journal - Experimental, Translational and Clinical* 2023; **9**: 20552173231198588.
3) Corboy JR, Fox RJ, Kister I, *et al*: Risk of new disease activity in patients with multiple sclerosis who continue or discontinue disease-modifying therapies（DISCOMS）: a multicentre, randomised, single-blind, phase 4, non-inferiority trial. *Lancet Neurol* 2023; **22**: 568-577.
4) Vaughn CB, Jakimovski D, Kavak KS, *et al*: Epidemiology and treatment of multiple sclerosis in elderly populations. *Nat Rev Neurol* 2019; **15**: 329-342.
5) Hua LH, Hersh CM, Tian F, *et al*: Clinical characteristics of a large multi-center cohort of people with multiple sclerosis over age 60. *Mult Scler Relat Disord* 2021; **47**: 102637.

第 **4** 章

視神経脊髄炎（NMO）の臨床

1 NMO の病態

和歌山県立医科大学脳神経内科　　宮本勝一

┤ココがポイント！├

▶ **NMOSD は抗 AQP4 抗体によるアストロサイト傷害が引き起こす疾患である.**

▶ **発症には抗 AQP4 抗体と補体の双方が必要である.**

▶ **抗 AQP4 抗体の産生や血液脳関門（BBB）通過にはインターロイキン（IL）-6 が重要な役割を果たしている.**

1 病態解明の歴史

a. 概要

　視神経脊髄炎（neuromyelitis optica: NMO）は主に視神経炎と脊髄炎による神経障害をきたす自己免疫疾患であり，しばしば再発を繰り返し，重度の視力障害や横断性脊髄障害を引き起こす神経難病である. 以前は同じく中枢神経に炎症性脱髄をきたす多発性硬化症（multiple sclerosis: MS）の亜型とみなされ，視神経脊髄型 MS に分類されていたが，2004 年にアクアポリン（aquaporin: AQP）4 に対する自己抗体が原因であることが明らかとなり，MS とは病態の異なる疾患として確立された. その後，視神経や脊髄に病変をもたない非典型的な NMO も稀ではないことが明らかとなり，それらも診断可能な診断基準に改められ，疾患名も「視神経脊髄炎スペクトラム障害（neuromyelitis optica spectrum disorders: NMOSD）」と呼ばれるようになった.

b. 剖検例での解析

　Misu らは，NMOSD 剖検例の脊髄の急性炎症性病変では AQP4 が広範に消失していることを報告した. 特に免疫グロブリンや活性化補体が沈着している小血管周囲で AQP4 は欠落しており，アストロサイトに発現しているグリア線維性酸性蛋白質（glial fibrillary acidic protein: GFAP）も消失していたが，ミ

エリン塩基性蛋白質（myelin basic protein: MBP）は保たれていた. 病変境界域では細胞体の肥大や変性が著明であり，足突起の退縮がみられた. これらの所見から NMOSD は脱髄性疾患が主病態である MS とは異なり，アストロサイト傷害が主病態であることが確認された[1].

c. 脳脊髄液での解析

　NMOSD 急性期の脳脊髄液の解析では，GFAP は MS や正常対照と比べて有意に高値であり，Kurtzke 総合障害度スケール（expanded disability status scale of Kurtzke: EDSS）や脊髄長大病変（longitudinary extensive transverse myelitis: LETM）の長さと正の相関が認められた. GFAP 上昇はアストロサイト傷害を示す所見であり，脳脊髄液の所見においても，NMOSD の病態はアストロサイトが傷害されていることが示された[2].

2 抗アクアポリン（AQP）4 抗体

a. 病原性の検証

　NMOSD では抗 AQP4 抗体が疾患特異的に検出されることが確認されたが，次に抗 AQP4 抗体が病原性を示すのか否かについての検討が行われた. NMOSD は血漿交換療法にて症状が改善し，同一症例では抗 AQP4 抗体価と病勢が相関する傾向がみら

214

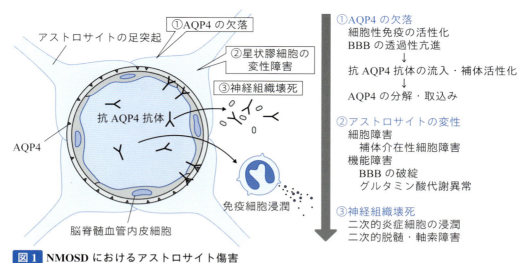

図1 NMOSDにおけるアストロサイト傷害
AQP：アクアポリン，BBB：血液脳関門．
〔藤原一男：厚生労働省免疫性疾患に関する調査研究班．平成20年度〜22年度総合研究報告書〕

れることから，抗AQP4抗体が病態に関与していることが推測されていた．そこで，モデル動物作成による証明が試みられた．Kinoshitaらはラットに実験的自己免疫性脳脊髄炎（experimental autoimmune encephalomyelitis: EAE）を誘導し，その個体に患者血清から抽出された抗AQP4抗体を中枢神経内に投与することでNMOSD動物モデルの作成に成功した[3]．このモデルは，アストロサイト脱落，血管周囲への免疫グロブリン（immunoglobulin: Ig）Gや補体複合体C5b-9の沈着といったNMOSDの病態をよく表しており，抗AQP4抗体自体が病原性であることが証明された．

また，BradlらはMBP反応性T細胞によるtransfer EAEモデルを用いたNMOSD動物モデルを報告した．患者血清から精製した抗AQP4抗体をEAEに投与すると，脊髄において小血管周囲にIgや補体が沈着し，その周囲では抗AQP4抗体やGFAPが消失していた[4]．

b. インターロイキン（IL）-6と抗体産生

NMOSD患者から採取したB細胞の解析により，NMOSD再発時には形質芽細胞（plasmablast）が増加し，主にこの細胞が抗AQP4抗体を産生していることが明らかになった[5]．そして，形質芽細胞の生存や抗AQP4抗体の産生にはインターロイキン（interleukin: IL）-6が関与していることが証明された．IL-6は活性化アストロサイトやマクロファージなどから産生され，B細胞活性化に関与している．脳脊髄液中IL-6レベルは，脳脊髄液中のGFAPや抗AQP4抗体価との相関がみられたことから，IL-6はNMOSDの病態に重要な役割を果たしていることが明らかになった[6]．

3 血液脳関門（BBB）

AQP4は水分子を通す蛋白質であり，中枢神経では血管周囲のアストロサイト足突起に局在する．NMOSDでは抗AQP4抗体が，何らかの契機で血液脳関門（blood-brain barrier: BBB）を通過して，中枢神経内に侵入すると，アストロサイト足突起上のAQP4と結合し，病態が活性化される（図1）．通常，抗AQP4抗体は健常者には存在しないが，ほかの理由で偶然に採取された血液から抗AQP4抗体陽性の未発症例が報告されていることから，抗AQP4抗体が血液中に存在するだけではNMOSDは発症しない[7]．つまり，NMOSDの発症にはBBBの破綻が必要になるが，この病態にもIL-6が関与している．

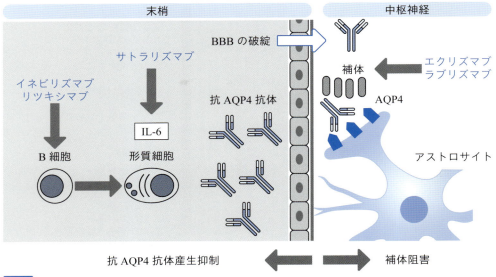

図2 NMOSD治療薬の作用点
IL：インターロイキン，BBB：血液脳関門，AQP：アクアポリン．
NMOSDの再発予防に用いられる生物学的製剤は，作用機序として抗AQP4抗体の産生を抑制する製剤と，補体を抑制する製剤に分けられる．

IL-6は，ケモカイン産生やリンパ球浸潤を促進し，BBBのバリア機能を低下させる．そして，IL-6を抑制すると，内皮細胞側とアストロサイト側の双方からバリア機能低下が阻止される[8]．

4 抗AQP4抗体抑制による治療

抗AQP4抗体がNMOSDの発症に関与していることから，抗体産生を抑制することが根本的な治療になる．従来から用いられてきたステロイドや免疫抑制薬も抗体産生を抑制することで治療効果を発揮しているが，疾患活動性の高い症例に対しては十分とはいえず，副作用に苦慮することも多い．そこで，抗体産生に関与する特定の分子を標的とした生物学的製剤がNMOSDの治療に用いられるようになった．イネビリズマブとリツキシマブ（rituximab: RTX）はB細胞を主な標的に，サトラリズマブ（satralizumab: SAT）は形質芽細胞を主な標的にした生物学的製剤である（図2）．これらの薬剤によって抗AQP4抗体の産生が抑えられ，NMOSDの再発を強力に抑制した．

5 補体

a．補体の活性化

中枢神経内に侵入した抗AQP4抗体が，アストロサイト足突起上のAQP4と結合することで補体系が活性化する．補体の活性化経路には，古典経路，レクチン経路，第二経路の3つの経路があり，NMOSDの病態は主に古典経路が関与している（図3）．まず，抗AQP4抗体の免疫複合体に補体C1qが結合することから始まり，補体カスケードが順次活性化される．近位補体の活性化を経てC5転換酵素が形成されると，C5が開裂しC5aとC5bが産生される．C5aは好中球の遊走や活性化に関与し炎症を誘導する．C5bは細胞膜表面に膜侵襲複合体（membrane attack complex: MAC）（C5b-9）を形成し，アストロサイトが傷害される．その後は継続的な補体系の活性化によりアストロサイトが破壊され，さらに二次的な脱髄や神経細胞死が起こる．この病態は病理組織学的にも示されており，病変部位にはAQP4の消失，アストロサイトの消失，リンパ球浸

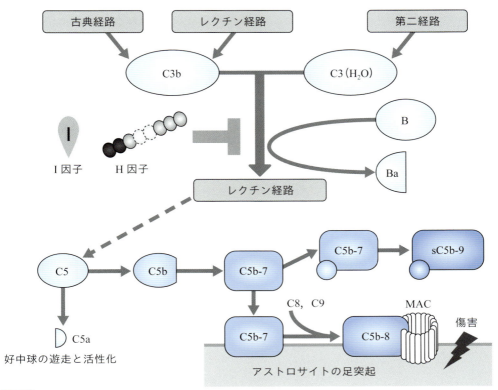

図3 NMOSDの病態と補体経路

NMOSDの病態には主に古典経路が関与している．補体カスケードが活性化されC5転換酵素が形成されるとC5が開裂しC5aとC5bが産生される．C5aは好中球の遊走や活性化に関与し，C5bは細胞膜表面に膜侵襲複合体（MAC）を形成し，アストロサイトを傷害する．

潤，終末補体沈着，脱髄，軸索消失などの病理像を認める．

b．補体と重症度

マウスの実験では，抗AQP4抗体のみ，あるいは補体のみという条件下ではアストロサイト傷害は起こらず，双方が揃うことが必要である．また，マウス脳の組織にNMOSD患者血清とヒト補体を添加して，アストロサイト傷害を観察した実験でも同様の結果が得られたことから，NMOSDの病態は抗AQP4抗体のみでは生じず，補体の存在が必須であることが確認された．NMOSD患者では，終末補体であるC5aが脳脊髄液中または血清中において，MS患者や他の神経疾患患者に比べて有意に上昇していることが報告されている[9]．また，C5aの濃度とNMOSDの重症度が相関することも報告されている[9]．補体第二経路に着目すると，NMOSDの急性期では補体抑制因子であるH因子（complement factor: CFH）の働きが不十分であるため，第二経路の活性化が抑制されず，終末補体の活性化に至っていると考えられる[10]．

c．補体を標的とした治療の試み

前述したように，NMOSDの病態には補体活性化が必須であることから，補体を阻害する治療が試みられた（図2）．C5を標的とした抗体製剤であるエクリズマブはNMOSDの再発をきわめて強力に抑制し，臨床試験では試験期間中に再発した症例はほとんどなかった．また，半減期がより長く改良されたラブリズマブも同様の良好な結果を認めた．

文献

1) Misu T, Fujihara K, Kakita A, *et al*: Loss of aquaporin 4 in lesions of neuromyelitis optica : distinction from multiple sclerosis. *Brain* 2007; **130**: 1224-1234.

2) Takano R, Misu T, Takahashi T, *et al*: Astrocytic damage is far more severe than demyelination in NMO: a clinical CSF biomarker study. *Neurology* 2010; **75**: 208-216.

3) Kinoshita M, Nakatsuji Y, Kimura T, *et al*: Neuromyelitis optica: passive transfer to rats by human immuno- globulin. *Biochem Biophys Res Commun* 2009; **386**: 623-637.

4) Bradl M, Misu T, Takahashi T, *et al*: Neuromyelitis optica: pathogenicity of patient immunoglobulin *in vivo. Ann Neurol* 2009; **66**: 630-643.

5) Chihara N, Aranami T, Sato W, *et al*: Interleukin 6 signaling promotes anti-aquaporin 4 autoantibody production from plasmablasts in neuromyelitis optica. *Proc Natl Acad Sci USA* 2011; **108**: 3701-3706.

6) Uzawa A, Mori M, Sato Y, *et al*: CSF interleukin-6 level predicts recovery from neuromyelitis optica relapse. *J Neurol Neurosurg Psychiatry* 2012; **83**: 339-340.

7) Nishiyama S, Ito T, Misu T, *et al*: A case of NMO seropositive for aquaporin-4 antibody more than 10 years before onset. *Neurology* 2009; **72**: 1960-1961.

8) Takeshita Y, Fujikawa S, Serizawa K, *et al*: New BBB model reveals that IL-6 blockade suppressed the BBB disorder, preventing onset of NMOSD. *Neurol Neuroimmunol Neuroinflamm* 2021; **8**: e1076.

9) Kuroda H, Fujihara K, Takano R, *et al*: Increase of complement fragment C5a in cerebrospinal fluid during exacerbation of neuromyelitis optica. *J Neuroimmunol* 2013; **254**: 178-182.

10) Miyamoto K, Minamino M, Kuwahara M, *et al*: Complement biomarkers reflect the pathological status of neuromyelitis optica spectrum disorders. *Front Immunol* 2023; **14**: 1090548.

2 NMO の診断

国立精神・神経医療研究センター病院脳神経内科　　　岡本智子

┤ ココがポイント！├

▶ **NMOSD は視神経炎と脊髄炎を主とする中枢性炎症性疾患である.**

▶ **NMO の診断には，視神経炎または急性脊髄炎，延髄最後野症候群，急脳幹症候群など NMOSD の主要臨床症候が存在し，抗アクアポリン 4（AQP4）抗体が陽性であれば NMOSD と診断される. また，抗 AQP4 抗体が陰性であっても，一定の基準を満たせば抗体陰性 NMOSD と診断しうる.**

▶ **抗 AQP4 抗体の測定は，ELISA 法は CBA 法に比べて感度，特異度ともに低く，ELAISA 法で陰性であっても NMOSD を強く疑う場合は CBA 法で確認する.**

▶ **MOGAD は NMOSD と臨床像が似ているが病態が異なるため，それぞれ独立した疾患として鑑別する.**

▶ **NMOSD と MS は再発予防における治療法が異なるため，両疾患の特徴を十分に理解したうえで鑑別する.**

視神経脊髄炎（neuromyelitis optica: NMO）は視神経と脊髄を主な病変とする，中枢神経系自己免疫疾患である[1,2]. 抗アクアポリン（aquaporin: AQP）4 抗体陽性 NMO は，水チャネル蛋白質 AQP4 に対する抗体によって誘発されるアストロサイトの傷害，さらに二次的なオリゴデンドロサイトや神経の損傷を特徴とする脱髄，軸索障害である.

1 NMOSD の診断

歴史的に NMO は 1894 年に Devic らにより，視神経炎と横断性脊髄炎を発症し，病理組織学的に脊髄の壊死性脱髄を呈していた剖検例が報告され「Devic 病」とも呼ばれた. 1999 年，Wingerchuk らは初めて NMO の診断基準を提唱し，2004 年，水チャネルである AQP4 に対する特異的な抗体が発見され，抗 AQP4 抗体陽性例での臨床像の多様性が明らかとなり，NMO の診断基準は 2006 年[3]および 2015 年に改訂され，現在に至っている（**表 1**）[4].

同診断基準では，視神経炎と脊髄炎に加えて，延髄の最後野病変，脳幹病変，視床下部・間脳病変，

特徴的な大脳病変などが存在する症例で抗 AQP4 抗体が陽性であれば，視神経脊髄炎スペクトラム障害（neuromyelitis optica spectrum disorders: NMOSD）と確定診断できる. また，抗 AQP4 抗体が陰性であっても，一定の基準を満たせば「抗体陰性 NMOSD（seronegative NMOSD）」と診断しうる.

2 NMO の臨床的特徴

NMO は視神経炎や脊髄炎が単発性または再発性に出現することを特徴とする. 発症年齢は乳幼児から 80 代まで多岐にわたるが，平均発症年齢は約 35 歳であり，多発性硬化症（multiple sclerosis: MS）より高齢である. 男女比は著しく女性に多い.

脊髄病変の場合は，高度な対麻痺，あるレベル以下の感覚障害，排尿障害といった症状が起こりうる. また，レルミット徴候（Lhermitte sign）や発作性強直性けいれん，神経根痛が急性脊髄炎によって起こりうる. 脊髄病変の特徴は，典型的には 3 椎体以上にわたる連続病変［脊髄長大病変（longitudinally extensive transverse myelitis: LETM）］で，中心灰白質が

表1	NMOSD の国際診断基準（2015 年）（再掲）

- **抗 AQP4 抗体陽性 NMOSD**
  1. 少なくとも 1 つの主要臨床症候がある.
  2. 実施可能な最良の検査を用いた抗 AQP44 抗体の検査結果が陽性（CBA 法が強く推奨される）.
  3. 他疾患の除外.
- **抗 AQP4 抗体陰性 NMOSD あるいは抗 AQP4 抗体測定結果不明の NMOSD**
  1. 1 回以上の臨床的増悪で少なくとも 2 つの主要臨床症候があり，以下の条件をすべて満たす.
     a. 少なくとも 1 つの主要臨床症候は，視神経炎，3 椎体以上の長大な横断性急性脊髄炎，あるいは最後野症候群である.
     b. 空間的多発（2 つ以上の異なる主要臨床症候）
     c. 該当する病巣の MRI 所見が下記の条件も満たす.
  2. 抗 AQP4 抗体陰性（実施可能な最良の検査を用いる）あるいは AQP4 抗体検査が未実施.
  3. 他疾患の除外.
- **主要臨床症候**
  1. 視神経炎
  2. 急性脊髄炎
  3. 他の原因では説明できない吃逆あるいは悪心・嘔吐を起こす最後野症候群の発作
  4. 急性脳幹症候群
  5. NMOSD に典型的な間脳の MRI 病変を伴う症候性ナルコレプシーあるいは急性間脳症候群
  6. NMOSD に典型的な脳の MRI 病変を伴う症候性大脳症候群
- **抗 AQP4 抗体陰性 NMOSD および抗 AQP4 抗体検査結果不明の NMOSD の MRI 追加要件**
  1. 急性視神経炎では，脳 MRI が，(a) 正常あるいは非特異的白質病変のみ，または (b) 視神経 MRI で T2 高信号病変あるいは T1 強調ガドリニウム造影病変が，視神経長の 1/2 以上であるか，または視交叉に病変が存在することが必要である.
  2. 急性脊髄炎は，これに関連する 3 椎体以上連続の髄内 MRI 病変（長大な横断性脊髄炎の病変），または急性脊髄炎に合致する既往歴を有する患者において，3 椎体以上連続する局所性の脊髄萎縮がみられることが必要である.
  3. 最後野症候群は，これに関連する背側延髄 / 最後野病変がみられることが必要である.
  4. 急性脳幹症候群は，これに関連する脳幹の上衣周囲に病変がみられることが必要である.

CBA 法：cell-based assay.

（Wingerchuk DM, *et al*: *Neurology* 2015; **85**: 177-189）

主に障害される．脳幹部が障害された場合には，難治性の吃逆や嘔吐（intractable hiccup and nausea），呼吸障害が起こりうる．MS と比べて呼吸障害の頻度が高い．特に頸髄炎に先行して難治性の吃逆や嘔吐がみられることがあり，NMOSD を強く疑う症状である．

視神経炎の症状としては，眼痛，視野欠損や中心暗点などがあるが，1 回の視神経炎で急激に光覚弁や失明に至る症例も少なくない．視交叉病変により両側性視神経障害が生じることがあり，両側同時に出現した視神経炎は NMOSD を疑って精査する．NMOSD の視神経炎は MS に比べて重篤な場合が多い．視床下部が障害されて，抗利尿ホルモン不適合分泌症候群（syndrome of inappropriate secretion of antidiuretic hormone: SIADH）や過眠（hypersomnolence），低体温を呈する症例もある．視神経炎や脊髄炎よりも頻度は少ないが，再発性に脳病変が起こることが

あり，広範な病変により意識障害やけいれん，認知機能障害などの症状を呈する症例もある．

3 NMOSD の検査的特徴

a. 血清学的検査

NMOSD では 70 〜 90 ％の症例で抗 AQP4 抗体陽性になる[5]．抗 AQP4 抗体の保険適用のある測定法は ELISA 法（enzyme-linked immunosorbent assay）のみであるが，CBA 法（cell-based assay）に比べて感度，特異度が劣るため，NMOSD を強く疑う症例では ELISA 法で陰性の場合は CBA 法で確認する．また，抗 AQP4 抗体は，ステロイドパルス療法や血液浄化療法などの治療により抗体価が低下し[2]，治療後には感度以下で陰性となる可能性があるため，可能なかぎり治療前の血清で測定することが望ましい．ま

表2	NMOSD における典型的な MRI 所見（特に記載のないかぎり T2 強調画像）
視神経炎	脳 MRI が正常（または非特異的な白質病変のみ），または縦方向に広がる視神経病変（視神経の半分以上の長さの病変または視交叉を含む；T2 強調画像または T1 強調画像 / ガドリニウム造影）
脊髄炎	3 椎体以上に及ぶ脊髄長大病変（LETM），中心部優位，または急性脊髄炎の病歴がある患者における 3 椎体以上の局所の脊髄萎縮
後野症候群	延髄背側 / 最後野病変
その他の脳幹症候群	脳幹周囲病変（第四脳室）
間脳症候群	脳室周囲病変（第三脳室），または視床下部 / 視床病変
脳症候群	広範な脳室周囲病変（側脳室，しばしばガドリニウム造影病変を伴う），または長い（1/2 以上の長さの）びまん性，不均一性または浮腫性の脳梁病変，または長い皮質脊髄路病変（片側または両側，内包と大脳脚に連続する），または大きな（片側または両側）皮質下または深部白質病変

（Jarius S, et al: J Neurol 2023; **270**: 3341-3368）

た，約半数の症例で抗核抗体，抗 SS-A 抗体，抗 SS-B 抗体，抗サイログロブリン（thyroglobulin: Tg）抗体など他の自己抗体が陽性になり，他の膠原病を合併する頻度が高い．

b. 髄液検査[6]

　NMOSD では髄液細胞数増多や蛋白上昇を示すことが多く，多核球優位の細胞増多をとることもある．オリゴクローナルバンド（oligoclonal bands: OCB）の陽性率は低い．アストロサイトの損傷，神経軸索変性を反映するバイオマーカーは，診断や鑑別診断に影響を与える可能性がある．抗 AQP4 抗体陽性 NMOSD 患者の髄液中では，ニューロフィラメント軽鎖（neurofilament light: NfL），グリア線維性酸性蛋白質（glial fibrillary acidic protein: GFAP），キチナーゼ 3 様蛋白質 1（chitinase 3-like protein 1: CHI3 L1）やグルタミン合成酵素（glutamine synthetase: GS）がいずれも増加しており，血清中の NfL および GFAP も増加していると報告されている．特に急性発作時にその傾向が顕著である．髄液中の GFAP レベルの上昇は抗 AQP4 抗体陰性患者でも時折観察される．抗 AQP4 抗体陽性 NMOSD における免疫応答の重要なメディエーターである炎症性サイトカインインターロイキン（interleukin: IL）-6 の髄液レベルの上昇が報告されている．さらに抗 AQP4 抗体陽性 NMOSD と抗ミエリンオリゴデンドロサイト糖蛋白質（myelin oligodendrocyte glycoprotein: MOG）抗体関連疾患（MOG antibody-associated disease: MOGAD）の両方における血液脳関門（blood-brain barrier: BBB）破壊の病因とされるグルコース調節蛋白質 78（glucose-regulated protein 78: GRP78）に対する自己抗体の役割が示唆されている．しかし，これらのマーカーはいずれもまだ NMOSD の標準的な診断検査として用いられておらず，病態機序を探るうえでの重要な研究である．

4 画像的特徴（表2）[6]

a. 脊髄 MRI

　典型的な NMOSD の脊髄 MRI 画像を図1 に示す．歯状断では T1 ～ C6 椎体にかけて広範囲に T2 強調画像高信号を呈している．横断像では，脊髄中心灰白質に病変がある．急性期では，脊髄の腫脹やガドリニウム造影増強効果がみられることが多い．慢性期や頻回に再発することで，脊髄萎縮を呈する場合がある（図2a）．MS では 2 椎体以下の脊髄病変［STM（short transverse myelitis）］が一般的で，1 回の再発で LETM を呈することは極めて稀である．MS の場合は横断像では周辺白質病変が主である．ただし，MS でも頻回に脊髄の再発を繰り返すと，あたかも MRI 画像上連続する長い病変のようにみられることがあるので注意を要する．

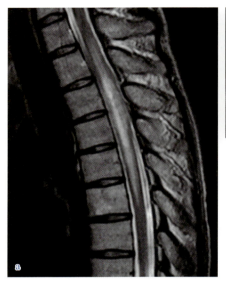
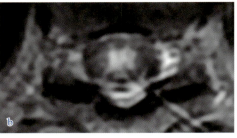

図1 NMOの脊髄MRI

T2強調画像．a：歯状断，b：水平断．
Th1〜6椎体レベルにかけて広範囲に高信号を呈している．横断像では脊髄中心灰白質に病変を認める．

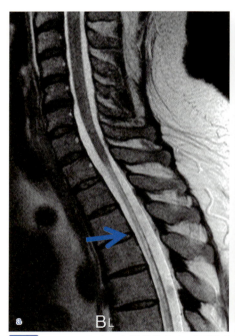
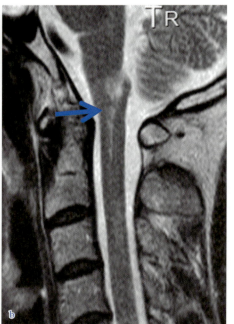

図2 NMOにおける脊髄萎縮および脳幹病変

T2強調画像．
a：歯状断．胸髄に5椎体以上にわたる高信号病変と高度な脊髄萎縮を呈している．
b：歯状断．難治性吃逆で発症した症例の脳幹病変．

b．脳MRI[7,8]

　NMOSDにおいて脳病巣を呈することは珍しくなく，無症候性も含めると60〜70％に認められる．NMOSD患者の脳MRI病変の好発部位は，AQP4が豊富に発現している第三脳室，第四脳室（図3a），中脳水道の周囲（図3b），延髄背内側（図2b），中心管，視床下部に多い．延髄中心管周囲から背内側に病変がある場合，NMOに特徴的とされる難治性吃逆と嘔吐が起こることが多い．視床下部に病変がある場合はナルコレプシーや高プロラクチン血症などの内

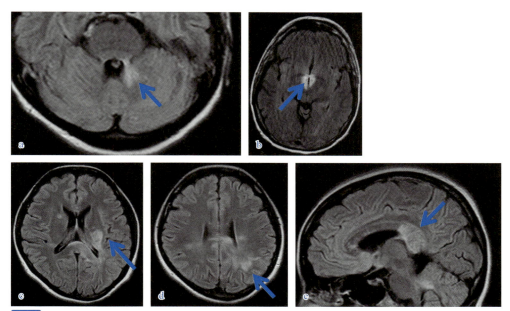

図3 NMO の脳 MRI

FLAIR 法．**a**～**d**：水平断，**e**：歯状断．
第四脳室（**a**），中脳水道の周囲（**b**），基底核（**c**），脳梁（**c**, **e**），広範な大脳白質病変（**d**）が高信号病変として認められる．
（**a**, **c**, **d**, **e** は同一症例．**b** は Pittock SJ, *et al*: *Arch Neurol* 2006; **63**: 390-396 より引用）

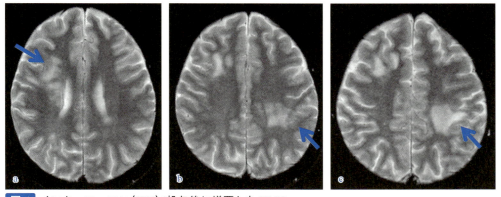

図4 インターフェロン（IFN）β投与後に増悪した NMO

T2 強調画像．多発する広範な大脳白質高信号病変が出現した．

分泌異常を伴うことがある．造影増強効果の特徴として，"cloud like enhancement" と呼ばれる造影増強効果が，辺縁不明瞭な淡い雲のような造影病巣が複数の集積している所見を呈することが多いと報告されており，MS に典型的な境界明良な造影病巣とは異なる．また，脳梁や基底核に病巣がみられることも多く（図3c, e），広範な大脳白質病変を呈する場合もある（図3d）．NMO ではインターフェロン（interferon: IFN）β（図4）やフィンゴリモド（fingolimod: FTY）による治療[9]で病態が悪化する報告がある．また，NMOSD の進行例で稀に脳病変が顕著なため MS との鑑別が困難な症例が存在する．

5 NMO の鑑別診断[6]

NMOSD の最も重要な抗体関連疾患での鑑別診断は MOGAD である．MOGAD は NMOSD と病態が

表3	NMOSD の鑑別診断
非感染性炎症性疾患	再発性および進行性多発性硬化症，MOGAD，ADEM，神経サルコイドーシス，ベーチェット病，リウマチ性疾患（例：シェーグレン症候群[*1]，SLE[*1]，重複症候群，全身性血管炎，原発性中枢神経系血管炎），抗 NMDA 受容体脳炎，抗 GFAP 関連脳脊髄炎，傍腫瘍性神経症候群[*2]（例：抗 CV2/CRMP5，抗 GAD65，抗 Hu，抗 Ri，抗アンフィフィシン，および間脳症候群の患者では抗 Ma2/Ta-IgG，抗 IgLON5 脳炎），感染後/感染性脊髄炎，ワクチン接種後脊髄炎，IgG4 関連疾患，スザック症候群，CLIPPERS
感染症	ウイルス性脊髄炎（例：VZV，エンテロウイルス，単純ヘルペスウイルス CMV，EBV，ウエストナイルウイルス，HIV，HTLV1/2，ダニ媒介性脳炎ウイルス，ポリオウイルス），脳脊髄結核腫，神経梅毒，神経ボレリア症，バルトネラ・ヘンセラエ，その他の稀な感染症
血管疾患	脊髄梗塞，脊髄硬膜動静脈瘻，前部/後部虚血性（非動脈炎性を含む）視神経症，洞血栓症（両側乳頭浮腫），CADASIL
腫瘍性疾患[*3]	中枢神経系リンパ腫，髄内腫瘍（例：上衣腫，星細胞腫，血管芽腫，稀にその他）
遺伝性疾患および代謝性疾患	ビタミン B$_{12}$，葉酸，ビタミン E，銅またはビオチニダーゼ欠乏症，レーベル遺伝性視神経症，白質ジストロフィー（アレキサンダー病を含む）
その他の病気	特発性頭蓋内圧亢進症（両側乳頭浮腫），外傷性脊髄損傷，脳，脳幹または視神経損傷，圧迫性脊髄症

NMDA：*N*-methyl-D-aspartate，GFAP：グリア線維性酸性蛋白質，CRMP：コラプシン応答メディエーター蛋白質，IgLON5：immunoglobulin-like cell adhesion molecule 5，CLIPPERS：chronic lymphocytic inflammation with pontine perivascular enhancement responsive to steroids，VZV：水痘・帯状疱疹ウイルス，CMV：サイトメガロウイルス，EBV：EB ウイルス，HIV：ヒト免疫不全ウイルス，HTLV：ヒト T 細胞白血病ウイルス，ADEM：急性散在性脳脊髄炎，CADASIL：皮質下梗塞と白質脳症を伴う常染色体顕性（優性）脳動脈症.

[*1]：AQP4-IgG 陽性 NMOSD と共存する可能性あり.

[*2]：AQP4-IgG の存在は，それ自体が NMOSD の腫瘍随伴性を排除するものではない．ただし，腫瘍随伴性の症例は稀.

[*3]：脊髄生検の前に徹底した診断検査が必須.

（Jarius S, *et al*：*J Neurol* 2023；**270**：3341-3368）

異なり鑑別が必要である[10].

　抗 AQP4 抗体および抗 MOG 抗体陰性（「ダブルネガティブ」）の NMOSD 患者における最も重要な鑑別診断は MS である．特に従来の視神経脊髄型 MS（opticospinal MS：OSMS）との鑑別は難しく，疾患修飾薬（disease modifying drug：DMD）使用時は十分な注意が必要である.

　さらに，NMOSD との鑑別には，自己免疫疾患，腫瘍随伴性疾患，腫瘍性疾患，感染性疾患，代謝性疾患，血管性疾患も考慮する必要がある（**表3**）[6]．抗体陰性 NMOSD 患者において横断性脊髄炎や広範囲な脊髄病変を呈する可能性がある疾患として，全身性エリテマトーデス（systemic lupus erythematosus：SLE）や抗リン脂質抗体症候群（antiphospholipid syndrome：APS）などの膠原病に伴う中枢病変，ヒト免疫不全ウイルス（human immunodeficiency virus：HIV），ヘルペスウイルス，EB ウイルス（Epstein-Barr virus：EBV），ライム病，寄生虫などの感染性疾患，

サルコイドーシス，脊髄空洞症，放射線照射による放射線脊髄症などとの鑑別が必要である．また，広範な大脳病変を呈し，意識障害やけいれんなどがあればウイルス性脳炎や急性散在性脳脊髄炎（acute disseminated encephalomyelitis：ADEM）との鑑別も重要である.

　NMOSD 患者（通常は抗 AQP4 抗体陽性）では，結合組織疾患と SLE，APS，シェーグレン症候群（Sjögren syndrome）などの他の膠原病との合併が珍しくないため，これら疾患と診断されている症例においても，NMOSD 合併が疑われれば，抗 AQP4 抗体の測定を行う．抗 AQP4 抗体陽性 NMOSD では，重症筋無力症，セリアック病，自己免疫性甲状腺疾患などの他の自己免疫疾患との関連も報告されている.

文献

1) Wingerchuk DM, Lennon VA, Lucchinetti CF, *et al*: The spectrum of neuromyelitis optica. *Lancet Neurol* 2007; **6**: 805-815.

2) Okamoto T, Ogawa M, Lin Y, *et al*: Treatment of neuromyelitis optica: current debate. Therapeutic advances in neurological disorders. *Ther Adv Neurol Disord* 2008; **1**: 5-12.

3) Wingerchuk DM, Lennon VA, Pittock SJ, *et al*: Revised diagnostic criteria for neuromyelitis optica. *Neurology* 2006; **66**: 1485-1489.

4) Wingerchuk DM, Banwell B, Bennett JL, *et al*: International consensus diagnostic criteria for neuromyelitis optica spectrum disorders. *Neurology* 2015; **85**: 177-189.

5) Kira J: Autoimmunity in neuromyelitis optica and opticospinal multiple sclerosis: astrocytopathy as a common denominator in demyelinating disorders. *J Neurol Sci* 2011; **311**: 69-77.

6) Jarius S, Aktas O, Ayzenberg I, *et al*: Update on the diagnosis and treatment of neuromyelits optica spectrum disorders（NMOSD）- revised recommendations of the Neuromyelitis Optica Study Group（NEMOS）. Part I: Diagnosis and differential diagnosis. *J Neurol* 2023; **270**: 3341-3368.

7) Pittock SJ, Lennon VA, Krecke K, *et al*: Brain abnormalities in neuromyelitis optica. *Arch Neurol* 2006; **63**: 390-396.

8) Shimizu Y: Clinical features of NMO according to brain MRI findings. *Brain Nerve* 2010; **62**: 933-943.

9) Yoshii F, Moriya Y, Ohnuki T, *et al*: Fingolimod-induced leukoencephalopathy in a patient with neuromyelitis optica spectrum disorder. *Mult Scler Relat Disord* 2016; **7**: 53-57.

10) Takai Y, Misu T, Fujihara K, *et al*: Pathology of myelin oligodendrocyte glycoprotein antibody-associated disease: a comparison with multiple sclerosis and aquaporin 4 antibody-positive neuromyelitis optica spectrum disorders. *Front Neurol* 2023; **14**: 1209749.

3　NMO の再発予防

a　ステロイドと免疫抑制薬

東京都立病院機構都立駒込病院脳神経内科／東京科学大学医学部　　　横手裕明

┤ココがポイント！├

▶ 急性期のステロイドパルス療法が著効しない場合，速やかに血液浄化療法に移行する.

▶ 寛解期は経口ステロイドに免疫抑制薬（アザチオプリン，タクロリムス等）を併用し，副作用対策として
プロトンポンプ阻害薬，ビスホスホネート製剤，（ST 合剤）を初期から併用する.

▶ ステロイドと一部を除く免疫抑制薬は妊婦・授乳婦に対しても有益性投与が可能であるが，薬剤の投与
時期や胎盤通過性，乳汁移行性などを確認する必要がある.

　近年，視神経脊髄炎スペクトラム障害（neuromyelitis optica spectrum disorders: NMOSD）に対して保険適用のある生物学的製剤の発売が相次ぎ，同製剤を用いた治療が急速に拡大している. 従来 NMOSD 治療の大黒柱であった免疫抑制薬＋ステロイドにとって代わる勢いである. しかしながら，急性期治療と生物学的治療をつなぐ架け橋として，ステロイドは依然として欠かせない薬剤である. また，感染症リスクや医療経済的理由，妊娠・出産などにより生物学的製剤を使用しにくい場合などは，エビデンスや治療経験が豊富な免疫抑制薬が必要になってくるであろう.

　本項では，急性期～維持期におけるステロイドの使用法，副作用，注意点および古典的な免疫抑制薬＋ステロイドについて実践的な事柄を中心に述べる.

1　ステロイド

a. 急性期のステロイドパルス療法

1）エビデンス

　NMOSD に対するステロイドパルス療法のランダム化比較試験（randomized controlled trial: RCT）の報告は意外にも存在しない. わが国における NMOSD 患者 73 例を対象とした比較的大規模な後方視的研究によると，1 クール目のステロイドパルス療法のみ，Kurtzke 総合障害度評価スケール（expanded disability status scale of Kurtzke: EDSS）を有意に改善（－0.5 ± 1.5）させた[1]. すなわち，2 クール目以降のステロイドパルス療法は EDSS の改善効果に乏しかったということであり，より有効とされる血液浄化療法に速やかに移行，もしくは併用する必要がある. ただし，大量ステロイド療法には，ステロイド受容体を核内に運ぶという基本作用のほか，細胞膜受容体を介して T 細胞アポトーシスを誘導する作用があることが知られており[2]，筆者は 1 ～ 2 クールのステロイドパルス療法は必須と考えている.

2）副作用

　一般的に短期間のステロイドパルス療法で副作用が出現することは少ないが，血栓症，線溶の遷延，血小板機能異常，精神症状（ステロイドサイコーシス）などを引き起こす可能性があるので注意する.

b. 寛解期の経口ステロイド

1）エビデンス

　経口ステロイドに関しても小規模な後方視的観察研究があるのみである. Watanabe らは NMOSD 患者 25 例を対象に少量（2.5 ～ 20 mg）を投与し，年間再発率（annualized relapse rate: ARR）は 1.48 から 0.49 まで低下したと報告している[3]. 以降，わが国では

少量の経口ステロイドが標準的治療となっている.

2）用法・用量

急性期のステロイドパルス療法に引き続き，経口プレドニゾロン（prednisolone: PSL）1 mg/kg/ 日を目安に開始する．用量が多い場合は 1 日 2 〜 3 回に分割して内服（ただし，夜のステロイド内服は不眠の原因となりうる）とし，減量して 1 日 1 回となったら内因性コルチゾールの日周期に合わせて朝の内服とする.

3）副作用

ステロイド投与が長期にわたる場合，骨粗鬆症，感染症，糖尿病，脂質異常症，高血圧，精神症状，白内障，緑内障，消化管潰瘍，浮腫といった副作用を生じる可能性があるが，いずれも予防や治療が可能である.

特に消化管潰瘍を予防するためのプロトンポンプ阻害薬（proton pump inhibitor: PPI）とグルココルチコイド誘発性骨粗鬆症を予防するためのビスホスホネート製剤はステロイドと同時期に投与を開始することが重要である．グルココルチコイドは，①骨芽細胞機能およびコラーゲン合成の直接抑制，②骨吸収促進，③尿中カルシウム排泄促進，腸管におけるカルシウム吸収抑制による二次性副甲状腺機能亢進症の誘発，④下垂体抑制を介したエストロゲン分泌低下などを介して骨粗鬆症を誘発することが知られている．また，グルココルチコイド誘発性骨粗鬆症は投与開始から数か月で最も進行することがわかっている．NMOSD に対する経口ステロイドの投与期間はほぼ全例で 3 か月以上に及び，用量も 7.5 mg/日以上であるため，骨折リスクは 4 点以上となり，薬物療法の適応となる[4]．加えて，PSL 換算 20 mg/日の経口ステロイドを 1 か月以上内服する場合はニューモシスチス肺炎の予防を考慮すべきと考えられており，ST 合剤を 1 錠 / 日または 2 錠 / 週 3 回が推奨されている[5].

4）減量

古典的には，経口ステロイドは膠原病治療にならって 1 か月程度継続してから緩徐に減量を始めるとされているが[2]，感染症の合併やステロイド性糖尿病の発症の増加，入院期間の延長などが問題とな

る.

筆者らの施設では，1 〜 2 週間程度は PSL 1 mg/kg/ 日に抑え，以後は 1 週間ごとに 5 〜 10 mg ずつ減量し，早期に 20 mg/ 日程度まで減量することにしている．この時期は血液浄化療法を併用していることも多いため，早期の減量から再発に至った症例はほとんど経験していない．20 mg/ 日まで減量する理由は，20 mg/ 日以上の内服下では明らかに日和見感染が増えることがわかっているためである[2]．このとき，PSL 15 mg/ 日以下であれば ST 合剤の副作用発症率が予防効果を上回るとされ，ST 合剤の中止を検討する[6].

経口ステロイドによる単独治療の場合，10 年間の無再発率は 46.5 ％ であるため[7]，次に述べる経口免疫抑制薬を併用するのが安全である．その場合，効果発現まで 1 か月程度かかることを勘案し，初期から併用しておくことが重要である．生物学的製剤を用いる場合も経口ステロイドが 20 〜 30 mg/ 日程度の時点から開始し，以後は経口ステロイドを減量していくのが安全と思われる.

2 免疫抑制薬

臨床で用いる免疫抑制薬には多くの種類が存在するが，NMOSD で頻用される薬剤は限定的である．わが国ではアザチオプリン（azathioprine: AZP），タクロリムス（tacrolimus: TAC），シクロスポリン A（cyclosporin A: CyA），ミコフェノール酸モフェチル（mycophenolate mofetil: MMF）などが使用されているが[8]，第一選択薬は AZP である．肝機能障害などにより AZP を使用できない場合は第二選択薬として TAC が用いられ，ほとんどの例がカバーされる.

a. アザチオプリン（AZP）

1）作用機序とエビデンス

AZP は 6 メルカプトプリン（6-mercaptopurine: 6-MP）誘導体で，核酸類似体として取り込まれる際にプリン体と競合して核酸合成を阻害する．S 期

（DNA 合成期）の細胞に強く作用して G_2 期（分裂準備期）への移行を阻止し，B 細胞よりも T 細胞に強く作用する．

NMOSD 患者 99 例を対象とした後方視的研究によると，AZP は中央値 22 か月間の治療で ARR を 2.20 から 0.52 へ低下させた[9]．AZP 2 mg/kg/ 日以上ではより効果が高かったようである．最近の 21 の研究をまとめたメタ解析によると，AZP は ARR を 1.164 低下させ，EDSS を 1.117 低下させた[10]．

2）用法・用量

わが国において，AZP は NMOSD に対して承認されてはいないものの，2021 年 3 月に社会保険診療報酬支払基金より「保険診療として処方することを認める」と通知されている．

実際の処方では，25 mg/ 日または 50 mg/ 日から開始し，25 mg/ 日ずつ増量し，2 ～ 3 mg/kg/ 日で維持するとよい．その際，平均赤血球容積（mean corpuscular volume: MCV）が増加するため，治療効果判定に用いることができるとされている[11]．筆者の個人的な経験では，50 mg/ 日でも十分効果のある患者も多い．

3）副作用

肝機能障害の頻度が高く，本剤の使用が困難なケースがしばしばある．*NUDIT15* のコドン 139 の遺伝子多型がアルギニン（arginine: Arg）/ システイン（cysteine: Cys）型の患者では，本剤投与後に白血球数の減少や脱毛が発現しやすくなると報告されており[12]，投与開始前に測定しておくとよい．アロプリノールやアンジオテンシン変換酵素（angiotensin converting enzyme: ACE）阻害薬の併用，慢性腎臓病の合併などにより血中濃度が上昇する可能性があるため，減量を考慮する．また，累積投与量が 600 g を超えると悪性腫瘍合併のリスクが高まるとされており，注意が必要である．

b．タクロリムス（TAC）

1）作用機序とエビデンス

TAC は FK506 結合蛋白質（FK506 binding protein: FKBP）に結合して複合体を形成し，カルシニューリンに結合して活性を阻害する．その結果，転写因子 NFAT（nuclear factor of activated T-cells）の脱リン酸化抑制を介してインターロイキン（interleukin: IL）-2 などのサイトカイン遺伝子の転写阻害，細胞周期の G_0 期（分裂休止期）から G_1 期（合成準備期）への進行阻害といった作用を示す．このような免疫抑制作用のほかにも，薬物を細胞外に排出してステロイド効果を減弱させると考えられている P 糖蛋白質を阻害したり，高用量ステロイドによる T 細胞アポトーシスを増強したりしてステロイド効果を高める作用がある[13]．

NMOSD 患者 25 例を対象とした小規模な後方視的研究によると，ARR を 86.2 ％抑制し，治療前後で EDSS が 4.5 から 2.3 まで改善したと報告されている[14]．血中トラフ値は 5 ～ 10 ng/mL で維持するとされ[15]，トラフ値 4 ～ 8 ng/mL を目標とした場合，TAC 投与量は 1.5 ～ 8 mg/ 日とばらつきがあるが，4 mg/ 日が最も多かったと報告されている[16]．しかし，1 ～ 3 mg/ 日の低用量でも再発予防効果は MMF と同等との報告もあり[17]，必ずしもトラフ値を上げるために高用量が必要とは限らない．

2）用法・用量

筆者も通常は 3 mg/ 日で開始し，そのまま維持することが多いが，再発が多くて困った経験は限定的である．TAC は NMOSD への保険適用がないことに留意する．

3）副作用

高血圧，多毛，歯肉肥厚，細胞性免疫不全に伴う感染症［ニューモシスチス肺炎，サイトメガロウイルス（cytomegalovirus: CMV）等］などに注意する．

c．その他の免疫抑制薬

主に海外では NMOSD に対して，MMF，メトトレキサート（methotrexate: MTX），CyA などが使用され，有効であったと報告されている．

MMF は移植後拒絶反応や移植片対宿主病（graft-versus-host disease: GVHD）の抑制，およびループス腎炎に保険適用を有している重篤な副作用の少ない薬剤であるが，NMOSD での保険適用はない．NMOSD 患者 24 例を対象に中央値で 27 か月間観察した研究によると，MMF は ARR を 1.28 から 0.09

まで低下させた[18].

MTXは疾患修飾性抗リウマチ薬（disease modifying anti rheumatic drugs: DMARDs）として有名であるが，NMOSD患者14例に投与したところ，ARRを1.39から0.18に低下させた[19].

CyAはTAC同様にカルシニューリン阻害薬であり，T細胞特異的に可逆的に反応し，IL-2などのサイトカイン産生を抑制する．小規模な研究ではあるが，NMOSD患者9例を対象に低用量の経口ステロイドとCyAを32か月間併用投与したところ，ARRを2.7（1.8〜4.3）から0.38（0〜0.97）に低下させた[20].

3 妊婦・授乳婦での使用

a. ステロイド

結果にばらつきがみられるものの，一部の研究においてステロイドの全身投与によって口蓋口唇裂の発生率が数倍高くなることが報告されており，妊娠第1三半期までのステロイド投与は有益性と危険性を考慮し，やむをえない場合を除き投与を避けるのが賢明である[21, 22]．一方，妊娠第2期以降はステロイドパルス療法が可能であるが，PSLは胎盤通過性が10%程度であるのに対して，メチルプレドニゾロン静注療法（intravenous methylprednisolone: IVMP）に用いられるメチルプレドニゾロン（methylprednisolone: MP）は30〜70%と少し高めであることがわ

かっている[19]．添付文書上，妊娠中のステロイド投与は「有益性投与」（治療上の有益性が危険性を上回ると判断される場合にのみ投与）となっている.

いずれのステロイドも乳汁への移行は少なく，授乳期の使用は安全とされているが，高用量となるステロイドパルス療法後2時間以内は授乳を避けることが勧められている[19].

b. 免疫抑制薬

免疫抑制薬は胎児の催奇形性リスクのため禁忌とされてきたが，AZP，TAC，CyAについては厚生労働省からの通知として有益性投与が可能となっている[23]．国立成育医療研究センター内に設置されている妊娠と薬情報センターによると，これらの薬剤は妊娠期および授乳期に使用しても安全であるとされている[24]．一方，MMFについては催奇形が報告されており，禁忌である.

4 おわりに

NMOSD診療におけるステロイドと免疫抑制薬の使用法について，基本的な作用機序などに触れつつ実践的な事柄を中心に解説した．できるだけ成書や論文を参照し，根拠のある内容となるよう努めたが，一部には筆者の経験のみに基づく記述も含まれている．今後の診療にお役立ていただければ幸いである.

文献

1) Yamasaki R, Matsushita T, Fukazawa T, *et al*: Efficacy of intravenous methylprednisolone pulse therapy in patients with multiple sclerosis and neuromyelitis optica. *Mult Scler* 2016; **22**: 1337-1348.
2) 三森明夫：副腎ステロイド．膠原病診療ノート．第3版．日本医事新報社，2013: 47-79.
3) Watanabe S, Misu T, Miyazawa I, *et al*: Low-dose corticosteroids reduce relapses in neuromyelitis optica: a retrospective analysis. *Mult Scler* 2007; **13**: 968-974.
4) 日本骨代謝学会：CQ 06 グルココルチコイド誘発性骨粗鬆症の薬物治療開始の基準は？ グルココルチコイド誘発性骨粗鬆症の管理と治療のガイドライン2023. 南山堂，2023.
5) Limper AH, Knox KS, Sarosi GA, *et al*: An official American Thoracic Society statement: Treatment of fungal infections in adult pulmonary and critical care patients. *Am J Respir Crit Care Med* 2011; **183**: 96-128.
6) Park JW, Curtis JR, Kim MJ, *et al*: Pneumocystis pneumonia in patients with rheumatic diseases receiving prolonged, non-high-dose steroids-clinical implication of primary prophylaxis using trimethoprim-sulfamethoxazole. *Arthritis Res Ther* 2019; **21**: 207.
7) Takai Y, Kuroda H, Misu T, *et al*: Optimal management of neuromyelitis optica spectrum disorder with aquaporin-4 antibody by oral prednisolone maintenance therapy. *Mult Scler Relat Disord* 2021; **49**: 102750.

第4章 視神経脊髄炎（NMO）の臨床

8）日本神経学会：多発性硬化症・視神経脊髄炎スペクトラム障害診療ガイドライン 2023．医学書院，2023: 82-85.

9）Costanzi C, Matiello M, Lucchinetti CF, *et al*: Azathioprine:Tolelability, efficacy and predictors of benefit in neuromyelitis optica. *Neurology* 2011; **77**: 659-666.

10）Luo D, Wei R, Tian X, *et al*: Efficacy and safety of azathioprine for neuromyelitis optica spectrum disorders:A meta-analysis of real-world studies. *Mult Scler Relat Disord* 2020; **46**: 102484.

11）Casetta I, Iuliano G, Filippini G: Azathioprine for multiple sclerosis. *Cochrane Database Syst Rev* 2007; **2007**: CD003982.

12）Kakuta Y, Kawai Y, Okamoto D, *et al*: *NUDT15* codon 139 is the best pharmacogenetic marker for predicting thiopurine-induced severe adverse events in Japanese patients with inflammatory bowel disease: a multicenter study. *J Gastroenterol* 2018; **53**: 1065-1078.

13）三森明夫：免疫抑制剤．膠原病診療ノート．第 3 版．日本医事新報社，2013: 79-87.

14）Chen B, Wu Q, Ke G, *et al*: Efficacy and safety of tacrolimus treatment for neuromyelitis optica spectrum disorder. *Sci Rep* 2017; **7**: 831.

15）日本神経学会：多発性硬化症・視神経脊髄炎スペクトラム障害診療ガイドライン 2023．医学書院，2023: 82-85.

16）田中正美：視神経脊髄炎関連疾患における tacrolimus 血中濃度モニタリング．神経治療 2017; **34**: 547-551.

17）Wang L, Tan H, Huang W, *et al*: Low-dose tacrolimus in treating neuromyelitis optica spectrum disorder. *Mult Scler Relat Disord* 2021; **48**: 102707.

18）Jacob A, Matiello MM, Weinshenker MBG, *et al*: Treatment of neuromyelitis optica with mycophenolate mofetil. *Arch Neurol* 2009; **66**: 1128-1233.

19）Kitley J, Elsone L, George J, *et al*: Methotrexate is an alternative to azathioprine in neuromyelitis optica spectrum disorders with aquaporin-4 antibodies. *J Neurol Neurosurg Psychiatry* 2013; **84**: 918-921.

20）Kageyama T, Komori M, Miyamoto K, *et al*: Combination of cyclosporine A with corticosteroids is effective for the treatment of neuromyelitis optica. *J Neurol* 2013; **260**: 627-634.

21）伊藤真也，村島温子：副腎皮質ホルモン薬．薬物治療コンサルテーション 妊娠と授乳．改訂 3 版．南山堂，2020: 229-232.

22）日本神経学会：多発性硬化症・視神経脊髄炎スペクトラム障害診療ガイドライン 2023．医学書院，2023: 274-276.

23）厚生労働省医薬・生活衛生局医薬安全対策課長：使用上の注意の改訂について．薬生安発 0710 第 1 号．平成 30（2018）年 7 月 10 日付．

24）伊藤真也，村島温子：免疫抑制薬．薬物治療コンサルテーション 妊娠と授乳．改訂 3 版．南山堂，2020: 215-228.

3 NMO の再発予防

b 抗 C5 抗体製剤

和歌山県立医科大学脳神経内科　　宮本勝一

┤ ココがポイント！├

▶ 補体は NMOSD の病態において必須のため治療標的となる．

▶ 抗 C5 抗体製剤は NMOSD の再発を強力に抑制する．

▶ 抗 C5 抗体製剤に対する治療抵抗性の遺伝子多型が存在する．

▶ 髄膜炎菌感染症に注意する必要がある．

---

1 概要

　生物学的製剤による視神経脊髄炎スペクトラム障害（neuromyelitis optica spectrum disorders: NMOSD）の再発予防は，抗アクアポリン（aquaporin: AQP）4抗体産生を抑制する治療法と，補体を阻害する治療法の 2 つに大別される．現在，前者は B 細胞またはインターロイキン（interleukin: IL）-6 をターゲットとした薬剤が国内で 3 剤承認されている．後者は補体 C5 に対する抗体製剤であるエクリズマブ（ソリリス®）とラブリズマブ（ユルトミリス®）が承認されている．

　NMOSD の病態において補体の役割は必須である．そのなかで終末補体 C5 は病態の中心的役割を担っているため治療標的として相応しい．わが国ではエクリズマブが，2010 年に発作性夜間ヘモグロビン尿症における溶血抑制に対して，2013 年に非典型溶血性尿毒症症候群における血栓性微小血管障害の抑制に対して，2017 年に全身型重症筋無力症 ［免疫グロブリン大量静注療法（intravenous immuno-globulin: IVIg）または血液浄化療法による症状の管理が困難な場合に限る］ に対して承認されている．そして，2019 年に NMOSD の再発予防に対して保険承認された．

2 作用機序

　補体の活性化経路には，レクチン経路，古典経路，第二経路の 3 つの経路があり，このうち NMOSD の病態形成には古典経路の活性化が深く関わっている[1]．抗原と抗体の複合体が形成されると，C1q，C2，C4 といった補体の活性化が開始され，近位補体の活性化を経て，最終的に C5 が C5a と C5b に開裂する．C5a は強力な炎症促進性分子（アナフィラトキシン）として作用し，好中球の遊走や活性化に関与する．一方，C5b は細胞膜の表面に膜侵襲複合体（membrane attack complex: MAC）（C5b-9）を形成し，標的となる微生物の細胞膜を融解し破壊する[2]．

　エクリズマブとラブリズマブの作用機序は同じである．補体 C5 に対して特異的に結合し，C5 から C5a および C5b への開裂を阻害する．これにより，炎症の誘導ならびに MAC の形成を抑制し，アストロサイトが傷害されるのを阻止する（図 1）[3]．

3 エクリズマブ

a. エビデンス

　第 III 相臨床試験（PREVENT 試験）では，エクリズマブは主要評価項目である初回再発までの期間を

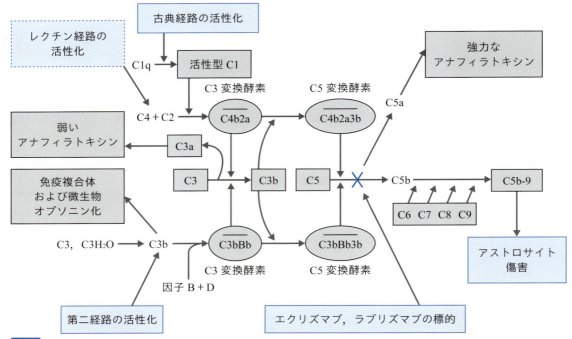

図1 補体経路とエクリズマブ，ラブリズマブの作用点

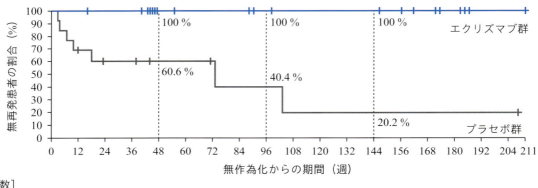

図2 NMOSDに対するエクリズマブ第III相臨床試験
免疫抑制療法を使用しない患者群の解析では，144週の時点で，プラセボ群で再発がなかったのは20.2%であったのに対して，エクリズマブ群では全例で再発を認めなかった．
(Pittock SJ, et al: N Engl J Med 2019; **381**: 614-625)

有意に延長させた．144週の時点で，プラセボ群で再発がなかったのは45.4%であったのに対して，エクリズマブ群では96.4%で再発を認めなかった．年間再発率(annualized relapse rate: ARR)もプラセボ群が0.350であったのに対して，エクリズマブ群は0.016と有意に低かった[4]．また，免疫抑制療法を使用しない患者群の解析では，144週の時点で，プラセボ群で再発がなかったのは20.2%であったのに対して，エクリズマブ群では全例で再発を認めなかった(図2)[4]．192週の時点では96%に再発がなかった[5]．

これらの臨床試験での良好な結果を受けて，エク

リズマブは,米国で2019年6月,欧州で2019年8月,日本では2019年11月に承認された.

わが国で市販後に実施されたエクリズマブの解析では,68例中64例(94.1%)が女性,平均罹病期間は6.9年,投与開始時の平均年齢は50.6歳だった.エクリズマブ投与前2年間の再発率は0.74/患者年で,投与開始後は0.02/患者年だった.10mg/日を超えるプレドニゾロン(prednisolone: PSL)を服用している患者割合は,エクリズマブ投与前24〜20週では45.6%であったが,エクリズマブ投与開始後48〜52週では23.1%,100〜104週では0%にそれぞれ減少した.これらの結果はPREVENT試験の結果と同じ傾向であった[6].

b. 用法・用量

エクリズマブ導入時は900mgから開始し,その後は週1回の間隔で初回投与を含め合計4回点滴静注する.その1週間後(初回投与から4週間後)からは1回1,200mgを2週間に1回の間隔で点滴静注する.

c. 副作用

副作用として,髄膜炎菌感染症を含む感染症と注射関連反応などが報告されている.補体C5を阻害すると莢膜形成細菌への感染防御が低下するため,髄膜炎菌感染症を筆頭に,播種性淋菌感染症,肺炎球菌感染症,インフルエンザ菌感染症などへの注意が必要になる.

注射関連反応は,アレルギー反応,頭痛,ショックなどが点滴後すぐに起こることが多いため,点滴終了後は一定時間,施設内で経過観察する.第III相臨床試験での主な副作用は,上気道感染11.5%,悪心10.4%,頭痛8.3%などであった.試験期間中にエクリズマブ群で1例が感染性胸水のために死亡したが,髄膜炎菌感染症を発現した例はなかった[4].

4 ラブリズマブ

ラブリズマブもエクリズマブと同様に補体C5に対する抗体製剤である.ラブリズマブには,リサイクリング機構が付与されたことで血中半減期がエクリズマブの約4倍に伸びたため,維持期は8週ごとの投与が可能になった.

a. エビデンス

ラブリズマブの第III相臨床試験(CHAMPION-NMOSD試験)では,全員に実薬が投与され,比較対象として同じ条件で実施されたエクリズマブのプラセボ群のデータが用いられた[7].96週の時点で,プラセボ群で再発がなかったのは51.9%であったのに対して,ラブリズマブ群では全例で再発を認めなかった.さらに,ラブリズマブ単剤群の解析でも96週の時点で,プラセボ群で再発がなかったのは40.4%であったのに対して,ラブリズマブ単剤群では全例で再発を認めなかった(図3)[8].

これらの良好な試験結果を経て,ラブリズマブは神経疾患では2022年の全身型重症筋無力症に続いて,2023年にNMOSDの再発予防に対して保険承認された.

b. 用法・用量

投与スケジュールは,初回,2週間後,以降8週間ごとに点滴静注にて投与する.投与量は体重によって異なり,体重40kg以上60kg未満は初回2,400mgで2回目以降3,000mg,60kg以上100kg未満は初回2,700mgで2回目以降3,300mg,100kg以上は初回3,000mgで2回目以降3,600mgである.

c. 副作用

副作用として,エクリズマブと同様に髄膜炎菌感染症を含む感染症と注射関連反応などが報告されている.第III相臨床試験では,重篤な有害事象は19%で報告されており,髄膜炎菌性脳炎の1例を含む8.6%で感染症を認めたが,有害事象による死亡例は認めなかった.注射関連反応は6.9%だった.なお,添付文書中の副作用頻度は,髄膜炎菌感染症(0.4%),重篤な感染症(1.9%),注射関連反応(頻度不明)と記載されている.

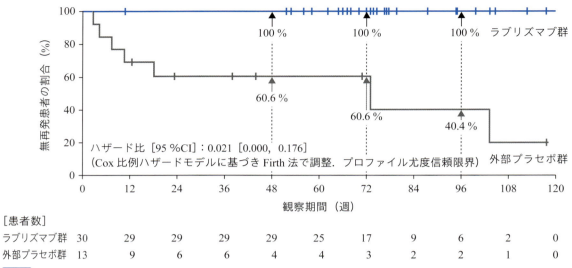

図3 免疫抑制療法を併用していない患者群における初回の試験中再発までの期間
(Pittock SJ, et al: Ann Neurol 2023; 93: 1053-1068)

5 遺伝子多型

わが国における発作性夜間ヘモグロビン尿症に対するエクリズマブの第II相臨床試験において、治療不応例が存在したが、それらの患者はC5遺伝子多型を有することが判明した。人種間での検討では、日本人の3.5％にc.2654G>A（p.Arg885His）の遺伝子多型がみつかったが、日本人以外ではきわめて稀であった[9]。この遺伝子多型をもつ場合はエクリズマブとラブリズマブの治療効果が期待できないため、治療開始前に検査しておく必要がある。

6 髄膜炎菌感染症

髄膜炎菌は重度の髄膜炎や敗血症を引き起こす細菌であり、髄膜炎菌感染症は抗C5抗体製剤の最も懸念される副作用である。潜伏期間は平均4日で、突発的に肺炎、尿道炎、関節炎、心膜炎、菌血症、敗血症、髄膜炎などの多彩な病像を呈する。上気道炎のような軽い症状で発症することもあるが、発症後24～48時間で急速に進行し、播種性血管内凝固症候群（disseminated intravascular coagulation：DIC）やショックに陥って死に至る可能性がある。侵襲的な髄膜炎菌感染症は、A、B、C、W、XおよびY型の髄膜炎菌によって引き起こされ、国内ではY型によるものが最も多く42％、C型が12％、B型が7％、W型が3％を占める[10]。

髄膜炎菌ワクチンは、エクリズマブとラブリズマブを開始する2週間前までに接種する。4価髄膜炎菌ワクチン（メンクアッドフィ®）と血清型Bワクチン（Bexsero®、Trumenba®：輸入ワクチン）の2種類があるが、わが国で認可されているのは4価髄膜炎菌ワクチンのみである。このワクチンは血清型A、C、W、Yに対する効果があるが、血清型Bはカバーしていない。海外では血清型Bの頻度が高いため、特に髄膜炎菌感染症の流行地であるアフリカ諸国へ渡航する場合は、自費になるがトラベルクリニックで血清型Bワクチンを接種することが推奨される。抗C5抗体製剤治療を継続する場合は、その後も5年ごとに髄膜炎菌ワクチンを接種する。ワクチンを接種していても感染することがあるため、感染が疑われる場合はすぐに医療機関を受診するように患者に周知しておく。また、原因菌の判明を待たずに第三世代セフェム系抗菌薬による治療を始めることが重要であり、そのことが記載されている「患者安全性カード」を必ず提示することも伝えておく。

7 抗 C5 抗体製剤の使い分け

　補体介在性の病態が確認されているのは抗 AQP4 抗体陽性の NMOSD である．抗 AQP4 抗体陰性 NMOSD への投与は保険適用外であり，治療効果が期待できないため使用してはいけない．

　抗 C5 抗体製剤は，臨床試験にて観察期間中の再発をほぼ完全に抑制しており，他の生物学的製剤よりも有効性が高いと考えられる．そのため，疾患活動性が高い難治症例には抗 C5 抗体製剤を考慮すべ

きである．また，C5 は NMOSD 病態の最終段階で作用するため，C5 の阻害により迅速な効果発現が期待できる．したがって，より早い効果の発現が求められる症例への投与も検討してよい．

　エクリズマブとラブリズマブの使い分けであるが，一般的には投与間隔が長いラブリズマブが選択される傾向にある．しかし，半減期が長い分，副作用リスクは高くなり，リサイクリング機構をもつラブリズマブは妊婦に対する安全性が懸念されるため，挙児希望のある患者にはエクリズマブを選択すべきである．

文献

1）Walport MJ: Complement. First of two parts. *N Engl J Med* 2001; **344**: 1058-1066.
2）Papadopoulos MC, Bennett JL, Verkman AS, *et al*: Treatment of neuromyelitis optica: state-of-the-art and emerging therapies. *Nat Rev Neurol* 2014; **10**: 493-506.
3）Dutra BG, da Rocha AJ, Nunes RH, *et al*: Neuromyelitis optica spectrum disorders: spectrum of MR imaging findings and their differential diagnosis. *Radiographics* 2018; **38**: 169-193.
4）Pittock SJ, Berthele A, Fujihara K, *et al*: Eculizumab in aquaporin-4-positive neuromyelitis optica spectrum disorder. *N Engl J Med* 2019; **381**: 614-625.
5）Pittock SJ, Fujihara K, Palace J, *et al*: Eculizumab monotherapy for NMOSD: data from PREVENT and its open-label extension. *Mult Scler* 2022; **28**: 480-486.
6）Nakashima I, Nakahara J, Yokote H, *et al*: Long-term safety and effectiveness of eculizumab in patients with aquaporin-4 antibody-positive neuromyelitis optica spectrum disorder: a 2-year interim analysis of post-marketing surveillance in Japan. *Ther Adv Neurol Disord* 2023; **16**: 17562864231181177.
7）Ortiz S, Pittock SJ, Berthele A, *et al*: Immediate and sustained terminal complement inhibition with ravulizumab in patients with anti-aquaporin-4 antibody-positive neuromyelitis optica spectrum disorder. *Front Neurol* 2024; **15**: 1332890.
8）Pittock SJ, Barnett M, Bennett JL, *et al*: Ravulizumab in aquaporin-4-positive neuromyelitis optica spectrum disorder. *Ann Neurol* 2023; **93**: 1053-1068.
9）Nishimura J, Yamamoto M, Hayashi S, *et al*: Genetic variants in C5 and poor response to eculizumab. *N Engl J Med* 2014; **370**: 632-639.
10）Fukusumi M, Kamiya H, Takahashi H, *et al*: National surveillance for meningococcal disease in Japan, 1999-2014. *Vaccine* 2016; **34**: 4068-4071.

3 NMO の再発予防

C 抗 IL-6 受容体抗体製剤

神戸大学大学院医学研究科脳神経内科学　　千原典夫

┤ココがポイント！├

▶ 抗 **AQP4** 抗体陽性 **NMOSD** に対して抗 **IL-6** 受容体抗体製剤のサトラリズマブ（**SAT**）が保険適用となっている.

▶ **NMOSD** 病態における **IL-6** の役割.

▶ 抗 **IL-6** 受容体抗体製剤の有効性と注意点.

　視神経脊髄炎（neuromyelitis optica: NMO）は，視神経，脊髄に繰り返し炎症を生じる自己免疫性中枢神経疾患である．NMO と多発性硬化症（multiple sclerosis: MS）はともに病勢の再発と寛解を繰り返す．そのため，かつては NMO は MS の亜型であると考えられ，NMO と MS は区別されることなく治療されてきた．しかし 2000 年頃より，国内でもよく用いられたインターフェロン（interferon: IFN）β治療が「視神経脊髄型 MS（opticospinal MS: OSMS）」（すなわち，現在の NMO）では十分な治療効果が得られないなど，治療方針の面で一括りにできない状況が問題となっていた．2004 年には，Mayo クリニックの Lennon 博士らによって，"OSMS" 患者の血清中免疫グロブリン（immunoglobulin: Ig）G はアストロサイトに特異的に反応することが報告され[1]，さらにこの抗体がアストロサイト上に高発現する水チャネルであるアクアポリン（aquaporin: AQP）4 に対する自己抗体であることが明らかとなった．明確な診断マーカーの登場によって，抗 AQP4 抗体陽性の症例を「視神経脊髄炎スペクトラム障害（neuromyelitis optica spectrum disorders: NMOSD）」として MS から分離する考えかたが急速に広がり[2]，その病態に基づいた複数の分子標的薬の臨床試験が行われた．2024 年時点，抗 AQP4 抗体陽性 NMOSD の再発予防を目的とした 5 剤の保険適用薬がある．

1 NMOSD 病態における インターロイキン（IL-6）の役割

　NMOSD の病態研究として，抗 AQP4 抗体によるアストロサイト傷害機序と抗 AQP4 抗体産生機構が主に解析されてきた．IFNβの治療効果が得られない症例の自己免疫病態として，IFNβによる B 細胞分化促進作用がある．B 細胞は分化によって抗体産生細胞へと変化するが，NMOSD 患者では抗体産生細胞の 1 つである形質芽細胞（plasmablast）の増加が認められることが報告されている[3]．実際，形質芽細胞由来の抗 AQP4 抗体がアストロサイト傷害を起こすことも示されており[4]，NMOSD の中心病態として自己抗体産生性 B 細胞分化促進と抗 AQP4 抗体を介したアストロサイト傷害がある．

　インターロイキン（interleukin: IL）-6 は IFNβと同様に抗ウイルス作用を示すことから「IFNβ-2」という別名をもつ．IL-6 は細胞表面にある IL-6 受容体と結合することで IL-6/IL-6 受容体複合体を形成し，さらに「gp130」と呼ばれる蛋白質の二量体化を促す．IL-6 が可溶性 IL-6 受容体に結合する場合でも，同様に gp130 の二量体化を促進する．これによって，JAK/STAT3 経路（Janus kinases/signal transducer and activator of transcription 3 pathway）や JAK/SHP2/MAPK 経路（Janus kinases/Src homology 2 domain-containing phosphatase-2/mitogen-activated pro-

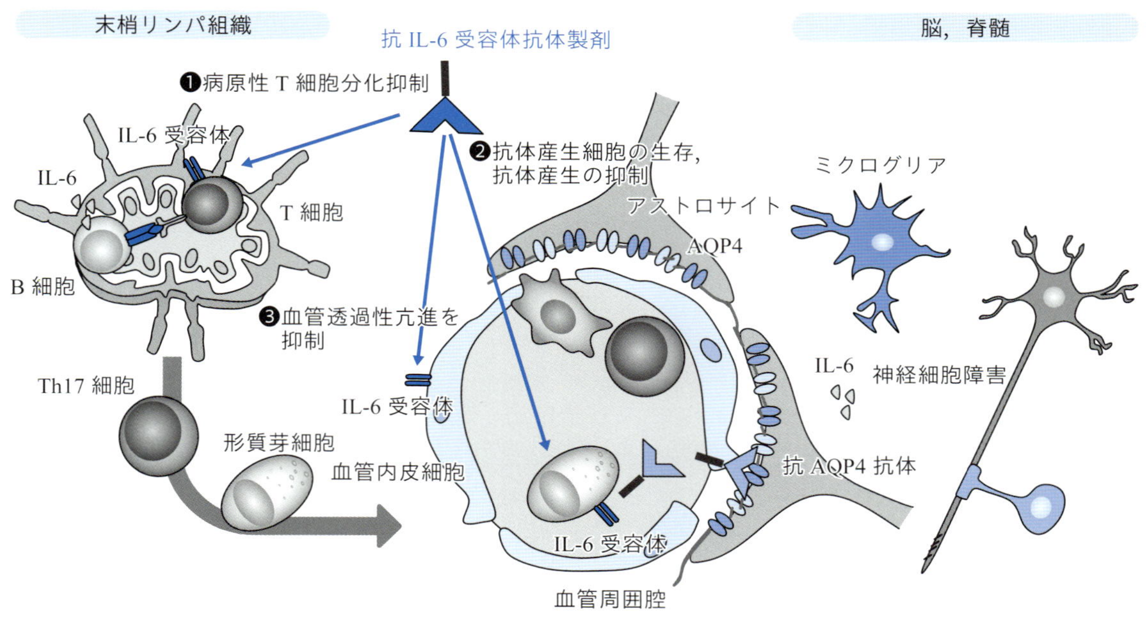

末梢リンパ組織　　　　　　　　　　抗 IL-6 受容体抗体製剤　　　　　　　　　　　脳，脊髄

❶病原性 T 細胞分化抑制

IL-6 受容体

IL-6

T 細胞

❷抗体産生細胞の生存，
抗体産生の抑制

ミクログリア

アストロサイト

AQP4

B 細胞

❸血管透過性亢進を
抑制

IL-6　神経細胞障害

Th17 細胞

IL-6 受容体

形質芽細胞

血管内皮細胞

抗 AQP4 抗体

IL-6 受容体

血管周囲腔

図1 NMOSD 病態における抗 IL-6 受容体抗体製剤の作用点

IL：インターロイキン，Th：ヘルパー T 細胞，AQP：アクアポリン．
NMOSD における抗 IL-6 受容体抗体製剤の効果として，❶病原性 T 細胞の分化抑制，❷抗体産生細胞の生存，抗体産生の抑制，❸血管透過性亢進を抑制することなど多面的な機能が報告されている．
（Chihara N, *et al*: *touchREVIEWS in Neurology* 2021; **17**: 11-15 より改変）

tein kinase pathway）が活性化され，生物学的な反応が引き起こされる．IL-6 は多面的な機能を有するサイトカインである．肝臓での C 反応性蛋白（C-reactive protein: CRP）やフィブリノゲンなどの急性炎症反応性蛋白質の産生を亢進させるほか，ナイーブ T 細胞を中枢神経系の自己免疫疾患にとって病原性とされるヘルパー T 細胞（helper T cell: Th）17 へ分化誘導して免疫制御性とされる制御性 T 細胞（regulatory T cell: Treg）への分化抑制，B 細胞の抗体産生促進を促し，さらに組織における線維芽細胞に働いて骨破壊亢進，関節腫脹，皮膚線維化促進をきたす[5]．

NMOSD 患者では血漿や脳脊髄液中の IL-6 レベルが健常者や非炎症性神経疾患患者と比べて高く，その程度が再発頻度やアストロサイト傷害の程度と正に相関することが報告されている[6,7]．また，NMOSD 患者で AQP4 ペプチド特異的反応を示す T 細胞は上述の Th17 が主体であること[8]，抗 AQP4 抗体産生性形質芽細胞の生存や抗体産生が IL-6 で促進されること[3]，抗 AQP4 抗体によるアストロサ

イト傷害はアストロサイトからの IL-6 産生を促進して血液脳関門（blood-brain barrier: BBB）の透過性を亢進し，炎症細胞の脳内移行を誘導している可能性があり[9]，NMOSD の中心病態の各所に促進的に働くことが示唆されている（図1）．

2　効果と注意点

当初，抗 IL-6 受容体抗体製剤として関節リウマチなどで使われるトシリズマブ（tocilizumab: TCZ）がオフラベルで NMOSD に用いられ，抗 CD20 抗体製剤や他の経口免疫抑制治療で治療抵抗性であった患者において有効であった[10,11]．NMOSD 患者の免疫学的解析では，治療前には免疫制御能をもつ B 細胞，ナチュラルキラー細胞（natural killer cell: NK 細胞）や Treg の数が健常者に比して減っていたものの，TCZ 治療後 1 年以内にそれらの割合が回復したことや，疾患で上昇する好中球数に関連する遺伝

3　NMO の再発予防／c　抗 IL-6 受容体抗体製剤　　**237**

表1 サトラリズマブ（SAT）を用いた NMOSD に対する第 III 相臨床試験結果のまとめ

		SAkuraSky 試験		SAkuraStar 試験	
投与法		皮下注射			
投与量		0，2，4 週および以降 4 週ごとに 1 回 120 mg を投与.			
併用する経口免疫抑制治療		あり		なし	
参加者数（人）		83		95	
各群の人数（人）		SAT 群	プラセボ群	SAT 群	プラセボ群
		41	43	63	32
抗 AQP4 抗体陽性割合（%）		66.3		67.4	
女性患者割合（%）		92.8		81.1	
平均年齢（標準偏差）		40.8（16.1）	43.4（12.0）	36.4（10.7）	39.3（13.3）
ベースラインの年間再発数（標準偏差）		1.50（0.50）	1.40（0.50）	1.50（0.67）	1.38（0.63）
平均 EDSS（標準偏差）		3.8（1.6）	3.6（1.3）	3.9（1.5）	3.7（1.6）
全体の再発抑制率（%）		62		55	
非再発率（%）	48 週時点	抗 AQP4 抗体陽性 91.5	59.9	抗 AQP4 抗体陽性 82.9	55.4
		抗 AQP4 抗体陰性 84.4	75.5	抗 AQP4 抗体陰性 63.3	77.8
	96 週時点	抗 AQP4 抗体陽性 91.5	53.3	抗 AQP4 抗体陽性 76.5	41.1
		抗 AQP4 抗体陰性 56.3	67.1	抗 AQP4 抗体陰性 63.3	77.8
疼痛や疲労症状の変化		24 週時点では有意な差は認められなかった.			
SAT 投与に伴う有害事象		注射部位反応		SAT 投与で重篤な有害事象の報告が多い傾向があったが，その特徴は明らかでなかった.	
その他の特徴		成人と青年期（12 ～ 18 歳）の患者で安全性に差はなかった.		ランダム割り付けの項目として B 細胞除去（枯渇）療法の既往を組み入れた.	

EDSS：Kurtzke 総合障害度評価スケール.
（Chihara N, *et al*: *touchREVIEWS in Neurology* 2021; **17**: 11-15 より改変）

子発現が TCZ 治療後速やかに減少したことが報告されている[12]．TCZ の安全性と有効性を検討した第 II 相臨床試験では，非盲検ながら代表的な経口免疫抑制薬であるアザチオプリン（azathioprine: AZP）と比べて再発の比例ハザード比 0.23（リスクが 77 % 減少）であったことが報告されており，高い有効性が示唆された[13]．一般に，抗 IL-6 受容体抗体製剤は IL-6 との結合後，複合体として非特異的に細胞に取り込まれる．

最近，新たな抗 IL-6 受容体抗体製剤として，エンドソーム内で pH 依存的に IL-6 蛋白から解離し，胎児型 Fc 受容体によって血漿中に戻って，次の IL-6 蛋白と結合できる作用（リサイクリング作用）を

有するサトラリズマブ（satralizumab: SAT）が開発された．SAT は半減期が長く，月に一度の皮下注射で有効性を示すことができる．SAT を用いた最初の治験として，NMOSD に対する 2 つの第 III 相臨床試験が行われた[14, 15]（**表 1**）．抗 AQP4 抗体陽性 NMOSD 患者に対して他の経口免疫抑制治療を併用した場合（SAkuraSky 試験），プラセボ群に対する再発の比例ハザード比 0.21（リスクが 79 % 軽減），単剤投与の場合（SAkuraStar 試験）では比例ハザード比 0.26（リスクが 76 % 軽減）といずれも強い効果を示した．2 つの第 III 相臨床試験では抗 AQP4 抗体陰性 NMOSD も含まれていたが，SAT の治療効果はほとんど認められず，抗 AQP4 抗体陽性 NMOSD

の中心病態に IL-6 が関わっている一方で，抗 AQP4 抗体陰性症例の病態の多様性を示唆する結果であった．

SAkuraSky 試験における有害事象としては SAT 群では，注射関連反応（12％），鼻咽頭炎（24.4％），上気道感染症（24.4％），頭痛（24.4％）がプラセボ群と同様に認められた．また，SAkuraStar 試験における有害事象としては尿路感染症（17.5％）と上気道感染症（15.9％）であり，これはプラセボ群でも同様であった．TCZ でこれまで知られている頻度の高い有害事象として上気道感染症があるが，SAkuraStar 試験ではこれに加えて尿路感染症が多く認められたことは，NMOSD の脊髄障害がしばしば排尿障害を後遺症状として残すことと関連する可能性があり注意を要する．抗 IL-6 受容体抗体製剤投与中の患者では，感染に際して CRP などの急性炎症反応性蛋白質が上昇しにくいことがあり，憩室炎による腸管穿孔に気づかず不幸な転帰をとる可能性もある．発熱，咳嗽などの感染症状に加えて，嘔吐や疼痛などの何らかの普段と異なる症状が出現した際には，感染症の可能性を考慮して注意深く評価を行う必要がある．

抗 AQP4 抗体陽性 NMOSD 症例について治験期間を含めて 4 年間の経過を追った報告では，他の経口免疫抑制治療の併用の有無を問わず Kurtzke 総合障害度評価スケール（expanded disability status scale of Kurtzke: EDSS）が 2.0 以上増加するような重篤な再発は 10％ の症例にしか認められなかったことや，EDSS の持続的な悪化症例も同様に 10％ 程度であったことが報告されており[16]，SAT には経時的な病態軽減効果がある可能性がある．一方で，SAT 投与の有無による感染症を含めた有害事象には差がないものの，ステロイドなどの経口免疫抑制治療を併用した場合は，SAT 単剤投与と比べて，これら有害事象の割合が多かったことも報告されており[17]，SAT 使用時には適切な経口免疫抑制治療の減量が求められる．

SAT の市販後調査では初期の 3 か月には再発が 4.6％ の症例に認められたが，その後の 1 年は再発がほぼ認められず，経口ステロイド投与量はプレドニゾロン（prednisolone: PSL）換算で治療前の平均 11 mg/ 日から 1 年後には 5 mg/ 日を下回り，28％ の症例がステロイドを含む経口免疫抑制治療を中止できているという報告もなされている[18]．SAT による治療導入に際しては，炎症発作時の急性期治療後の数か月は経口免疫抑制治療を併用したほうが再発リスクを下げられる可能性があるが，その後，治療を継続できれば 1 年程度で炎症病態が鎮静化し，感染症をはじめとする合併症を減らすためにも，経口免疫抑制治療の減量・中止を目指すことが求められる．

文献

1) Lennon VA, Wingerchuk DM, Kryzer TJ, *et al*: A serum autoantibody marker of neuromyelitis optica: distinction from multiple sclerosis. *Lancet* 2004; **364**: 2106-2112.

2) Wingerchuk DM, Banwell B, Bennett JL, *et al*: International panel for NMO diagnosis. International consensus diagnostic criteria for neuromyelitis optica spectrum disorders. *Neurology* 2015; **85**: 177-189.

3) Chihara N, Aranami T, Sato W, *et al*: Interleukin 6 signaling promotes anti-aquaporin 4 autoantibody production from plasmablasts in neuromyelitis optica. *Proc Natl Acad Sci USA* 2011; **108**: 3701-3706.

4) Bennett JL, Lam C, Kalluri SR, *et al*: Intrathecal pathogenic anti-aquaporin-4 antibodies in early neuromyelitis optica. *Ann Neurol* 2009; **66**: 617-629.

5) Tanaka T, Narazaki M, Kishimoto T: IL-6 in inflammation, immunity, and disease. *Cold Spring Harb Perspect Biol* 2014; **6**: a016295.

6) Uzawa A, Mori M, Sato Y, *et al*: CSF interleukin-6 level predicts recovery from neuromyelitis optica relapse. *J Neurol Neurosurg Psychiatry* 2012; **83**: 339-340.

7) Barros PO, Cassano T, Hygino J, *et al*: Prediction of disease severity in neuromyelitis optica by the levels of interleukin（IL）-6 produced during remission phase. *Clin Exp Immunol* 2016; **183**: 480-489.

8) Varrin-Doyer M, Spencer CM, Schulze-Topphoff U, *et al*: Aquaporin 4-specific T cells in neuromyelitis optica exhibit a Th17 bias and recognize clostridium ABC transporter. *Ann Neurol* 2012; **72**: 53-64.

9) Takeshita Y, Obermeier B, Cotleur AC, *et al*: Effects of neuromyelitis optica-IgG at the blood-brain barrier *in vitro*. *Neurol*

Neuroimmunol Neuroinflamm 2016; **4**: e311.

10) Ayzenberg I, Kleiter I, Schröder A, *et al*: Interleukin 6 receptor blockade in patients with neuromyelitis optica nonresponsive to anti-CD20 therapy. *JAMA Neurol* 2013; **70**: 394-397.

11) Araki M, Matsuoka T, Miyamoto K, *et al*: Efficacy of the anti-IL-6 receptor antibody tocilizumab in neuromyelitis optica: a pilot study. *Neurology* 2014; **82**: 1302-1306.

12) Matsuoka T, Araki M, Lin Y, *et al*: Long-term effects of IL-6 receptor blockade therapy on regulatory lymphocytes and neutrophils in neuromyelitis optica spectrum disorder. *Neurol Neuroimmunol Neuroinflamm* 2023; **11**: e200173.

13) Zhang C, Zhang M, Qiu W, *et al*: Safety and efficacy of tocilizumab versus azathioprine in highly relapsing neuromyelitis optica spectrum disorder（TANGO）: an open-label, multicentre, randomised, phase 2 trial. *Lancet Neurol* 2020; **19**: 391-401.

14) Yamamura T, Kleiter I, Fujihara K, *et al*: Trial of satralizumab in neuromyelitis optica spectrum disorder. *N Engl J Med* 2019; **381**: 2114-2124.

15) Traboulsee A, Greenberg BM, Bennett JL, *et al*: Safety and efficacy of satralizumab monotherapy in neuromyelitis optica spectrum disorder: a randomised, double-blind, multicentre, placebo-controlled phase 3 trial. *Lancet Neurol* 2020; **19**: 402-412.

16) Kleiter I, Traboulsee A, Palace J, *et al*: Long-term efficacy of satralizumab in AQP4-IgG-seropositive neuromyelitis optica spectrum disorder from SAkuraSky and SAkuraStar. *Neurol Neuroimmunol Neuroinflamm* 2022; **10**: e200071.

17) Yamamura T, Weinshenker B, Yeaman MR, *et al*: Long-term safety of satralizumab in neuromyelitis optica spectrum disorder（NMOSD）from SAkuraSky and SAkuraStar. *Mult Scler Relat Disord* 2022; **66**: 104025.

18) Nakashima I, Nakahara J, Yasunaga H, *et al*: Real-world management of patients with neuromyelitis optica spectrum disorder using satralizumab: Results from a Japanese claims database. *Mult Scler Relat Disord* 2024; **84**: 105502.

NMO の再発予防

d 抗 CD19 抗体製剤，その他の薬剤

京都大学大学院医学研究科臨床神経学　　木村公俊

│ ココがポイント！ │

▶ NMOSD に対する B 細胞標的治療薬として，わが国ではイネビリズマブ（抗 CD19 抗体）とリツキシマブ（抗 CD20 抗体）が認可されている．

▶ NMOSD の病態には B 細胞と T 細胞の相互作用が関与しており，B 細胞標的療法は両者に影響を与える．

▶ B 細胞除去（枯渇）療法によって免疫異常の根本的な是正が可能であるか，今後の研究が期待される．

中枢神経系自己免疫疾患の病態は疾患ごとに異なるが，視神経脊髄炎スペクトラム障害（neuromyelitis optica spectrum disorders: NMOSD）においては抗アクアポリン（aquaporin: AQP）4 抗体を産生する B 細胞，特に形質芽細胞（plasmablast）や形質細胞の関与が示唆されている．一方，NMOSD 患者の血中には，AQP4 反応性 T 細胞が存在する[1]．B 細胞は T 細胞への抗原提示能も有しており，相互作用が重要と考えられる．マウスにおいては，B 細胞もしくは T 細胞の片方のみをミエリンオリゴデンドロサイト糖蛋白質（myelin oligodendrocyte glycoprotein: MOG）反応性に改変した場合には，中枢神経炎症を自然発症することはほぼない[2]．しかし，両者ともに MOG 反応性に改変した場合には，半数程度が自然発症するようになる[2]．このモデルは MOG に対する自己免疫にはなるが，中枢神経自己免疫における B 細胞，T 細胞両者の重要性が示唆される．B 細胞には，ほかにも炎症性サイトカイン産生能があり，上述の抗体産生能，抗原提示能と合わせて，病態への関与が示唆されている．

本項では，B 細胞標的療法について，基礎的な背景データを交えて概説する．

1 イネビリズマブ

a. 効果と副作用

イネビリズマブは抗 CD19 抗体であり，抗 AQP4 抗体陽性の NMOSD に対する維持治療薬（再発予防薬）として，わが国では 2021 年に認可された．ヒト化免疫グロブリン（immunoglobulin: Ig）G1k 抗体であり，B 細胞除去（枯渇）療法にあたる．プロ B 細胞（pro-B cell）から一部の形質細胞に至るまで，抗 CD20 抗体と比較すると，より幅広い分化段階にある B 系列細胞を標的とする（**図 1**）[3]．

プラセボ対照試験である N-MOmentum 試験において，NMOSD の再発予防ならびに Kurtzke 総合障害度スケール（expanded disability status scale of Kurtzke: EDSS）の進行抑制に対する有効性が示された[4,5]．試験は約 28 週の予定で，開始後 1 〜 21 日目におけるステロイド投与以外は，併用薬が認められていなかった．主要評価項目である「再発までの期間」は有意に延長し，副次評価項目である「EDSS 増悪患者数」，「活動性 MRI 病変数」などでも有効性を認めた．イネビリズマブ群はプラセボ群と比較して，再発リスクのハザード比が 0.272 まで低下した[4]．サブグループ解析の結果から，罹病期間，過去の再発数，EDSS，人種などに関わらず，イネビリズマブの有効性が示唆された[4,6,7]．継続投与試験

241

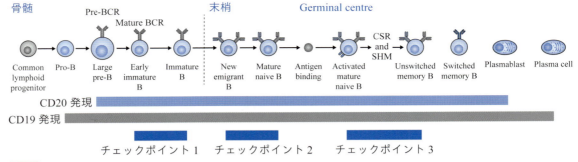

図1 B細胞系譜
CSR：クラススイッチ組換え（class switch recombination），SHM：体細胞高頻度突然変異（somatic hypermutation）．
（Sun B, et al: Nat Rev Neurol 2020; **16**: 481-492 より改変）

において，イネビリズマブ開始1年以降の高い再発予防効果を認めている[8]．また，長期投与によって，EDSSが改善することも示されている[5]．

注意すべき副作用としては，インフュージョンリアクションや感染症があげられる．インフュージョンリアクションとは，投与に伴って起こる頭痛，悪心，傾眠，呼吸困難，発熱，発疹，筋肉痛などを指し，初回投与時に比較的多く認められる．その予防のために，本剤投与前には毎回，抗ヒスタミン薬と解熱鎮痛薬を経口投与し，ステロイド［メチルプレドニゾロン（methylprednisolone: MP）80〜125 mg等）］を静脈内投与する．感染症としては，特異的に増加するものがあるわけではない．しかし，他のB細胞除去（枯渇）療法の場合に準じて，B型肝炎ウイルス（hepatitis B virus: HBV）再活性化，新型コロナウイルス感染症（coronavirus disease 2019: COVID-19）重症化，進行性多巣性白質脳症（progressive multifocal leukoencephalopathy: PML）などに注意する．投与前にHBs抗原，HBs抗体，HBc抗体を測定し，HBVキャリアおよび既感染者をスクリーニングし，必要に応じてHBV DNA量の測定や専門医への紹介を行う［B型肝炎治療ガイドライン（第4版），2022］．

その他の注意点として，イネビリズマブ投与中は生ワクチン接種を控えることが望ましい．必要な場合は，イネビリズマブの投与開始4週間前までに接種を完了する．また，不活化ワクチンはイネビリズマブ使用中に接種してもよいが，十分なワクチンの効果が得られない可能性がある．また，妊婦や妊娠している可能性のある女性には投与しないことが望ましい．授乳に関しては，治療上の有益性および母乳栄養の有益性を考慮し，授乳の継続または中止を個別に検討する．

イネビリズマブの投与開始後，それまで維持療法としてステロイドや免疫抑制薬を用いていた場合には，それらの減量・中止を行う．漸減方法や中止時期について定まった見解はない．ただ，イネビリズマブの継続投与試験（開始後1〜21日目にのみステロイド併用）では，投与開始1年間はその後と比較して再発率が高かった．そのため，イネビリズマブの投与開始1年間は特に注意が必要と考えられるが，その後は病勢の安定が期待できる[8]．

イネビリズマブの長期投与により血中のIgGやIgMが徐々に低下するが，長期免疫記憶に関わる骨髄内長期生存形質細胞はCD19⁻CD38^highCD138⁺であることが知られている[8,9]．そのため，すでに獲得した免疫記憶へのイネビリズマブの影響は比較的少ないものと考えられる．実際，ムンプス，麻疹，風疹といった幼少期にワクチンも含めて獲得された液性免疫は，イネビリズマブによって影響を受けづらいことが示唆されている．また，イネビリズマブ投与期間や総IgG値と，感染症の発症リスク・重症化リスクの間に相関は認められていない[8]．しかしながら，リツキシマブでの検討では低IgG血症が易感染性と関連するため，イネビリズマブでも低IgG血症をきたした場合は注意を要する[10]．

b. 作用

上述の通り，NMOSD における B 細胞の役割として，抗 AQP4 抗体産生，T 細胞への抗原提示，炎症性サイトカイン産生などが考えられている．イネビリズマブは，幅広い分化段階の B 細胞を標的としており，こうした多彩な B 細胞の働きを抑えることができる（図 1）[3]．

抗 AQP4 抗体の病態への関与については，抗 C5 抗体製剤の高い有効性から，補体介在性のアストロサイト傷害が注目されている．一方で，抗 AQP4 抗体を介した細胞性の抗体依存性細胞傷害（antibody dependent cellular cytotoxicity: ADCC）も病態に関与している[11]．血中の抗 AQP4 抗体価は再発と相関しないものの，髄液中の抗 AQP4 抗体価は再発期において寛解期よりも高いことが示されており，その重要性が支持されている[12, 13]．イネビリズマブによって，特に血中抗 AQP4 抗体価が高い患者ではその低下を認めており，抗 AQP4 抗体を介した多面的な病態が抑制されると考えられている．

また，上述の通り，B 細胞の作用の一部は T 細胞との相互作用を介していると考えられる．NMOSD のモデルマウスにおいて，濾胞性ヘルパー T 細胞（follicular helper T cell: Tfh 細胞）との相互作用が，リンパ節胚中心 B 細胞から AQP4 産生 B 細胞への成熟に重要であることが示されている[14]．このモデルでは，ICOS-ICOSL（inducible T-cell costimulator/inducible T-cell costimulator ligand）の阻害により，Tfh 細胞や胚中心 B 細胞が減少し，病態が改善する[14]．また，自己免疫病態を伴うマウスにイネビリズマブを投与すると，リンパ節胚中心における B 細胞が除去され，同部位で B 細胞と相互作用する Tfh 細胞も低下することが示されている[15]．NMOSD 患者では，血中 Tfh 細胞や B 細胞の頻度，ならびにインターロイキン（interleukin: IL）-21 や IL-6 の濃度が，疾患活動性と相関することが知られる[16]．リツキシマブでの検討にはなるが，同治療によって B 細胞のみならず Tfh 細胞の低下も認められ，この効果は B 細胞由来の IL-6 の減少を介しているとされる[16]．また，多発性硬化症（multiple sclerosis: MS）や他の自己免疫疾患に対する B 細胞除去（枯渇）療法によっ

て，同じく血中の Tfh 細胞・炎症性 T 細胞の減少や，髄液中の T 細胞の減少が示されている[17-19]．こうしたヒト・マウスでの知見から，イネビリズマブ治療においては，B 細胞除去を介した間接的な T 細胞への影響も，治療効果に寄与していると考えられる．

c. 反応性の個人差

イネビリズマブは一部の形質細胞を含めて B 細胞を除去するが，除去の程度については個人差がある．イネビリズマブ開始から 6 か月後の血中 B 細胞が低い場合（≦ 4 cells/μL，投与患者の約 70 ％）には，長期的にも B 細胞低値の状態を安定して維持でき，再発率と MRI での T2 高信号病変の新規出現・拡大がより少なくなる[20]．血中 B 細胞が 4 cells/uL を超えてもイネビリズマブの効果が失われるわけではなく，臨床的にマーカーとして使用できるかについては不明である．

イネビリズマブによる B 細胞除去の一部は ADCC 活性を介しているが，CD19 に結合したイネビリズマブの認識時に Fc γ受容体 IIIa が関わる．Fc γ受容体 IIIa をコードする遺伝子，FCGR3A には多型が存在し，イネビリズマブの B 細胞除去の程度に対する影響が確認されている．具体的には，親和性（affinity）が低いタイプの Fc γ受容体 IIIa を有している場合，B 細胞除去の程度が弱くなる[21]．しかしながら，この遺伝子多型による再発リスクの上昇はこれまでのところ確認されておらず，臨床面への影響は限定的と考えられる[21]．一方，リツキシマブの場合には，FCGR3A の多型によって，B 細胞除去の程度とともに，NMOSD の再発リスクが異なることが知られている[22]．この差異の原因として，イネビリズマブが抗体として脱フコシル化されており，ベースラインの Fc γ受容体 IIIa への親和性が高くなっている点や，標的 B 細胞系列の違い（CD19 もしくは CD20）が考えられる．

一般的な NMOSD の病勢マーカーについても研究が進んでいる．NMOSD の再発時の血清ニューロフィラメント軽鎖（neurofilament light: NfL）は再発時の重症度を反映し，再発後の身体的障害の進行（confirmed disability progression: CDP）を予測する指

標になる．また，血清 GFAP（glial fibrillary acidic protein）も再発時の重症度を反映するとともに，再発を予測する指標になる[23, 24]．イネビリズマブ投与によりこれらの値が低下することが報告されており，治験で示されている臨床効果と合致する[23, 24]．また，ベースラインの血清 GFAP の値により，イネビリズマブ開始後の再発率を層別化できることが示唆されており，ステロイドなどの併用薬の減量・中止の時期を検討するにあたって参考になる可能性がある[24]．

2　リツキシマブ

a.　効果と副作用

リツキシマブは抗 CD20 抗体であり，遺伝子組換えマウス・ヒトキメラ抗体にあたる．マウス由来抗ヒト CD20 抗体の可変部およびヒト IgG1 の定常部からなる．イネビリズマブと同様に，抗 AQP4 抗体陽性の NMOSD に対する維持治療薬（再発予防薬）として，わが国において 2022 年に認可された．

リツキシマブは，B 細胞リンパ腫や自己免疫疾患の治療薬として長く使用されてきたが，NMOSD に対する有効性も報告されていた．正式な保険適用取得のため，わが国において医師主導臨床試験である RIN-1 試験が行われた．ステロイド［プレドニゾロン（prednisolone: PSL）換算で 5 ～ 30 mg 程度］を使用中の抗 AQP4 抗体陽性 NMOSD 患者が対象になった．1 か月当たり 10 ％ 程度を目安にステロイドの減量が行われ，プラセボ群を対照として，半年ごとのリツキシマブ投与による効果が評価された．試験期間 72 週時点において，再発のない患者の割合は，プラセボ群 63.2 ％，実薬群 100 ％であった[25]．その後，同試験のオープンラベル継続試験である RIN-2 試験が行われた．同試験では，B 細胞モニタリングを行い，B 細胞が一定数以上に出現した際にリツキシマブの追加投与が行われた．平均観察期間 1.74 年において，RIN-1 試験でプラセボ群であった患者の年間再発率（annualized relapse rate: ARR）は 0.321 回 / 人年から 0.035 回 / 人年へ低下した[26]．

なお，現在，わが国において保険適用となっている投与法は，B 細胞数を指標とはしていない．初回は，1 回量 375 mg/m^2 を 1 週間間隔で 4 回点滴静注する．その後，初回投与から 6 か月ごとに 1 回量 1,000 mg/body（固定用量）を 2 週間間隔で 2 回点滴静注する．

イネビリズマブと同様に，リツキシマブにおいてもインフュージョンリアクションに注意が必要である．その予防のために，本剤投与前には抗ヒスタミン薬と解熱鎮痛薬を経口投与し，ステロイドを併用していない場合は前投与を考慮する．注入速度を最初に上げた後に多く発現するため，注意する．感染症としては，HBV 再活性化，COVID-19 重症化，PML などに注意する．リツキシマブもイネビリズマブと同様に，長期投与によって血中の IgG や IgM が低下する[27]．低 IgG 血症と感染症リスクの相関が報告されており[10]，注意を要する．

その他の注意点として，イネビリズマブと同様に，リツキシマブ投与中は生ワクチン接種を控えることが望ましい．また，不活化ワクチンはイネビリズマブ使用中に接種してもよいが，十分なワクチンの効果が得られない可能性がある．また，妊婦や妊娠している可能性のある女性には，有益性が危険性を上回ると判断される場合にのみ投与する．授乳に関しては，治療上の有益性および母乳栄養の有益性を考慮し，授乳の継続または中止を個別に検討する．

リツキシマブ開始後，それまで維持療法として副腎皮質ステロイドや免疫抑制薬を用いていた場合には，それらの減量・中止を行う．漸減方法や中止時期について定まった見解はない．

b.　作用

イネビリズマブの項で述べた通り，リツキシマブは B 細胞除去によって間接的に Tfh 細胞や他の炎症性 T 細胞へも作用すると考えられる[16]．NMOSD の再発期には，抗 AQP4 抗体のうち，抗 IgM 抗体の産生や，抗 IgG 抗体のサブクラスの変化が認められ，リンパ節胚中心での免疫機構が働いていることが示唆される[28]．NMOSD 患者の頸部リンパ節では抗 AQP4 IgG が認められるが，リツキシマブ治療によりリンパ節での B 細胞数・抗 AQP4 抗体価が

顕著に低下し，病態改善に寄与していると考えられる[28]．また，リツキシマブ投与によって，リンパ節に比べると軽度ではあるが，血中の抗 AQP4 抗体価も減少することが知られている[16, 28]．

イネビリズマブと同様に，リツキシマブにおいても B 細胞除去の程度と再発に相関が報告されている．リツキシマブ投与中の NMOSD の再発は，末梢血リンパ球中のメモリー B 細胞が 0.05 % 以上になるような，効果が不十分な時期に起こりやすい[29]．一方，同じく自己抗体陽性の中枢神経炎症性疾患である抗 MOG 抗体関連疾患（MOG antibody-associated disease: MOGAD）では，リツキシマブ投与中に末梢血リンパ球中のメモリー B 細胞が 0.05 % 未満であっても再発をきたす[29]．したがって，NMOSD と MOGAD の間には，メモリー B 細胞を含めた免疫病態の違いが示唆される．

上述の通り，NMOSD においては，リンパ組織での B 細胞・T 細胞の相互作用が病態に寄与しているとされる．リツキシマブはタイプ I 抗 CD20 抗体であるが，オビヌッズマブというタイプ II 抗 CD20 抗体は，リツキシマブに比べて，リンパ組織内の B 細胞を強力に除去することが知られている．背景として，リツキシマブは ADCC よりも補体依存性細胞傷害（complement-dependent cytotoxicity: CDC）が主となって B 細胞除去に働くが，オビヌッズマブは ADCC が主となるなど，いくつかの機序が想定されている．こうしたタイプ II 抗 CD20 抗体がより強力な治療効果につながるか，今後の研究が期待される．

3 B 細胞除去（枯渇）療法に期待される免疫異常の是正

B 細胞の自己免疫寛容のチェックポイントとして，図 1[3] に示すように B 細胞の系譜において 3 か所が知られている．NMOSD では骨髄内の中枢側と末梢側の両者が破綻している[30]．CD19 はプロ B 細胞から形質細胞の一部まで幅広く発現している．CD20 は発現範囲が少し狭くなるものの，CD19，CD20 いずれの発現細胞の範囲も，これらのチェックポイントを含んでいる．一定期間のイネビリズマブ治療後に免疫寛容の破綻が改善するか，長期的に治療離脱が可能であるかについては今後の研究が期待される．

B 細胞除去（枯渇）療法は，MS においても高い効果を発揮する．MS は高齢になると病勢が低下することが知られており，また NMOSD とは病態も異なるため，単純な比較はできない．しかしながら，50 歳以上で活動性の低い MS 患者において，ナタリズマブ（natalizumab: NTZ）やフィンゴリモド（fingolimod: FTY）を中止すると，継続群と比べて再発しやすくなるが，B 細胞除去療法（抗 CD20 抗体）を中止しても，継続群と比べて再発に差がなかったことが報告された[31]．背景機序は不明であるが，B 細胞（枯渇）除去による免疫機構の是正が起こっている可能性がある．

実際，リツキシマブ投与後に出現してくる B 細胞は，相対的にメモリー B 細胞に対する制御性 B 細胞の比率が上昇することが知られている[32]．したがって，リツキシマブ治療によって B 細胞の炎症性・制御性機能のバランスが是正される可能性がある．

一方，最近，マウスでは胸腺の B 細胞が AQP4 に対する自己免疫寛容を誘導していると報告された[33]．ヒトでも同様の免疫機序が働いているのか不明であるが，B 細胞除去（枯渇）療法による影響も含めて，今後のさらなる知見が待たれる．

文献

1) Matsuya N, Komori M, Nomura K, *et al*: Increased T-cell immunity against aquaporin-4 and proteolipid protein in neuromyelitis optica. *Int Immunol* 2011; **23**: 565-573.
2) Krishnamoorthy G, Lassmann H, Wekerle H, *et al*: Spontaneous opticospinal encephalomyelitis in a double-transgenic mouse model of autoimmune T cell/B cell cooperation. *J Clin Invest* 2006; **116**: 2385-2392.
3) Sun B, Ramberger M, O'Connor KC, *et al*: The B cell immunobiology that underlies CNS autoantibody-mediated diseases. *Nat Rev Neurol* 2020; **16**: 481-492.

4) Cree BAC, Bennett JL, Kim HJ, et al: Inebilizumab for the treatment of neuromyelitis optica spectrum disorder (N-MOmentum): a double-blind, randomised placebo-controlled phase 2/3 trial. Lancet 2019; 394: 1352-1363.

5) Marignier R, Bennett JL, Kim HJ, et al: Disability outcomes in the N-MOmentum trial of inebilizumab in neuromyelitis optica spectrum disorder. Neurol Neuroimmunol Neuroinflamm 2021; 8: e978.

6) Cree BA, Bennett JL, Kim HJ, et al: Sensitivity analysis of the primary endpoint from the N-MOmentum study of inebilizumab in NMOSD. Mult Scler 2021; 27: 2052-2061.

7) Flanagan EP, Levy M, Katz E, et al: Inebilizumab for treatment of neuromyelitis optica spectrum disorder in patients with prior rituximab use from the N-MOmentum Study. Mult Scler Relat Disord 2022; 57: 103352.

8) Rensel M, Zabeti A, Mealy MA, et al: Long-term efficacy and safety of inebilizumab in neuromyelitis optica spectrum disorder: Analysis of aquaporin-4-immunoglobulin G-seropositive participants taking inebilizumab for ≤4 years in the N-MOmentum trial. Mult Scler 2022; 28: 925-932.

9) Halliley JL, Tipton CM, Liesveld J, et al: Long-lived plasma cells are contained within the CD19 (-) CD38 (hi) CD138 (+) subset in human bone marrow. Immunity 2015; 43: 132-145.

10) Langer-Gould A, Li BH, Smith JB, et al: Multiple sclerosis, rituximab, hypogammaglobulinemia, and risk of infections. Neurol Neuroimmunol Neuroinflamm 2024; 11: e200211.

11) Zhang H, Bennett JL, Verkman AS: Ex vivo spinal cord slice model of neuromyelitis optica reveals novel immunopathogenic mechanisms. Ann Neurol 2011; 70: 943-954.

12) Sato DK, Callegaro D, de Haidar Jorge FM, et al: Cerebrospinal fluid aquaporin-4 antibody levels in neuromyelitis optica attacks. Ann Neurol 2014; 76: 305-309.

13) Jitprapaikulsan J, Fryer JP, Majed M, et al: Clinical utility of AQP4-IgG titers and measures of complement-mediated cell killing in NMOSD. Neurol Neuroimmunol Neuroinflamm 2020; 7: e727

14) Yick LW, Ma OK, Chan EY, et al: T follicular helper cells contribute to pathophysiology in a model of neuromyelitis optica spectrum disorders. JCI Insight 2023; 8: e161003.

15) Yusuf I, Stern J, McCaughtry TM, et al: Germinal center B cell depletion diminishes CD4+ follicular T helper cells in autoimmune mice. PLoS One 2014; 9: e102791.

16) Zhao C, Li HZ, Zhao DD, et al: Increased circulating T follicular helper cells are inhibited by rituximab in neuromyelitis optica spectrum disorder. Front Neurol 2017; 8: 104.

17) Cross AH, Stark JL, Lauber J, et al: Rituximab reduces B cells and T cells in cerebrospinal fluid of multiple sclerosis patients. J Neuroimmunol 2006; 180: 63-70.

18) von Essen MR, Hansen RH, Højgaard C, et al: Ofatumumab modulates inflammatory T cell responses and migratory potential in patients with multiple sclerosis. Neurol Neuroimmunol Neuroinflamm 2022; 9: e200004.

19) Xu X, Shi Y, Cai Y, et al. Inhibition of increased circulating Tfh cell by anti-CD20 monoclonal antibody in patients with type 1 diabetes. PLoS One 2013; 8: e79858.

20) Bennett JL, Aktas O, Rees WA, et al: Association between B-cell depletion and attack risk in neuromyelitis optica spectrum disorder: An exploratory analysis from N-MOmentum, a double-blind, randomised, placebo-controlled, multicentre phase 2/3 trial. EBioMedicine 2022; 86: 104321.

21) Kim HJ, Aktas O, Patterson KR, et al: Inebilizumab reduces neuromyelitis optica spectrum disorder risk independent of FCGR3A polymorphism. Ann Clin Transl Neurol 2023; 10: 2413-2420.

22) Kim SH, Jeong IH, Hyun JW, et al: Treatment outcomes with rituximab in 100 patients with neuromyelitis optica: Influence of FCGR3A polymorphisms on the therapeutic response to rituximab. JAMA Neurol 2015; 72: 989-995.

23) Aktas O, Hartung HP, Smith MA, et al: Serum neurofilament light chain levels at attack predict post-attack disability worsening and are mitigated by inebilizumab: analysis of four potential biomarkers in neuromyelitis optica spectrum disorder. J Neurol Neurosurg Psychiatry 2023; 94: 757-768.

24) Aktas O, Smith MA, Rees WA, et al: Serum glial fibrillary acidic protein: a neuromyelitis optica spectrum disorder biomarker. Ann Neurol 2021; 89: 895-910.

25) Tahara M, Oeda T, Okada K, et al: Safety and efficacy of rituximab in neuromyelitis optica spectrum disorders (RIN-1 study): a multicentre, randomised, double-blind, placebo-controlled trial. Lancet Neurol 2020; 19: 298-306.

26) Tahara M, Oeda T, Okada K, et al: Compassionate open-label use of rituximab following a randomised clinical trial against neuromyelitis optica (RIN-2 study): B cell monitoring-based administration. Mult Scler Relat Disord 2022; 60: 103730.

27) Kim SH, Park NY, Kim KH, et al: Rituximab-induced hypogammaglobulinemia and risk of infection in neuromyelitis optica spectrum disorders: A 14-year real-life experience. Neurol Neuroimmunol Neuroinflamm 2022; 9: e1179.

28) Damato V, Theorell J, Al-Diwani A, et al: Rituximab abrogates aquaporin-4-specific germinal center activity in patients with neuromyelitis optica spectrum disorders. Proc Natl Acad Sci USA 2022; 119: e2121804119.

29) Durozard P, Rico A, Boutiere C, et al: Comparison of the response to rituximab between myelin oligodendrocyte glycoprotein and aquaporin-4 antibody diseases. Ann Neurol 2020; 87: 256-266.

30) Cotzomi E, Stathopoulos P, Lee CS, et al: Early B cell tolerance defects in neuromyelitis optica favour anti-AQP4 autoantibody production. Brain 2019; 142: 1598-1615.

31) Jouvenot G, Courbon G, Lefort M, et al: High-efficacy therapy discontinuation vs continuation in patients 50 years and older with nonactive MS. JAMA Neurol 2024; 81: 490-498.

32) Kim Y, Kim SY, Han SM, *et al*: Functional impairment of CD19 (+) CD24 (hi) CD38 (hi) B cells in neuromyelitis optica spectrum disorder is restored by B cell depletion therapy. *Sci Transl Med* 2021; **13**: eabk2132.

33) Afzali AM, Nirschl L, Sie C, *et al*: B cells orchestrate tolerance to the neuromyelitis optica autoantigen AQP4. *Nature* 2024; **627**: 407-415.

4 免疫グロブリン大量静注療法（IVIg）

国立精神・神経医療研究センター病院脳神経内科　　岡本智子

┤ココがポイント！├

▶ ステロイド抵抗性の難治性視神経炎の急性期における追加治療として有用である．

▶ MS，NMOSD，MOGAD において，疾患修飾薬（DMD）を投与できない場合や効果不十分な場合などの再発予防治療として選択肢になりうる．

1　作用と効果

　免疫グロブリン大量静注療法（intravenous immu-noglobulin: IVIg）は，免疫介在性末梢神経障害や重症筋無力症などの神経免疫疾患において効果が確立している治療法である．免疫グロブリン（immuno-globulin: Ig）の神経免疫疾患における作用には，Ig 可変領域 F（ab'）2 を介した作用として，細胞間相互作用の遮断効果，抗イディオタイプ抗体によるサイトカイン，活性化補体や自己抗体に対する中和効果があり，Ig 定常領域 Fc 受容体を介した作用として，Fc γ 受容体への結合による免疫複合体との競合，活性型や抑制型 Fc γ 受容体を介した自然免疫細胞や B 細胞の調節，胎児性 Fc 受容体 FcRn の飽和を介した自己抗体のリサイクル阻害および半減期短縮作用などがあり[1]，抗体産生の抑制，炎症細胞の浸潤や補体の沈着の抑制，炎症性サイトカインを制御すると考えられている．

　わが国で実施された臨床試験[2]において，メチルプレドニゾロン静注療法（intravenous methylpredniso-lone: IVMP）1 クール実施後，十分に改善しなかった視神経炎患者 32 例を対象として，IVIg 追加群と IVMP 追加群の治療 2 週間後の評価で一定の視力改善を認めた患者数を比較したところ，IVIg 追加群においてより有効性が認められた．この結果を受けて，2019 年から乾燥スルホ化人 Ig（献血ベニロ

ン®-I）が「視神経炎の急性期（ステロイドが効果不十分な場合）」で保険承認を得ている．抗アクアポリン（aquaporin: AQP）4 抗体陽性例でその効果が顕著であるが，臨床的には視神経脊髄炎スペクトラム障害（neuromyelitis optica spectrum disorders: NMOSD），多発性硬化症（multiple sclerosis: MS），抗ミエリンオリゴデンドロサイト糖蛋白質（MOG）抗体関連疾患（myelin oligodendrocyte glycoprotein（MOG）anti-body-associated disease: MOGAD）などのステロイド治療で効果が不十分な急性視神経炎患者に 400 mg/kg/ 日を 5 日間投与できる．

　視神経炎におけるメタ解析の結果では，ステロイド単独治療よりも，ステロイド＋IVIg または，ステロイド＋血液浄化療法でより回復がみられ，ステロイド抵抗性であった場合にはより早期に血液浄化療法または IVIg を追加することが望ましい[3]．追加治療として，IVIg と血液浄化療法の優越性については一定の見解が得られていないが[3,4]，追加治療は機を逸しない方法を選択すべきと思われる．

　最近の神経免疫疾患における急性期治療としての IVIg の効果に関するメタ解析では，ステロイドパルス療法や血液浄化療法と比較して IVIg がより効果的であるとの結果は得られていない[5]．しかし，グルココルチコイドの長期投与や大量頻回の投与による副作用の懸念，血液浄化療法のブラッドアクセスの問題を考慮すると，IVIg の神経免疫疾患における急性期治療としての臨床的有用性は重要である．

2 MS に対して

MS に対する IVIg については，かつて，再発寛解型 MS（relapsing-remitting MS: RRMS）の再発率の低下や再発までの期間延長，MRI で新規病巣数の減少などの効果があるため，インターフェロン（interferon: IFN）β製剤やグラチラマー酢酸塩（glatiramer acetate: GA）といった当時の第一選択治療が無効または使用困難な症例での有用性が示されていた[6]．投与量は研究報告により，大量投与（400 mg/kg/ 日×5 日間投与）したのちに 200 mg/kg また 400 mg/kg を 1 〜 2 か月ごとに投与する方法，または大量投与せずに 150 〜 400 mg/kg を 4 〜 8 週ごとに投与を継続する方法などがある[6]．

近年の MS 治療においては，再発予防効果の高い疾患修飾薬（disease modifying drug: DMD）の使用が可能であり，再発予防として積極的に IVIg が施行されることはほとんどなく，通常の DMD に抵抗性の症例または易感染性などのために DMD の使用が困難な症例において検討される．また，IVIg は二次性進行型 MS（secondary progressive MS: SPMS）に対しては効果がなく[7]，一次性進行型 MS（primary progressive MS: PPMS）に対しては十分な効果が示されていない．慢性期の視力障害や筋力低下に対しても IVIg の効果はないとされている[6]．

3 NMOSD に対して

NMOSD に対する IVIg の効果については，急性期治療として IVMP と IVIg を併用することにより，IVMP 単独よりも急性期の Kurtzke 総合障害度評価スケール（expanded disability status scale of Kurtzke: EDSS）の改善と次の再発までの期間を延長する効果が高く[8,9]，アザチオプリン（azathioprine: AZP）に IVIg を追加した場合，再発予防効果が高い可能性がある[10]．抗 AQP4 抗体陽性 NMOSD のステロイド抵抗性視神経炎では特に有効と考えられる[2]．また，再発予防として他の DMD の使用が困難な症例など

では，IVIg は治療選択のオプションとなる．IVIg は通常 400 mg/kg/ 日を 5 日間投与する．

4 MOGAD に対して

MOGAD に対する IVIg については[11]，急性期治療のオプションとして，通常 400 mg/kg/ 日を 5 日間投与する．また，維持期の IVIg では，小児や感染リスクが高く長期の免疫抑制を避けることが望ましい症例においては，IVIg 400 mg/kg/ 日を 5 日間連続で投与し，その後は 4 週間ごとに 400 mg/kg 〜 2 g/kg の投与を考慮する．

MOGAD 患者 70 例を対象としたある後方視的研究では，定期的な IVIg を受けた患者の再発率（20 ％）は，AZP（59 ％），リツキシマブ（rituximab: RTX）（61 ％），ミコフェノール酸モフェチル（mycophenolate mofetil: MMF）（74 ％）を投与された患者と比較して有意に低かったと報告されている．成人 MOGAD 患者 59 例（58 例が再発性疾患）を対象とした後方視的研究では，IVIg 施行前と比較して，IVIg 施行中の年間再発率（annualized relapse rate: ARR）は有意に低下し，より高い用量の IVIg またはより頻回の治療（例：400 mg/kg を毎週，または 2 g/kg を 4 週間ごとに）で再発のリスクはさらに低下した．

なお，皮下注用免疫グロブリン製剤（subcutaneous immunoglobulin: SCIG）は，少数の MOGAD 症例で有効性が示されている．

5 適応

MS，NMOSD，MOGAD における IVIg の適応として下記の場合が考えられる．

①ステロイド抵抗性の難治性視神経炎の急性期における追加治療のオプションとして

②副作用や感染症の懸念からステロイドパルス療法を積極的に実施できない症例，あるいは血液浄化療法が容易に実施できない症例における急性期治療のオプションとして

③易感染性や副作用などで既存の DMD が使用困難な症例，または既存の DMD で治療に難渋する場合に再発予防効果を期待して

④薬剤の影響などで二次性低ガンマグロブリン血症[12]を呈し，原疾患の治療継続や積極的な追加治療が困難な場合，あるいは易感染性が持続する場合などにおけるガンマグロブリン補充目的で（通常は IVIg 2.5 g/ 回程度を投与する）

6 副作用

IVIg の施行にあたっては，患者にヒト血液を原材料としていることによる感染症伝播のリスクを完全には排除しきれないことをあらかじめ説明し，理解と同意を得る必要がある．

IVIg の副作用には[1]，投与中あるいは投与直後から出現する頭痛，発熱，筋痛，血圧変動，頻脈，皮疹，投与後やや遅れて出現する肝機能障害，白血球数減少，無菌性髄膜炎，急性腎不全，血管障害，皮膚症状などがある．そして重篤な副作用として，稀ではあるが，ショック，アナフィラキシー，急性腎尿細管壊死，血小板数減少，肺水腫，血栓塞栓症，心不全などがある．

IgA 欠損症で抗 IgA 抗体を保有する患者では過敏反応を起こすおそれがある．また，腎障害患者では腎機能の悪化，脳・心血管疾患やその既往歴のある患者では脳梗塞や心筋梗塞といった血栓塞栓症のリスクがある．さらに，血栓塞栓症の高リスク患者における血栓塞栓症の発症リスク，心機能低下患者における心不全の発症または悪化のリスクがある．

IVIg の施行により，抗 SS-A 抗体，抗グルタミン酸デカルボキシラーゼ（glutamate decarboxylase: GAD）抗体，抗サイログロブリン（thyroglobulin: Tg）抗体，抗甲状腺ペルオキシダーゼ（thyroid peroxydase: TPO）抗体などが一過性に上昇したり，抗ヒト T 細胞白血病ウイルス（human T-cell leukemia virus: HTLV）-1 抗体が擬陽性になるなどの報告がある[13, 14]．

7 おわりに

IVIg は費用が高額であり，薬剤の入手が困難な場合があるため，使用が制限されることがある．一方，多くの自己免疫性神経疾患で安全に効果が発揮できる可能性があり，早期の診断と治療が予後に影響する可能性が高いことを認識して治療する．

文献

1）Lünemann JD, Nimmerjahn F, Dalakas MC: Intravenous immunoglobulin in neurology—mode of action and clinical efficacy. *Nat Rev Neurol* 2015; **11**: 80-89.

2）Mimura O, Ishikawa H, Kezuka T, *et al*: Intravenous immunoglobulin treatment for steroid-resistant optic neuritis: a multicenter, double-blind, randomized, controlled phase III study. *Jpn J Ophthalmol* 2021; **65**: 122-32.

3）Gaulier A, Hardouin JB, Wiertlewski S, *et al*: Efficacy and comparison of corticosteroids only and corticosteroids with plasmapheresis or intravenous immunoglobulin for the treatment of optic neuritis in demyelinating disease: a systematic review and network meta-analysis. *Mult Scler Relat Disord* 2024; **85**: 105521.

4）Siwach G, Hans R, Takkar A, *et al*: Comparison of efficacy of plasma exchange versus intravenous immunoglobulin as an add-on therapy in acute attacks of neuromyelitis optica spectrum disorder. *J Clin Apher* 2024; **39**: e22129.

5）Morales-Ruiz V, Juárez-Vaquera VH, Rosetti-Sciutto M, *et al*: Efficacy of intravenous immunoglobulin in autoimmune neurological diseases. Literature systematic review and meta-analysis. *Autoimmun Rev* 2022; **21**: 103019.

6）Dudesek A, Zettl UK: Intravenous immunoglobulins as therapeutic option in the treatment of multiple sclerosis. *J Neurol* 2006; **253**: 50-58.

7）Hommes OR, Sørensen PS, Fazekas F, *et al*: Intravenous immunoglobulin in secondary progressive multiple sclerosis: randomised placebo-controlled trial. *Lancet* 2004; **364**: 1149-1156.

8）Li X, Tian DC, Fan M, *et al*: Intravenous immunoglobulin for acute attacks in neuromyelitis optica spectrum disorders（NMOSD）. *Mult Scler Relat Disord* 2020; **44**: 102325.

9）Lin J, Xue B, Zhu R, *et al*: Intravenous immunoglobulin as the rescue treatment in NMOSD patients. *Neurol Sci* 2021; **42**: 3857-3863.

10）Lim YM, Kim H, Lee EJ, *et al*: Beneficial effects of intravenous immunoglobulin as an add-on therapy to azathioprine for

NMO-IgG-seropositive neuromyelitis optica spectrum disorders. *Mult Scler Relat Disord* 2020; **42**: 102109.

11）Sechi E, Cacciaguerra L, Chen JJ, *et al*: Myelin oligodendrocyte glycoprotein antibody-associated disease（MOGAD）: a review of clinical and MRI features, diagnosis, and management. *Front Neurol* 2022; **13**: 885218.

12）三原圭一郎, 石井智徳, 花本　仁, 他：二次性低ガンマグロブリン血症におけるグロブリン補充療法—どのような患者にどのように対応するか—. 日輸血細胞治療会誌 2021; **67**: 549-558.

13）Luo I, Bradhurst P, Chen R: Intravenous immunoglobulin infusion contributes to a high incidence of false reactive screen results for human T-lymphotropic virus. *Pathology* 2022; **54**: 768-771.

14）Yasuda N, Nishikawa M, Shimosaka H, *et al*: Effect of administration of immunoglobulin preparations on the results of tests for autoantibodies. *Mod Rheumatol* 2022; **32**: 946-952.

MS・NMOとワクチン

● 神戸大学大学院医学研究科脳神経内科学　千原典夫

　ワクチン接種は感染症の予防法として確立されている．多発性硬化症（multiple sclerosis: MS）患者に対するワクチンの可否については今日でも様々な議論があるが，欧米での厳密な臨床研究の結果，ワクチン接種歴がMSの発症や再発リスクにはならないと結論付けられている[1,2]．ただし，国内の大規模研究はなく，ワクチン接種自体が視神経脊髄炎スペクトラム障害（neuromyelitis optica spectrum disorders: NMOSD）や抗ミエリンオリゴデンドロサイト糖蛋白質抗体関連疾患［myelin oligodendrocyte glycoprotein antibody-associated disease: MOGAD］の発症や再発のきっかけになったとするいくつかの症例報告がある．しかし，たとえば感染症パンデミック下においては，感染がこれらの疾患の発症や再燃のリスクとなることから，ワクチン接種は推奨される[3]．

　近年，MSやNMOSDに種々の疾患修飾薬（disease modifying drug: DMD）が用いられるようになり，フィンゴリモドやB細胞除去（枯渇）療法などの薬剤投与中はワクチン接種による免疫獲得を低下させることが懸念されている[4,5]．

　ここでは，MS・NMOSDに対するワクチン接種とその注意点について概説する．

1　MS患者へのワクチン接種

　多くの場合，成人のMS患者が受けるワクチンは不活化ワクチンである．頻度の高いものとして，季節性インフルエンザのワクチン接種に関するメタ解析において，MS患者では健常者と同等の免疫獲得が得られたとしている[6]．また，2019年にパンデミックを引き起こした新型コロナウイルス（severe acute respiratory syndrome coronavirus 2: SARS-CoV-2）に対するメッセンジャーRNAワクチン接種については，約15,000人のMS患者でのメタ解析で再発リスクにならないことが報告されている[7]．

　そのほか，B型肝炎，帯状疱疹，破傷風トキソイドなどの不活化ワクチン接種は，MSの発症や再発に影響を与えないことが明らかになっている．したがって，これら不活化ワクチンは，原則として疾患増悪因子にはならないと考えられる．

2　ワクチン接種に伴う副反応

　弱毒化ワクチン（生ワクチン）は小児期に投与されることが多く，成人のMS患者が接種を受けることは稀である．生ワクチンを大量の免疫抑制薬投与中の患者に接種すると，ウイルスの複製や再活性化を招くことがあるとされる．経口プレドニゾロン（prednisolone: PSL）20 mg/日以上，あるいは免疫抑制薬が投与されている患者では十分な配慮が必要である．PSL投与量が10 mg/日未満の場合は問題ないとされる[8]．家族がワ

クチン接種を受けた場合も患者に影響が及ぶことがあり，経口生ポリオワクチンではウイルスが間接的に免疫不全患者に感染したという報告がある．生ワクチンであっても，麻疹・流行性耳下腺炎・風疹混合（measles-mumps-rubella: MMR）ワクチンやBCG（Bacille de Calmette-Guérin）ワクチンでは同様の報告はない．

疾患修飾薬（DMD）の影響

SARS-CoV-2に対するワクチン接種でグラチラマー酢酸塩，フマル酸ジメチル，ナタリズマブの投与中のMS患者については，血液中の十分な抗ウイルスIgG抗体価が得られたことも示された．一方で，フィンゴリモドやB細胞除去（枯渇）療法では十分な抗体価が得られないという報告もある[9]．したがって，特に抗体価が十分でない感染症に対する生ワクチンについては治療開始前に接種することが推奨されている．また，NMOSDで用いられる抗C5抗体製剤は莢膜形成細菌への免疫力が低下することから，治療開始前に髄膜炎菌ワクチンを接種することが求められる．一方で，インフルエンザワクチンやBCGワクチンなど，細胞性免疫記憶を誘導する目的で接種される場合は抗体産生の背景にある細胞性免疫も重要である．免疫抑制薬［アザチオプリン，シクロスポリンA等］は主に細胞性免疫を抑制すると考えられており，たとえばアザチオプリンは炎症性腸疾患でインフルエンザワクチン接種後の抗体陽性率を下げるという報告がある．

歴史的に重要なものとしては，ワクチンによる急性散在性脳脊髄炎（acute disseminated encephalomyelitis: ADEM）の発症があげられる．ADEMは感染やワクチン接種をきっかけとして，発熱や髄膜炎症状などとともに炎症性脱髄病変が中枢神経系に多発する炎症性疾患である．20世紀半ばには，中枢神経組織の混入した狂犬病ワクチンの使用によるADEMの発症が報告され[10]，中枢神経抗原に対するアレルギー反応がADEMの本態であると考えられるようになった．現在では，ワクチン接種後ADEMの発症は稀であり，MSとの関連も認められていない．しかし，ADEMはMOGADの一病型として知られ，再発性の場合にワクチン接種を推奨するか否かの一定した見解はまだない．

ワクチン接種の是非

結論として，MS患者において不活化ワクチンの接種は積極的に勧めるべきであるが，生ワクチンの接種ついては大量のステロイドや免疫抑制薬，B細胞除去（枯渇）療法の投与中は避けたほうがよい．NMOSD患者やMOGAD患者に対するワクチン投与については情報が不足しているが，過去の接種で問題が生じていない患者では接種を控える合理的な理由はない．ワクチン接種に不安を感じる患者も多いが，感染自体による再発リスクを考えたとき，ワクチンは有用な一次予防手段である．

文献

1) Hapfelmeier A, Gasperi C, Donnachie E, et al: A large case-control study on vaccination as risk factor for multiple sclerosis. *Neurology* 2019; **93**: e908-916.
2) Farez MF, Correale J, Armstrong MJ, et al: Practice guideline update summary: vaccine-preventable infections and immunization in multiple sclerosis: report of the guideline development, dissemination, and implementation subcommittee of the American Academy of Neurology. *Neurology* 2019; **93**: 584-594.
3) Cai H, Zhou R, Jiang F, et al: Vaccination in neuromyelitis optica spectrum disorders: Friend or enemy? *Mult Scler Relat Disord* 2022; **58**: 103394.
4) Otero-Romero S, Ascherio A, Lebrun-Frénay C: Vaccinations in multiple sclerosis patients receiving disease-modifying drugs. *Curr Opin Neurol* 2021; **34**: 322-328.
5) Bar-Or A, Calkwood JC, Chognot C, et al: Effect of ocrelizumab on vaccine responses in patients with multiple sclerosis: the VELOCE study. *Neurology* 2020; **95**: e1999-2008.

6) Nguyen J, Hardigan P, Kesselman MM, *et al*: Immunogenicity of the influenza vaccine in multiple sclerosis patients: a systematic review and meta-analysis. *Mult Scler Relat Disord* 2021; **48**: 102698.

7) Stefanou MI, Palaiodimou L, Theodorou A, *et al*: Safety of COVID-19 vaccines in multiple sclerosis: A systematic review and meta-analysis. *Mult Scler* 2023; **29**: 585-594.

8) Rahier JF, Moutschen M, Gompel AV, *et al*: Vaccina- tions in patients with immune-mediated inflammatory diseases. *Reumatology* 2010; **49**: 1815-1827.

9) Tallantyre EC, Vickaryous N, Anderson V, *et al*: COVID-19 vaccine response in people with multiple sclerosis. *Ann Neurol* 2022; **91**: 89-100.

10) Shiraki H, Otani S: Clinical and pathological features of rabies post-vaccinal encephalomyelitis in man: In Kies MW, Alvord EC Jr (eds): *Allergicz Encephalomyelitis*. Charles C Thomas, 1959: 58-129.

Debate 7

NMO に慢性進行型は存在しないのか？

● 国立精神・神経医療研究センター神経研究所免疫研究部　　天野永一朗

　従来，視神経脊髄炎（neuromyelitis optica: NMO）患者では，再発と再発の間に神経障害度［Kurtzke 総合障害度評価スケール（expanded disability status scale of Kurtzke: EDSS）］が悪化する症例が少ないことから，NMO では慢性進行型に相当する病型は存在せず，多発性硬化症（multiple sclerosis: MS）とは対照的な病態であると考えられてきた[1]．

　しかし，NMO 患者の脳 MRI 画像の経時的な解析では再発とは関係なく脳萎縮が進行しうること[2]，光干渉断層計（optical coherence tomography: OCT）や視覚誘発電位（visual evoked potential: VEP）を用いた視神経の形態・機能評価では視神経炎の再発とは関係なく視覚伝導路が障害されることが明らかとなった[3,4]．これらの知見は，EDSS による評価では捉えにくい NMO の慢性進行型の存在を示唆している．血清中のニューロフィラメント軽鎖（neurofilament light: NfL）値が再発後の EDSS の悪化と相関し，B 細胞除去（枯渇）療法を行うことで NfL 値が低下すること[5]，末梢血の CD11c high B 細胞の増加が脳萎縮や EDSS と相関することから[6]，神経変性に B 細胞の異常が関与している可能性も考えられる．

| 文献 |

1) Wingerchuk D, Pittock S, Lucchinetti C, *et al*: A secondary progressive clinical course is uncommon in neuromyelitis optica. *Neurology* 2007; 68: 603-605.
2) Masuda H, Mori M, Hirano S, *et al*: Silent progression of brain atrophy in aquaporin-4 antibody-positive neuromyelitis optica spectrum disorder. *JNNP* 2022; 93: 32-40.
3) Oertel F, Havla J, Fernández A, *et al*: Retinal ganglion cell loss in neuromyelitis optica: a longitudinal study. *JNNP* 2018; 89: 1259-1265.
4) Ringelstein M, Harmel J, Zimmermann H, *et al*: Longitudinal optic neuritis-unrelated visual evoked potential changes in NMO spectrum disorders. *Neurology* 2020; 94: e407-418.
5) Aktas O, Hartung HP, Smith MA, *et al*: Serum neurofilament light chain levels at attack predict post-attack disability worsening and are mitigated by inebilizumab: analysis of four potential biomarkers in neuromyelitis optica spectrum disorder. *JNNP* 2023; 94: 757-768.
6) Amano E, Sato W, Kimura Y, *et al*: CD11c high B cell expansion is associated with severity and brain atrophy in neuromyelitis optica. *Neurol Neuroimmunol Neuroinflamm* 2024; 11: e200206.

第 **5** 章

多発性硬化症（MS）・
視神経脊髄炎（NMO）の入院治療

1 MS・NMO の入院治療

国立精神・神経医療研究センター神経研究所免疫研究部　山村　隆

┤ココがポイント！├

▶ 疾患修飾薬（DMD）の導入により，入院が絶対適応となる症例は減少傾向にある．

▶ DMD 治療を開始していない症例では，診断確定〜急性期治療までを入院で行うことの意義は大きい．

▶ 感染症に関連した再発の治療は難しく，入院治療を原則とする．

▶ 二次性進行型 MS（SPMS）の難治例では，定期的な入院治療（ステロイドパルス療法，血液浄化療法）を検討してもよい．

1 入院治療の意義

　多発性硬化症（multiple sclerosis: MS）や視神経脊髄炎（neuromyelitis optica: NMO）あるいは抗ミエリンオリゴデンドロサイト糖蛋白質抗体関連疾患（myelin oligodendrocyte glycoprotein antibody-associated disease: MOGAD）の患者の多くは社会の競争に曝され，家庭や個人の生活でも様々な役割を果たしており，「できれば入院は避けたい」と考える人が少なくない．再発時にすぐに入院できないような場合もあり，むしろ外来で早くから治療を開始したほうがよいという考えかたもある．実際，有効な疾患修飾薬（disease modifying drug: DMD）による治療によって再発頻度や程度は低下し，入院が絶対適応となる症例は減っている．しかし，DMD 治療を開始していない MS・NMO 患者でしばしばみられる重度の再発では，入院のうえで診断確定〜急性期治療を実施することが強く推奨される．したがって，MS・NMO 患者を受け入れている医療機関は入院治療を実施できる体制を整えておくべきである．また，DMD の導入，あるいは感染症が引き金となった再発への対応においても入院治療の意義は大きい．

a. 診断確定と急性期治療

　MS や NMO の疑いがあり，急性期症状（視力低下，脳幹部症状，筋力低下，歩行障害，高次脳機能障害等）が出現している場合には，入院のうえで診断確定の検査を進め，適切な急性期治療を実施する（ただし，病床の確保の問題などですぐに入院できない場合には，入院を待っている間に外来で治療を開始することもある）．

　「MS・NMO の疑いがある」と言われるだけで，患者・家族が負う心理的ダメージはきわめて大きい．不安を煽るような説明を受けると，高度の不眠や抑うつ状態に陥ることも稀でない．したがって，入院の説明を行う際に病名を出す場合は，「現在はよい治療薬があるので症状のコントロールが容易になっており，退院後は多くの方がそれまで通りの日常生活を送られています．しかし治療の開始が遅れると問題が生じるので，一緒に力を合わせて早期対応で乗り切りましょう」と説明することを忘れないようにする．かつては「原因不明で治療法のない難病です．先の見通しはわかりません」というような説明をする医師が多かったが，今やそういう時代ではなくなっている．

　診断を確定するためには，MRI 検査はもとより，髄液検査［細胞，蛋白，オリゴクローナルバンド（oligoclonal bands: OCB）］，詳細な病歴聴取，神経

学的検査が必要であり，抗アクアポリン（aquaporin: AQP）4 抗体や抗ミエリンオリゴデンドロサイト糖蛋白質（myelin oligodendrocyte glycoprotein: MOG）抗体の測定も実施するべきである．入院によって必要な検査の漏れがなくなり，院内カンファレンスで討議されることで診断や治療方針はより確実となる．

初回入院は，診断確定や今後の治療方針の決定に有用な情報をもたらす大切な機会である．ステロイドパルス療法を 2 クール実施して症状の改善が十分でない場合には，血液浄化療法を追加することを考慮するべきである．血液浄化療法の顕著な効果が確認した場合には，比較的早期に B 細胞標的治療［MS ではオファツムマブ（ofatumumab: OMB），NMO ではイネビリズマブの導入を検討してよいかもしれない．視神経炎の回復が思わしくない場合は免疫グロブリン（immunoglobulin: Ig）製剤の追加投与を検討する．2 〜 3 週間の急性期治療のあとも症状の残存が著しい場合は軸索障害が顕著である病態を考え，再発をさせない医療として，MS であればナタリズマブ（natalizumab: NTZ）や OMB，NMO であれば適切な分子標的薬の導入を検討する（別項参照）．

なお，MRI で造影病巣が検出されない再発も多く，新規病巣が見当たらないという理由で急性期治療を見送ってはならない．ステロイドパルス療法を十分に行っても造影病巣が残存することがあるが，多くの場合は NTZ か OMB を導入することで活動性病巣は消失する．

多くの患者にとって，初めてのステロイドパルス療法は不安が大きいものである．後遺症を残さないために必要な治療であること，副作用の程度には個人差があるが，入院中のステロイドパルス療法に限れば副作用は一過性であることなどを説明する．不

眠症状に備えて入眠導入剤を処方してもよい．ただし，1 % 以下の頻度ではあるが，ソル・メドロール®による肝機能障害が問題になることがある．その場合は肝機能障害が出にくいデキサメタゾンリン酸エステルナトリウム（デキサート®）などによるパルス治療に切り替える．稀にステロイドパルス療法による動悸や抑うつなどが顕著なケースがあり，投与量の調節が必要になる．入院中にステロイドパルス療法の手応えを得ておくことは，退院後の治療で重要になってくる．

入院期間中は，時間の限られた外来診療では困難な課題を解決する機会と捉えて，説明と同意に基づく治療法の決定，難病医療費助成や公的支援サービスの説明，他科（眼科，リハビリテーション科，精神科等）との連携などを進める．

b. 診断の確定した MS・NMO の再発治療

すでに診断が確定した MS・NMO で再発が考えられるケースでは，病勢や患者の置かれた状況などを見きわめたうえで，入院治療または外来治療を選択する．歩行が困難になっているケースでは入院治療が原則であるが，外来でのステロイドパルス療法が実施可能な施設であれば，病院へのアクセスがよい場合は外来治療も考慮してよい．軽い四肢のしびれなどの再発では，外来治療で対応する（少量の経口ステロイド等）．

感染症（呼吸器感染，尿路感染，帯状疱疹等）に関連して再発し，病状がかなり進行している場合は入院を強く勧める．細菌感染の場合は，入院治療のメリットとして，抗菌薬の切り替えなどにより感染が早期に収束される可能性が高まり，ステロイド治療の感染症に対する影響をモニターできることがあげ

Side Memo 自験例：二次性進行型 MS（SPMS）の 40 歳女性例

もともと血清 IgG は低値（500 mg/dL）．フィンゴリモド（fingolimod: FTY）で治療中であり，リンパ球数は 300/uL．顔面から頸部にかけて重症の帯状疱疹が出現して 1 週間後に脊髄炎を発症し四肢麻痺．ウイルスが引き金になった再発と考え，定型的な急性期治療はリスクがあると判断．帯状疱疹の治療を継続しながらステロイドパルス療法は 1 クールに留め，Ig 製剤を投与．IgG の上昇を待ってから，ステロイドパルス療法を数回加えることで良好な回復をみた．

られる．帯状疱疹に伴う MS・NMO の悪化は，しばしば対応がきわめて困難になるが，入院であれば多くの治療手段が可能となる．

c. 疾患修飾薬（DMD）の導入

初回内服後に徐脈の出現するスフィンゴシン -1-リン酸（sphingosine-1-phosphate: S1P）受容体調節薬については，入院のうえで導入することが原則である．それ以外の DMD の導入について，入院で行うかどうかは議論がある．しかし，疾患活動性の高い患者やアレルギー素因のみられる患者に対して，初回の DMD 投与は一定のリスクがあると考えたほうがよい．皮下注射製剤の初回投与でエピペン使用が必要になったという話もある（私信）．当院では DMD 開始前に十分な急性期治療を実施し，経口ステロイドも一定量投与しているケースが多いので，初回 DMD 投与で緊急対応が必要となった事例の経験はない．ただし，IgG 低値，食物アレルギー，重度のアトピー性皮膚炎などを合併しているケースは比較的リスクが高い症例と考えて，入院での導入を勧めている．

DMD の導入のみを目的とする場合の入院期間はおおむね 2 〜 3 日であり，患者や家族の負担は通常は容認されるレベルである．しかし，障害をもった家族を抱えている場合などでは，それすら難しい．外来での導入が容易な薬剤［MS ではフマル酸ジメチル（dimethyl fumarate: DMF），NMO ではサトラリズマブ（satralizumab: SAT）］を勧めるか，ステロイド治療（経口またはパルス）を組み合わせて外来で導入することを検討してもよい．

d. 疼痛管理などの対症療法

MS・NMO の疼痛には，クロナゼパム，カルバマゼピン，ガバペンチン，プレガバリン，ミロガバリンなどの薬剤が有効であるが，眠気やめまいといった副作用が強く現れることがある．したがって，「しびれや痛みを早く取り除いてほしい」という患者の希望に対して，適切な投与量をみつけるのは意外に難しい．外来で副作用をおそれて少量投与で疼痛管理を開始した場合では，有効量に到達するまでに時間がかかってしまう傾向がある．そのようなケースでは，外来よりも入院で対応したほうがよい場合もある．

e. 進行期の病状評価

DMD 治療で長期間安定しているようにみえても，一部の症例では病態が徐々に進行している場合がある［二次性進行型 MS（secondary progressive MS: SPMS）の発症］．SPMS の診断は容易ではないが，その理由の 1 つとして患者自身の病識と病状が大きく乖離することがあげられ，患者への問診のみでは病状の進行を聞き出せないことが多いので留意する．MRI 画像でも脳萎縮の進行を確認できる機会は多くはない．家族が付き添って来院された場合は，病状が進行しているサインと捉えて，家族から話を聞き出すべきである．産業医や行政機関に提出する文書が増えてきた場合，外来予約でクラークとのトラブルが出ている場合，来院にタクシーを使うようになってきた場合などでは SPMS の発症を疑ってもよい．外来のみで詳細な評価をするのは難しいので，短期間の入院で高次脳機能を含めた病状評価を行うことは意味がある．ただし，入院中の過ごしかたによって退院後の移動能力が変化する例もみられるので，施設ごとの工夫が必要である．

Side Memo 自験例：精神症状を伴う二次性進行型 MS（SPMS）の 30 歳女性例

様々な治療を試みるなかで DMF を開始．精神的な不安定さ，神経因性膀胱，手足のしびれなどに対して，血液浄化療法が有効であることがわかった．半年以上は維持できないために，定期的な 2 週間の入院（6 〜 8 か月に 1 回）による免疫吸着法（immunoadsorption plasmapheresis: IAPP）を 4 年以上継続している．病状は安定している．

2 難治性 MS/ 進行型 MS に対する入院治療

SPMS に対して，最近は OMB，NTZ，シポニモドフマル酸（siponimod fumaric acid）が投与される機会も増えているが，治療効果は症例ごとに異なる．効果不十分の際の選択肢としては，ステロイド（経口または外来パルス）の併用は試みてもよい．また，入院治療に切り替えて，DMD の変更，血液浄化療法，ステロイドパルス療法を追加することも有効な場合がある．実際に入院治療を半年に 1 回繰り返すことで生活の質（quality of life: QOL）を維持している症例がある．SPMS が免疫介在性病態であることを踏まえれば驚きではない．

2 難治性 MS・NMO に対する血液浄化療法

国立精神・神経医療研究センター病院脳神経内科　　　林　幼偉

┤ココがポイント！├

▶ 急性期治療の 1 つではあるものの，手技の煩雑さからステロイドパルス療法が効果不十分あるいは合併症や副作用による禁忌の症例に限定される傾向にある．

▶ しかしながら，多数例の検討では再発寛解型のみならず，進行型においても有効な群があることが示されており，重症度に応じた早期の対応が望まれる．

▶ 症状緩和や免疫病態修飾といった作用は十分期待できるため，他の治療との併用などを試みるべきである．

▶ 作用機序には，液性免疫の調整のみならず，ヘルパー T 細胞（Th）1 や CD11 陽性 B 細胞といった細胞性免疫の調整も関与している．

多発性硬化症（multiple sclerosis: MS）や視神経脊髄炎スペクトラム障害（neuromyelitis optica spectrum disorders: NMOSD）は再発・寛解を繰り返し，慢性に経過する中枢神経難病である．再発による急性増悪期には炎症の鎮静化を目的としてステロイドパルス療法や血液浄化療法の施行で寛解導入を図り，寛解期には再発予防・進行抑制を目的として従来の経口ステロイドや免疫抑制薬に代わり，疾患修飾薬（disease modifying drug: DMD）を投与することが主流となっている．

顕著な再発予防効果を有する DMD の登場によって多くの症例で疾患活動性を制御できるようになったとはいえ，MS はその臨床経過や治療反応性においても個人差が大きく難治例も少なくない．また，NMOSD においても，急性期治療で寛解不十分な症例では後遺症のために，患者の生活の質（quality of life: QOL）の低下が避けられない．

1 血液浄化療法の位置づけ

血液浄化療法は MS の急性期治療として 1998 年には保険適用されていたものの，ブラッドアクセスの必要性があり，施行できるのは血液浄化療法室あるいは血漿交換療法室が設置してある施設に限られる．そのため，ステロイドパルス療法が無効～効果不十分または禁忌の症例に限定されることが多く，大規模な研究は報告されていない．

血液浄化療法の有効例を示した報告は再発寛解型に限られており，進行型に対する有効性については否定的な意見が多い．さらに NMOSD が明確に分類されていない時期の研究が多いことから，NMOSD での有効例をみている可能性がある．これまでの有効例を再解析した結果，そのほとんどは NMOSD であったと報告している施設もあるが，多数例の検討では MS のなかでも有効とされる一群は確かに存在するようである．

現時点，血液浄化療法は**表 1** に示すような症例に適応があると一般的に考えられている．ことに重度の急性増悪症状に対してはステロイドパルス療法で効果がみられないことがあり，治療中に症状がさらに悪化することもある．そのような場合には血液浄化療法が有用であり，特に呼吸障害を呈するなど頸髄から延髄に及ぶ重度の病変があるような患者では早期から施行することが望ましい．

表1 現時点で考えられている血液浄化療法の適応

1. 再発寛解型 MS（RRMS）あるいは NMOSD の急性増悪期にステロイド治療を複数回施行したが十分な効果を得られず，急性増悪期からの脱却が困難な症例．
2. 合併症や副作用のためにステロイド治療が施行できない症例．

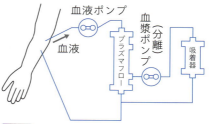

図1 血漿免疫吸着法（IAPP）

2 血液浄化療法の実際

a. 導入

血漿 1,500〜2,500 mL/回×5〜7回/月を1クールとして，免疫グロブリン（immunoglobulin: Ig）G 値などを目安に週に1〜3回程度，できれば中1日以上空けて施行する．連日施行は血中フィブリノゲンを著明に低下させるため，出血リスクを考慮して3日以上の連日施行は避け，一連の病態に対して3か月間にかぎり月7回までを適応とする．

b. 血液流量

50〜100 mL/分程度を目標とするが，状態により適宜変更する．

c. ブラッドアクセス

虚脱の少ない丈夫な静脈から穿刺して確保する．毎回穿刺可能な場合は正中または前腕・上腕の皮静脈，外頸静脈などから 17 ゲージ（G）のクランピングチューブにて行うが，確保や施行が困難な場合は内頸静脈または大腿静脈に専用のブラッドアクセスカテーテルを留置する．

d. 種類

MS・NMO で行う血液浄化療法には，目的により以下の3つの血漿の処理方法がある．

1）血漿免疫吸着法（IAPP）（図1）

血漿免疫吸着法（immunoadsorption plasmapheresis: IAPP）は，体外に取り出した血液を血漿分離膜により血球成分と血漿成分に分離したのち，分離された血漿を特定の吸着カラムに通し，選択的に病因物質を化学的に除去する治療法である．原因物質が明ら

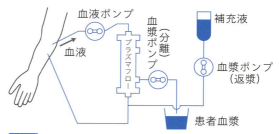

図2 単純血漿交換療法（PE）

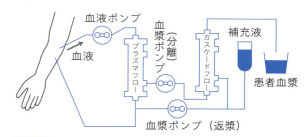

図3 二重膜濾過血漿交換療法（DFPP）

炎症細胞への効果は直接作用ではないため，治療後にリバウンドする可能性がある．予防的に経口ステロイドを継続しておくか，数日以内にステロイドパルス療法を追加しておくと効果の維持が期待できる．

かな場合はほぼ 100％ 近く除去でき，血液製剤を使用する必要がない点でわが国では主流である．カラムの特性で IgG1，IgG3 の抗体の除去が見込める．現在用いられる吸着カラムには PH-350（フェニルアラニン）と TR-350（トリプトファン）があり，膠原病では前者を，神経疾患では後者を用いることが多い．TR-350 は抗アセチルコリン受容体（acetylcholine receptor: AchR）抗体の除去率が 90％ 以上とかなり高く，同じ IgG1 の抗体に関しても除去率が高いと考えられている．1回の血漿処理量は 1,500〜2,000 mL（40 mL/kg）で多くは 2,000 mL 前後を目標とするが，抗 IgG1 抗体は 1,500 mL 以上で脱着するため

1,500 mL に留める．血液流量は最大で 100 mL/分，血漿処理流量は最大で 20 mL/分で行う．

2）単純血漿交換療法（PE）（図 2）

単純血漿交換療法（plasma exchange: PE）は，体外に取り出した血液を血漿分離膜により血球成分と血漿成分に分離したのち，分離した血漿をすべて廃棄し，代わりに新鮮凍結血漿（fresh frozen plasma: FFP）もしくは 5％アルブミン溶液を補充液として補充する治療法である．海外では主流であり，抗体にかぎらず病因物質が不明な場合でもまとめて除去可能であるが，他人の血液製剤を使用する必要がある．1 回の血漿処理量は 2,000 ～ 4,000 mL（40 ～ 50 mL/kg）で多くは 3,000 mL 前後を目標に行われる．

3）二重膜濾過血漿交換療法（DFPP）（図 3）

二重膜濾過血漿交換療法（double filtration plasma-pheresis: DFPP）は，体外に取り出した血液を血漿分離膜により血球成分と血漿成分に分離したのち，分離された血漿から血漿成分分離器を用いて分子量の差異で病因物質など（抗体等を分画の区別なく）を物理的に分離・除去し，ともに濾過される一部のアルブミンなどの有用な蛋白質を補充する治療法である．病因物質が不確かな場合でも IAPP より広範囲に除去可能であるが，補充液として少量の血液製剤（5％アルブミン溶液）を使用する必要がある．1 回の血漿処理量は血清 IgG の約 70％除去を目標とする．たとえば，体重 40 kg では 1,500 ～ 2,500 mL，体重 50 kg では 2,000 ～ 3,000 mL，体重 60 kg では 2,500 ～ 3,500 mL が目標となる．

3 エビデンス

血液浄化療法は急性増悪期の病態の鎮静化を目的として，活動期において IAPP，PE が推奨され，日本アフェレシス学会ガイドラインでの推奨レベルはそれぞれ 1B，1A であり，再発寛解型 MS（relapsing-remitting MS: RRMS）における急性増悪期の治療法として，ステロイドパルス療法の治療効果が不十分な症例あるいは合併症・副作用によりステロイド治療が施行できない症例において保険適用になって

おり，カテゴリーは II である．一次性進行型 MS（primary progressive MS: PPMS）や二次性進行型 MS（secondary progressive MS: SPMS）の慢性期では有効性が証明されておらず，カテゴリーは III である[1]．

a. 再発寛解型の MS・NMO に対して

RRMS に対して，ランダム化比較試験（randomized controlled trial: RCT）で有効性が認められたのは海外で主流になっている PE のみである．Weiner らは副腎皮質刺激ホルモン（adrenocorticotropic hormone: ACTH）とシクロホスファミド（cyclophosphamide: CPA）の併用下で PE 群と sham PE 群で比較し，PE は MS 急性増悪期の早期（2 ～ 4 週）の病態鎮静化と寛解を促進するが，年単位での長期的な改善は証明できなかったとした[2]．Weinshenker らはステロイド大量療法が無効の重症の中枢神経系脱髄性疾患に対して PE 群と sham PE 群を比較し，PE 群 8/11 例，sham PE 群 1/11 例で有効性を認め，さらに中程度以上の改善がなかった各群の無効例に対しクロスオーバー試験を施行し，短期で中程度以上の急速な改善を認めた割合は PE 群では 42.1％で sham PE 群では 5.9％であり，PE は急性増悪期の治療としてステロイドパルス療法の効果が不十分な症例において積極的に用いるべき治療であると結論し，中でも NMOSD や Marburg 型 MS において治療効果が高いとした[3]．Keegan らは 59 例の中枢神経系炎症性脱髄性疾患患者について後方視的に調査し，44％で中程度以上の回復が確認されたが，視神経脊髄炎（neuromyelitis optica: NMO）では 60％で回復したと報告した[4]．早期治療が治療効果に相関するようであるが，数年来の痙性対麻痺が血漿交換療法によって改善したとする報告もあり[5]，急性増悪から 60 日を越えていても試みる価値はあるかもしれない．

わが国で主流となっている IAPP や DFPP に関して有効性を示した症例報告は数多くあるが[6,7]，RCT はまだ施行されていない．Schmitt らは IAPP には PE とほぼ同等の治療効果があり，また IAPP は副作用が少ないことから，MS 急性期の治療として推奨している[8]．

最近のメタ解析によると，PE は 12 試験 398 例の

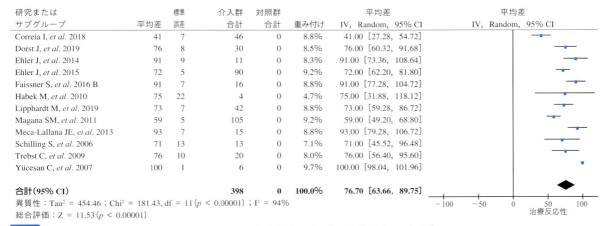

図4 再発寛解型の MS・NMO に対する単純血漿交換療法(PE)の有効性(メタ解析)

(Lipphardt M, et al: J Clin Med 2020; **9**: 1597)

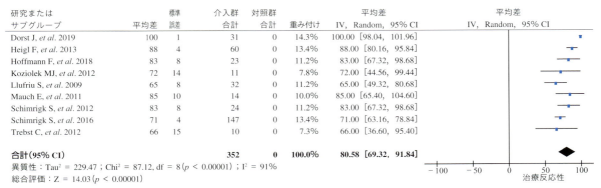

図5 再発寛解型の MS・NMO に対する血漿免疫吸着法(IAPP)の有効性(メタ解析)

(Lipphardt M, et al: J Clin Med 2020; **9**: 1597)

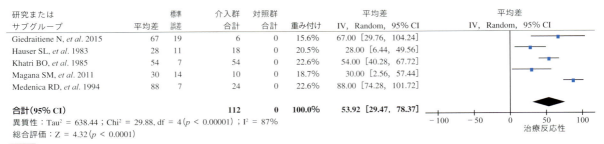

図6 慢性進行型 MS に対する単純血漿交換療法(PE)の有効性(メタ解析)

(Lipphardt M, et al: J Clin Med 2020; **9**: 1597)

76.7%(41.0〜100%),IAPP は 9 試験 352 例の 80.6%(65.0〜100%)で有効であったと報告されている(図4,図5)[9]).

b. 慢性進行型 MS に対して

慢性進行型 MS に対する PE の有効性を検討した試験のほとんどは難治性症例を対象としているため,ステロイドや免疫抑制薬を併用していることが多いが,RCT の結果では PE は無効とする報告が多い.

Khatri らは慢性進行型 MS に対して CPA やプレドニゾロン(prednisolone: PSL)などの併用下で二重盲検試験を実施し,PE 群では sham PE 群に比べて

有意な改善を認めたと報告し，7 年の追跡調査でも長期的な効果があるとしたが[10, 11]，他の多くの RCT では PE の有効性は認められていない[1, 12-18]．Canadian Cooperative MS Study Group が行った MS 168 例に対する大規模 RCT では，CPA 静注と経口 PSL 併用群，PE 単独群，プラセボと sham PE 群の 3 群を 30 か月にわたって検討したが，Kurtzke 総合障害度スケール（expanded disability status scale of Kurtzke: EDSS）に差は認められていない[16]．Weiner らは多施設間共同研究により慢性進行型 MS 40 例に対して 2 年間にわたる二重盲検 RCT を行い，ACTH と CPA の経口投与を併用し，PE 群と sham PE 群を比較した結果，EDSS に差はなく無効であると結論した[2]．

しかしながら，最近のメタ解析によれば，PE は 5 試験 112 例の 53.9 %（28.0 ～ 88.0 %）で有効であったと報告されており（図 6）[9]，RRMS に比べると低いものの，効果のある症例は少なからず存在する．

c. 再発予防として

ステロイド治療抵抗性の RRMS や NMOSD に対して定期的な PE を施行することで再発予防効果を認めたとする報告もあるが[19, 20]，いずれも症例報告レベルに留まる．近年報告したわが国における神経疾患に対する血液浄化療法の現状を把握するためのレジストリである J-POPPS（Japan-Plasmapheresis Outcome and Practice Patterns Study for Neurological Disease）によれば，慢性炎症性脱髄性多発神経炎（chronic inflammatory demyelinating polyneuropathy: CIDP）における 45.5 %（5/11 例），NMOSD における 12.5 %（3/24 例），MS における 10.0 %（3/30 例）の症例で維持目的の血液浄化療法が施行されている[21]．また，当院では 2018 年から 2021 年までの 4 年間で身体的障害の進行（confirmed disability progression: CDP）前の MS 患者 32 例に対して月 1 ～ 2 回の頻度で日帰り入院による定期的な血液浄化療法を施行し，総入院期間の短縮，再発回数の減少や CDP 抑制など疾患活動性の制御が可能になったことを経験しており，DMD の代替あるいは併用療法として有用であると考えている．

4 副作用

一時的で軽微なものが多い．血液浄化療法の主な副作用を表 2 にまとめた．

5 当院における実績

筆者らは 2005 年から，「再発・増悪における症状の残存は，後遺症ではなく寛解不十分なくすぶり状態であり，それが進行につながっている」との仮説のもと，血液浄化療法をはじめとした様々な治療法を組み合わせた集学的治療を推進している．

そのうち，2005 年から 2010 年の 6 年間（第 I 期）および 2016 年から 2017 年の 2 年間（第 II 期）でステロイドパルス療法が奏効しない MS 患者［第 I 期 77 例（再発型 45 例，進行型 32 例），第 II 期 73 例（再発型 41 例，進行型 32 例），NMOSD 患者［第 I 期 20 例，第 II 期 44 例］に対して血液浄化療法を施行した結果を以下に提示する．

EDSS で 0.5 以上の改善を認めた症例は，MS 患者では第 I 期 10.8 %，第 II 期 18.9 %，NMOSD 患者では第 I 期 20.6 %，第 II 期 5.3 % であった．また，EDSS は変化ないものの，機能別障害度（functional sytem: FS）で 1 以上の改善を認めた症例は，MS 患者では第 I 期 21.6 %，第 II 期 35.1 %，NMOSD 患者では第 I 期 26.5 %，第 II 期 21.1 % であった．さらに，自覚的な改善のみを認めた症例は，MS 患者では第 I 期 32.4 %，第 II 期 27.0 %，NMOSD 患者では第 I 期 23.5 %，第 II 期 44.7 % であった．これらの結果をまとめると，他覚的改善が得られた症例は，MS 患者では第 I 期 32.4 %，第 II 期 54.1 %，NMOSD 患者では第 I 期 47.1 %，第 II 期 26.3 % であった．また，何らかの自他覚的改善が得られた症例は，MS 患者では第 I 期 64.8 %，第 II 期 81.1 %，NMOSD 患者では第 I 期 70.6 %，第 II 期 71.1 % であった．

EDSS で 0.5 以上の改善を認めた症例の頻度を施行法別・病型別にみると，IAPP は RRMS 患者では第 I 期 15.2 %，第 II 期 21.9 %，進行型 MS 患者で

表2	血液浄化療法の主な副作用	
体外循環に起因するもの	1. ブラッドアクセス関連 穿刺部の出血・血腫, カテーテルの血栓・凝固. 2. 抗凝固薬関連 出血(過剰)・凝固による静脈血栓(過小), 血小板数減少. 3. 血漿分離膜・回路などの素材関連 発熱, 血管拡張(補体活性化, IL-1産生), 血圧低下(抗体の脱着によるブラジキニン産生(IAPPのみ), 蕁麻疹・アレルギー反応. 4. その他 空気塞栓, 頻脈, 低体温, 溶血, 悪心・嘔吐など.	
置換液・補充液に起因するもの	1. 血液製剤による感染症またはアナフィラキシー(DFPP, PE) 発熱・悪寒, 蕁麻疹・アレルギー, 呼吸困難, 皮膚紅潮, 血管浮腫, 喘鳴など. 2. FFPによるクエン酸反応, 低カルシウム血症(DFPP, PE) めまい, 異常発汗, 知覚異常, 振戦, 耳鳴りなど. 3. 循環血漿量のバランス破綻が生じた場合の蛋白質濃度的不均衡 低血圧, 血圧上昇, 低タンパク血症, 咳・呼吸困難, 眼瞼浮腫, 不整脈.	

IL:インターロイキン, IAPP:免疫吸着法, DFPP:二重膜濾過血漿交換療法, PE:単純血漿交換療法, FFP:新鮮凍結血漿.
相対的な禁忌は, 出血症状(脳出血, 肺出血, 消化管出血, 止血困難な部位の出血等), 循環不全状態(心不全, 致死的な不整脈の合併等), アンジオテンシン変換酵素(angiotensin converting enzyme: ACE)阻害薬の内服, 重篤な感染症などがあげられる.

は第I期6.8%, 第II期15.2%, NMOSD患者では第I期21.7%, 第II期5.3%で, DFPP/PEはRRMS患者では第I期0.0%, 第II期7.1%, 進行型MS患者では第I期11.8%, 第II期27.8%, NMOSD患者では第I期18.2%, 第II期15.4%であり, RRMS患者ではIAPPでも効果が高いが, 進行型MS患者ではDFPP/PEのほうで効果が高かった.

有効例は無効例と比べて全体のEDSSは変わらないが, 病変ごとのFS, 特に脊髄障害の頻度が高く, 運動障害や感覚障害が強い傾向にあり, 無効例は症状の病変部位が多岐にわたり, 大脳, 脳幹, 小脳病変の頻度が高かった.

血液浄化療法はステロイドパルス療法が奏効しない症例に適応があるものの, 施行後にステロイドパルス療法の効果が回復・増強する症例が多くみられた. これは, 血液浄化療法がさほど有効でなかった症例を含めて再現性があり, 血液浄化療法そのものにステロイドパルス抵抗性を是正する病態修飾作用があると考えている.

副作用に関しては, 臥床状態が長く続いた高齢者や降圧薬を併用した患者で血圧低下を呈したケースが数例, 免疫抑制薬の副作用が増強されたケースもみられたが, いずれも補液で対応できた. 溶血をきたした数例に関しては, 施行前の回路のプライミングや施行中の速度調節に留意すれば防ぐことが可能であった. なお, 神経免疫疾患では, 置換液としてFFPではなくアルブミン溶液を用いることが推奨されているが, やはり凝固因子の補充が必要となるほどの出血の遷延は認められなかった.

6 作用機序

a. これまで一般的に想定されていた機序

血液浄化療法は, 血球成分の除去[血球除去療法(cytapheresis: CAP)]と血漿成分の除去[血漿浄化療法(plasmapheresis: PP)]に大別できるが, 現在MSとNMOSDに保険適用があるのは後者である. 血漿成分への作用のみであれば効果は一時的であるはずだが, 数か月にわたって効果を維持する症例があること, 即時の効果がない場合でもその後のステロイド治療への反応性が回復する症例があることなどから, 以下にあげる機序が考えられている. ただし, 治療メカニズムはまだ十分に解明されていないのが現状である.

1) 液性免疫の是正

自己抗体や炎症性サイトカイン, ケモカイン, 補体などの除去, 補体系を介した免疫複合体の除去(マ

クロファージの活性化），凝固因子の除去，異常蛋白の除去など．

2）細胞性免疫の調整

T細胞やB細胞の数や機能の変化〔CD4/CD8比の是正，ヘルパーT細胞（helper T cell: Th）1/Th2バランスや制御性T細胞（regulatory T cell: Treg）/Th17バランスの改善等〕[*1].

3）その他

免疫抑制薬やステロイドへの感受性亢進および薬剤反応性の改善，血行動態促進による組織の活性化，循環動態の是正，幹細胞の動員など．

b. 病態に関連した作用機序の考察

アフェレシス（apheresis）は，MSの再発・急性増悪期に対する治療法として，DMD登場以前の古い時代から施行されている．アフェレシスのうち，MSで認可されている血漿浄化療法は自己抗体を含む血漿成分の除去による液性免疫の調整が主な作用ではあるが，重症筋無力症や近年MSから別疾患として疾患概念が確立したNMOやNMOSDあるいは抗ミエリンオリゴデンドロサイト糖蛋白質抗体関連疾患（myelin oligodendrocyte glycoprotein antibody-associated disease: MOGAD）などとは異なり，むしろMSでは特異的な自己抗原や自己抗体が同定されておらず，どのような機序や症例で効果を期待できるかが明らかでなかった．

そのため，日本アフェレシス学会のガイドラインでは，保険適用になっている重症筋無力症，MS，ギランバレー症候群（Guillain-Barré syndrome）およびCIDPの4疾患のうちMS以外の3疾患をカテゴリーIとし，MSをカテゴリーIIとしている[1].

MSにおける自己抗体および自己抗原に関しては，これまで様々な提唱がなされてはいるが，病原性のあるものとして同定されたものはまだない[22-24]．その理由は，MSでは多彩な病型と病変を呈し，いわゆる抗原拡散によって関連する抗原や抗体が多岐に及ぶことによると推定される[25-27]．実験

動物レベルでは，抗原のうち潜在性抗原（cryptic epitope）への反応が感作のたびに入れ替わることが示されている[28].

また，大抵のMSではステロイドによる後療法が不要で，インターフェロン（interferon: IFN）β製剤が有効であり，抗腫瘍壊死因子（tumor necrosis factor: TNF）α抗体や抗TNFファミリーB細胞活性化因子（B cell-activation factor belonging to the TNF family: BAFF）/増殖誘導リガンド（a proliferation-inducing ligand: APRIL）抗体で悪化するなど膠原病との相違点があるが，これはともにB細胞標的の製剤が有効であるものの，膠原病ではB細胞系列が内在的に初期の分化段階から障害されていて自己抗体が出現しやすいのに対し，MSではそうではなくT細胞のバランス障害に依存して自己反応性B細胞が生ずるため自己抗体が出現しにくいという報告がある[29].

そもそも疾患動物モデルの解析から，MSの病態はT細胞を中心とした細胞性免疫の異常であると考えられてきた．そのため，疫学的に日照時間や食生活との関連からビタミンDや腸内細菌叢の関与が注目されてきたが，それらはいずれもTh17/Tregバランスと強く関連することが報告されており，ヒト白血球抗原（human leukocyte antigen: HLA）拘束性に髄鞘抗原と分子相同性をもつ腸内細菌の蛋白により自己反応性T細胞レパトアが形成され，EBウイルス（Epstein-Barr virus: EBV）などの感染や腸内細菌叢異常による特定の細菌で活性化されるというのが本態と考えられる[30-32].

そうなると血漿成分の除去による液性免疫の調節のみではMSにおける血漿浄化療法の有効性を説明できないことになるが，MSは病理組織学的にも不均一でその損傷と脱髄のメカニズムの標的は疾患サブグループで異なる可能性があり（図7）[33]，このうち形質細胞の浸潤と補体沈着が多いパターンIIの症例だけでなくT細胞浸潤が多いパターンIの症例においてもアフェレシスの有効性が示されており

[*1]: cytokine milieu の是正による細胞の矯正が関与していると想定される．炎症細胞への効果は直接作用ではないため，治療後にリバウンドする可能性がある．私見ではあるが，予防的に経口ステロイドの内服を継続するか，数日以内にステロイドパルス療法を追加すると効果の維持が期待できる．

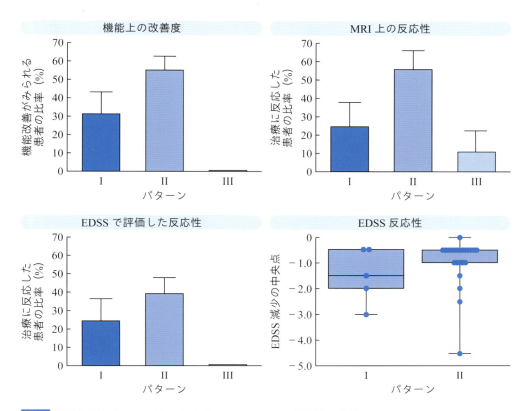

図7 病理組織パターンの違いによるアフェレシスの有効性の差異
(Lucchinetti C, et al: Ann Neurol 2000; 47: 707-717)

[パターンⅠで5/16例（31%），パターンⅡで22/40例（55%）の機能改善][34]，血漿除去による細胞性免疫への二次的な調節作用の可能性を示唆する．

実際，筆者らはMS層別化による個別化医療の実現ならびにMS病態の多様性の解明を目的として，アフェレシスの有効性に関わるバイオマーカーの探索を行い，その過程でその作用機序を解明したのでここで紹介する[35]．

2017年から2019年の3年間でIAPPを施行するMS患者27例を対象として，治療開始前（1回目施行直前）と治療開始後（5回目施行直前）に採血し，末梢血単核細胞中の各種免疫細胞比率をフローサイトメーターで解析し，治療反応性と対比した．治療効果判定ではCDPの指標であるEDSSで改善するかFSで軽快した患者を「レスポンダー（responder）」，それ以外の患者を「ノンレスポンダー（non-responder）」と定義した．

アフェレシス施行前後でT細胞サブセットの頻度において有意な変化を認めなかったものの，Tregの頻度が増加する傾向が認められた．しかし，施行前のIFNγ産生CD4陽性T細胞（Th1細胞）の割合がレスポンダー群において有意に高値であり，ROC（receiver operating characteristic）曲線の曲線下面積（area under the curve: AUC）0.902は治療効果予測マーカーとしてかなり良好な感度・特異度を有することが示唆された．

Th1細胞の炎症性機能に重要なIFNG，STAT（signal transducers and activators of transcription）1やSTAT4とTh1細胞分化に関わるTBX21の遺伝子発現が治療後に有意に低下し，治療で減少する液性因子のなかでフィブリノゲンがこれらTh1関連遺伝子の発現レベルと関連する傾向がみられた．さらに，このTh1細胞のIFNG発現量と昨今自己免疫疾患で重要とされているIFNγ産生CD11c陽性B細胞の割合との間に正の相関が認められた．また，IAPPであってもIgG1やIgG3だけでなくすべてのサブク

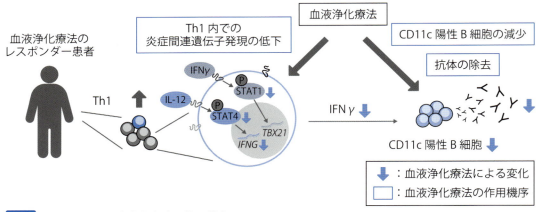

図8 MSにおける血液浄化療法の作用機序
Th：ヘルパーT細胞，IFN：インターフェロン，IL：インターロイキン，STAT：signal transducer and activator of transcriptio.

ラスで減少しており，カラムの吸着特性による血漿成分の除去を超えたIgG減少効果が認められた．

つまり，MSに対するIAPPの作用機序は，「Th1細胞におけるIFNγ産生低下，IFNγと密接に関連するCD11c陽性B細胞の減少，さらにCD11c陽性B細胞から産生される病原性Igの減少」であることが示唆された（図8）．

7 おわりに

血液浄化療法は，ステロイドや免疫抑制薬あるいはDMDのように炎症性因子を抑制するのではなく，それらを直接除去する作用あるいは間接的に調整する作用を有しており，液性免疫のみならず，細胞性免疫に対しても調整作用が期待できる．複数の病態が混在するMSにおいて，他の治療法による効果が不十分で増悪した症例や進行型に移行した症例に対しても，他の治療に併用する形などで使用してよいものと考えられる．

通常は急性増悪後3〜4週間以内に治療を開始すれば，中程度以上の改善を見込める可能性が高いことから，急性期症状の重症度に応じた臨機応変の対応が望まれる．

文献

1) Abe T, Matsuo H, Abe R, et al: The Japanese Society for Apheresis clinical practice guideline for therapeutic apheresis. *Ther Apher Dial* 2021; 25: 728-876.
2) Weiner HL, Dau PC, Khatri BO, et al: Double-blind study of true vs. sham plasma exchange in patients treated with immunosuppression for acute attacks of multiple sclerosis. *Neurology* 1989; 39: 1143-1149.
3) Weinshenker BG, O'Brien PC, Petterson TM, et al: A randomized trial of plasma exchange in acute central nervous system inflammatory demyelinating disease. *Ann Neurol* 1999; 46: 878-886.
4) Keegan M, Pineda AA, McClelland RL, et al: Plasma exchange for severe attacks of CNS demyelination: predictors of response. *Neurology* 2002; 58: 143-146.
5) 末永浩一，笠間周平，和田沙代子，他：血漿交換療法により長期持続した症状が改善した抗アクアポリン4抗体陽性の多発性硬化症の1例．臨床神経 2008; 48: 66.
6) 長郷国彦，渋谷統寿，調漸ら．免疫吸着カラムによるplasmapheresisが著効を示した多発性硬化症．神経内科 1985; 23: 77-79.
7) Watanabe S, Nakashima I, Misu T, et al: Therapeutic efficacy of plasma exchange in NMO-IgG-positive patients with neuromyelitis optica. *Mult Scler* 2007; 13: 128-132.
8) Schmitt E, von Appen K, Behm E, et al: Immunoadsorption with phenylalanine-immobilized polyvinyl alcohol versus plasma exchange - A controlled pilot study in multiple sclerosis. *Ther Plasmapheresis* 1993; 12: 239-242.
9) Lipphardt M, Wallbach M, Koziolek MJ: Plasma exchange or immunoadsorption in demyelinating diseases: a meta-analysis. *J Clin Med* 2020; 9: 1597.

10）Khatri BO, McQuillen MP, Harrington GJ, et al: Chronic progressive multiple sclerosis: double-blind controlled study of plasmapheresis in patients taking immunosuppressive drugs. *Neurology* 1985; **35**: 312-319.

11）Khatri BO, McQuillen MP, Hoffmann RG, et al: Plasma exchange in chronic progressive multiple sclerosis: a long-term study. *Neurology* 1991; **41**: 409-414.

12）Tindall RS, Walker JE, Ehle AL, et al: Plasmapheresis in multiple sclerosis: prospective trial of pheresis and immunosuppression versus immunosuppression alone. *Neurology* 1982; **32**: 739-743.

13）Hauser SL, Dawson DM, Lehrich JR, et al: Immunosuppression and plasmapheresis in chronic progressive multiple sclerosis. Design of a clinical trial. *Arch Neurol* 1983; **40**: 687-690.

14）Gordon PA, Carroll DJ, Etches WS, et al: A double-blind controlled pilot study of plasma exchange versus sham apheresis in chronic progressive multiple sclerosis. *Can J Neurol Sci* 1985; **12**: 39-44.

15）Trouillas P, Neuschwander P, Nighoghossian N, et al: Intensive immunosuppression in progressive multiple sclerosis. An open study comparing 3 groups: cyclophosphamide, cyclophosphamide-plasmapheresis and control subjects. Results after 3 years. *Rev Neurol*（Paris）1989; **145**: 369-377.

16）Canadian Cooperative MS Study Group: The Canadian cooperative trial of cyclophosphamide and plasma exchange in progressive multiple sclerosis. *Lancet* 1991; **337**: 441-446.

17）Vamvaskas EC, Pineda AA, Weinshenker BG: Meta-analysis of clinical studies of the efficacy of plasma exchange in the treatment of chronic progressive multiple sclerosis. *J Clin Apher* 1995; **10**: 163-170.

18）Sørensen PS, Wanscher B, Szpirt W, et al: Plasma exchange combined with azathioprine in multiple sclerosis using serial gadolinium-enhanced MRI to monitor disease activity: a randomized single-masked cross-over pilot study. *Neurology* 1996; **46**: 1620-1625.

19）野村恭一，三井隆男，高濱美里，他：免疫吸着療法は多発性硬化症の免疫異常を調節し再発を抑制する．平成14年度厚生省科学研究費補助特定疾患対策事業，多発性硬化症に対するインターフェロン療法の研究班．総括・報告書 2003: 61-66.

20）Miyamoto K, Kusunoki S: Intermittent plasmapheresis prevents recurrence in neuromyelitis optica. *Ther Apher Dial* 2009; **13**: 505-508.

21）Lin Y, Oji S, Miyamoto K, et al: Real-world application of plasmapheresis for neurological disease: Results from the Japan-Plasmapheresis Outcome and Practice Patterns Study. *Ther Apher Dial*. 2023; **27**: 123-135.

22）Berger T, Rubner P, Schautzer F, et al: Antimyelin antibodies as a predictor of clinically definite multiple sclerosis after a first demyelinating event. *N Engl J Med* 2003; **349**: 139-145.

23）Kuhle J, Pohl C, Mehling M, et al: Lack of association between antimyelin antibodies and progression to multiple sclerosis. *N Engl J Med* 2007; **356**: 371-378.

24）Imamura M, Higuchi O, Maeda Y, et al: Anti-Kir4.1 antibodies in multiple sclerosis: specificity and pathogenicity. *Int J Mol Sci* 2020; **21**: 9632.

25）Quintana FJ, Farez MF, Viglietta V, et al: Antigen microarrays identify unique serum autoantibody signatures in clinical and pathologic subtypes of multiple sclerosis. *Proc Natl Acad Sci USA* 2008; **105**: 18889-18894.

26）Quintana FL, Farez MF, Izquierdo G, et al: Antigen microarrays identify CNS-produced autoantibodies in RRMS. *Neurology* 2012; **78**: 532-539.

27）Quintana FL, Patel B, Yeste A, et al: Canadian Pediatric Demyelinating Disease Network. Epitope spreading as an early pathogenic event in pediatric multiple sclerosis. *Neurology* 2014; **83**: 2219-2226.

28）Lin Y, Sakuraba S, Yamamura T, et al: Harnessing autoimmunity with dominant self-peptide: modulating the sustainability of tissue-preferential antigen-specific Tregs by governing the binding stability via peptide flanking residues. *J Autoimmun* 2023; **140**: 103094.

29）Meffre E, O'Connor KC: Impaired B-cell tolerance checkpoints promote the development of autoimmune diseases and pathogenic autoantibodies. *Immunol Rev* 2019; **292**: 90-101.

30）Wang J, Jelcic I, Martin R, et al: HLA-DR15 molecules jointly shape an autoreactive T cell repertoire in multiple sclerosis. *Cell*. 2020; **183**: 1264-1281. e20.

31）Lanz TV, Brewer RC, Steinman L, et al: Clonally expanded B cells in multiple sclerosis bind EBV EBNA1 and GlialCAM. *Nature* 2022; **603**: 321-327.

32）Takewaki D, Yamamura T: Gut microbiome research in multiple sclerosis. *Neurosci Res* 2021; **168**: 28-31.

33）Lucchinetti C, Brück W, Parisi J, et al: Heterogeneity of multiple sclerosis lesions: implications for the pathogenesis of demyelination. *Ann Neurol* 2000; **47**: 707-717.

34）Stork L, Ellenberger D, Beißbarth T, et al: Differences in the reponses to apheresis therapy of patients with 3 histopathologically classified immunopathological patterns of multiple sclerosis. *JAMA Neurol* 2018; **75**: 428-435.

35）Kimura K, Lin Y, Yamamura T, et al: Th1-CD11c⁺ B cell axis associated with response to plasmapheresis in multiple sclerosis. *Ann Neurol* 2021; **90**: 595-611.

Topic 7

血液浄化療法のレスポンダーとノンレスポンダー

● 京都大学大学院医学研究科臨床神経学　木村公俊

　血液浄化療法（plasmapheresis）は，多発性硬化症（multiple sclerosis: MS），視神経脊髄炎スペクトラム障害（neuromyelitis optica spectrum disorders: NMOSD），抗ミエリンオリゴデンドロサイト糖蛋白質抗体関連疾患（myelin oligodendrocyte glycoprotein antibody-associated disease: MOGAD）をはじめとした中枢神経系炎症性疾患の急性増悪に対して，メチルプレドニゾロン静注療法（intravenous methylprednisolone: IVMP）の効果が乏しい場合に試みられることが多い．再発寛解型 MS（relapsing-remitting MS: RRMS）の急性増悪期に行われた，sham PE［血漿交換療法（plasma exchange: PE）］を対照群としたランダム化比較試験（randomized controlled trial: RCT）では，PE による急性期の治療効果を認めた[1]．この試験では 2 年後の身体的障害の進行（confirmed disability progression: CDP）に有意差はなかったが，IVMP 抵抗性の RRMS に対して PE を行うことで，2 年後の CDP が抑制されるとの報告もある[2]．また，NMOSD に対しては，IVMP 不応例の 75 ％で PE が有効とされ[3]，PE 開始の遅れが予後の悪化につながることが示されている[4]．また，合併症や副作用のためにステロイドが使用できない場合には，血液浄化療法が有力な第一選択肢となる．

　一方で，明確な再発はないものの症状変動を認めるような RRMS や二次性進行型 MS（secondary progressive MS: SPMS）の症例のなかに，血液浄化療法の効果を認める一群がある．これまでの研究の多くは慢性進行型 MS に対する血液浄化療法の効果に対しては否定的であるが，SPMS に対して PE が有効であるとする報告もある[5]．また，国立精神・神経医療研究センター病院では，多くの RRMS，SPMS 患者に対して血液浄化療法を行っており，一部の患者では，明らかな再発がない時期においても他覚的に明確な症状の改善を認めている．

　血液浄化療法の実際の施行法や副作用については別項（第 5 章「2　難治性 MS・NMO に対する血液浄化療法」参照）に譲るが，医療機器へのアクセスの問題も含めて，施行できる症例や施設は限られている．上述の通り，特に非急性期の MS については血液浄化療法の効果が認められる症例は一部に留まり，1/3 ～ 2/3 の患者は改善しない．したがって，治療効果のある症例［レスポンダー（responder）］を事前に予測して，適切な対象患者を選択することが望ましい．

　これまでの研究では，急性期の脱髄性疾患の脳生検において，抗体沈着と T 細胞浸潤の両者を認める場合に，血液浄化療法の治療効果が得られると報告されている[6]．また，主に非急性期の MS 患者において，末梢血中のヘルパー T 細胞（helper T cell: Th）1 頻度が低い場合に，免疫吸着法（immunoadsorption plasmapheresis: IAPP）の治療効果を認めにくいことが報告されている[7]．後者について，感度・特異度の指標となる ROC（receiver operating characteristic）曲線の曲線下面積（area under the curve: AUC）は 0.902 であり，バイオマーカーとして有望と考えられる．また，IAPP によって Th1 細胞内の炎症関連遺伝子の発現低下，さらに CD11c 陽性 B 細胞の頻度低下を認める[7]．CD11c 陽性 B 細胞は，遺伝子発現プロファイルや B 細胞受容体（B cell receptor: BCR）のクローナリティ（clonality）において他の B 細胞集団と異なっている．また，全身性エリ

テマトーデス（systemic lupus erythematosus: SLE）などの他の自己免疫疾患において，病原性自己抗体産生に関わる重要な細胞集団であることが示唆されている．さらに CD11c 陽性 B 細胞は，Th1 細胞のマーカーでもあるインターフェロン（interferon: IFN）γによって誘導されることが知られており，Th1 細胞頻度と CD11c 陽性 B 細胞頻度の間にも相関を認める．したがって IAPP は，単なる抗体除去のみならず，Th1 細胞-CD11c 陽性 B 細胞という免疫機構の抑制を介して，病態改善に寄与していることが示唆される．

そのほか，臨床所見として，MS 急性期における PE の効果は，RRMS の症例，MRI で造影増強効果を認める症例，若年症例において高いことが報告されている[8]．また，NMOSD と同様に，再発からの期間が短いほうが効果が高い[8]．今後，より簡便で正確なバイオマーカーの開発が求められている．

文献

1) Weiner HL, Dau PC, Khatri BO, *et al*: Double-blind study of true vs. sham plasma exchange in patients treated with immunosuppression for acute attacks of multiple sclerosis. *Neurology* 1989; **39**: 1143-1149.
2) Marrodan M, Crema S, Rubstein A, *et al*: Therapeutic plasma exchange in MS refractory relapses: long-term outcome. *Mult Scler Relat Disord* 2021; **55**: 103168.
3) Yu HH, Qin C, Zhang SQ, *et al*: Efficacy of plasma exchange in acute attacks of neuromyelitis optica spectrum disorders: a systematic review and meta-analysis. *J Neuroimmunol* 2020; **350**: 577449.
4) Bonnan M, Valentino R, Debeugny S, *et al*: Short delay to initiate plasma exchange is the strongest predictor of outcome in severe attacks of NMO spectrum disorders. *J Neurol Neurosurg Psychiatry* 2018; **89**: 346-351.
5) Khatri BO, Tarima S, McQuillen MP, *et al*: Plasma exchange in secondary progressive multiple sclerosis: twenty-five year follow-up study. *J Mult Scler* 2014; **1**: 102.
6) Keegan M, Konig F, McClelland R, *et al*: Relation between humoral pathological changes in multiple sclerosis and response to therapeutic plasma exchange. *Lancet* 2005; **366**: 579-582.
7) Kimura K, Lin Y, Yamaguchi H, *et al*: Th1 - CD11c（+）B cell axis associated with response to plasmapheresis in multiple sclerosis. *Ann Neurol* 2021; **90**: 595-611.
8) Blechinger S, Ehler J, Bsteh G, *et al*: Therapeutic plasma exchange in steroid-refractory multiple sclerosis relapses. A retrospective two-center study. *Ther Adv Neurol Disord* 2021; **14**: 1756286420975642.

3 合併症に対する治療

国立精神・神経医療研究センター病院脳神経内科 　勝元敦子

┤ココがポイント！├

▶ インターフェロン（**IFN**）β とグラチラマー酢酸塩（**GA**）は感染症リスクが低い．

▶ リツキシマブ（**RTX**）は重症感染症のリスクが高いが，ヘルペス感染症のリスクは低い．

▶ ナタリズマブ（**NTZ**），フィンゴリモド（**FTY**）では進行性多巣性白質脳症（**PML**）とヘルペス感染症のリスクが上がる．

▶ これらの薬剤とステロイドとの併用では日和見感染に注意する．

多発性硬化症（multiple sclerosis: MS）や視神経脊髄炎スペクトラム障害（neuromyelitis optica spectrum disorders: NMOSD）に対する疾患修飾薬（disease modifying drug: DMD）の拡充に伴い，治療に関連した合併症の幅広い知識やリスクを最小限に抑えるアプローチが求められている．また，DMD の選択に際しては，免疫系への影響を理解し，患者ごとにリスクを階層化して考えることが重要である．

本項では，特に感染症に関して，DMD ごとのリスクおよびその対策について概説する．

1 合併症としての感染症

DMD 使用時に多い合併症は，肝機能障害・腎機能障害，リンパ球数減少，次いで感染症である．スウェーデンの大規模研究によると，DMD を使用している MS 患者は一般集団よりも感染症の発生率が高く，インターフェロン（interferon: IFN）β とグラチラマー酢酸塩（glatiramer acetate: GA）ではそれぞれ 8.9/1,000 人年，5.2/1,000 人年，ナタリズマブ（natalizumab: NTZ）とフィンゴリモド（fingolimod: FTY）ではそれぞれ 11.4/1,000 人年，14.3/1,000 人年とより

高く，リツキシマブ（rituximab: RTX）ではさらに高い 19.7/1,000 人年と報告されている[1]．いずれの薬剤も経時的に感染症リスクが上昇し，特に RTX は他剤と比べて重篤な感染症リスクが高い[1]．一方，ヘルペス感染症は NTZ，FTY で頻度が高く，RTX や IFNβ，GA は同等に低いと報告されている．また，長期観察研究から，フマル酸ジメチル（dimethyl fumarate: DMF）は日和見感染症や重症ヘルペス感染症のリスクが低いと考えられる（10/1,000 人年）．シポニモドフマル酸（siponimod fumaric acid）（以下，シポニモド）を他剤と比較した報告はないが，FTY と同等のリスクと考えられる．オファツムマブ（ofatumumab: OMB）の感染リスクは RTX と比較して低く，これは皮下注製剤のため脾臓での B 細胞抑制が生じにくいことや，血清免疫グロブリン（immunoglobulin: Ig）G 値が低下しにくいことが関連していると思われる．

高い障害度，チャールソン併存疾患指数（Charlson comorbidity index: CCI）[*1] 高値（≧ 2），感染症での入院歴は，疾患修飾療法（disease modifying therapy: DMT）の種類に関わらず重篤な感染症の危険因子である[2]．定期的なリンパ球数や IgG の測定，適切な排尿ケア，水痘ワクチンの接種，障害度の高い患者

[*1]：入院時の併存疾患から予測死亡を算出するためのスコア．

274

や過去に感染症による入院歴のある患者では DMD の変更などにより，リスクを最小限に抑えるよう努める．

a. 一般感染症

1）新型コロナウイルス感染症（COVID-19）

新型コロナウイルス感染症（coronavirus disease 2019: COVID-19）に罹患すると，発熱，悪寒，咽頭痛といった非特異的な上気道炎の症状を呈し，時に味覚異常や嗅覚異常を訴えることがある．COVID-19 罹患が MS に及ぼす影響についてはいくつかの大規模研究があり，高齢（60 歳以上），肥満〔BMI（body mass index）> 30 kg/m²〕，Kurtzke 総合障害度評価スケール（expanded disability status scale of Kurtzke: EDSS）6.0 以上の高度身体機能障害，1 か月以内のメチルプレドニゾロン（methylprednisolone: MP）投与が COVID-19 重症化と相関すると報告されている[3]．

DMD に関して，GA，IFNβ，テリフルノミド，DMF，FTY，NTZ，サトラリズマブ（satralizumab: SAT），エクリズマブは COVID-19 重症化のリスクとならないことが示されている．一方，RTX，オクレリズマブは重症化リスクと相関していた[4]．OMB に関しては，基本的には軽度から中等症で重篤ではないとされたが[5]，長期投与によるリスク評価が今後重要である．

COVID-19 に罹患した場合は可能なかぎり早く発症から 5 日以内にモノクローナル抗体，抗ウイルス薬など重症化を防ぐための治療を開始する．新型コロナウイルス（severe acute respiratory syndrome coronavirus 2: SARS-CoV-2）ワクチンはスフィンゴシン-1-リン酸（sphingosine-1-phosphate: S1P）受容体調節薬（FTY，シポニモド），抗 CD20 抗体製剤（RTX，OMB）で抗体産生が減弱または消失する可能性が報告されているが，一方で T 細胞反応は誘導され，必ずしも効果が得られないわけではない[6]．抗 C5 抗体製剤（ラブリズマブ，エクリズマブ）や抗インターロイキン（interleukin: IL）-6 受容体抗体製剤（SAT）は SARS-CoV-2 ワクチンの作用にあまり影響がないと考えられている．MS の約 5％で SARS-CoV-2 ワクチンによる一過性の神経症状の増悪が報告されている[7]．NMOSD においては，ワクチン接種を契機に重篤な再発をきたしたと疑われる例が報告されており，リスク・ベネフィットバランスを考慮した慎重な判断が必要である[8]．

2）尿路感染症

排尿障害は尿路感染症のリスクである．原因菌としては，*Escherichia coli*，*Pseudomonas aeruginosa*，*Klebsiella pneumoniae* が多い．無症候性細菌尿症に対する治療は薬剤耐性菌を誘発し臨床的意義が乏しいため行わない．いずれの DMD でも生じうるが，RTX，イネビリズマブでリスク上昇の報告がある[9]．

b. 潜在性・日和見感染症

1）水痘・帯状疱疹

水痘感染の際に神経節に潜伏した水痘・帯状疱疹ウイルス（varicella-zoster virus: VZV）が，生体の免疫能低下に伴い再活性化し発症する．皮膚分節（dermatome）に一致した神経痛および紅色丘疹，水疱形成が特徴的であるが，免疫不全状態においては，全身散在性の小水疱を特徴とする汎発性帯状疱疹を呈することもある．髄膜炎や脳炎の合併も生じ，時に致死的となる．顔面神経膝神経節への波及は「ラムゼイ・ハント症候群（Ramsay Hunt syndrome）」と呼ばれ，顔面神経麻痺や難聴，耳痛，回転性めまいなどを伴う．三叉神経第 1 枝の鼻毛様体神経分枝への波及では結膜炎，角膜炎，虹彩毛様体炎などの眼病変を合併する〔ハッチンソン徴候（Hutchinson sign）〕．ステロイド使用は危険因子であり，FTY，NTZ 投与下で合併が多い．稀ではあるが，シポニモド，DMF で重症例が報告されている．

早期に抗ヘルペスウイルス薬を投与することが重要で，免疫グロブリン大量静注療法（intravenous immunoglobulin: IVIg）も併用する．一般的に抗ウイルス薬の予防投与は行われていないが，長期にわたる経口ステロイドの内服や頻回のステロイドパルス療法を必要とする高リスク患者などでは，アシクロビル（acyclovir: ACV）またはプロドラッグであるバラシクロビル（valacyclovir: VCV）の長期予防投与を考慮する〔ACV 800 mg/ 回，1 日 2 回，または VCV

500 mg/ 回，1 日 2 回（国内の検討では 200 ～ 400 mg/ 回，1 日 1 回等）][10]．投与期間についてはまだ一定の見解は得られていないものの，ある程度十分な免疫回復が期待できる時期まで予防投与を継続することが推奨される．

欧州多発性硬化症学会（European Committee for Treatment and Research in Multiple Sclerosis: EC-TRIMS）は，FTY，NTZ，OMB，シポニモドの投与を開始する予定の患者では，VZV 特異的細胞性免疫を誘導するための不活化・乾燥組み換え帯状疱疹ワクチン（シングリックス®）の接種を推奨している．NMOSD においては，病勢の安定を確認のうえ，ステロイドや免疫抑制薬，生物学的製剤を使用する前の接種が望ましい．

2）ニューモシスチス肺炎（PCP）

ニューモシスチス肺炎（pneumocystis pneumonia: PCP）は *Pneumocystis jirovecii* による日和見感染症で，ステロイド，免疫抑制薬，生物学的製剤，血液透析，悪性腫瘍，ヒト免疫不全ウイルス（human immunodeficiency virus: HIV）感染などが危険因子である．典型的な三徴として，発熱と労作時呼吸苦，乾性咳嗽があげられる．PCP 発症例は高度免疫不全状態のため重複感染例も多く，PCP 確定例でも肺結核や肺クリプトコッカス症などの可能性を考慮し総合的に判断する．PCP 疑いまたは確定例でも肺結核が否定できるまでは個室対応で，免疫不全患者と同室にしないことが望ましい．

治療は ST 合剤やアトバコンを用い，補助療法としてステロイドを併用する．

非 HIV-PCP に関する PCP 予防について，詳細は第 4 章「3-a ステロイドと免疫抑制薬」に譲るが，1 つの基準としてプレドニゾロン（prednisolone: PSL）換算 20 mg のステロイドを 1 か月以上内服する場合は PCP 予防を考慮するべきである[11]．PSL 低用量（15 mg 以下）では予防薬剤中止も検討する．R-CHOP 療法[*2] など RTX 治療を受ける悪性リンパ腫の患者に対して，NCCN（National Comprehensive Cancer Network）のガイドラインは ST 合剤の予防投与を推奨

していない．しかし，RTX 投与時にリンパ球数が低下している患者（CD4 リンパ球数＜ 200 /μL またはリンパ球数＜ 1,000 μL）では PCP の発生率が増加することがわが国から報告されており，日常診療では ST 合剤の予防投与が行われている．

3）結核・非結核性抗酸菌症

結核の発病には宿主の免疫状態，特に宿主の細胞性免疫が関与する．抗 CD20 抗体製剤（RTX，OMB）は液性免疫に影響するが，細胞性免疫はほとんど寄与しないため，結核菌の再活性化リスクは低く，発現頻度は健常と変わらない[12]．一方，関節リウマチに対する抗 IL-6 受容体抗体製剤トシリズマブ（tocilizumab: TCZ）投与下では，非結核性抗酸菌による肺 MAC（Mycobacterium avium complex）症の発症抑制に関与するとされる IL-6 が阻害されるため，肺 MAC 症などの非結核性抗酸菌症を発症すると推測されている．同様の作用機序を有する SAT でも注意が必要である．スクリーニングにより結核感染リスクが高いと判断された患者には，予防投与として治療開始 3 週間前よりイソニアジド内服（原則として 300 mg/ 日，低体重者には 5 mg/kg/ 日）を 6 ～ 9 か月間行う．

4）進行性多巣性白質脳症（PML）

通常の免疫状態であれば，不顕性感染である JC ウイルス（John Cunningham virus: JCV）感染が宿主の免疫能の低下に伴ってウイルスの病的再活性化が惹起され，神経細胞，主にオリゴデンドロサイトに感染し，感染性脱髄性脳症が起こった状態である．NTZ，FTY，稀に DMF や RTX で進行性多巣性白質脳症（progressive multifocal leukoencephalopathy: PML）の報告がある．抗 JCV 抗体陽性，抗 JCV 抗体価高値，2 年以上の NTZ 投与歴，過去の免疫抑制薬使用が危険因子とされる．FTY 関連 PML においては，2 年以上の投与歴，50 歳以上が危険因子と考えられているが，PML 発症と末梢血リンパ球数の相関は認められていない．拡散強調画像（diffusion weighted image: DWI）を含めた脳 MRI 画像を定期的に評価し，MS として非特異的な臨床症状として進

[*2]：リツキシマブ（R：rituximab），シクロホスファミド（C：cyclophosphamide），ドキソルビシン塩酸塩（H：doxorubicin hydrochloride），ビンクリスチン（O：oncovin），プレドニゾロン（P：prednisolone）を組み合わせた治療法．

行する失語症，行動および神経心理学的変化，視交叉後性視覚障害，片麻痺，けいれん発作を認めた場合は，造影 MRI 検査，髄液検査による JCV 遺伝子検査などの精査を早めに行う．認知機能障害や失語は比較的頻度の高い症状である．初回の髄液検査で JCV が検出される確率は 63.5 % であり，繰り返し髄液検査を行っても 22 % では JCV が検出されなかったと報告されており，JCV の検出のみで判断するのはリスクがある．髄液中や血中の抗 JCV 抗体価の急激な上昇があれば診断の補助になるかもしれない．

DMD に関連した PML では免疫再構築症候群（immune reconstitution inflammatory syndrome: IRIS）がほぼ必発であり，発症した際には炎症のコントロールが重要である．また，EDSS の悪化は避けることができないため，リスクある薬剤を使用する際には注意深くフォローし早期発見を心がける．厚労省研究班による『進行性多巣性白質脳症（PML）診療ガイドライン 2023』[13] も参照されたい．

2 感染症合併時の疾患修飾薬（DMD）の中断・再開

感染症を疑う症状を認めた場合は DMD の投与を中断し，感染症治療を優先する．免疫調整薬（IFN β，GA）は継続可能である．

再開時期に関する一定の見解はないが，FTY，シポニモドでは中止による MS 疾患活動性の上昇を念頭に置き，感染症がコントロールできたら速やかに DMD を再開する．

3 偽再発（pseudo-relapse）

再発によらない神経症状の増悪を「偽再発（pseudo-relapse）」と呼ぶ．体温の上昇や疲労，ストレスなどにより生じやすいが，感染症（特に尿路感染症）罹患でもみられる．新規の症状出現がなく，過去の再発時に観察された神経症状が増悪する点が真の再発との鑑別点である．感染症が原因の場合は，感染症の改善に伴って神経症状も改善する．原因が除去されても症状が残存したり，より増悪したりする場合は MS や NMOSD の再発を考慮する．

4 おわりに

感染症は MS や NMOSD の再発や症状増悪の危険因子となる．DMT に伴う感染症リスクを理解し，開始前のスクリーニングおよび定期的な評価によって長期的な感染症リスクを最小限に抑えることが重要である．

文献

1) Luna G, Alping P, Burman J, *et al*: Infection risks among patients with multiple sclerosis treated with fingolimod, natalizumab, rituximab, and injectable therapies. *JAMA Neurol* 2020; **77**: 184-191.
2) Langer-Gould AM, Smith JB, Gonzales EG, *et al*: Multiple sclerosis, disease-modifying therapies, and infections. *Neurol Neuroimmunol Neuroinflamm* 2023; **10**: e200164.
3) Salter A, Fox RJ, Newsome SD, *et al*: Outcomes and risk factors associated with SARS-CoV-2 infection in a North American registry of patients with multiple sclerosis. *JAMA Neurol* 2021; **78**: 699-708.
4) Simpson-Yap S, Brouwer ED, Kalincik T, *et al*: Associations of disease-modifying therapies with COVID-19 severity in multiple sclerosis. *Neurology* 2021; **97**: e1870-1885.
5) Cross AH, Delgado S, Habek M, *et al*: COVID-19 Outcomes and vaccination in people with relapsing multiple sclerosis treated with ofatumumab. *Neurol Ther* 2022; **11**: 741-758.
6) Jaber A, Patel M, Sylvester A, *et al*: COVID-19 Vaccine response in people with multiple sclerosis treated with dimethyl fumarate, diroximel fumarate, natalizumab, ocrelizumab, or interferon beta therapy. *Neurol Ther* 2023; **12**: 687-700.
7) Stefanou MI, Palaiodimou L, Theodorou A, *et al*: Safety of COVID-19 vaccines in multiple sclerosis: A systematic review and meta-analysis. *Mult Scler* 2023; **29**: 585-594.
8) Paybast S, Emami A, Baghalha F, *et al*: Watch out for neuromyelitis optica spectrum disorder onset or clinical relapse after COVID-19 vaccination: What neurologists need to know? *Mult Scler Relat Disord* 2022; **65**: 103960.
9) Banwell B, Bennett JL, Marignier R, *et al*: Diagnosis of myelin oligodendrocyte glycoprotein antibody-associated disease:

International MOGAD Panel proposed criteria. *Lancet Neurol* 2023; **22**: 268-282.

10）Smith TE, Kister I: Infection mitigation strategies for multiple sclerosis patients on oral and monoclonal disease-modifying therapies. *Curr Neurol Neurosci Rep* 2021; **21**: 36.

11）Limper AH, Knox KS, Sarosi GA, *et al*: An official American Thoracic Society statement: Treatment of fungal infections in adult pulmonary and critical care patients. *Am J Respir Crit Care Med* 2011; **183**: 96-128.

12）Liao TL, Lin CH, Chen YM, *et al*: Different Risk of tuberculosis and efficacy of isoniazid prophylaxis in rheumatoid arthritis patients with biologic therapy: A nationwide retrospective cohort study in Taiwan. *PLoS One* 2016; **11**: e0153217.

13）厚生労働科学研究費補助金難治性疾患政策研究事業プリオン病及び遅発性ウイルス感染症に関する調査研究班：進行性多巣性白質脳症（Progressive multifocal leukoencephalopathy: PML）診療ガイドライン 2023. https://square.umin.ac.jp/prion/guideline/pdf/guideline_PML_2023.pdf　（最終閲覧日 2024 年 6 月 20 日）

Clinical Note 7

自己免疫疾患合併例の治療

●国立病院機構医王病院統括診療部　髙橋和也

　近年，多発性硬化症（multiple sclerosis: MS）および視神経脊髄炎（neuromyelitis optica: NMO）の治療は大きく進歩しており，治療選択肢が広がっている．新規治療薬のなかには他の自己免疫疾患の治療薬となっているものもあり，自己免疫疾患合併 MS・NMO 症例において，両疾患に効果を示す薬剤を使用することは理にかなっている．中でも B 細胞除去薬であるリツキシマブ（rituximab: RTX）（抗 CD20 抗体製剤）は全身性エリテマトーデス（systemic lupus erythematosus: SLE），全身性強皮症（systemic sclerosis: SSc），慢性特発性血小板減少性紫斑病（chronic idiopathic thrombocytopenic purpura: chronic ITP），多発血管炎性肉芽腫症（granulomatosis with polyangiitis: GPA），顕微鏡的多発血管炎（microscopic polyangiitis: MPA）などにも適応があり使用しやすい．一方，オファツムマブ（ofatumumab: OMB）（抗 CD20 抗体製剤）やイネビリズマブ（抗 CD19 抗体製剤）も B 細胞除去薬であるが，それぞれ MS，NMO にのみ適応があり，また MS や NMO に使用する同等量で合併している自己免疫疾患に効果を示すかは不明であり，投与は慎重に検討する必要がある．そのほか，ミコフェノール酸モフェチル（mycophenolate mofetil: MMF）は SLE などで用いられるが，海外では NMO 治療薬として使用されており，SLE 合併 NMO 症例の治療選択肢として検討可能である．抗 IL-6 受容体抗体製剤は NMO だけではなく関節リウマチに対しても使用されるが，2024 年 1 月時点，両疾患に適応をもつ薬剤は発売されていない．

　一方，以前 MS 治療で第一選択薬として知られていたインターフェロン（interferon: IFN）β製剤は SLE や関節リウマチ発症の報告があり，シェーグレン症候群（Sjögren syndrome），多発性筋炎 / 皮膚筋炎（polymyositis/dermatomyositis: PM/DM），自己免疫性甲状腺疾患などの合併例でも使用を控えるべきとされている．さらに自己免疫性肝炎を合併している患者では，その発症が報告されている IFN 製剤，グラチラマー酢酸塩（glatiramer acetate: GA），ナタリズマブ（natalizumab: NTZ）の使用はなるべく避けるようにする．また，関節リウマチや炎症性腸疾患で近年よく使用される抗腫瘍壊死因子（tumor necrosis factor: TNF）α製剤は MS のリスクを上昇させることが報告されている．

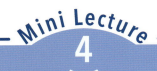

二次性進行型 MS(SPMS)の病態研究の進歩

● 国立精神・神経医療研究センター神経研究所免疫研究部　　大木伸司

　二次性進行型 MS(secondary progressive MS: SPMS)には「再発寛解型 MS(relapsing-remitting MS: RRMS)患者において再発によらない障害進行が一定期間持続すること」という大まかな診断の指標があるが，厳密に定義された診断基準は存在せず，臨床試験でもそれぞれ異なる診断基準が適用されているのが現状である．現在，MS の病態は疾患活動性と障害進行の 2 つの軸を指標として評価されており，RRMS では主に疾患活動性が変動するのに対して，SPMS を含む進行型 MS では障害進行の増加が中心となる．

　最近では，障害進行の新しい考えかたとして "PIRA(progression independent of relapse activity)"(再発と無関係な進行)という概念が提唱され，これによれば，SPMS を含む進行型 MS では PIRA が障害進行の本態と考えられる．ただし，PIRA の評価も Kurtzke 総合障害度評価スケール(expanded disability status scale of Kurtzke: EDSS)の変動に基づく後方視的な判断に基づくため，臨床現場で個々の患者の障害度をリアルタイムで診断し，適切なタイミングで RRMS の治療薬から SPMS の疾患修飾薬(disease modifying drug: DMD)へ切り替えていくことはきわめて困難である．SPMS の発症機序は未だに不明な部分が多く残されているが，スフィンゴシン -1- リン酸(sphingosine-1-phosphate: S1P)受容体調節薬シポニモドフマル酸(siponimod fumaric acid)や抗 CD20 抗体オファツムマブ(ofatumumab: OMB)が SPMS 患者に処方可能となった現在では，患者の生活の質(quality of life: QOL)を維持するという観点から，SPMS と RRMS の迅速な鑑別診断の重要性が以前にも増して高まっている．

　障害進行の指標となりうる既存の候補としては，MRI 検査による脳萎縮の評価や，脳脊髄液検査，血液検査によるニューロフィラメント軽鎖(neurofilament light: NfL)の定量などがあげられる．しかし感度および特異度の観点，あるいは測定に特殊な機器を要するという制約から，いずれも十分な実用性を備えたバイオマーカーとして普及するには至っていない．

　進行型 MS におけるグリア細胞の活動性の亢進も注目されており，死後脳解析などからグリア細胞における病態関連因子の発現変化が示されている．これらの病態に関連したグリア細胞は，酸化ストレス，グルタミン酸による興奮毒性，ミトコンドリア異常などを介して神経細胞死を引き起こし，PIRA の基盤となる軸索障害あるいは神経細胞障害に関わっている可能性がある．活性化したグリア細胞や脳内に浸潤した免疫細胞は，炎症性サイトカインである腫瘍壊死因子(tumor necrosis factor: TNF)αやインターロイキン(interleukin: IL)-1 などを産生し，神経炎症を遷延化させる．しかしながら，グリア細胞の機能関連因子の動態も MS の障害進行を反映するバイオマーカーとしては十分ではない．

　筆者らは，長年にわたって MS 患者とその動物モデル対象とした病態研究を続けてきた．その過程で新しい SPMS のマウスモデルを確立し，同モデルを用いて SPMS に密接に関わる新規細胞傷害性ヘルパー T 細胞(helper T cell: Th)を同定した．すなわち，RRMS の自己免疫病態を制御する T 細胞因子(NR4A2)を欠損させたマウスに，MS の動物モデルである実験的自己免疫性脳脊髄炎(experimental autoimmune encephalomyelitis: EAE）を誘導したところ，RRMS 相当の初期病態が消失したあとに遅れて発症する後期病態を新たに見出した．

さらにこの後期 EAE 病態下では，転写因子 Eomes（Eomesodermin）を発現し，細胞傷害性のグランザイム B（granzyme B）を保有する Eomes 陽性 Th 細胞が中枢神経系内に多数浸潤し，神経細胞障害を引き起こす病原性細胞であることが示された．同様に SPMS 患者の死後脳でも，病変部位や NAWM（normal appearing white matter）を含む広域への Eomes 陽性 Th 細胞の分布を確認し，そのほとんどがグランザイム B 陽性であることを明らかにした．Eomes あるいはグランザイム B の遺伝子を欠損させた SPMS マウスでは後期 EAE 病態が消失することから，後期 EAE と SPMS の新しい発症機序として，抗原刺激を受けた Eomes 陽性 Th 細胞がグランザイム B を放出し，周辺の神経細胞を傷害する可能性が示された．

一方，SPMS 患者の末梢血中では Eomes 陽性 Th 細胞が顕著に増加するが，健常者と RRMS 患者では変化がなかった．SPMS 患者の Eomes 頻度の多寡は，直近 2 回の EDSS スコアの変化量（Δ EDSS）の変動と強い相関を示し，Eomes 高値の患者は障害進行の途上にあると考えられる一方で，Eomes 低値の患者は進行が鈍化し病態が安定していることが示された．さらに治療介入による病態の変動と連動して Eomes 頻度が変化したことからも，MS 患者の障害進行を鋭敏に感知できる新たな診断バイオマーカーとしての応用可能性が期待されている．血液検査で容易に SPMS と RRMS の鑑別診断が可能となれば，新規治療薬の効果を最大化することにも貢献できると考えられる．

このように SPMS の病態研究は近年著しい進歩を遂げており，病態機序の全容解明に向けたさらなる研究が精力的に進められている．

附　　　録

多発性硬化症（MS）・
視神経脊髄炎（NMO）の
公的支援と情報ソース

1 MS・NMO の公的支援と情報ソース

国立精神・神経医療研究センター病院医療連携福祉相談部　青松貞光
国立精神・神経医療研究センター病院脳神経小児科　齋藤貴志

｜ココがポイント！｜

▶ MS と NMO は，重症度が一定以上または軽症高額に該当する場合に，指定難病による医療費助成の対象となる．

▶ 医療費助成の開始時期は，申請日から遡り「重症度分類を満たしていることを診断した日」からとなる（ただし，遡りの期間は原則として申請日から 1 か月）．

▶ 日常生活に必要なサービスは障害者総合支援法（または介護保険法）を活用する．

▶ 就労支援として，患者個人に対する支援と事業主への助成金などがあり，身体障害者手帳や登録者証を用いてハローワークをうまく利用する．

多発性硬化症（multiple sclerosis: MS），視神経脊髄炎（neuromyelitis optica: NMO）は，病変の生じた部位に応じた様々な症状により，日常生活に支障をきたす疾患である．多くの患者は成人期に発症することから，日常生活の障害だけではなく，仕事や結婚・子育てなどのライフステージにおける社会的障害も受けるが，公的支援制度をうまく組み合わせながら生活を送ることができる．本項では，これらの公的支援制度，就労支援制度を紹介するとともに，MS・NMO に関する情報ソースを紹介したい．

1 公的支援制度

a. 医療費助成制度

MS・NMO は「難病の患者に対する医療等に関する法律（以下，難病法）」と「児童福祉法」で，それぞれ指定難病・小児慢性特定疾病に定められている．この制度は，難病患者データの収集を効率的に行い，治療研究を推進することに加え，効果的な治療法が確立されるまでの間，長期療養による医療費の経済的な負担が大きい患者・家庭を支援するものである．

MS・NMO の医療費は高額である．治療開始にあたっては，本制度や高額療養費制度（誰でも利用可能）の活用について十分に説明する必要がある．

1）難病医療費助成制度（根拠法：難病法）

この制度の支給認定要件としては，MS・NMO ともに診断基準と重症度分類［Kurtzke 総合障害度評価スケール（expanded disability status scale of Kurtzke: EDSS）4.5 以上］を満たしている必要がある．そのうえで，主治医（難病指定医）の書く臨床調査個人票と保険証の写し・課税証明書などの必要書類を揃えて申請することで，特定医療費（指定難病）受給者証が交付される．

医療費助成の開始時期は，令和 5 年 10 月からは申請日から遡り「重症度分類を満たしていることを診断した日」になったが，遡りの期間は原則として申請日から 1 か月となる（やむをえない理由があるときは最長 3 か月まで延長）．この変更に伴い，臨床調査個人票に「診断年月日」の欄が追加された．開始時期が遡れるため，治療開始のタイミングや申請に猶予が生まれ，治療計画が立てやすくなった．

また，支給認定の有効期間は原則 1 年以内で，病状の程度・治療の状況から医療を受けることが必要

表1 医療費助成における自己負担上限額（月額）

階層区分	階層区分の基準 （ ）内の数字は，夫婦2人世帯の場合における年収の目安		自己負担上限額（外来＋入院）（患者負担割合：2割）		
			一般	高額かつ長期[*1]	
					人工呼吸器等装着者
生活保護	–		0	0	0
低所得I	市町村民税 非課税 （世帯）	本人年収 ～80万円	2,500	2,500	1,000
低所得II		本人年収 80万円超～	5,000	5,000	
一般所得I	市町村民税 課税以上7.1万円未満 （約160万円～約370万円）		10,000	5,000	
一般所得II	市町村民税 7.1万円以上25.1万円未満（約370万円～約810万円）		20,000	10,000	
上位所得	市町村民税25.1万円以上（約810万円～）		30,000	20,000	
入院時の食費			全額自己負担		

[*1]：「高額かつ長期」とは，月ごとの医療費総額が5万円を超える月が年間6回以上ある者（たとえば，医療保険の2割負担の場合，医療費の自己負担が1万円を超える月が年間6回以上）.

（難病情報センターホームページ）

と考えられる期間なっており，継続する場合には有効期間が切れる前に再申請が必要である（特別な事情がある場合は1年6か月を超えない範囲で定めることができる）.

医療費助成の支給では，医療保険制度等による給付が優先される．通常，医療機関の窓口では，医療費の7割を医療保険が負担し，残りの3割を患者が自己負担することになるが，医療費助成の支給認定を受けた場合は，難病指定医療機関での窓口負担が所得に応じて**表1**に示すような自己負担上限額（月額）までとなる．ただし，自己負担上限額と医療費2割を比較し，自己負担上限額のほうが上回る場合は，医療費の2割が窓口での負担額になる．

また，最近では早期の治療開始が主流になっており，支給認定要件の重症度分類を満たさない患者も増えてきている．その際には「軽症高額該当」を利用することで，高額な医療を継続して受けることができる．「軽症高額該当」は，医療費の総額が33,330円を超える月が支給認定申請月以前の12月以内（申請月から起算して12月前の月，または指定

難病を発症したと難病指定医が認めた月を比較して，いずれか後の月から申請日の属する月までの期間が対象）に3回以上ある場合はこの制度の対象となる．

2）小児慢性特定疾病医療費助成制度（根拠法：児童福祉法）

18歳未満であること（治療継続が必要な場合は20歳未満まで）とMS・NMOの診断基準と対象基準（運動障害，知的障害，意識障害，自閉傾向，けいれん発作，体温調節異常等のうち1つ以上の症状が続く場合）を満たしている必要がある．そのうえで，小児慢性特定疾病指定医による医療意見書と必要書類を揃えて申請すると，小児慢性特定疾病医療受給者証が交付される．なお，NMOについてはMSの医療意見書をもとに作成する．

3）「高額かつ長期」の認定について

高額な医療が長期的に継続する患者では，一般所得・上位所得の場合に，軽減された負担上限額が設定されている．対象となるのは，指定難病および小児慢性特定疾病（難病医療費助成を受ける前に限る）

に係る月ごとの医療費総額が5万円を超える月が，申請日の月以前12月ですでに6回以上ある患者に限る．たとえば，医療保険の2割負担の場合，医療費の自己負担が1万円を超える月が年間6回以上ある場合が該当する．

b. 身体障害者手帳（根拠法：身体障害者福祉法）

MS・NMOの全経過中にみられる主な症状は，視力障害，複視，失調，四肢の麻痺，感覚障害，膀胱直腸障害，歩行障害などであり，病変部位によって異なる．これらの症状が一定期間経過後も一定以上の障害が残存する場合（障害固定），身体障害者手帳の交付を申請することができる．手帳の種類や等級によっては公共料金の割引やタクシー券や医療費助成制度や税金の軽減などが受けられる．また，障害福祉サービスや就労支援を受ける際にも手帳の交付を受けていると手続きがスムーズになる場合が多い．申請には身体障害者指定医による診断書が必要となる．

c. 障害福祉サービス（根拠法：障害者総合支援法）

日常生活または社会生活を営むことができるよう，必要な障害福祉サービスに係る給付，地域生活支援などの支援を総合的に行う制度である．対象者は，身体障害者，知的障害者，精神障害者（発達障害者を含む）および政令で定める難病等により障害がある者で，利用料は基本1割負担だが，所得に応じて月々の負担上限額が設定されている．

制度の概要としては，介護給付（居宅介護・重度訪問介護・療養介護等），訓練等給付（自立訓練・就労移行支援等），日常生活用具給付等事業（特殊寝台，T字杖，特殊尿器，電気式たん吸引器等），補装具費支給制度（車椅子・電動車椅子・歩行器等）などがあり，障害者や難病患者が日常生活を送るために必要な様々なサービスが1つの法律で受けられる．介護給付を受けるためには，「障害支援区分」の認定を受ける必要がある．

利用にあたっては，市町村の障害福祉窓口や都道府県が指定する指定相談支援事業者等への相談が必要となり，場合によっては主治医の診断書の提出を求められることがある．

なお，障害福祉サービスの一部では，利用条件を満たす場合は介護保険制度の利用を優先される．

d. 障害年金（根拠法：国民年金法・厚生年金保険法）

年金制度加入中の病気や事故によって生活や仕事などが制限されるようになった場合に，生活を支えるために支給される制度である．障害年金受給には，初診日における加入の状況，障害認定日における障害の状態など，一定の要件を満たす必要がある．初診日に国民年金に加入していた場合は「障害基礎年金」，厚生年金に加入していた場合で障害等級が1級および2級の場合は「障害基礎年金」と「障害厚生年金」，3級の場合は「障害厚生年金」，3級より軽い場合は「障害手当金（一時金）」を受けられる．

障害年金の申請には主治医の診断書をはじめとする書類を揃える必要があるため，全国の年金事務所や年金相談センターにて相談したうえで手続きを進めることになる．MS・NMO患者では，症状や障害の状態によっては自ら申請手続きを進めることが難しい場合があり，社会保険労務士事務所に申請代行を依頼する場合もある．

e. 介護保険制度（根拠法：介護保険法）

65歳以上の方が介護を要する状態になった際に受けられる制度である．病的加齢現象と関連のある16の特定疾病により介護を要する状態になった場合は，40歳以上から申請可能となる．MS・NMOはこの特定疾病には該当しないが，経過中，初老期認知症や骨折を伴う骨粗鬆症などの特定疾病の診断を受けた場合は40歳から介護保険を申請することができる．利用料は所得に応じて1〜3割負担で，障害福祉サービスとは異なり，所得に応じた月々の負担上限額は設定されていない．

また，MSについては，介護保険サービスの訪問看護ステーションからの訪問看護・訪問リハビリについては，医療保険（難病医療費助成制度）の適用となる（厚生労働省告示第63号特掲診療料施設基準等別表第7号）．

f. 指定難病要支援者証明事業（根拠法：難病法）

難病法の改正により，令和6年4月より始まった事業である．障害福祉サービスや就労支援などの各種支援を円滑に利用できるようにするため，都道府県等が患者の申請に基づき指定難病に罹患していることを確認し，「登録者証」を交付する．障害福祉サービスや就労支援を受ける際に，「登録者証」を利用することで指定難病患者であることを証明できるため，手続きの時間や費用負担の軽減が期待される．

2 就労支援

従業員を40人以上雇用している事業主は，従業員の一定割合（＝法定雇用率）以上の障害者を雇用することが義務づけられており，これを「障害者雇用率制度」という．令和5年6月時点では，民間企業に雇用されている障害者の数は64.2万人となり，20年連続で過去最高を更新した．雇用率の対象となる障害者は，身体障害者手帳・知的障害者手帳（都道府県によって名称が異なる）・精神保健福祉手帳の交付を受けた者に限るため，難病の診断のみでは対象にならない．先述した通り，MS・NMOの症状に合わせて身体障害者手帳等の交付申請を行うこと

が大切となる．ただし，後述する各制度・施策においては，障害者手帳をもっていなくても就労支援を受けられる．

また，MS・NMOは病変によって様々な症状が出るため，仕事を進めていくうえで，主治医・患者・雇用主との連携は必須になり，診断書等で就労上の注意点・配慮点を作成する，診察時に上司に同席してもらい説明するなど，個々の患者に応じた取り組みが必要になる．

a. ハローワークで利用できる支援

ハローワークでは，新たに仕事をしたいと考える方，仕事を続けられるかどうか悩んでいる方の就労支援を行っている．一部のハローワークに配置されている「難病患者就職サポーター」は，就職を希望する難病患者に対して，症状の特性を踏まえたきめ細かな就労支援や，在職中に難病を発症した方の雇用継続などの総合的な支援を行っている．

b. 難病患者を対象とした事業主への助成金等

難病患者を雇用する事業主に対して支給される助成金がいくつか存在し，主にハローワークを通じて申請することで支給される．一部の難病は対象にならないが，MS・NMOの場合は次にあげる助成金等

表2 MS・NMOの情報ソース

名称	対象	内容
難病情報センター https://www.nanbyou.or.jp	医師，患者，一般	疾患の概要，診断基準，重症度分類について掲載．
小児慢性特定疾病情報センター https://www.shouman.jp	医師，患者，一般	病気の概念，臨床症状，治療などを掲載．手帳サイズの概要簡易版の印刷ができる．
特定非営利活動法人 MS キャビン https://www.mscabin.org	患者，一般	MS・NMOSD・MOGAD の情報発信を行う特定 NPO 法人．
全国多発性硬化症視神経脊髄炎友の会 https://ms-nmo.org	患者，一般	MS・NMOSD の患者会．掲示板での交流や電話相談を行っている．
NPO 法人日本視神経脊髄炎患者会 https://nmosd-japan.com	患者，一般	NMO にフォーカスした患者会．
The Multiple Sclerosis Association of America https://mymsaa.org	患者，一般	海外の MS・NMO などの神経免疫疾患に関する患者団体等のウェブサイト．患者・一般向けの疾患情報のほか，研究に関するニュースなどが掲載されている．そのほかにも様々な団体がある．
The National Multiple Sclerosis Society https://www.nationalmssociety.org	患者，一般	

1 MS・NMOの公的支援と情報ソース 287

に該当する.

例)特定求職者雇用開発助成金(発達障害者・難治性疾患患者雇用開発コース),障害者トライアル雇用事業,障害者介助等助成金(職場復帰支援助成)など.

c. MS の情報ソース

医師,患者の情報源として活用できるウェブサイトを表2にまとめた.このほかにも患者団体やMS・NMOに関連する各製薬企業により,医師,患者向けの情報提供サイトが運営されている.

索引

和文索引

あ

アザチオプリン（AZP） ……… 54, 59, 131, 145, 182, 208, 227
アフェレシス …………………………………… 268
アラキドン酸ホスホリパーゼ A2 シグナル伝達 … 99

い

イグラチモド（IGU） ………………………… 135
一次性進行型多発性硬化症（PPMS） ……… 6, 12, 66
易怒性 …………………………………………… 86
イネビリズマブ …………… 55, 179, 183, 192, 208, 216, 241, 259, 275, 279
易疲労性 ……………………………………… 164
医療費助成 …………………………………… 285
インターフェロン（IFN）β ……… 177, 191, 279
インターロイキン（IL）-6 …………………… 236

う

ウートフ徴候 ……………………………… 33, 199
うつ病 ………………………………………… 151
運動誘発電位（MEP） ………………………… 37
運動療法 ……………………………………… 197

え

液性免疫 ……………………………………… 268
エクリズマブ …………… 179, 182, 192, 208, 217, 231
炎症性腸疾患 ………………………………… 279

お

黄斑浮腫 ……………………………………… 100
オクレリズマブ …………… 12, 117, 177, 191, 275
オビヌツズマブ ……………………………… 245
オファツムマブ（OMB） …… 55, 72, 77, 103, 116, 143, 146, 177, 191, 259, 274, 279
オリゴクローナルバンド（OCB） …… 5, 12, 14, 48, 189
オンライン診療 …………………………… 73, 209

か

介護保険制度 ………………………………… 286
ガイドライン ……………………………… 6, 14
概念図 ……………………………………… 47, 61
拡散強調画像（DWI） ………………………… 19

拡散テンソル画像（DTI）

拡散テンソル画像（DTI） …………………… 61
活動量の調整（ペーシング） ……………… 167
関節可動域（ROM） ………………………… 196
関節リウマチ ………………………………… 279
感染症 ………………………………………… 186
鑑別診断 ……………………………………… 42

き

吃逆 …………………………………………… 220
機能的電気刺激（FES） ……………………… 197
機能評価 ……………………………………… 34
キャリーオーバー …………………………… 101
急性間脳症候群 ……………………………… 220
急性散在性脳脊髄炎（ADEM） ……… 28, 47, 56, 187
急性脳幹症候群 ……………………………… 220
急性脳症 ……………………………………… 187
筋痛性脳脊髄炎（ME） ………………… 68, 167
筋力維持訓練 ………………………………… 194

く

くすぶり型炎症 ……………………………… 71, 74
くすぶり病変 ………………………………… 21
グラチラマー酢酸塩（GA） …… 54, 71, 76, 93, 127, 143, 145, 150, 177, 191, 211, 249, 253, 274, 279
クラドリビン ………………………………… 126
グランザイム B ……………………………… 281
クリプトコッカス髄膜炎 …………………… 100
グルココルチコイド誘発性骨粗鬆症 …… 227
クロイツフェルト細胞 ……………………… 24

け

形質芽細胞 ………………… 61, 215, 236, 241
痙縮 ……………………………………… 163, 196
血液浄化療法 …………… 72, 148, 181, 259, 262, 272
結核 …………………………………………… 276
血漿浄化療法（PP） ………………………… 267
血漿免疫吸着法（IAPP） ……………… 62, 263
限界フリッカー値（CFF） …………… 37, 203
倦怠感 ………………………………………… 164
顕微鏡的多発血管炎（MPA） ……………… 279

こ

抗 C5 抗体製剤	231, 275
抗 CD19 抗体製剤	241
抗 CD20 抗体製剤	275
抗 IL-6 受容体抗体製剤	236, 275, 279
抗 MOG 抗体関連疾患（MOGAD）	28, 30, 42, 56, 186
抗アクアポリン（AQP）4 抗体	2, 7, 27, 42, 52, 57, 181, 202, 214, 219
抗腫瘍壊死因子（TNF）α製剤	279
公的支援制度	284
抗ミエリンオリゴデンドロサイト糖蛋白質（MOG）抗体	8, 14, 28, 30, 42, 52, 56, 186, 202
後療法	75
高齢者	211
骨粗鬆症	86

さ

催奇形性リスク	229
再発寛解型多発性硬化症（RRMS）	5, 190
細胞性免疫	268
サプリメント	128
三叉神経痛	163

し

シェーグレン症候群	49, 279
視覚誘発電位（VEP）	37
磁化率強調画像（SWI）	21
シクロスポリン A（CyA）	133, 228
シクロホスファミド（CPA）	130, 137, 182
自己免疫疾患	279
自己免疫性肝炎	279
自己免疫性甲状腺疾患	279
自己免疫性脳炎・脳症	48
自殺	154
視神経炎	57, 189, 202, 214
視神経脊髄炎（NMO）	214
視神経脊髄炎スペクトラム障害（NMOSD）	214
抗体陰性―	52
抗体陽性―	54
実験的自己免疫性脳脊髄炎（EAE）	171, 280
指定難病要支援者証明事業	287
児童福祉法	284
シポニモドフマル酸	98, 122, 147, 177, 274
就労支援	287

出産	174
授乳	180
障害年金	286
障害福祉サービス	286
消化器症状	113
症候性ナルコレプシー	220
小児期逆境体験（ACE）	160
小児慢性特定疾病医療費助成制度	285
情報提供サイト	288
食事療法	169
新型コロナウイルス（SARS-CoV-2）	252
新型コロナウイルス感染症（COVID-19）	68, 91, 102
神経サルコイドーシス	49
神経軸索スフェロイドおよび色素性グリアを伴う成人発症白質脳症（ALSP）	65
神経軸索スフェロイド形成を伴う遺伝性びまん性白質脳症（HDLS）	65
進行性多巣性白質脳症（PML）	77, 101, 112, 124, 276
身体障害者手帳	286
診断基準	10
心理的ストレス	128

す

スイート病	49
髄鞘形成	186
水痘	275
髄膜炎菌感染症	234
睡眠障害	166
ステロイド	81, 85, 88, 226
ステロイドパルス療法	25, 54, 58, 60, 70, 74, 76, 81, 102, 137, 148, 152, 207, 208, 220, 226, 229, 259

せ

生活の質（QOL）	86, 128
生殖毒性	100
生殖補助医療（ART）	181
精神症状	71, 82, 85, 151, 158
世界保健機関（WHO）	126
脊髄炎	57
脊髄長大病変（LETM）	27, 31, 189, 219
脊髄連続病変（STM）	27, 31, 57
全国多発性硬化症視神経脊髄炎友の会	287
全身性エリテマトーデス（SLE）	50, 88, 279

全身性強皮症（SSc） ················· 279

そ

装具療法 ·· 196
総合障害度評価スケール（EDSS） ········· 36, 71, 195
相対的瞳孔求心路障害（RAPD） ··············· 203
ソル・メドロール® ······················ 83, 86, 259

た

退院 ·· 75
帯状疱疹 ·· 275
　播種性— ·· 100
対症療法 ·· 162
体性感覚誘発電位（SEP） ··················· 33, 37
大腿骨頸部骨頭壊死 ································ 88
大脳皮質性脳炎 ···································· 57
胎盤通過性 ·· 229
タウリン ··· 68
タクロリムス（TAC） ········· 54, 133, 146, 182, 228
多発血管炎性肉芽腫症（GPA） ··············· 279
多発性筋炎（PM） ································ 279
単純血漿交換療法（PE） ························ 263

ち

腸内細菌 ······································· 169, 171

て

デキサメタゾン ······································ 83
デキサメタゾンリン酸エステルナトリウム ······· 259

と

疼痛 ································· 162, 196, 260
投与間隔の延長（EID） ·············· 104, 141, 144

な

ナタリズマブ（NTZ） ········ 71, 77, 101, 104, 113, 141,
　　　143, 145, 177, 191, 212, 245, 274, 279
難病医療費助成制度 ······························ 284
難病の患者に対する医療等に関する法律（難病法）
　··· 284

に

二次性進行型多発性硬化症（SPMS） ·············· 3, 5
二重膜濾過血漿交換療法（DFPP） ················ 264

日常生活動作（ADL） ····························· 209
日本視神経脊髄炎患者会 ························· 287
入院治療 ···································· 74, 258
ニューモシスチス肺炎（PCP） ···················· 276
ニューロフィラメント軽鎖（NfL） ······ 4, 6, 39, 53, 72,
　　　75, 211, 221, 243, 255, 280
尿路感染症 ·· 275
妊娠 ··· 174
妊娠と薬情報センター ···························· 175
認知機能 ·· 198
認知行動療法（CBT） ······················ 155, 167

の

脳炎 ·· 57
脳症 ··· 187
ノトバイオート動物 ································· 171
ノンレスポンダー ······························ 74, 89

は

ハラスメント ·································· 128, 142
バロー同心円硬化症（BCS） ······················ 48
ハローワーク ······································ 287

ひ

光干渉断層計（OCT） ··············· 37, 100, 204
非結核性抗酸菌症 ································ 276
ビタミン D_3 ······································· 128
ヒト内在性レトロウイルス（HERV） ················ 16
皮膚筋炎（DM） ··································· 279
疲労感 ··· 164
疲労評価尺度 ······································ 165

ふ

フィンゴリモド（FTY） ······· 9, 25, 71, 77, 96, 146, 177,
　　　191, 223, 245, 274
不思議の国のアリス症候群 ······················ 158
ブシラミン（BUC） ·························· 130, 135
不妊治療 ···································· 181, 183
フマル酸ジメチル（DMF） ········ 72, 76, 101, 107, 109,
　　　141, 177, 260, 274
フマル酸ジロキシメル（DRF） ····················· 114
プレコンセプションケア ···························· 174
プレドニゾロン（PSL） ··········· 72, 130, 145, 191,
　　　208, 227, 252

プロトタイプ抗原 ……………………… 17

へ

併用療法 …………………………… 145
ペーシング（活動量の調整）…………… 167
ベーチェット病 …………………………… 48
ベタメタゾン ………………… 83, 86, 130
ベック抑うつ質問票（BDI-II）………… 152

ほ

傍皮質病変 ……………………………… 18
補体 C5 ……………………………… 231
ホットフラッシュ ……………………… 76
ボツリヌス療法 ………………………… 196
母乳 ……………………………………… 180

ま

慢性特発性血小板減少性紫斑病（chronic ITP）…… 279
慢性疲労症候群（CFS）……………… 68, 167

み

見かけの拡散係数（ADC）……………… 19
ミコフェノール酸モフェチル（MMF）…… 54, 130, 136, 182, 228, 279
ミゾリビン（MZR）……………………… 130
ミトキサントロン（MITX）………… 54, 130, 145

め

メチルプレドニゾロン静注療法（IVMP）…… 81, 145, 181, 191, 208, 248, 272
メトトレキサート（MTX）……… 54, 130, 145, 182, 228

免疫寛容 …………………………… 175
免疫グロブリン大量静注療法（IVIg）……… 54, 58, 75, 101, 181, 191, 208, 231, 248, 275
免疫グロブリン療法 …………………… 146
免疫調整薬 ……………………………… 146
免疫バランス …………………………… 146
免疫抑制薬 ………………… 129, 146, 226

ゆ

有酸素運動 …………………………… 194
有痛性強直性けいれん ……………… 162, 199

よ

抑うつ症状 …………………………… 152

ら

ラブリズマブ ……………… 182, 208, 233
卵円形病変 ………………… 19, 66, 189

り

リツキシマブ（RTX）……… 117, 126, 130, 177, 191, 216, 244, 274, 279
リバウンド ………………… 77, 101, 144

れ

レジスタンストレーニング …………… 195
レジリエンス …………………………… 155

わ

ワクチン ………………………………… 252

欧文・数字索引

A

ACE（adverse childhood experiences）………… 160
ADEM（acute disseminated encephalomyelitis）…… 28, 47, 56, 187
ADL（activities of daily living）……………… 209
ALSP（adult-onset leukoencephalopathy with axonal spheroids and pigmented glia）…………… 65
APEX 試験 …………………………… 111
ARISE 試験 …………………………… 114

ART（assisted reproductive technology）………… 181

B

BCS（Baló concentric sclerosis）……………… 48
BDI-II（Beck depression inventory-second edition）… 152
Behçet disease ………………………… 48
BICAMS（brief international cognitive assessment for MS）………………………………… 38

BRB-N（brief repeatable battery of neuropsychological tests）·············· 38
bright spotty lesion ·············· 27
B 細胞 ·············· 61, 116, 126, 216, 241
B 細胞除去（枯渇）療法 ·············· 55, 242

C

CBA 法（cell-based assay）·············· 204
CBT（cognition behavioral therapy）·············· 155, 167
CD11c 陽性 B 細胞 ·············· 270, 272
central vein sign ·············· 21
CES-D（center for epidemiological studies depression rating scale）·············· 152
CFF（critical flicker frequency）·············· 37, 203
CFS（chronic fatigue syndrome）·············· 68, 167
chronic ITP（chronic idiopathic thrombocytopenic purpura）·············· 279
CIS（clinically isolated syndrome）·············· 5, 14
clinico-radiological paradox ·············· 33
CONFIRM 試験 ·············· 111
COVID-19（coronavirus disease 2019）·············· 68, 91, 102
Creutzfeldt-Peters cells ·············· 24
CTQ-6（childhood trauma questionnaire 6-item version）·············· 160
CYP3A4 誘導薬 ·············· 99

D

Dawson's fingers ·············· 19, 66, 189
DEFINE 試験 ·············· 111
DFPP（double filtration plasmapheresis）·············· 264
DM（dermatomyositis）·············· 279
DTI（diffusion tensor imaging）·············· 61
DWI（diffusion weighted image）·············· 19

E

EAE（experimental autoimmune encephalomyelitis）·············· 171, 280
EDSS（expanded disability status scale of Kurtzke）·············· 36, 71, 195
EHET（early high efficacy therapy）·············· 120, 150
EID（extended interval dosing）·············· 104, 141, 144
ELISA 法（enzyme-linked immunosorbent assay）·············· 204
ENDORSE 試験 ·············· 114
Eomes 陽性 Th 細胞 ·············· 281

F

FES（functional electrical stimulation）·············· 197

G

gnotobiotic animal ·············· 171
GPA（granulomatosis with polyangiitis）·············· 279
granzyme B ·············· 281

H

H sign ·············· 31, 57, 190
HDLS（hereditary diffuse leukoencephalopathy with axonal spheroids）·············· 65
HERV（human endogenous retrovirus）·············· 16
high efficacy drugs ·············· 72, 143, 150

I

IAPP（immunoadsorption plasmapheresis）·············· 62, 263
icobrain ·············· 114
IFN γ産生 CD4 陽性 T 細胞 ·············· 269
IL（interleukin）-6 ·············· 236
IPMSSG（International Pediatric MS Study Group）·············· 186
IVIg（intravenous immunoglobulin）·············· 54, 58, 75, 101, 181, 191, 208, 231, 248, 275
IVMP（intravenous methylprednisolone）·············· 81, 145, 181, 191, 208, 248, 272

J

juxtacortical lesion ·············· 18

K

Kurtzke 総合障害度評価スケール（EDSS）·············· 36, 71, 195

L

LETM（longitudinally extensive transverse myelitis）·············· 27, 31, 189, 219
LINE-1 ·············· 16

M

McDonald 診断基準 ·············· 9, 14, 60
ME（myalgic encephalomyelitis）·············· 68, 167
MEP（motor evoked potential）·············· 37
MIAC（Medical Image Analysis Center）·············· 101

MOGAD（MOG antibody-associated disease）····· 28, 30, 42, 56, 186

MPA（microscopic polyangiitis）····························· 279

MRI ··· 18, 24

MSFC（MS functional composite）······················· 36

MSRV（MS-associated retrovirus）····················· 16

MSSS（MS severity score）··································· 36

MS 関連レトロウイルス（MSRV）························· 16

MS キャビン ··· 287

N

NAWM（normal appearing white matter）··············· 33

NEDA（no evidence of disease activity）··········· 3, 4, 71, 85, 128, 143

NfL（neurofilament light）········ 4, 6, 39, 53, 72, 75, 211, 221, 243, 255, 280

NMO（neuromyelitis optica）····························· 214

NMOSD（neuromyelitis optica spectrum disorders）
··· 214

non-responder ······································· 74, 89

O

OCB（oligoclonal bands）····················· 5, 12, 14, 48, 189

OCT（optical coherence tomography）········· 37, 100, 204

open-ring sign ································· 8, 20, 24

ORF1 蛋白質 ······································· 17

ovoid lesion ····························· 19, 66, 189

P

PCP（pneumocystis pneumonia）····························· 276

PE（plasma exchange）······································· 263

PIRA（progression independent of relapse activity）
······································· 34, 79, 280

plasmablast ························· 61, 215, 236, 241

PM（polymyositis）····························· 279

PML（progressive multifocal leukoencephalopathy）
······························· 77, 101, 112, 124, 276

PP（plasmapheresis）····························· 267

PPMS（primary progressive multiple sclerosis）··········· 6, 12, 66

preconception care ····························· 174

Q

QOL（quality of life）··························· 86, 128

R

RAGT（robot-assisted gait training）····························· 197

RAPD（relative afferent pupillary defect）··············· 203

resilience ··· 155

RIN-1 試験 ··· 244

RIS（radiologically isolated syndrome）··········· 5, 15, 114

ROM（range of motion）····························· 196

RRMS（relapsing-remitting multiple sclerosis）····· 5, 190

S

SARS-CoV-2（severe acute respiratory syndrome coronavirus 2）······························· 252

SEP（somatosensory evoked potential）··············· 33, 37

Sjögren syndrome ····························· 49, 279

SLE（systemic lupus erythematosus）··········· 50, 88, 279

smoldering ··· 79

smouldering inflammation ····················· 71, 74

smouldering lesion ····························· 21

SPMS（secondary progressive multiple sclerosis）····· 3, 5

SSc（systemic sclerosis）····························· 279

STM（short transverse myelitis）················· 27, 31, 57

Sweet disease ····································· 49

SWI（susceptibility weighted imaging）··············· 21

T

TDL（tumefactive demyelinating lesion）··············· 24

TUG テスト（timed up and go test）····················· 195

tumefactive MS ······························· 22, 24

U

U-fiber lesion ··· 18

Uhthoff sign ································· 33, 199

V

VEP（visual evoked potential）··············· 37

W

WHO（World Health Organization）··············· 126

数字

6 分間歩行テスト（6MWT）··················· 195

- JCOPY 〈出版者著作権管理機構 委託出版物〉
  本書の無断複写は著作権法上での例外を除き禁じられています．
  複写される場合は，そのつど事前に，出版者著作権管理機構
  （電話 03-5244-5088，FAX03-5244-5089，e-mail：info@jcopy.or.jp）
  の許諾を得てください．
- 本書を無断で複製（複写・スキャン・デジタルデータ化を含み
  ます）する行為は，著作権法上での限られた例外（「私的使用の
  ための複製」など）を除き禁じられています．大学・病院・企
  業などにおいて内部的に業務上使用する目的で上記行為を行う
  ことも，私的使用には該当せず違法です．また，私的使用のた
  めであっても，代行業者等の第三者に依頼して上記行為を行う
  ことは違法です．

多発性硬化症・視神経脊髄炎
診療のすべて

ISBN978-4-7878-2661-9

2025 年 1 月 24 日　初版第 1 刷発行

旧書名「多発性硬化症（MS）診療のすべて」
2012 年 5 月 20 日　初版第 1 刷発行

監　　修	山村　隆
編　　集	岡本智子，佐藤和貴郎
発 行 者	藤実正太
発 行 所	株式会社 診断と治療社
	〒100-0014　東京都千代田区永田町 2-14-2　山王グランドビル 4 階
	TEL：03-3580-2750（編集）
	03-3580-2770（営業）
	FAX：03-3580-2776
	E-mail：hen@shindan.co.jp（編集）
	eigyobu@shindan.co.jp（営業）
	URL：https://www.shindan.co.jp/
表紙デザイン	岐部友祐（株式会社 ジェイアイプラス）
印刷・製本	広研印刷 株式会社

© 株式会社 診断と治療社 , 2025. Printed in Japan.
乱丁・落丁の場合はお取り替えいたします．

［検印省略］